U0305720

孕产胎教 育儿百科

王学典 编著

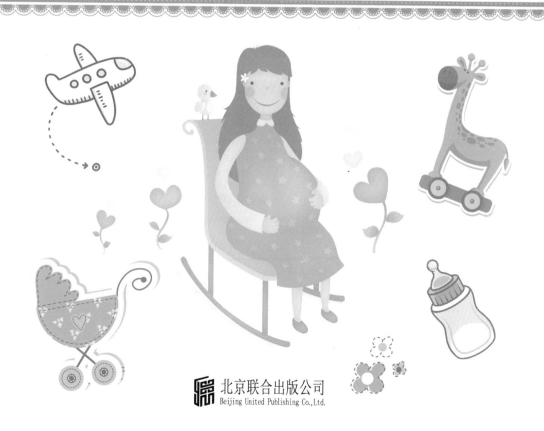

北京联合出版公司
Beijing United Publishing Co.,Ltd.

图书在版编目（CIP）数据

孕产胎教育儿百科 / 王学典编著.— 北京：北京联合出版公司，2016.5（2018.11重印）

ISBN 978-7-5502-7384-9

Ⅰ.①孕… Ⅱ.①王… Ⅲ.①妊娠期—妇幼保健—基本知识 ②产褥期—妇幼保健—基本知识③胎教—基本知识 Ⅳ.①R715.3 ②G61

中国版本图书馆CIP数据核字（2016）第058982号

孕产胎教育儿百科

编　　著：王学典

责任编辑：唐乃磬　夏应鹏

封面设计：施凌云

责任校对：宋　媛

美术编辑：盛小云

北京联合出版公司出版

（北京市西城区德外大街83号楼9层　100088）

北京德富泰印务有限公司印刷　新华书店经销

字数632千字　　720毫米×1020毫米　1/16　30.5印张

2018年11月第2版　2018年11月第2次印刷

ISBN 978-7-5502-7384-9

定价：78.00元

PREFACE 前言

　　孕育后代是人生的一件大事，孕育一个健康的宝宝，关系着一个家庭的安定和幸福。每一对准备生宝宝的夫妻都期盼着能生一个健康、聪明的宝宝，不过很多人对备孕、怀孕、分娩以及养育宝宝等问题却存在许多的困惑，比如：如何才能优生优育？准备怀孕的夫妻该怎么调理身心？怀孕前和怀孕中该怎么吃才能确保孩子获得足够的营养？怎样进行胎教才能给孩子的聪慧、活泼打好根基？产后要怎么保养才能恢复以前的身材？新宝宝太娇嫩，该怎么照顾他……

　　为了使更多准备或者即将成为爸爸妈妈的朋友能够轻松地了解婚育知识，使更多的家庭拥有健康的宝宝，本书编者综合了时下营养学、遗传学、妇产科学、儿科学、围生期医学等学科的前沿知识，编写了这本《孕产胎教育儿百科》。本书从孕前、孕期、产后，一直到宝宝3岁，给出了详尽而实用的孕育知识及生活指导，帮助准爸妈们解决整个孕产、育儿过程中遇到的问题，让准爸妈们在面临孕育问题时不再茫然、不知所措。

　　孕育生命是一件十分幸福、值得期盼的事，同时又是责任重大的，承载着家庭的幸福和孩子的一生，所以必须要精心准备。所以，从备孕阶段，女性就要认真做好准备，调整自己的身体素质，为怀孕打下良好的基础。本书在备孕部分介绍了受孕常识、所需营养、生活习惯、日常照护等知识，科学地指导准妈妈们做好孕前准备。

　　在孕期这个漫长的过程中，胎儿在母体中一天天长大，母体的营养和健康是这个时期的关键。不管是在身体上还是心理上，准妈妈都要学会自我调节，给宝宝创造一个健康的孕育环境。本书从孕一月开始，逐月介绍了孕期准妈妈们最关注的胎宝宝发育及母体的变化，讲述了孕期的营养与起居保健、产检等知识，并在日常生活、锻炼等方面都给出了合理的建议，帮助准妈妈们轻松度过孕期。

　　如今，胎教的重要性正在被越来越多的人认可，实践证明，胎教不仅能够促进胎儿的生理发育，还能影响宝宝今后的智商发育。从怀孕到宝宝出生这段时间内，孕妈妈如果能够按照怀孕周期的推移，对胎儿进行适宜的有益刺激，就能使胎儿各方面的潜在能力得到最大限度的开发，为出生后宝宝智力和能力的进一步发展奠定良好的基础。本书按照孕妈妈孕期的增长顺序，并根据胎宝宝的发育程度，详细介绍了音乐胎教、语言胎教、踢肚游戏、光照游戏等多种胎教的具体操作步骤和注意事项，使孕妈妈和准爸爸们找到合适的胎教方法。

十月怀胎，一朝分娩。这个时期是母体和胎儿最脆弱的阶段，除了医护人员的正常护理外，还需要家人的关心。关于分娩，本书介绍了分娩配合技巧、临产注意事项、分娩的方式及产后调养护理、产褥期需要注意的问题等内容，以帮助产妇和宝宝顺利度过这个阶段。

年轻的夫妻第一次当父母，没有喂养宝宝的经验，面对哇哇大哭的宝宝，他们往往显得束手无策。更让他们苦恼的是，妈妈在喂养过程中的艰辛以及出现的种种问题。针对这些问题，本书介绍了宝宝在婴幼儿时期所需的营养元素，如何进行母乳喂养、人工喂养、混合喂养，何时添加辅食、如何添加，喂养不当会引起什么反应等。为年轻的父母释疑解惑，从而科学地喂养宝宝。

本书的内容从孕前准备开始，到宝宝 3 岁为止，对孕育生命的全过程都进行了密切关注和科学指导，虽然时间跨度大，但并没有出现"多而不细、细而不精"的情况。本书文字通俗易懂、生动平实，图文并茂，避开了令人疲倦的长篇累牍和理论说教，采用短小精悍的编写体例，给读者带来全新的感受。在书中，我们还设置了很多的小贴士，以温馨提醒和专业指导的方式，来告诉读者一些孕育中最易被人们忽视的细节与重点。希望这本书能给准妈妈的孕育之旅带来一个良好的开端，使准妈妈能轻松度过孕期，新妈妈从容面对新宝宝的护理，以最充分的准备来迎接这个小生命的降生。

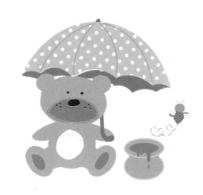

目录 CONTENTS

第1章 优生优育

第2章 怀孕一个月保健要点及胎教方案

第5章　怀孕四个月保健要点及胎教方案

第6章　怀孕五个月保健要点及胎教方案

第7章　怀孕六个月保健要点及胎教方案

第8章 怀孕七个月保健要点及胎教方案

孕7月母婴基本指标及营养要求

孕7月保健要点

孕7月注意事项

适合孕7月的胎教

第9章 怀孕八个月保健要点及胎教方案

孕8月母婴基本指标及营养要求

孕8月保健要点

孕8月注意事项

适合孕8月的胎教

第 10 章　怀孕九个月保健要点及胎教方案

第 11 章　怀孕十个月保健要点及胎教方案

第12章 分娩指导

第13章 产褥期保健

第14章 新生儿发育状况与保健

新生儿发育特征

新生儿喂养

起居护理

早期简单教育

新生儿常见疾病预防

第 15 章　1~2 个月宝宝

第 16 章　2~3 个月宝宝

第17章　3~4个月宝宝

3 ~ 4个月宝宝发育特征

饮食健康

起居护理

3 ~ 4个月宝宝常见问题

第18章　4~5个月宝宝

4 ~ 5个月宝宝发育特征

饮食健康

起居护理

4 ~ 5个月宝宝常见问题

第 19 章　5~6个月宝宝

第 20 章　6~7个月宝宝

第21章　7~8个月宝宝

第22章　8~9个月宝宝

第23章　9~10个月宝宝

第24章 10~11个月宝宝

第25章 11~12个月宝宝

第26章 1~1岁半宝宝

1~1岁半宝宝发育特征

饮食健康

起居护理

1~1岁半宝宝常见问题

第27章 1岁半~2岁宝宝

1岁半~2岁宝宝发育特征

饮食健康

第28章 2~3岁宝宝

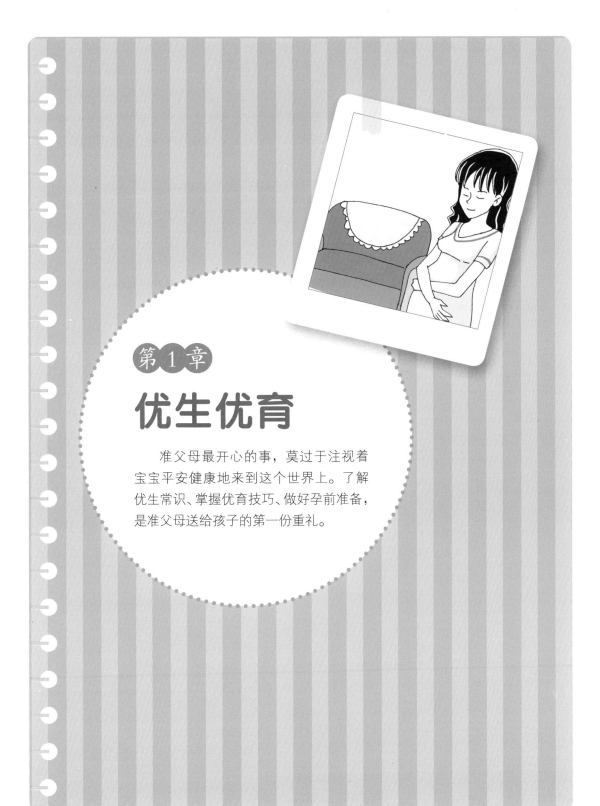

第1章

优生优育

准父母最开心的事，莫过于注视着宝宝平安健康地来到这个世界上。了解优生常识、掌握优育技巧、做好孕前准备，是准父母送给孩子的第一份重礼。

孕前知识储备

本节主要就准父母最关心的问题给予解答，如怎样生出聪明宝宝、怎样让宝宝遗传自己的优点、准爸爸需要准备哪些工作、什么样的性爱姿势容易生出健康宝宝等，为优生优育做好知识储备。

 ## 做好优生准备

进行婚前检查和孕前检查

对男女双方进行询问、身体检查等，包括实验室和其他各种理化检查，以便及时发现不能结婚、生育的疾病，或其他生殖器畸形等。

选择最佳生育年龄和受孕时机

可为胎儿各方面的发育创造人为的"天时""地利"等条件。

遗传咨询

要根据详细病史、家谱分析，通过体检及化验等明确遗传疾病再现的可能性有多大。

进行产前诊断

在妊娠期间，用各种方法了解胎儿的情况，预测胎儿是否正常或有哪些遗传病。

避免有害环境

如大气、饮水、电磁辐射以及其他化学物理因素对胎儿的危害和影响。

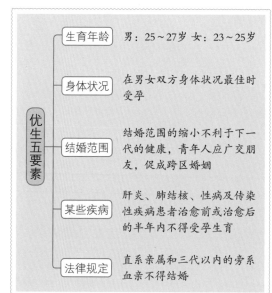

优生五要素		
	生育年龄	男：25～27岁 女：23～25岁
	身体状况	在男女双方身体状况最佳时受孕
	结婚范围	结婚范围的缩小不利于下一代的健康，青年人应广交朋友，促成跨区婚姻
	某些疾病	肝炎、肺结核、性病及传染性疾病患者治愈前或治愈后的半年内不得受孕生育
	法律规定	直系亲属和三代以内的旁系血亲不得结婚

 需进行优生遗传咨询的情况

★近亲结婚夫妇。

★有遗传病或先天性智力低下者。

★反复自然流产及闭经不孕妇女。

★有先天缺陷儿或遗传病儿生育史及确诊为染色体畸变患儿病史者。

★染色体平衡异位及遗传病基因携带者。

★性器官发育异常者。

★妊娠早期有高热、服药、接受过X线照射、患风疹对胎儿不利者。

★曾发生不明原因死胎、死产的妇女。

女性最佳生育年龄

女性最佳生育年龄在 24 ~ 30 岁，最好不要超过 35 岁。

女人此时全身已完全发育成熟，卵子质量高，妊娠并发症少，胎儿发育好，早产、畸形、痴呆儿的发生率最低，且分娩顺利。如果女性年龄过小，胎儿会同仍在发育中的母亲争夺营养，对母亲的健康和胎儿的发育都不利。如果女性过晚婚育，年龄越大，卵子受环境污染

胎儿的健康与育龄密切相关

	母亲年龄	发病率
伸舌样痴呆病	25~29岁	1/1500
	30~34岁	1/800
	35~39岁	1/250
	40~44岁	1/100
	45岁以上	1/60~1/12

的影响也就越多，容易发生染色体老化，胎儿畸形、痴呆的可能性随之增高。同时，高龄产妇的产道弹性降低，分娩时容易发生产程延长，也会在一定程度上影响胎儿的健康。

男子最佳生育年龄为 30 ~ 35 岁。

男子越年轻精子质量越差，30 ~ 35 岁时精子质量最高，可将最好的基因传给下一代。但男子生育年龄过大，所生孩子中畸形和遗传病的发病率也会增高。

最佳生育季节

女性的最佳受孕时机为 7—8 月份。

7—8 月份受孕，怀孕 3 个月时，正值凉爽的秋季，经过孕早期的不适阶段后，此时孕妇食欲开始增加，睡眠也有所改善，而且秋天瓜果蔬菜新鲜上市，鸡、鱼、肉、蛋供应充足，有利于孕妇营养补充，对孕妇和胎儿都十分有利。

7—8 月份受孕，还可以避开流行病多发的冬末春初季节，从而有效减少了各种病毒性传染病如风疹、流感等对孕妇的侵害，降低胎儿畸形的发生率。

7—8 月份受孕，孩子在次年的 5—6 月份出生，正是春末夏初时节，气候适宜，避免了夏季的酷热和冬季的寒冷，有利于产妇的护理和康复，对婴儿的护理更为有利，婴儿又可得到多一些的户外活动，有利于婴儿身体和智力等方面的发育。

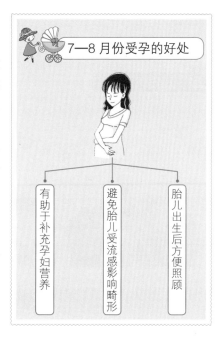

7—8 月份受孕的好处

有助于补充孕妇营养　｜　避免胎儿受流感影响畸形　｜　胎儿出生后方便照顾

最佳怀孕时间

最佳怀孕时间应选择在夫妻双方工作不太紧张、精力充沛、情绪稳定、没有疾病的时期，而且必须选择在女方的排卵日。

女性每月仅排一次卵，而且一般仅排出1个卵子，卵子存活时间一般为24小时。性交后，精子在女性生殖道内存活时间为3天左右，最长不超过5天。所以，错过了排卵时间，则不可能受孕。

丈夫也要做好准备：在准备的4周内不宜洗热水浴，高温会使精子的活性和数量下降；不要穿窄、厚牛仔裤，以免阴囊温度上升影响精子的数量与质量；避免接触烟、酒、药物。

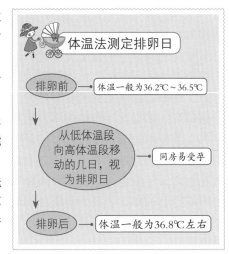

体温法测定排卵日

排卵前 → 体温一般为36.2℃～36.5℃

从低体温段向高体温段移动的几日，视为排卵日 → 同房易受孕

排卵后 → 体温一般为36.8℃左右

性高潮时更易受孕

女性在达到性高潮时，阴道的分泌物增多，分泌物中的营养物质如氨基酸和糖含量增加，这使阴道中精子的运动能力增强。同时，阴道充血，阴道口变紧，阴道深部褶皱伸展变宽，便于储存黏液。平时坚硬闭锁的子宫锁门也松弛张开，宫颈口黏液栓变得稀薄，使精子容易进入，性快感与性高潮又可以促进子宫收缩及输卵管蠕动，有助于精子上行，从而达到受精的目的。

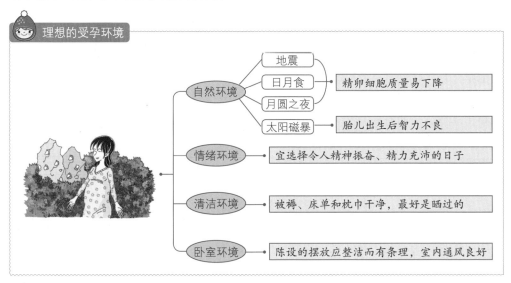

理想的受孕环境

自然环境
- 地震
- 日月食 → 精卵细胞质量易下降
- 月圆之夜
- 太阳磁暴 → 胎儿出生后智力不良

情绪环境 → 宜选择令人精神振奋、精力充沛的日子

清洁环境 → 被褥、床单和枕巾干净，最好是晒过的

卧室环境 → 陈设的摆放应整洁而有条理，室内通风良好

调整好排卵期的精神状态

女子排卵不单纯是局部的生理过程，还受身心状态的影响，而且身心状态也进一步影响排卵及卵子的质量，所以它还是个互动的过程。

当确认并准备在排卵期怀孕的时候，夫妻双方应提前做好准备，如共同操持家务，不采取避孕措施，注意休息，保持体力充沛，加强营养，多进食优质蛋白质，如鱼、肉、鸡、蛋、奶等，戒烟戒酒，夫妇在和谐的气氛中共进温馨的晚餐；饭后，夫妻双方边听音乐边交流感情，晚间连续几天进行性生活等。

而且同房时，双方宜在情绪非常愉悦、情感分外投入的情况下，怀着美好的憧憬，在极大限度地发挥各自潜能的情况下进行性生活，夫妻双方尽量都能达到性高潮，获得性快感，那么在这种情况下才容易产生高质量的胎儿。

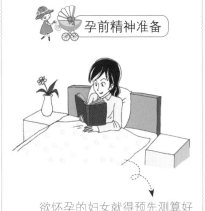

孕前精神准备

欲怀孕的妇女就得预先测算好排卵时间，并在排卵期前后调整好自己的心理状态，为怀孕做好必要的精神准备。

利用好生物节律

人的情绪、智力和体力在每个月都有高潮和低潮。高潮期，人情绪高涨、体力充沛、智力很高，如果夫妻双方都处在高潮期怀孕，就能孕育出特别健康聪明的宝宝。这种具有一定规律的现象，称作人体生物节律或人体生物钟。

制约人情绪的生物钟周期是28天，制约人体力的生物钟周期是23天，制约人智力的生物钟周期是33天。人的这三种生物钟，是互相影响、密切关联的。当人的三种生物钟都处在周期线上，人就会情绪高昂、体力充沛、智力很高，呈现出最理想的状态。

 生物钟的计算方法

★首先计算从出生到打算怀孕那个月第1天的总天数（注意把闰年的天数计算正确）。

★分别用23，28和33来除总天数，可以得到3个余数，就是情绪钟、体力钟、智力钟，表示新开始的一个周期中生物钟运行到的天数。

★运用药物提前或推后女性的排卵日，使排卵日的3条曲线与丈夫的3条曲线协调，做到智力和体力钟都基本同步，3项都在高峰最理想。

怎样避免产生畸形儿

胎儿畸形是一个十分复杂的问题，原因也是多方面的。据调查和研究发现，怪胎的发生是内因与外因共同作用的结果，其中因遗传造成的占10%，妊娠期特别是头3个月内受外界环境因素作用造成的占10%，遗传和环境因素共同作用引起的占80%。

产生畸形儿的原因有下面几种：

生物因素：先天性遗传，近亲结婚，35岁以上怀孕生育，孕期细菌、病毒感染，孕妇糖尿病、癫痫或妊娠高血压综合征。

化学因素：夫妻双方营养不良，滥用药物，吸烟、喝酒或长期接触有毒化学物质。

环境污染：长期生活在强电磁场中，饮用污染水源。

物理因素：孕前或孕中受过X线照射，缺氧或分娩损伤等。

怎样减少畸形儿

★避免高龄（35岁以上）怀孕。

★夫妻双方中任何一方身体健康状况欠佳时要避免怀孕。

★妇女直接接触过放射线，最好间隔4周后再怀孕。

★长期服用药物者，停药3个月后再怀孕。

★夫妻双方最好在戒掉烟、酒2～3个月后再怀孕。

高龄孕妇怎样才能生出健康宝宝

高龄孕妇（通常指35岁以上）通过孕前检查可及早发现问题，及早处理。35岁以上产妇最多见的高血压和糖尿病，都可在孕前得到控制。

在计划怀孕前3个月（至少1个月）至孕后3个月，每天应补充0.4～0.8毫克的叶酸，或以叶酸为主要成分的"斯利安"等，可防止有神经管缺陷的婴儿出生（如以前生产过神经管缺陷的婴儿则每日须补充4毫克的叶酸）。

产前遗传咨询及诊断可以减少畸形儿出生率，达到优生的目的。产前遗传诊断方法很多，包括羊膜穿刺术、绒毛取样术及脐血取样术等。随着产妇年龄的增长，流产会很多见，生双胞胎的概率也明显增加。因此，到正规医院进行常规的产前检查会保证给产妇一个安全的孕期。另外，在医生的指导下，平衡的膳食、适当的运动、避免烟酒将对产妇有益。

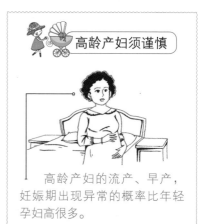

高龄产妇须谨慎

高龄产妇的流产、早产，妊娠期出现异常的概率比年轻孕妇高很多。

婚后不宜立即怀孕

婚后立即怀孕弊多利少，不是最佳受孕时机。其原因如下：

1.在结婚前后，夫妻双方都为婚事尽力操劳，休息不好、吃不好，精力消耗也很大，会觉得精疲力竭。若此时怀孕，胎儿大都不健康。

2.新婚期间宾朋相聚，此时新郎因烟酒过度，所产生的精子大都畸形，可造成胎儿畸形或发育不良，还可出现早产、流产或胎死腹中及孩子出生后智力低下等。

3.新婚之际，性生活比较频繁，精子和卵子质量不高，不利于优生。

4.婚后立即怀孕对妇女本身也不利，婚后疲惫还未恢复，很快怀孕，身体会更差。

 旅游结婚的过程中也不宜怀孕

★旅游时，各地气候差别大，极易受凉感冒。

★旅游时舟车劳顿，人群混杂，会诱发各种疾病。

★旅游中难免缺乏良好的洗漱、淋浴设备，性器官易污染。

★旅游中卫生条件不能保证，易发生呼吸道或消化道感染。

★旅游中身体疲劳，机体抵抗力下降，精子和卵子质量不高。

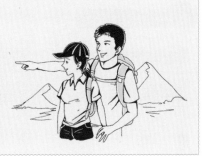

身体疲劳时不宜怀孕

社会在快速发展，与此同时，疲劳也在悄悄地侵袭着人类。经专家研究证明：现代生活方式大大恶化了男子的生殖能力。与20世纪60年代时相比，男子的精子质量已呈下降趋势，原因与生活疲劳有关。

因此，要想优生，上述诸项可导致疲劳的现代生活方式要有一定节制，尤其是那些与男子密切相关的生活活动。身体在疲劳时，精子质量一定很低，对后代有严重影响。因此，应当避免在身体疲劳时怀孕。

引起疲劳的现代生活因素很多，比较明确的有10种。

引起身体疲劳的因素

★连续的夜班。

★长途旅行。

★沉迷于夜生活。

★过度的体力运动。

★远途而紧张的旅行结婚。

★操办或参加旧式婚嫁礼仪。

★激烈的争吵或生气。

★过于集中并持久的脑力劳动。

★久卧病床。

★频繁性交。

避孕期间不宜怀孕

妇女口服避孕药避孕失败后所生的孩子与停止服药后短期内怀孕所生的孩子，其先天畸形发生率都较高，即便未出现畸形，其婴儿成熟度、体重、生长速度等各方面比未用药妇女所生的孩子都有很大差别。

在用金属节育环避孕期间也不宜怀孕。如果用环选择不当或带环时间选择不当，都有可能使节育环自行脱落，或者环在宫腔内的位置改变，从而造成带环怀孕。带环怀孕后，自然流产、早产、死胎、死产和胎儿发育异常的概率都比正常妊娠发生的概率高。

外用避孕药膜是一种强力杀灭精子的药物，但若不小心造成避孕失败，如药膜未放入阴道深处，以致未完全溶解，使部分精子存活而导致意外怀孕，药物就会对受精卵生长发育产生负面影响。

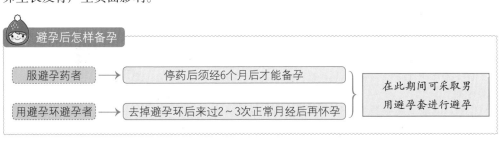

避孕后怎样备孕

| 服避孕药者 → | 停药后须经6个月后才能备孕 | 在此期间可采取男用避孕套进行避孕 |
| 用避孕环避孕者 → | 去掉避孕环后来过2～3次正常月经后再怀孕 | |

早产及流产后不宜立即再孕

出现过早产及流产的妇女，机体某些器官的平衡被打破，易出现功能紊乱现象，子宫等器官一时不能恢复正常，尤其是经过人工刮宫的妇女更是如此。

如果早产或流产后不久就怀孕，由于子宫等器官的功能不健全，对胎儿十分不利，也不利于妇女身体的恢复。

因此，为了使子宫等各器官得到充分休息，恢复应有的功能，为妊娠提供良好的条件，早产及流产的妇女最好过半年后再怀孕较为合适。

剖宫产手术的妇女，如欲再次怀孕，最好过两年以后，给子宫一个充分的愈合时期。

妇女不要多次做人工流产手术，如果妇女在短期内多次做人工流产手术，容易造成宫颈或宫腔粘连。由于反复吸刮宫腔，损伤宫颈管内膜及子宫内膜基底层，愈后过程中容易发生宫颈或宫腔粘连，这对以后怀孕不利。

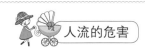

人流的危害

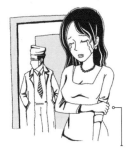

多次做人工流产手术，子宫内膜基底反复受到伤害，就会失去再生能力，不来月经，并难以治愈。

长期服用药物的妇女不宜立即怀孕

有些妇女身体患病，需要长时间服用某些药物。激素、某些抗生素、止吐药、抗癌药、治疗精神病药物等都会不同程度地对生殖细胞产生影响。卵细胞发育成成熟卵子约需要14天，在此期间卵子最易受药物的影响。

因此，长期服药的妇女不宜急于怀孕。一般来说，妇女在停用药物20天后受孕，就不会影响下一代。当然，有些药物影响的时间可能更长些，最好在准备怀孕时向医生咨询，请医生确定怀孕时间。

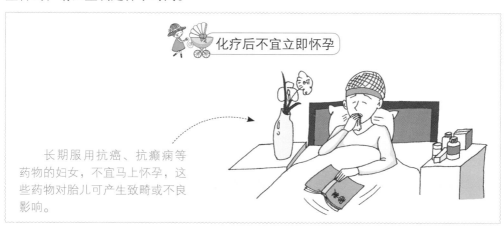

化疗后不宜立即怀孕

长期服用抗癌、抗癫痫等药物的妇女，不宜马上怀孕，这些药物对胎儿可产生致畸或不良影响。

不久前受过X线照射的妇女不宜立即怀孕

妇女在怀孕前一段时间内最好不要受X线照射。如果在怀孕前4周内受X线照射，也会发生问题。

医用X线的照射虽然很少，但它却能杀伤人体内的生殖细胞。因此，为避免X线对下一代的影响，接受X线透视的妇女，尤其是腹部透视者，过4周后怀孕较为安全。

调查表明，在1000个儿童中，发现有三色色盲的儿童的母亲腹部大多都曾接受过X线照射。如果工作环境中充满了X线射线，可戴一种特别的胶片式射线计量器，来监测你受到的辐射量。

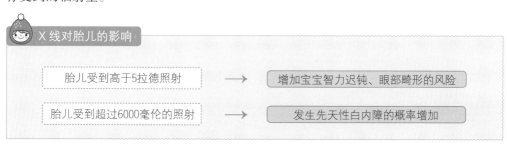

X线对胎儿的影响

| 胎儿受到高于5拉德照射 | → | 增加宝宝智力迟钝、眼部畸形的风险 |
| 胎儿受到超过6000毫伦的照射 | → | 发生先天性白内障的概率增加 |

孕前生活准备

开始备孕了，在日常衣食住行中要注意哪些事情呢？准妈妈、准爸爸又需要准备些什么呢？学习完本节，您就学会了为宝宝创造一个良好的生活环境。

制订孕前计划

怀孕前应该做好充分准备，想拥有一个健康又聪明的宝宝，在怀孕前3个月就应该进行下述的孕前准备。

受孕前半年要完全停止服用避孕药。因为避孕药是由小剂量的雌激素和孕激素合成的，对胎儿有一定的危害。因此，最好等到有3次正常月经周期后再怀孕。

确定你的工作是否对胎儿有危害。若经常接触放射线、噪声等，应适当调换工作岗位。

确定你是否进行过风疹疫苗的预防注射。孕妇一旦感染风疹病毒，此病毒可通过胎盘和血液进入胎儿体内，有可能导致胎儿器官发育受阻、畸形，严重者可发生早产、死产。

开始服用叶酸等微量元素。孕妇缺乏叶酸可引起贫血，导致胎儿发生神经管缺陷畸形，因此要及早补充叶酸。孕前3个月，每日补充0.4～1.0毫克的叶酸。

锻炼身体，使身体、情绪处于最佳状态。

若你长期患某种疾病，确定是否可怀孕。如患有糖尿病或癫痫等，在你打算怀孕之前应该咨询医生，医生可能要对你是否适宜怀孕、是否需要更换治疗所用的药物等做出综合评价。

戒除不良习惯。怀孕之前应戒除吸烟、饮酒、吸毒等不良习惯。

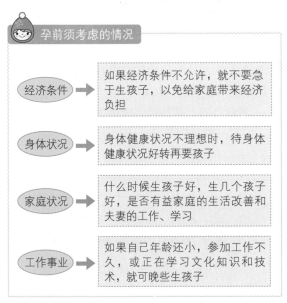

孕前须考虑的情况

经济条件 → 如果经济条件不允许，就不要急于生孩子，以免给家庭带来经济负担

身体状况 → 身体健康状况不理想时，待身体健康状况好转再要孩子

家庭状况 → 什么时候生孩子好，生几个孩子好，是否有益家庭的生活改善和夫妻的工作、学习

工作事业 → 如果自己年龄还小，参加工作不久，或正在学习文化知识和技术，就可晚些生孩子

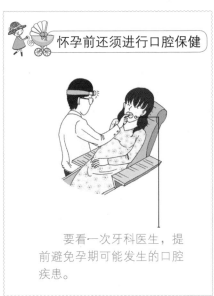

怀孕前还须进行口腔保健

要看一次牙科医生，提前避免孕期可能发生的口腔疾患。

做孕前检查的时机

随着优生意识的加强，越来越多的夫妇在准备为人父母之前，会想到去医院的妇产科或妇产专科医院进行相应的孕前检查，这是很有必要的。

想要生个健康宝宝，第一步就是在怀孕前要做一个最全面的体格检查，无论是准爸爸还是准妈妈都要参加。孕前检查除了要排除有遗传病家族史之外，还要排除传染病，特别是梅毒、艾滋病等，虽然这些病的病毒对精子的影响现在还不明确，但是这些病毒可能通过爸爸传给妈妈，再传给肚子里的宝宝，使其出现先天性的缺陷。

另外，爸爸要接受很详细的询问，比如自己的直系、旁系亲属中，有没有人出现过习惯性流产或是生过畸形儿的现象，知道这些状况对于医生判断染色体出现平衡易位有很大帮助，有助于减少生出不正常宝宝的可能性。

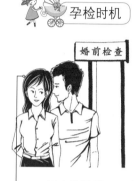

孕检时机

婚前检查

一般建议孕前3~6个月开始做检查，这样夫妻双方无论从营养方面，还是接种疫苗以及补充叶酸方面，都有相应的准备时间。

孕前应补充的营养

妇女孕前补充营养很重要，一是营养不良可导致不孕；二是营养不良可导致孕后胎儿缺乏营养，准备怀孕的妇女注意多摄入含优质蛋白质、脂肪、无机盐、维生素和微量元素丰富的食品。

蛋白质。蛋白质是构成人体内脏与肌肉以及健脑的基本营养素。如果妇女在孕前摄取蛋白质不足，就不容易怀孕，或者怀孕后由于蛋白质供给不足，胚胎不但发育迟缓，而且容易流产，或者发育不良，造成先天性疾病及畸形。

钙。钙是形成骨骼与牙齿的主要成分，是胎儿发育过程中不可缺少而且用量较多的一种主要成分，可以加强母体血液的凝固性，可以安定精神、防止疲劳，对将来的哺乳也有利。因此，怀孕女性必须摄取比平常多两倍的钙质，虽然孕期开始对钙的需求并不那么重要。

铁。人体如果缺铁，就会产生贫血，容易倦怠。妇女在怀孕中期之后，胎儿成长迅速，每天都要吸收约5毫克的铁质，母体容易缺铁。

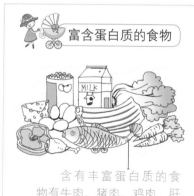

富含蛋白质的食物

MILK

含有丰富蛋白质的食物有牛肉、猪肉、鸡肉、肝类、鱼、蛋、牛奶、乳酪等；植物性食物有豆腐、黄豆粉等豆制品。

维生素。维生素是维持人体正常生理功能所必需的一类化合物，妇女缺乏维生素，受孕概率就会低很多。如果缺少了维生素，即使其他营养素进入体内，也无法充分发挥作用，如人体对钙的吸收就少不了维生素D的作用。

锌。锌是人体内一系列生物化学反应所必需的多种酶的重要组成部分，因此，缺锌不但会使人体生长发育迟缓、身体矮小，且可致女性乳房不发育、没有月经，造成女性不孕，也可使男性精子减少或无精。

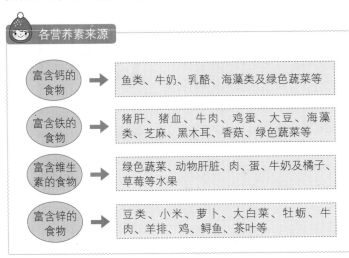

各营养素来源

富含钙的食物	鱼类、牛奶、乳酪、海藻类及绿色蔬菜等
富含铁的食物	猪肝、猪血、牛肉、鸡蛋、大豆、海藻类、芝麻、黑木耳、香菇、绿色蔬菜等
富含维生素的食物	绿色蔬菜、动物肝脏、肉、蛋、牛奶及橘子、草莓等水果
富含锌的食物	豆类、小米、萝卜、大白菜、牡蛎、牛肉、羊排、鸡、鲟鱼、茶叶等

补充叶酸

叶酸是一种水溶性维生素，孕前、孕中多吃动物肝脏、多叶绿色蔬菜、豆类、谷物、花生等食物可补充叶酸。

肥胖者的孕前营养

合理安排饮食。膳食营养平衡的原则是低能量、低脂肪。适宜优质蛋白（如鱼、鸡蛋、豆制品、鸡肉、牛奶等）和复杂碳水化合物，以减少脂肪（如肥肉、内脏、蛋黄、坚果、植物油等）为主。

运动和锻炼。以中等或低强度运动为宜，因为机体氧耗增加，运动后数小时耗氧量仍比安静时大，而且比剧烈运动容易坚持，如快步走、慢跑、打羽毛球、跳舞、游泳等，活动30分钟即可耗能420～840千焦。

健康饮食。每餐不过饱，七八分饱即可；不暴饮暴食；细嚼慢咽，延长进食时间；特别要注意挑选低脂食品；用小餐具进食，增加满足感；按进食计划把每餐计划好，少量多餐完成日计划，可减少饥饿感，妊娠后不主张减肥。

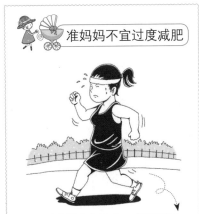

准妈妈不宜过度减肥

需要注意的是，肥胖者过度减肥也会影响怀孕，准备孕育宝宝的女性，切忌为了身材苗条而失去做妈妈的机会。

体重过轻妇女的孕前饮食

成年女性的脂肪过度减少会造成排卵停止或症状明显的闭经；脂肪含量少还影响雌性激素水平，关系到这些雌性激素是否会呈现出活力。身体过瘦时，体内的"性激素失效球蛋白"的含量就愈高，而这种蛋白能令雌性激素失效，从而导致女性失去怀孕能力。

因此，准妈妈要纠正厌食、挑食、偏食的习惯，少吃零食；停止药物减肥；检查潜在疾病造成的营养不良，如血液病、心血管病、肾脏病、糖尿病、结核病等；检查有无营养不良性疾病，如贫血、缺钙、缺碘、维生素缺乏等，如有则需治疗，如无明显缺乏，孕前3个月补充各类营养素，在体重达到理想标准后再怀孕。

体重过轻者的孕前每日饮食标准	
谷类500～600克	畜、禽肉类50～100克
蔬菜类400～500克	豆类及豆制品50克
水果类100～200克	奶油及奶制品100克
鱼虾类50克	油脂类25克
蛋类25～50克	

孕前要戒烟

夫妻双方或任何一方吸烟，对受孕和胎儿都会产生巨大影响。烟雾中的尼古丁及其代谢产物可破坏受精卵的着床过程。尼古丁还能提高妊娠子宫的紧张度，增加子宫的收缩力，从而造成自发性流产。

吸烟还与不孕症有很大关系。香烟在燃烧过程中所产生的有毒化学物质有致细胞突变的作用，对生殖细胞有损害，卵子和精子在遗传因子方面的突变会导致胎儿畸形和智力低下。

妇女在怀孕20周以前如果减少或停止吸烟，婴儿的出生重量可接近于非吸烟者的婴儿，但仍有先天性异常的危险，这是由于在怀孕早期或者怀孕前吸烟所引起的。

另外，二手烟同样会影响胎儿。妻子和吸烟的丈夫在一起，她会吸入飘浮在空气中的焦油和尼古丁，同本人吸烟一样有危害。

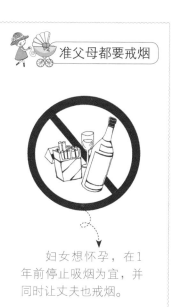

准父母都要戒烟

妇女想怀孕，在1年前停止吸烟为宜，并同时让丈夫也戒烟。

孕前须戒酒

大量事实证明，嗜酒会影响后代健康，因为酒的主要成分是酒精，酒精在体内达到一定浓度时，对大脑、心脏、肝脏、生殖系统都有危害。

孕妇饮酒会造成流产、早产、死胎，且发生率较常人明显升高，因为酒精是生殖细胞的毒害因子。受酒精毒害的卵子很难迅速恢复健康，酒精还可使受精卵不健全。酒后受孕可造成胎儿发育迟缓，据统计有32%的此类婴儿先天性智力低下。中国自古也有"酒后不入室"的说法，意思是说酒后不要同房。

因此，如果受孕前有饮酒的情况，就应等这种中毒的卵细胞排出、新的健康卵细胞成熟后，才考虑受孕。酒精代谢物一般在戒酒后2～3天即可排泄出去，但一个卵细胞成熟至少要14天以上。所以，在孕前戒酒一个月后方可受孕，而且孕后也一定要戒酒。

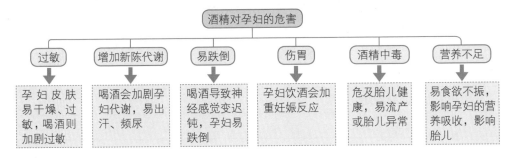

酒精对孕妇的危害					
过敏	增加新陈代谢	易跌倒	伤胃	酒精中毒	营养不足
孕妇皮肤易干燥、过敏，喝酒则加剧过敏	喝酒会加剧孕妇代谢，易出汗、频尿	喝酒导致神经感觉变迟钝，孕妇易跌倒	孕妇饮酒会加重妊娠反应	危及胎儿健康，易流产或胎儿异常	易食欲不振，影响孕妇的营养吸收，影响胎儿

孕前要谨慎用药

孕前需要服药时要特别注意，因为一些药在体内停留和发生作用的时间比较长，可能对胎儿产生不良影响。还有一些妇女怀孕之后身体变化不明显，也没有妊娠反应出现，因此就认为自己没有怀孕，于是完全不考虑所服的药品是否会对胎儿产生影响，结果无意之中伤害了非常脆弱的胎儿，留下了终身遗憾。

因此，为了防止上述情况的出现，妇女在计划怀孕前3个月就应当慎重地用药。用药前要了解某些药物在体内影响和停留的时间以及是否会对数月后的怀孕、胎儿的形成及发育带来的影响，最好能够认真地请教医生或有关专家。另外，抗组胺剂、起解热镇痛作用的阿司匹林等都不宜长期服用。为治疗贫血而服用铁剂时，在准备怀孕前，要同医生商量，了解是否会对胎儿产生影响。

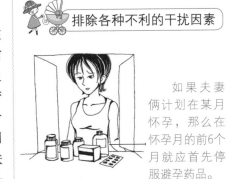

排除各种不利的干扰因素

如果夫妻俩计划在某月怀孕，那么在怀孕月的前6个月就应首先停服避孕药品。

孕前应做的防疫方案

女性在怀孕前最好能接种两种疫苗：一种是风疹疫苗，另一种是乙肝疫苗。因为准妈妈一旦感染上这两种疾病，病毒会直接传播给胎儿，造成不良的甚至是严重的后果。

风疹疫苗

风疹病毒可以通过呼吸道传播，如果准妈妈感染上风疹，有25%的早孕期风疹患者会出现先兆流产、流产、胎死宫内等严重状况，也可能会导致胎儿出生后出现先天性畸形，例如先天性心脏病、先天性耳聋等。因此，最好的预防办法就是在怀孕前注射风疹疫苗。

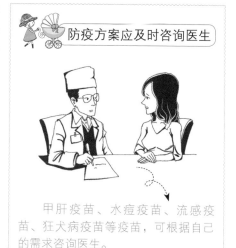

防疫方案应及时咨询医生

甲肝疫苗、水痘疫苗、流感疫苗、狂犬病疫苗等疫苗，可根据自己的需求咨询医生。

目前国内使用最多的是风疹、麻疹、腮腺炎三项疫苗，称为麻腮风疫苗，即注射一次疫苗可同时预防这三种疾病，疫苗注射有效率在98%左右，可以达到终身免疫效果。如果准妈妈对风疹病毒已经具有自然免疫力，则无须接种风疹疫苗。

乙肝疫苗

我国是乙型肝炎高发地区，被乙肝病毒感染的人群高达10%左右。母婴垂直传播是乙型肝炎的重要传播途径之一。如果一旦传染给孩子，他们中85%~90%的人会发展成慢性乙肝病毒携带者，其中25%的人在成年后会患有肝硬化或肝癌，因此应及早预防。

乙肝疫苗应按照0，1，6的程序注射。注射乙肝疫苗后，免疫率可达95%以上，免疫有效期在7年以上。如果有必要，可在注射疫苗后五六年时注射一次加强针。一般3针注射需要4支疫苗，高危人群（身边有乙肝患者）可加大注射量，一般需要6支疫苗。

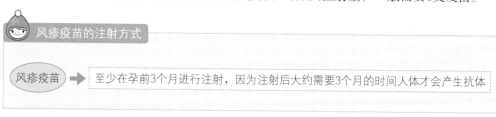

风疹疫苗的注射方式

风疹疫苗 ➡ 至少在孕前3个月进行注射，因为注射后大约需要3个月的时间人体才会产生抗体

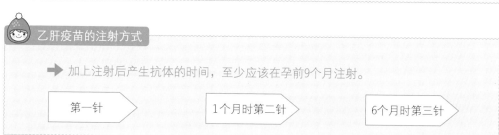

乙肝疫苗的注射方式

➡ 加上注射后产生抗体的时间，至少应该在孕前9个月注射。

第一针 ➤　　1个月时第二针 ➤　　6个月时第三针 ➤

孕前应调换的工作

某些特殊工种。接触铅、镉、汞等金属，会增加妊娠妇女流产和死胎的概率；甲基汞可致畸胎；铅可引起婴儿智力低下；二硫化碳、二甲苯、苯、汽油等物质，可使流产率增高；氯乙烯可使婴儿先天痴呆率增高。

高温作业、震动作业和噪声过大的工种。此类工作环境可对胎儿的生长发育造成不良影响。

接触电离辐射的工种。电离辐射可严重损害胎儿发育，甚至会造成畸胎、先天愚型和死胎。

医务工作者。尤其是某些科室的临床医生、护士，这类人员在传染病流行期间，经常与患各种病毒感染的患者密切接触，而这些病毒（主要是风疹病毒、流感病毒、巨细胞病毒等）会对胎儿造成严重危害。

密切接触化学农药的工种。农业生产离不开农药，已证实许多农药可危害妇女及胎儿健康，引起流产、早产、胎儿畸形等。

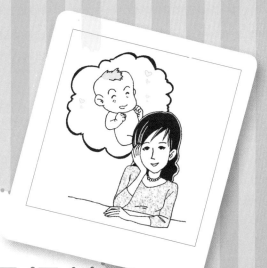

第2章
怀孕一个月保健要点及胎教方案

研究表明，70%的母亲在怀孕初期会忽视自身状况，尤其是怀孕第一个月，很多准妈妈甚至不知道自己怀孕了。因此，每个准妈妈都要了解孕1月有关情况，避免迎接宝宝太过仓促。

孕1月母婴基本指标及营养要求

怀孕第一个月，没有任何反应，怎么知道自己是否怀孕了呢？掌握孕1月宝宝和妈妈的各项身体指标，对准父母有极大的帮助。

胎儿的成长

胚胎学认为，0.2毫米左右的受精卵在受精后7～10日，从输卵管游走到子宫，在子宫内着床，并从母体中吸收养分，开始发育。在前8周时，还不成人形，还不能称之为胎儿，应该称之为胚胎。

胚胎在怀孕第三周后期长0.5～1.0厘米，体重不到1克，但肉眼已能看出其外形。从外表看，胚胎尚无法明显地区分头部和身体，并且长有腮和尾巴，这和其他动物的胚胎发育并无两样。

此时，胚胎表面覆盖着绒毛组织，原始的胎盘开始成形，胎膜亦于此时形成。脑、脊髓等神经系统以及血液等循环器官的基础组织几乎都已出现。

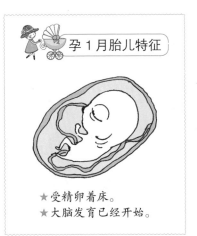

孕1月胎儿特征

★受精卵着床。
★大脑发育已经开始。

孕妈妈身体特征

从末次月经第一天算起，28天为妊娠1个月。实际上，受精卵形成后的一周之内还不能称为怀孕。孕妇开始呈现怀孕迹象，通常在两周以后，因此这时期尚未有任何症状。

这时期因为胚胎太小，母体的激素水平较低，因此一般不会有不舒服的感觉，较敏感的人身体可能会有畏寒、低热、慵懒、困倦及嗜睡的症状，粗心的孕妇往往还误以为是患了感冒。这时子宫的大小与未怀孕时基本相同，还没有增大的现象。

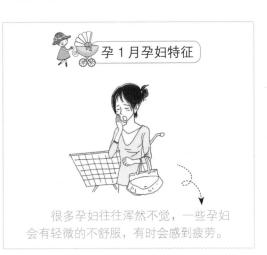

很多孕妇往往浑然不觉，一些孕妇会有轻微的不舒服，有时会感到疲劳。

营养搭配要求

怀孕头一个月由于妊娠呕吐或胃口不好容易引起食欲不振，从而造成营养不足，影响到受精卵的正常发育。

这个月孕妇营养食谱主要应以开胃同时富含蛋白质、维生素和无机盐的食品为主，少吃大鱼大肉等荤腻食品或大补之物，饮食应以清淡可口的食品为佳。

一般来讲，可遵循以下食谱来安排一天的饮食：

早餐
主食：二米枣粥1碗，奶油馒头2个（50克1个）。
副食：葡萄或草莓100克。

午餐
主食：米饭2小碗（生米约100克），或挂面1碗（干面条约150克）。
副食：酸辣炝菜（小白菜150克、胡萝卜50克、青椒50克），煎焖刀鱼（新鲜刀鱼约200克、葱头50克），牛奶鲫鱼汤2小碗，苹果1个（约150克）。

晚餐
主食：米饭2小碗（量与早餐相同），或小花卷2个（量与早餐相同）。
副食：鸡蛋菠菜汤2碗，香蕉2个，清炖牛腩（牛肉约150克，土豆、胡萝卜各100克），酱香菜心（菜心200克）。

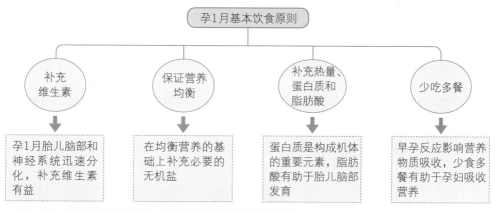

孕1月基本饮食原则			
补充维生素	保证营养均衡	补充热量、蛋白质和脂肪酸	少吃多餐
孕1月胎儿脑部和神经系统迅速分化，补充维生素有益	在均衡营养的基础上补充必要的无机盐	蛋白质是构成机体的重要元素，脂肪酸有助于胎儿脑部发育	早孕反应影响营养物质吸收，少食多餐有助于孕妇吸收营养

适合孕1月的食物	
新鲜蔬菜	生菜、油菜、小白菜等蔬菜含有丰富的叶酸
水果	水果中的维生素有助于细胞的合成
海鱼	含钙、碘、铁等有助于胎儿大脑发育的物质
核桃	可补脑益智，有利于胎儿脑部发育

补充体液

孕1月孕妇要养成多喝水的习惯，建议每天吸收1000～1500毫升水分，可用水果、汤菜，牛奶、淡茶、酸梅汤、柠檬汁等来补充。

孕1月保健要点

孕早期的保健，主要体现在早孕反应的应对上。在孕1月，很多准妈妈的早孕反应还不明显，趁此机会了解有关早孕反应事项，为接下来的日子做好准备。

妊娠早期反应

妊娠早期反应一般在怀孕6周左右出现，以后逐渐明显，在第9至11周最重，一般在12周左右自行缓解、消失，无须治疗。孕妇出现早期反应，一般不影响工作和日常生活。但若呕吐严重，不能进食，可引起脱水、酸中毒，应及时到医院检查治疗。

妇女在怀孕早期会出现一系列异常现象，发生率约为50%，如食欲不振、恶心、呕吐、厌油腻、偏食、腹胀、头晕、乏力、嗜睡，甚至低热等。这是孕妇特有的正常生理反应。

有关妊娠早期反应的产生原因有各种各样的说法，一般认为与以下因素有关：

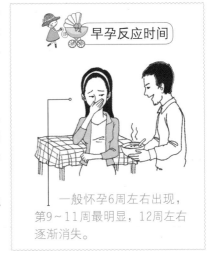

早孕反应时间

一般怀孕6周左右出现，第9～11周最明显，12周左右逐渐消失。

与人绒毛膜促性腺激素的作用有关

妇女在停经40天时，体内的绒毛膜促性腺激素含量逐渐升高，到60～70天时为最高，这与妊娠呕吐发生的时间是对应的。当发生自然流产、人工流产或胎儿死亡后，妊娠呕吐即随之消失。

与自主神经功能失调有关

与孕妇的精神类型有关

一般而言，情感容易冲动的人妊娠反应较重。夫妻感情不和，不想要孩子时，也容易出现比较重的妊娠反应。

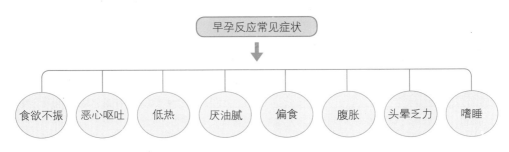

早孕反应常见症状

| 食欲不振 | 恶心呕吐 | 低热 | 厌油腻 | 偏食 | 腹胀 | 头晕乏力 | 嗜睡 |

克服早孕反应

早孕反应一般不需要治疗，为了顺利度过早孕期，孕妇可想些办法使反应减轻，下面几点可供孕妇参考：

了解相关医学知识。明白孕育生命是一种自然过程，是苦乐相伴的，增加自身对早孕反应的耐受力。

加强身体锻炼。尤其要养成不挑食的习惯。因为体质较差的人，环境稍微一变化就会因为不适应而生病。

选择喜欢的食物。能吃什么，就吃什么；能吃多少，就吃多少。这个时期胎儿还很小，不需要多少营养，平常饮食已经足够了。

消除心理负担。尽量消除对怀孕的心理负担，如对胎儿性别想得太多，担心怀孕、哺乳会使自己的体形发生变化，对分娩过分害怕等，这些都需要丈夫、亲属、医生给予耐心的解释。同时，孕妇要学会调整自己的情绪。闲暇时做自己喜欢做的事情，整日情绪低落是不可取的，不利于胎儿的发育。

家人的体贴。早孕反应和情绪的不稳定会影响到孕妇的正常生活，这就需要家人的帮助和理解。家人应了解什么是早孕反应，积极分担家务，使其轻松度过妊娠反应期。

正确认识妊娠"剧吐"。早孕反应一般不会对孕妇和胎儿有影响，但妊娠"剧吐"则不然，若呕吐较严重，不能进食，就要及时就医。当尿液检查酮体为阳性时，则应住院治疗，通过静脉输液补充营养，纠正酸碱失衡和水电解质紊乱。

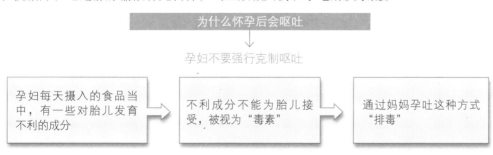

为什么怀孕后会呕吐

孕妇不要强行克制呕吐

| 孕妇每天摄入的食品当中，有一些对胎儿发育不利的成分 | → | 不利成分不能为胎儿接受，被视为"毒素" | → | 通过妈妈孕吐这种方式"排毒" |

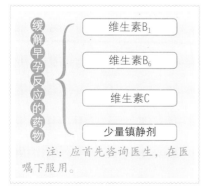

缓解早孕反应的药物：维生素B$_1$、维生素B$_6$、维生素C、少量镇静剂

注：应首先咨询医生，在医嘱下服用。

不同时间段的早孕反应	
清晨	不要马上起床，先吃些食物，如喝一杯茶，或吃一两片饼干
白天	立刻吃些食物，如几片馒头、面包、饼干或苹果

不宜凭借药物抑制孕吐

怀孕初期，大多数的孕妇都会有明显的早孕反应，孕妇不宜擅自利用药物抑制孕吐。

产生孕吐状况的时候，就是最易流产的时刻，也是胎儿器官形成的重要时期，在此期间的胎儿若是受到X线的照射、某种药物的刺激，或是受到病原体的感染，都会产生畸形情况。

在抑制孕吐的镇吐剂或镇静剂中，尤以抗组胺最具药效，因此经常用来治疗孕吐，但是服用此种药剂会使胎儿畸形。

孕妇如果服用镇静剂、安眠药等，都会严重地危害胎儿发育，这就是不宜凭借药物来抑制孕吐的原因。

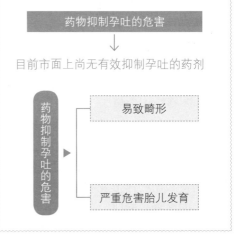

如果你不停地感到恶心，一点儿水或者食物都吃不下去，就需要找医生了，医生会给你一些抗呕吐药。如果仍然不能缓解，会让你住院治疗，进行营养补充。

早孕反应太剧烈不宜保胎

怀孕的前三个月，保胎对孕妇来说是最重要的，度过了这段危险期，以后胎儿的生长发育就相对稳定了。但要注意，不要盲目保胎。

虽然早孕反应在清晨空腹时加重，但对生活工作影响不大，不需要特殊治疗。但是，也有少数孕妇反应较重，发展为妊娠剧吐，呈持续性，无法进食或喝水。由于频繁剧吐，呕吐物除食物、黏液外，还有胆汁和咖啡色渣样物（证明有胃黏膜出血），孕妇明显消瘦、尿少，应及早到医院检查。

如果出现血压降低、心率加快、伴有黄疸和体温上升甚至出现脉细、嗜睡和昏迷等一系列危重症状，就不宜强求保胎，应及时住院终止妊娠。因为在这种情况下会生出体质不良的婴儿，甚至是畸形儿。

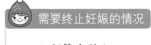

需要终止妊娠的情况

★ 频繁地剧吐。
★ 甚至将胆汁都吐了出来。
★ 无法再进行喝水。
★ 孕妇同时非常消瘦。
★ 血压降低、心率加快、伴有黄疸和体温上升。

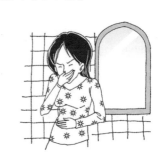

孕1月注意事项

怀孕第1个月，一般不需要准妈妈特别注意什么，只要吃好休息好就行了。但这并不意味着事无禁忌，此月胎儿的大脑已经开始发育，孕妈妈要注意避免致畸因素。

孕妈妈服药须知

药物的致畸作用主要与药物性质、用药时胚胎发育阶段、胎儿对药物的敏感性、药物剂量的大小以及用药时间的长短有关。妊娠的前3个月是胎儿的各器官分化、发育、形成阶段，3个月以后，除生殖器官和中枢神经系统进一步发育外，胎儿的多数器官均已形成。因此，在妊娠前3个月内尽可能地避免用药，但不包括必需的治疗药物。

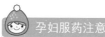

孕妇服药注意事项

★ 孕前3个月内尽可能地避免用药。

★ 用药要得到医生同意并遵医嘱。

★ 尽量避免大剂量、长时间或多种药物一起使用。

★ 把药物应用剂量、种类、时间等减到最少。

★ 切忌自己滥用药物或听信秘方、偏方。

在孕期必须用药时，避免大剂量、长时间或多种药物一起使用。病愈或基本痊愈后要及时停药，以达到既祛除母体疾病又不损伤胎儿的目的。任何药物都必须在医生的指导下使用。

孕妈妈不宜服用的中成药

有些中草药对孕妇及胎儿也有一定的不良影响。在怀孕最初3个月内，对中草药中的中成药应提高警惕，避免服用。如牛黄解毒丸、大活络丸、小活络丸、至宝丹、六神丸、跌打丸、舒筋活络丹、苏合香丸、牛黄清心丸、紫血丹、黑锡丹、开胸顺气丸、复方当归注射液、风湿跌打酒、十滴水、小金丹、玉真散、失笑散等。这些中成药对孕妇均有明显伤害，必须禁用。

孕妇忌用的中药
↓
当然在孕育期间患病也应及时治疗

兴奋子宫	➡	红花、枳实、蒲黄、麝香
收缩子宫	➡	大黄、芒硝、大戟、商陆、巴豆、芫花、牵牛、甘遂
加速血液循环	➡	桃仁、莪术、泽兰、苏木、刘寄奴、益母草、牛膝、水蛭、虻虫、乳香、没药
毒性	➡	斑蝥、生南星、肉桂、乌头、一枝蒿、川椒、蜈蚣、朱砂、雄黄、水银、硫黄等

23

孕妈妈不宜服用的西药

在十月怀胎期间，孕妇难免因生病需要服药。有一些药物不宜在怀孕期间服用，它们会导致胎儿的畸形或者死胎的发生。以下药物肯定会导致胎儿的畸形，孕妇应慎重服用。

孕妇忌用的中药	
抗生素、抗真菌类药物	链霉素、庆大霉素、氨基糖甙类药物、四环素类药物、氯霉素类药物、磺胺类药物、喹诺酮类药物、利福平、外用抗真菌药
镇静催眠类药物	巴比妥、苯巴比妥、安定、氯氮、噻嗪类精神药物
激素类药物	己烯雌酚、炔雌二醇、甲羟孕酮、甲睾酮、同化激素、肾上腺皮质激素、糖皮质激素、胰岛素
甲状腺素和抗甲状腺药物	甲巯咪唑、脲类
解热镇痛药物	阿司匹林
其他	泻药、抗凝血药物、维生素类药物、抗肿瘤药物、说明书上注有"孕妇忌用"或"孕妇慎用"的药物

孕妈妈可适当吃酵母片

酵母片是在制造啤酒时由发酵液中滤取酵母洗净后加入适量蔗糖、干燥粉碎后制成的，内含丰富的B族维生素，含有烟酸、叶酸等营养物质。这些营养物质对母婴均有利，国内外一些学者都主张孕妇从妊娠开始，每天服两片酵母片。

首先，其中的维生素B$_2$不但可促进胎儿视觉器官的发育，并可为胎儿的皮肤提供营养，使其细腻柔嫩，防止皮肤疾患，还可促进消化液的分泌，增强孕妇的食欲，进而促使胎儿健康成长。

其次，酵母片中的维生素B$_6$对孕早期的呕吐现象有明显的治疗效果。

而且，B族维生素和叶酸是胎儿形成血红蛋白、刺激红细胞增生的重要成分，并能增强胎儿及出生后婴儿的免疫力，保证孕妇的良好情绪和胎儿神经系统的良好发育。

此外，酵母片中所含的烟酸还能促进孕妇及胎儿的血液循环。

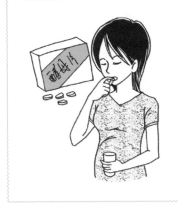

孕妇吃酵母片的好处

★促进胎儿视觉器官发育。
★为胎儿皮肤提供营养。
★缓解孕早期的呕吐。
★促进孕妇及胎儿的血液循环。
★增强胎儿及出生后婴儿的免疫力。

孕妈妈应回避的工作

在准妈妈和准爸爸们准备孕育一个健康的小宝宝、兴奋地勾画一家三口的美好生活时，准妈妈们要注意一下现在自己所从事的工作。有一些工作对于准妈妈们将来孕育胎儿来说是十分危险的，会危及胎儿的正常发育。

接触放射、辐射、重金属等危险的工作

比如在放射科、计算机房工作，或者经常接触铅、汞等金属的女性。这些物质往往会导致胎儿发育畸形、智力低下，造成流产等。

经常接触动物的工作

动物身上携带的很多细菌都会通过孕妇传染给胎儿，导致胎儿发育异常。

经常接触传染源的工作

比如医生、护士等，这些人在传染病流行期间，经常要接触各种各样被病毒感染的病人，这些病毒会对胎儿造成严重的伤害。

高温、振动剧烈、噪声过大的工作

工作环境温度过高、噪声太大、振动过于剧烈都不利于胎儿的生长发育。

高强度流水线工作

容易使人过度疲劳，从而给胎儿和自身带来伤害。

接触刺激性物质的工作

如油漆厂、化工厂、农药厂的工作人员，这些刺激性气体本来就对人有危害，被准妈妈们吸入体内，会为日后怀孕生子埋下隐患。

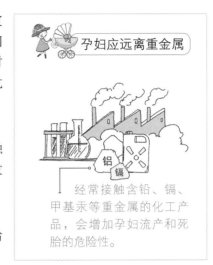
孕妇应远离重金属

经常接触含铅、镉、甲基汞等重金属的化工产品，会增加孕妇流产和死胎的危险性。

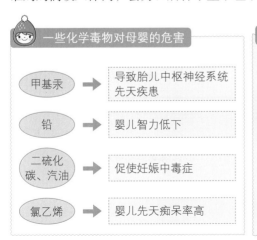

一些化学毒物对母婴的危害

甲基汞 ➡	导致胎儿中枢神经系统先天疾患
铅 ➡	婴儿智力低下
二硫化碳、汽油 ➡	促使妊娠中毒症
氯乙烯 ➡	婴儿先天痴呆率高

怀孕后应及时调换的工作

★长时间站立的工作，如售货员。
★体力劳动的工作，如经常抬举重物等。
★频繁上下楼梯的工作，如送公文或文件的服务员等。
★震动或冲击能波及腹部的工作，如公共汽车的售票员等。
★高度紧张、不能适当休息的工作。
★在高温环境或温度过低的地方作业的工作，如冰库的工作等。
★有受放射线辐射危险的工作，如从事放射性研究的技术人员等。

孕期性生活注意事项

青年男女的性生活比较频繁，可是到了怀孕以后，夫妻双方必须节制性生活。因为孕期性生活是导致流产、早产、早期破水和产褥感染的重要原因之一。根据妊娠期的不同阶段，应按下列要求过性生活：

禁止性生活期

妊娠前3个月里，由于有早孕反应，孕妇性欲和性反应受到抑制，加之胚胎正处在发育阶段，特别是胎盘和母体宫壁的连接还不紧密，性生活可使子宫受到震动，很容易使胎盘脱落，造成流产。因此，这三个月内应尽可能禁止性生活。

减少性生活期

妊娠4~9个月，胎盘已经形成，妊娠较稳定；早孕反应也过去了，孕妇的心情开始变得舒畅，性器官分泌物也增多了，是性欲强的时期。因此，可每周性交一次。

倘若这个阶段性生活过频，用力较大，或时间过长，就会压迫腹部，使胎膜早破，胎儿因得不到营养和氧气，就会很快死亡，或者导致流产。即使胎膜不破，未流产，也可能使子宫感染，重则导致胎儿死亡，轻则胎儿身体和智力发育也要受到影响。

绝对禁止性生活期

妊娠晚期特别是临产的1个月，即妊娠9个月后，胎儿开始向产道方向下降，孕妇子宫逐渐张开，倘若这个时期性交，羊水感染的可能性较大，可能发生羊水外溢（即破水）。

同时，孕晚期由于子宫比较敏感，受到外界直接刺激，子宫容易加强收缩而诱发早产。所以，在孕晚期必须绝对禁止性生活。

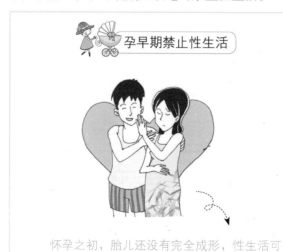

孕早期禁止性生活

怀孕之初，胎儿还没有完全成形，性生活可能会导致流产，所以最好禁止性生活。

孕期性生活注意事项

★性交前要排尽尿液。

★清洁外阴和男性外生殖器。

★选择不压迫孕妇腹部的性交姿势。

★动作轻柔，不粗暴，插入不宜过深，频率不宜太快。

★性交后孕妇立即排尿并清洗外阴。

★使用避孕套或体外排精，不让精液进入阴道。

适合孕1月的胎教

孕妇妊娠第1个月，受精卵周围是一些草根一样柔软细微的绒毛。这些绒毛可以伸入到子宫内膜中，为胚胎汲取必要的营养和氧分。所以，这一较为原始的时期被称为"胚胎期"。此时准爸妈就应对胎儿实施胎教，注意摄取营养，多运动，调整情绪。

 ## 经常写日记

孕妈妈写日记也是胎教方法之一。试想一下，在每个阳光充足的午后，孕妈妈轻倚在书桌前，记下自己所有的感受和认识，以及胎宝宝在肚子里渐渐成长直到诞生的点点滴滴，相信这是给出生后的宝宝的一份珍贵礼物。

最重要的是，孕妈妈在记日记的过程中，把对胎教的心得体会和各种知识记下来，把自己的苦恼、担心等不愉快的心情也记下来，这样既可以调整情绪，保持良好的心情，又可以得到冷静思考的时间，这种思维能力无形中也会传递给腹中的宝宝。那么，写胎教日记采用什么形式呢？

随笔的形式

写胎教日记，不必拘于形式，孕妈妈完全可以用自己喜欢的形式写。

孕妈妈可以把它写得很长，也可以写得很短，甚至写成一封信也没有关系。但有一点需要注意的是，一定要坦率地对待自己。一旦开始写日记就要做好对写下的内容负责的准备。

表格的形式

孕妈妈也可以做个大大的表格，可以根据自己每天的实际情况写上每天会发生的事情。当然，孕妈妈可以按照自己的喜好设计一个漂亮的表格。

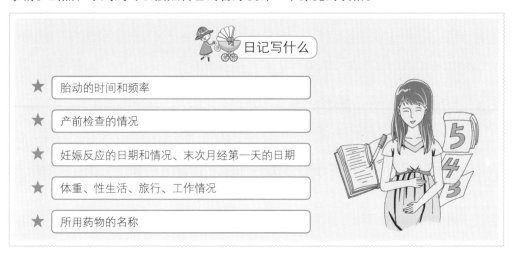

日记写什么

★ 胎动的时间和频率

★ 产前检查的情况

★ 妊娠反应的日期和情况、末次月经第一天的日期

★ 体重、性生活、旅行、工作情况

★ 所用药物的名称

微笑是最美的

良好的心态、融洽的感情，是幸福美满家庭的一个重要条件，也是达到优孕、优生的重要因素。一个充满欢声笑语的家庭必然是幸福的，而孕妈妈发自内心的微笑可以感染周围的每一个人，这是给予胎宝宝最好的帮助。

从怀孕的那一刻起，每天清晨可以对着镜子，先给自己一个微笑。在一瞬间，一脸惺松转为光华润泽，沉睡的细胞苏醒了，让人充满朝气与活力。在每一次微笑时，孕妈妈可以用心感受到，胎宝宝在子宫里正在熟悉你的微笑，也是在对你微笑呢！

微笑是一种积极的生活态度，怀孕期间，不仅孕妈妈要常常微笑，准爸爸也要常常微笑，因为你的情绪常常影响着妻子的情绪。妻子快乐，这种良好的心态，会传递给腹中的宝宝，让宝宝也快乐。胎儿接受了这种良好的影响，会在生理、心理各方面健康发育。

总之，女性怀孕后，如果情绪起伏不定，经常紧张不安、愤怒，有可能导致胎儿发育迟缓，甚至畸形。因此，孕妈妈要调整心态，每天都要开心地微笑。如果孕妇情绪很差，可以适当吃些核桃、花生来缓解抑郁症状。

准妈妈切忌大怒

妊娠1个月时，准妈妈若产生恐惧、悲伤、过度紧张担心等心理，可能导致流产。

如果夫妻感情和睦、家庭安宁，那么受精卵会很舒适地在子宫内安家，孩子出生后也会十分健康、聪明可爱。

准爸爸能实施微笑胎教

女性怀孕后，不仅准妈妈要经常微笑，准爸爸也要如此。这是由于准爸爸的情绪变化与准妈妈的心情十分密切。准爸爸开心快乐，准妈妈也会受到感染，心情愉快。这种轻松愉悦的心情也能通过母体传达给胎儿，使胎儿高兴。胎儿如果受到这种良好的教育，身心都会得到很好的发展。

名画欣赏——感受蒙娜丽莎的微笑

欣赏富有感染力的名画是视觉胎教的一个重要内容。不仅能让胎儿受到很好的刺激，还能让孕妈妈的心情得到改善。比如，《蒙娜丽莎》这幅画，不论何人在欣赏时，总会有一种很亲切、很舒服的感觉。画中蒙娜丽莎那微微上扬的嘴角、端庄的仪容、溢满了美的眼眸，让人感受到微笑的力量很神奇。

用呼吸法来帮助稳定情绪

孕妈妈有时会感觉莫名其妙的烦躁，这时就练习一下呼吸法，这对于稳定孕妈妈的情绪和集中注意力有着非常好的效果。

进行呼吸法时，场所可以任意选择，可以在床上，也可以在沙发上，坐在地板上也可以。这时要尽量使腰背舒展，全身放松，微闭双目，手可以放在身体两侧，只要没有不适感，也可以放在腹部。

准备好以后，用鼻子慢慢地吸气，以5秒钟为标准，在心里一边数1，2，3，4，5……一边吸气。肺活量大的人可以进行6秒钟，感到困难时可以进行4秒钟。吸气时，要让自己感到气体被储存在腹中，然后慢慢地将气呼出来，以嘴或鼻子都可以。总之，要缓慢、平静地呼出来。呼气的时间是吸气时间的两倍。也就是说，如果吸时是5秒钟的话，呼时就是10秒钟。就这样，反复呼吸1～3分钟，你就会感到心情平静，头脑清醒。实施呼吸法的时候，尽量不去想其他事情，要把注意力集中在吸气和呼气上。一旦习惯了，注意力就会自然集中了。

在利用彩色卡片进行胎教之前，进行这样的呼吸，对增强注意力、准确地按照程序进行胎教有很大帮助。

不仅胎教前，而且要在每天早上起床时、中午休息前、晚上临睡时，各进行一次这样的呼吸法，这样，妊娠期间动辄焦躁的精神状态可以得到改善。掌握呼吸法有利于胎教前集中注意力，能进一步提高胎教效果。

适合孕期的几种呼吸练习		
	完全呼吸练习	蜂鸣呼吸练习	经络呼吸练习
主要步骤	先后鼓起肚子和胸部进行吸气，然后呼气时先释放胸部，释放肚子	先吸气，然后闭嘴用鼻子呼气，同时要发出蜂鸣一样的声音，使胸部震动	用一个鼻孔吸气，另一个鼻孔呼气，依次轮流做
适宜时间	清晨起床后开窗练习	每天随时可以进行练习	每天清晨或晚上睡觉前
作用	能够排除体内污浊气，使人心情愉快，精神饱满	缓解孕妇肺部水肿，如气息短促、上气不接下气等	能缓解孕妇鼻炎、鼻塞及其产生的头晕头痛等症

经常散散步

散步是非常适合孕妇的运动（整个孕期都可以进行），不仅能帮助消化、促进血液循环，增加耐力、松弛骨盆韧带，为分娩做好准备，还能增加孕妇的氧气供给量，能起到促使胎儿脑细胞活性化的作用。

适宜的天气。 散步应选择风和日丽的天气，避开有雾、雨、风的天气及天气骤变的情况，以免感冒。

适宜的地点。 在道路平坦、环境优美、花草茂盛、空气清新的公园或街道散步，可使孕妇心情愉快，头脑清醒，能消除疲劳，使胎儿健康成长。

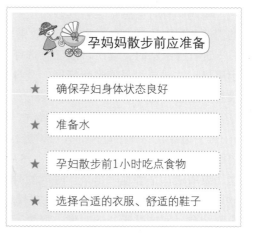

孕妈妈散步前应准备

★ 确保孕妇身体状态良好

★ 准备水

★ 孕妇散步前1小时吃点食物

★ 选择合适的衣服、舒适的鞋子

另外，散步时要避开空气污浊的地方，如闹市区、集市及交通要道等。因为在这种地方散步，汽车排出的尾气对胎儿十分不利。

适宜的时间。 孕妇可根据工作和生活情况安排散步时间，最好在上午10点到下午2点，在这段时间里孕妇的状态较为稳定。每天散步30分钟就可以起到孕妇和胎儿共同锻炼的效果。一般，孕妇每周最好散步3~5次，也可根据自己的身体状况进行适当调节。

适宜的速度。 散步时不能太急，要放松步伐，慢慢走，给双脚留出一定的自由活动空间，不要使身体受到振动，特别是在妊娠早期和晚期。散步时最好请丈夫陪同，这样可以增进夫妻间的交流。

疲倦时不宜散步。 腹部抽痛的感觉是孕妇身体疲倦时的体现。所以，孕妇在散步时，产生明显的疲劳感或腹部抽痛就要立即停止散步。可以就地休息，待身体感到舒适后再继续走。另外，如果散步时冒冷汗或眩晕，则要立刻咨询医生。

走姿要正确。 孕妇散步时的走姿很重要，应挺起胸部、目视前方，不恰当的走姿会给颈部或肩膀带来负担，如低头散步。

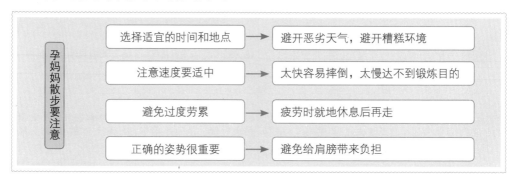

孕妈妈散步要注意	选择适宜的时间和地点	→	避开恶劣天气，避开糟糕环境
	注意速度要适中	→	太快容易摔倒，太慢达不到锻炼目的
	避免过度劳累	→	疲劳时就地休息后再走
	正确的姿势很重要	→	避免给肩膀带来负担

学做妊娠体操

妊娠体操主要是增强腹部、背部及骨盆肌肉的张力，借以支托逐月长大的子宫，以保护胎儿成长，维护身体平衡。孕妇不要进行伸拉、跳跃、负重以及对腹部有压力的动作，运动要适当适量。以下几种体操适合整个妊娠期，孕妇可根据自己的条件酌情选做。

足部运动——运动足部肌肉

可借脚趾的弯曲进行，如用脚趾夹小石头、小玩具或左右摆动双脚，达到运动足部肌肉的目的。怀孕时因体重增加，常使腿部和足弓处受到很大的压力。因此，应随时注意足部运动，以增强肌肉力量，维持身体平衡。

腿部运动——增强骨盆肌肉的力量和会阴部肌肉的弹性，有利分娩

站在地上，以手轻扶椅背，双腿交替做360°旋转。每日早晚各做5~6次，可以增强骨盆肌肉的力量和会阴部肌肉的弹性，以利于分娩。

腰部运动——减少腰部酸痛，增强腹肌力量

双手扶椅背，在慢慢吸气的同时使身体的重心集中在双手上，脚尖立起，抬高身体，腰部挺直，使下腹部靠住椅背，然后慢慢呼气，手臂放松，脚还原。

每日早晚各做5~6次，可减少腰部酸痛，还可增强腹肌力量和会阴部肌肉弹力，使分娩顺利。

肩胛部与肘关节的运动——减轻背痛，强壮胸部及乳房肌肉

盘腿而坐，肘部弯曲，手指扶在肩上，两上臂保持一条直线，然后将手指向外伸展，再放松肘关节。此运动不但可以减轻背痛，还能强壮胸部及乳房部肌肉。

下蹲运动和骨盆肌肉运动——增强骨盆肌肉的力量，有利分娩

双脚平行分开，距离45~60厘米，上身挺直慢慢下蹲。在妊娠晚期身体过重时，可斜靠在床上，做伸缩双腿的动作。这两种动作使身体重心集中在骨盆的底部，可以加强骨盆肌肉的力量，借以保持身体的平衡，有助于分娩。

产道肌肉收缩运动——避免分娩时大小便失禁，减少生产时的撕裂伤

运动前先排空小便。姿势不拘，站、坐、卧皆可。利用腹肌的收缩，使尿道口和肛门处的肌肉向上提，以增强会阴部与阴道肌腱的弹性，可避免分娩时大小便失禁，减少生产时的撕裂伤。

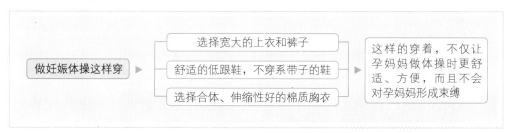

做好健身操

健身操中一些平缓的动作不会影响到胎儿。相反，对增强孕妈妈的体质非常重要。

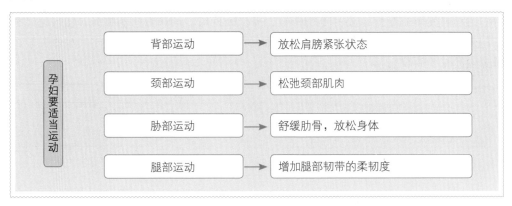

适当运动能促进胎儿发育

胎儿的生长发育不仅与母亲妊娠的营养和健康有关，而且与母亲的运动也有密切的关系。所以，孕妈妈应该有适量的体育运动，适当运动可以促进母体及胎儿的新陈代谢，增强孕妈妈的体质，使胎儿的免疫力有所增强。

背部运动

背部运动可以解除双肩的紧张状态，让背部得到放松。具体操作如下：在床上或者干净的地上，盘腿而坐，伸直背部，交叉双手于胸前，然后慢慢向上推过头顶（尽力向上推），并吸气，最后缓缓放下双臂，并吐气。每个动作重复8~12次。

颈部运动

颈部运动可以松弛颈部的肌肉。具体操作如下：颈部运动可以采取坐姿，也可以采取站姿。目视前方（原始状态），先转动脖子成左侧视，然后慢慢回到原始状态，再转动脖子成右侧视，回到原始状态后，向上仰视，再转而向下俯视。每个动作重复6~7次。

胁部运动

胁部运动可以舒缓肋骨，让全身轻松。具体操作如下：选择一块平坦的地面，两腿分开站立，双臂与肩齐平张开，左手手掌向上，右手手掌向下。然后，左手高高举起，右手放在下端，在右侧胁部收缩的同时尽可能地拉伸左侧的胁部。做完这套动作后，拉伸右侧胁部。每个动作重复2~3次。

腿部运动

腿部运动能够增加腿部韧带的柔韧程度。具体操作如下：右腿向前伸直（为了不发生弯曲，可以用手轻轻按住），脚跟着地。左腿稍弯曲，脚底不要离地，同时挺直头部和腰部，呈一直线。保持这个姿势约20秒钟，然后换左脚向前，重复这个姿势。

孕妇要适当运动	背部运动	→	放松肩膀紧张状态
	颈部运动	→	松弛颈部肌肉
	胁部运动	→	舒缓肋骨，放松身体
	腿部运动	→	增加腿部韧带的柔韧度

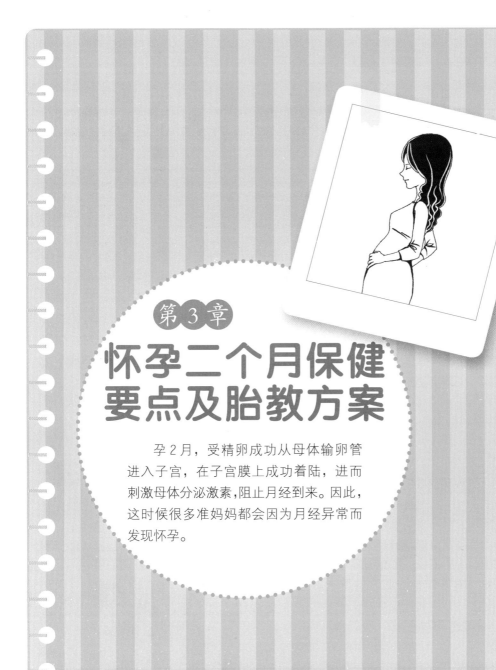

第3章

怀孕二个月保健
要点及胎教方案

孕2月，受精卵成功从母体输卵管进入子宫，在子宫膜上成功着陆，进而刺激母体分泌激素，阻止月经到来。因此，这时候很多准妈妈都会因为月经异常而发现怀孕。

孕2月母婴基本指标及营养要求

怀孕第2个月，绝大多数准父母都已经知道怀孕的事实，那么最想了解的是什么？无外乎宝宝长得如何，准妈妈会有什么变化。学完本节，您就可以及时了解孕2月母婴基本指标及营养要求。

胎儿的成长

怀孕2个月时，胎儿的器官进入形成期，胚胎高度变化。

5周时，头大但松弛无力地垂下，已有萌芽状态的手、脚、嘴巴等。7周时，胚胎身长约2.5厘米，体重约4克，心、胃、肠、肝等内脏及脑部开始分化，手、足、眼、口、耳等器官已形成，小尾巴逐渐消失，可以说已越来越接近人的形体了，但仍是头大身小，眼睛就像两个黑点一样分别位于头的两侧。羊膜和绒毛膜构成的双层口袋充满了羊水，胚体浸泡在羊水中，犹如自由的鱼。到了8周末，胚体身长已长到3厘米，用肉眼也可分辨出头、身体和手足。

怀孕第2个月，胎儿脑和脊髓细胞就占了80%，神经管的前端逐渐发达，头部几乎就是整个身体的重量。

孕妈妈身体特征

孕妇在这个时期基础体温呈现高温状态，妊娠反应始终伴随着孕妇，身体慵懒发热，食欲下降，恶心呕吐，情绪不稳，心情烦躁，乳房发胀，乳头时有阵痛，乳晕颜色变暗，有些人甚至会出现头晕、鼻出血、心跳加速等症状。这些都是初期特有的现象，不必过于担心。

在第2个月，孕妇的子宫如鹅卵一般大小，比未怀孕时要稍大一点儿，但孕妇的腹部表面还没有增大的变化。

这时，有的孕妇会感到烦躁，感情波动激烈。在得到丈夫及家人理解的同时，孕妇自身也要注意把心放宽些。

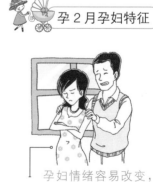

孕 2 月孕妇特征

孕妇情绪容易改变，易焦虑不安，有时还会流泪，从兴奋、骄傲到怀疑、不安。

营养搭配要求

孕妇在这一时期的饮食营养，主要应以富含维生素B_6、维生素B_1、微量元素锌，以及易于消化、蛋白质丰富的食物为主。为了使食物得到充分的消化和吸收，还可以同时服用酵母片2～3片或胃蛋白酶合剂10毫升，每日3次口服。此外，也可用开胃健脾、理气的汤水或热饮替代。

同时还要注意，这个月是胎儿组织分化的重要时期，孕妇的营养对胎儿的发育很重要，如果孕妇营养不良，就会影响胎儿大脑及神经系统的发育，使细胞分裂减慢等。

孕妇可遵循以下食谱来安排一天的饮食：

早餐
主食：莲子、大枣粥2小碗，小米面发糕1块（约100克）。
副食：酱牛肉75克，煮蛋1个。

午餐
主食：米饭2小碗，或金银小馒头2个（面粉约70克、玉米面30克）。
副食：红焖鲤鱼（鲤鱼约200克），杏仁炝西芹（西芹250克、杏仁30克），排骨冬瓜汤两小碗。

晚餐
主食：蔬菜挂面2小碗，或米饭2小碗（量均保持在150克左右）。
副食：虾酱炒豆腐（豆腐100克、虾酱15克），排骨炖白菜（猪排骨50克、白菜150克），小水萝卜汤2小碗（鲜水萝卜150克，香菜、紫菜等各适量）。

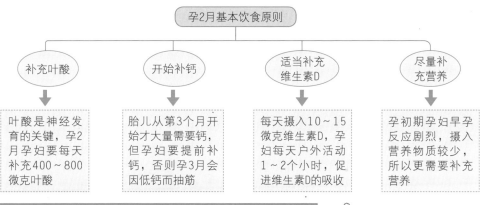

孕2月基本饮食原则

补充叶酸	开始补钙	适当补充维生素D	尽量补充营养
叶酸是神经发育的关键，孕2月孕妇要每天补充400～800微克叶酸	胎儿从第3个月开始才大量需要钙，但孕妇要提前补钙，否则孕3月会因低钙而抽筋	每天摄入10～15微克维生素D，孕妇每天户外活动1～2个小时，促进维生素D的吸收	孕初期孕妇早孕反应剧烈，摄入营养物质较少，所以更需要补充营养

适合孕2月的食物	
含叶酸多的食物	花椰菜、菠菜、番茄、蘑菇、豆制品、坚果
补钙食物	奶制品、鱼、虾、蛋黄、海藻、芝麻等
富含维生素D的食物	蘑菇、动物肝脏、蛋黄、奶油、鱼和鱼卵等
营养丰富的零食	豆制品、蘑菇、杏仁、核桃仁、榛子仁等

加强补钙

若是不常吃动物性食品的准妈妈，孕2月时除了补充富含钙的食物，还需要补充钙剂。

孕2月保健要点

孕2月无论对胎儿还是对孕妇，都是很关键的一个月，一方面是胎儿的大脑神经发育，另一方面是准妈妈的早孕反应以及各种身体上的不适。孕2月的保健要点，就围绕这两方面进行。

多吃促进胎儿大脑发育的食物

胎儿大脑发育需要多种营养素，孕妇应特别注意摄取以下几种营养素：蛋白质，参与细胞的组成，是脑细胞的主要原料之一；脂肪是脑神经纤维发育不可少的物质；碳水化合物是脑细胞代谢的物质基础；无机盐中的锌、钙、铁、碘、锰作为辅酶，直接参与脑细胞中蛋白质等生物合成过程。

在各种各样的食物中，对脑的发育起着重要作用的食物有很多。

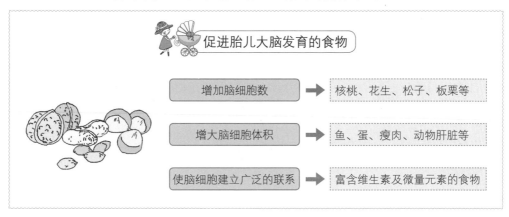

促进胎儿大脑发育的食物

增加脑细胞数	→	核桃、花生、松子、板栗等
增大脑细胞体积	→	鱼、蛋、瘦肉、动物肝脏等
使脑细胞建立广泛的联系	→	富含维生素及微量元素的食物

多吃促进胎儿智力发育的食物

孕妇的营养状况对胎儿发育有明显的影响，尤其是胎儿大脑发育的几个关键时期，孕妇的饮食营养对胎儿的智力起着举足轻重的作用。人的大脑主要是由脂类、蛋白质、糖类、维生素B、维生素C、维生素E以及钙等7种营养成分构成的。

充分保证这7种营养成分的供应，就能在一定程度上促进大脑细胞的发育，因此有人又把富含这7种营养成分的食品叫作益智食品。

 核桃糖

原料 核桃仁、黑芝麻、红糖。
做法 1.将核桃仁和黑芝麻炒香。
2.红糖加水用旺火煮沸，再用文火熬至稠状。
3.加入核桃仁和黑芝麻，搅拌均匀，凉后即可食用。
功用 有助于胎儿智力发育。

选择合适的内衣

在怀孕期间，孕妇内衣的选择必须考虑胸部与腰部的变化。因此，前襟开扣的胸罩、衬衣裙等较合适，质料应选择容易清洗、吸水性良好的高棉质内衣。内裤以触感与吸水性好的棉质内裤为好，且能够包住腹部与大腿的款式为选择的重点。

怀孕1～3个月时，胎儿的身长约9厘米，孕妇的身体没有明显的变化，还可穿普通的内裤。

怀孕4～7个月时，孕妇的腹部明显鼓起，外观开始变化，此时应穿着可包裹整个腹部的高腰孕妇内裤。

怀孕8～10个月时，孕妇腹壁扩张，尤其第10个月时，变大的子宫会向前倾，腹部更加突出，会有很大的重量感，应选择有前腹加护的内裤较为舒适。

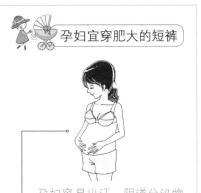

孕妇宜穿肥大的短裤

孕妇容易出汗，阴道分泌物增多，穿三角裤不利于透气和吸湿，容易发生妇科炎症，应穿肥大的短裤。

胸罩的选择

从孕早期开始，乳腺即开始增大，孕妇常感觉乳房发胀，同时乳头也逐渐增大，并有勃起性。因为乳腺腺体及脂肪组织增大，可摸到乳房中有一些硬结节。孕妇应从此时起特别注意保护好乳房，科学地选用合适的乳罩。

孕期乳房不断增大，所以要按乳房大小及时更换乳罩。选购乳罩前要量好尺寸，可在商场或百货公司时就请服务人员量好，也可平时在家自行测量。

测量时用皮尺通过两个乳头处量最大胸围，然后再量两侧乳房下面反折线处的最小胸围，市售的乳罩号码是最小胸围数。还要用最大胸围数减去最小胸围数，再除以2，求出乳房的近似高度。选购时不仅要注意号码是否合适，还要看乳罩锥形隆起的高度是否与自己乳房的近似高度相适应，"圆锥"能否容纳乳房。孕期、哺乳期戴的乳罩应尽量选择纯棉的，避免选用化纤制品。

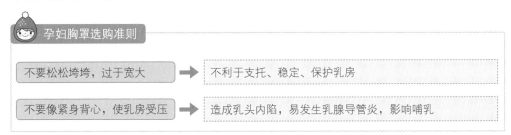

孕妇胸罩选购准则

| 不要松松垮垮，过于宽大 | ➡ | 不利于支托、稳定、保护乳房 |
| 不要像紧身背心，使乳房受压 | ➡ | 造成乳头内陷，易发生乳腺导管炎，影响哺乳 |

孕2月注意事项

平常看来无关紧要的事，有可能就会对胎儿造成不利影响。因此，从孕2月开始，准妈妈就要注意自己在生活中的一举一动了。

孕妈妈不宜接触宠物

宠物虽然可爱，但不少宠物带有对人类有害的病毒及细菌，并能把这些病原体传染给人，人往往在与动物密切接触时不经意地被感染，从而造成了更大的危害。

弓形虫病是由刚地弓形虫引发的一种人畜共患疾病，经常会通过猫、狗传染给人类。一旦孕妇感染了急性弓形虫病，不管本人是否出现症状，都会通过胎盘传染胎儿，造成流产、早产、死胎和胎儿畸形，亦可导致其儿童期的智力低下。有的孩子出生时并无症状，但却会在数月或数年后发生神经系统症状及眼部损害症状。

所以，为了优生，准备怀孕或已经怀孕的妇女一定要避免接触小猫、小狗等宠物，也不要到养动物的朋友家或动物园去玩。

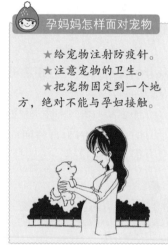

孕妈妈怎样面对宠物

★给宠物注射防疫针。
★注意宠物的卫生。
★把宠物固定到一个地方，绝对不能与孕妇接触。

孕妈妈切忌化浓妆

爱美的女性都喜欢化妆，因为化妆以后，会显得更加年轻漂亮，容光焕发。"爱美之心，人皆有之"，化妆本来并非禁止之事，可是，当女性怀孕之后，就要警惕某些化妆品中包含的有害化学成分，切不可浓妆艳抹。

调查表明，每天浓妆艳抹的孕妇胎儿畸形的发生率是不浓妆艳抹孕妇的1.25倍。各种化妆品均含有对人体有害的物质，如砷、铅、汞等被孕妇的皮肤和黏膜吸收后，会透过胎盘屏障进入胎儿循环，甚至可导致胎儿畸形。

值得注意的是：怀孕时期的皮肤仍然需要保护，因此高质量的滋润保湿产品、防晒用品、预防和减轻妊娠纹的身体滋润乳剂还是必需的。

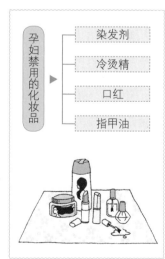

孕妇禁用的化妆品 ▶ 染发剂 / 冷烫精 / 口红 / 指甲油

孕妇洗澡要求

孕妇洗澡与常人有所不同，要注意下面几点：

冬季不宜在浴罩内洗澡

有些家庭为了避寒保温，冬天喜欢在卫生间支起浴罩沐浴。常人尚可应付，但孕妇就不太适应，很快会出现头昏、眼花、乏力、胸闷等症状。

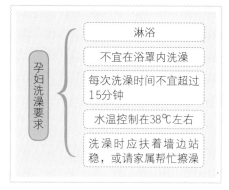

这是因为浴罩相对封闭，浴盆内水较热，罩内水蒸气充盈，经过一段时间的呼吸，其中氧气便会逐渐减少，加上温度又较高，氧气供应相对越来越不足。另外，由于热水浴的刺激，会引起全身体表的毛细血管扩张，使孕妇脑部的供血不足，加上罩内缺氧，更易发生晕厥。同时，胎儿也会出现缺氧、胎心心跳加快等现象，严重者还可使胎儿神经系统发育受到不良影响。

适宜的洗澡时间

孕妇洗澡时间不要太长，每次洗澡时间不宜超过15分钟。洗澡会使血管扩张，流入躯干、四肢的血液较多，而进入大脑和胎盘的血液暂时减少，氧气含量也会减少。洗澡时间过长不但会引起孕妇自身脑部缺血，发生晕厥，还会造成胎儿缺氧，影响胎儿神经系统的生长发育。

适宜的水温

孕妇适宜的洗澡水温度应控制在38℃左右，水温过高可诱发宫缩，引起早产。

防止受伤

孕妇妊娠晚期腹部隆起，行动不便，为确保安全，洗澡时应注意扶着墙边站稳，防止滑跌，有时不便弯腰，最好请家属帮其擦澡。

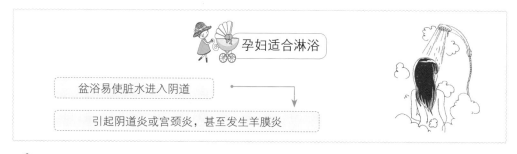

孕妇适合淋浴

盆浴易使脏水进入阴道

引起阴道炎或宫颈炎，甚至发生羊膜炎

养成常洗头、洗澡、洗外阴的习惯

孕妇常有出汗多、怕热、喜凉等现象，孕期要常洗澡，内衣、内裤也要勤洗、勤换，养成常洗头、洗澡、洗外阴的习惯。

孕妇不宜长时间看电视

妻子怀孕后，做丈夫的就主动承担起了家务劳动，妻子回到家里，大多数时间就是看电视。其实这种做法对胎儿是很有害的。

电视机在工作时，显像管会连续不断地向荧光屏发出肉眼看不见的X射线，这些射线有一部分射到外边，它往往容易使孕妇流产或早产，还可能使胎儿畸形，特别是对1～3个月的胎儿危害更大。如果要看电视，距荧光屏的距离要在2米以上为好。

荧光屏还能产生波长小于400微米的紫外线，由此产生臭氧，当室内臭氧浓度达到1%时，可导致咽喉干燥、咳嗽、胸闷、脉搏加快等现象，影响孕妇和胎儿的健康。

另外，看电视久坐会影响下肢血液循环，加重下肢水肿，更易导致下肢静脉曲张。因看电视睡得过晚，妨碍孕妇的睡眠和休息。这一切对孕妇和胎儿都不利。

孕妇长时间看电视的危害

▶ 荧光屏发出的X射线对胎儿有致畸作用。

▶ 荧光屏发出的紫外线有产生臭氧的作用。

▶ 看电视久坐影响下肢血液循环，加重孕期水肿。

▶ 看电视睡得过晚，妨碍孕妇的睡眠和休息。

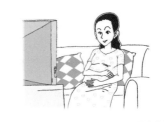

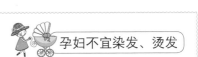

怀孕期间头发的保养

法国医学专家研究表明，怀孕妇女和分娩后半年的妇女，烫发不但会使头发非常脆弱、缺乏弹性，而且易使之脱落。因为孕妇和产妇皮肤敏感度较高，在这个时期烫发会对皮肤造成伤害，也会危害胎儿，甚至造成流产。

孕妇应常用洗头水洗头发，常用梳头刷梳头发，以保持清洁，使头皮的血液循环正常。洗发时，要认真按摩头皮，用刷子梳理头发，既可使头发有光泽，又可促进其新陈代谢，早晚要坚持进行。

孕妇应避免在太冷的冷气房中剪发、做发，而且应该注意身体状况，以先行预约的方式来减少等待时间。

怀孕后期腹部大为突出，难以弯身，必须减少自己洗发的次数。最好到发廊，或要求家人代劳。

孕妇不宜染发、烫发

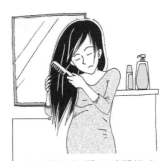

不在怀孕初期及后期烫发、染发，可选在28周左右实施，染发、脱色所用的药品事先必须进行皮肤适应测验。

孕妈妈应避免的家务活动

按照锻炼要求，妊娠后不宜长期卧床休息，应坚持一般日常工作及家务劳动，只要不觉得累，可以像平时一样。但因妊娠后身体随时都在变化，行动也越来越不方便，因此干家务活要适可而止，有的活动要避免才对。

不要登高打扫卫生。弯着腰用抹布擦东西的活也要少干或不干，怀孕后期最好不干。冬天在寒冷的地方打扫卫生时，千万不能长时间和冷水打交道。因为身体着凉会导致流产。

不要在扫除时搬抬沉重的东西。这些重物既危险又压迫肚子，必须注意。

不要干在庭院里除草一类的活。因为长时间蹲着会使盆腔充血，也容易导致流产。

在烧饭菜时应注意以下几点：

★寒冷刺激有诱发流产的危险。

孕妇在淘米、洗菜时，尽量不要用手直接浸入冷水。尤其在冬春季更应注意。

★厨房最好安装抽油烟机。

因为油烟对孕妇尤为不利，可危害腹中胎儿。此外，炒菜使用的油温度不要过高。

★烹饪过程中，注意不要让锅台直接压迫腹部，保护好胎儿。

★早孕反应较重时，不要到厨房去。

因为油烟和其他气味可使恶心、呕吐现象加重。

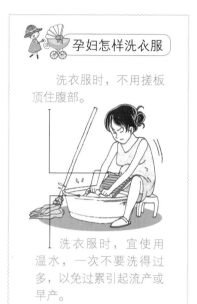

孕妇怎样洗衣服

洗衣服时，不用搓板顶住腹部。

洗衣服时，宜使用温水，一次不要洗得过多，以免过累引起流产或早产。

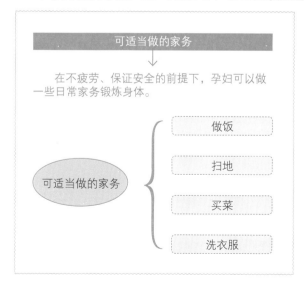

可适当做的家务

在不疲劳、保证安全的前提下，孕妇可以做一些日常家务锻炼身体。

可适当做的家务：做饭、扫地、买菜、洗衣服

丈夫的作用

从第2个月开始，准爸爸要主动担负起做家务的责任，包括对家居环境的布置、对衣物的清洗，根据孕妇食谱为妻子准备营养可口的饭菜。

孕早期防止感冒

研究发现，大部分病毒能通过胎盘进入胎儿体内，影响胎儿生长发育，发生畸形或致胎儿死亡。普通感冒和流行性感冒都是由病毒引起的呼吸道传染病，因此孕妇要避免感冒。

普通感冒一年四季几乎人人都可罹患，出现鼻塞、流涕、咽痛、咳嗽、全身酸痛等症状。孕期患普通感冒的人很多，对胎儿影响不大，但如果较长时间体温持续在39℃左右，就有出现畸胎的可能。

流行性感冒病原是流感病毒，借空气和病人的鼻涕、唾液、痰液传播，传染性很强，常引起大流行。受感染后发冷发热，热度较高，头痛乏力，全身酸痛，常在发热消退时鼻塞、流涕、咽痛等症才逐渐明显起来。流感病毒不仅能使胎儿发生畸形，高热和病毒的毒性作用也能刺激子宫收缩，引起流产、早产。有人调查了56例畸形儿，其中有10例产妇在怀孕当日至50天时患过流感。

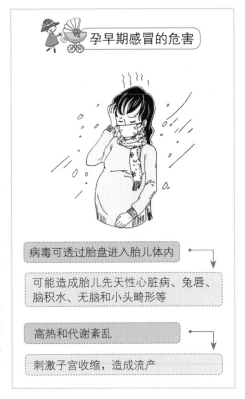

孕早期感冒的危害

病毒可透过胎盘进入胎儿体内

可能造成胎儿先天性心脏病、兔唇、脑积水、无脑和小头畸形等

高热和代谢紊乱

刺激子宫收缩，造成流产

如果孕妇在怀孕3～8周之后患上感冒，并伴有高热，就会对胎儿的影响较大。病毒可透过胎盘进入胎儿体内，有可能造成胎儿先天性心脏病、兔唇、脑积水、无脑和小头畸形等。感冒造成的高热和代谢紊乱产生的毒素会刺激子宫收缩，造成流产，新生儿的死亡率也会因此增高。

因此孕妇感冒时，一定要去专科医院诊治，千万不能随意自行用药，尤其是阿司匹林类的药物，以免对母体和胎儿造成不良影响。

孕妇感冒怎么办	
轻度感冒	口服感冒清热冲剂或板蓝根冲剂等，多喝水，补充维生素C
重度感冒	柴胡注射液退热和纯中药止咳糖浆止咳，同时采用物理降温法，在额、颈部敷冰块

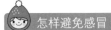

怎样避免感冒

孕妇要少到公共场所，加强营养，保证睡眠，少与感冒患者接触，以减少感染的概率。

孕妇不宜使用利尿剂、驱虫药、泻药

随着妊娠月份的增加，孕妇下肢等处会出现不同程度的水肿，俗称"胎肿"。对于孕期水肿，一般不需处理，除非是高度水肿并伴有大量蛋白尿，要到医院进行适当处理。有些孕妇为了减轻水肿自己使用利尿剂，这是很危险的。

利尿剂特别是噻嗪类药物，不但可导致低钠血症、低钾血症，还可以引起胎儿心律失常、新生儿黄疸、血小板减少症。在妊娠期间使用利尿剂，可使产程延长、子宫无力及胎粪污染羊水等。还有报道，使用噻嗪类利尿剂还会使胎儿患出血性胰腺炎。

此外，孕早期，孕妇也不宜服用驱虫药和泻药。

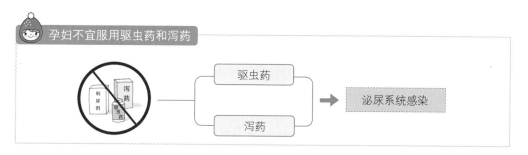

孕妇不宜服用驱虫药和泻药

驱虫药 ─┐
        ├→ 泌尿系统感染
泻药 ──┘

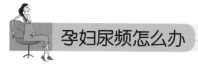

孕妇尿频怎么办

子宫的增大会渐渐压迫位于子宫前方的膀胱，只要稍微存一点儿尿液，孕妇就会立刻想上厕所。到了怀孕后期，由于胎儿的头部又压迫膀胱，所以又会有尿频的感觉。

此种尿频现象属于妊娠期的正常生理现象，不必担心，也不需要治疗。但是，睡前最好不要喝浓茶或咖啡，因为这会增加夜间如厕的次数而影响睡眠。

若小便次数增多不是发生在上述妊娠阶段，或伴有尿急、尿痛，则是异常情况。最常见的是膀胱炎，应及时到医院就诊，查明原因，进行治疗，以防炎症上行蔓延引起急性肾盂肾炎。

异常尿频的表现

孕妇尿频应检查是否有泌尿系统感染，不要将病理性尿频和孕妇正常尿频混淆。

尿急
尿痛 ─┐ 泌尿系统感染
尿液混浊

孕妇感到有尿时，不管排尿多少，只要有尿意就要去厕所排尿，千万不可憋尿，憋尿对孕妇和胎儿都不利。

为防止尿流不畅，压迫右侧输卵管引起肾盂肾炎、肾盂积水，孕妇的卧位应经常变化，多采取左侧卧位。

适合孕2月的胎教

与妊娠第1个月相比，此时胎儿发生了很多变化，听觉器官已经开始发育，此时适宜进行音乐胎教。此外，孕妈妈也不要忽视营养胎教、情绪胎教。

做一做孕妈妈瑜伽

孕妈妈在家做瑜伽，对自己和胎儿都是一种很好的锻炼，可以根据个人情况安排合适的时间来练习。下面介绍一下适合孕早期做的瑜伽动作。

骨盆舒展动作

第一步，在地上铺上柔软的垫子，将两腿伸开后坐下，挺直上身。

第二步，并拢双脚，两手交叉握住双脚。

第三步，拉动双脚，使脚后跟抵住会阴部。

第四步，进一步挺直上身，双目远望前方，均匀地呼吸并保持平静的状态。

第五步，缓缓地让弯曲的双腿向两侧分开，直到膝盖接触地面，然后再恢复原位。

第六步，重复这种一上一下的动作。

调整坐姿

第一步，在地上铺上柔软的垫子，选择舒服的坐姿，并保持上身挺直，肩膀和脸部放松。

第二步，十指交叉，掌面向下，然后翻转举过头顶。

第三步，在呼气的同时伸直整个手臂（包括手掌在内）至肘部靠近耳朵。

第四步，保持这个姿势几秒钟，并均匀地呼气，注意正视前方，下巴不要向前伸出。

第五步，慢慢放下高举过头顶的手臂，并十指分开，手掌搁在膝盖上，使其彻底放松下来。

休息动作

第一步，闭上双眼，平躺。

第二步，手掌向上，双臂放松，放在身体的两侧。

第三步，放松双腿，并自然地分开，保持头部、臂部或腿部不要向一侧歪斜。

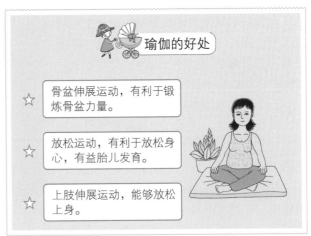

瑜伽的好处

☆ 骨盆伸展运动，有利于锻炼骨盆力量。

☆ 放松运动，有利于放松身心，有益胎儿发育。

☆ 上肢伸展运动，能够放松上身。

排除不良情绪的小方法

孕妇的精神状态和情绪能对胎儿的生长发育产生至关重要的影响。如果孕妇在孕早期的情绪不好，会造成肾上腺皮质激素增高，可能阻碍胎儿造成腭裂、唇裂等畸形。因此，孕妇一定要注意排解不良情绪。

告诫法

如果知道不良情绪对于母婴都有不利影响，那就要在妊娠期常常告诫自己不要生气，保持平静、淡然的心态，凡事想开点，多想想腹中的胎儿，多想想胎教的要求，尽力使自己情绪平和，心情舒畅。

改变形象法

孕妈妈在遇上情绪不好时，不妨试着改变一下自己的形象，如变一下自己的发型、化一化淡妆，买几套漂亮合身的衣服，可使自己的心情保持愉悦。

协调法

孕期避免孤独、封闭自我，多做户外运动，孕早期应积极携丈夫外出，在大自然的山水中将自己的心灵和灵魂稳定到安静、平实的状态。也可以在草木茂盛的宁静小路上散散步、做做体操，心情会变得非常舒畅，听着美妙的鸟鸣，想象宝宝的样子，可以消除紧张情绪，使人自得其乐。

建立自信

如果没有特殊情况，孕妇不可整天忧心忡忡，担心孩子会发育不好、畸形或残疾，更不要把这样的不良想象和担心扩大化，甚至把它变成语言，无休止地咨询、传递，最好的方式是做好产前检查，配合医生使用现代仪器，了解胎儿状况。

相信自己的孩子是杰出的

只有孕妇有自信，才能建立胎儿的自信，才能使胎儿的性格及身体器官发育到最佳状态。

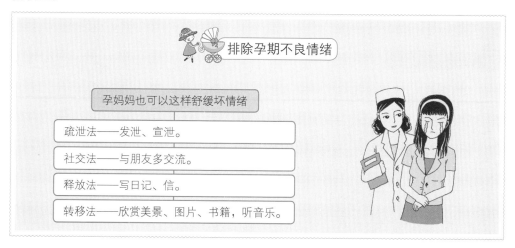

排除孕期不良情绪

孕妈妈也可以这样舒缓坏情绪

疏泄法——发泄、宣泄。

社交法——与朋友多交流。

释放法——写日记、信。

转移法——欣赏美景、图片、书籍，听音乐。

想象宝宝的样子

妊娠期母亲通过意念想象可以达到胎教的目的。在怀孕的第2个月，正是胎儿各器官进行分化的关键时期，孕妈妈可用意念胎教的方法使胎儿发育得更加完善。孕妈妈随时随地都能幻想自己孩子的可爱模样，可以轻松地躺在沙发上，想着儿子绕膝的场景。孕妈妈如果在公园里散步或在郊外游玩，可以想象自己正带着聪明漂亮的孩子玩耍、放风筝等等。

这个时期，最常用的方法是脑呼吸胎教，其方法是：首先熟悉脑的各个部位的名称和位置，闭上眼睛，在心里按次序感觉大脑、小脑、间脑的各个部位，想象脑的各个部位并叫出名字，集中意识，这样做可提高注意力，能清楚地感觉到脑的各个部位。

刚开始做脑呼吸时，孕妈妈先在安静的环境中简短做5分钟左右，逐渐熟悉方法后，可增加时间。吃饭前，在身体轻快的状态下练习更有效果。还可以通过脑呼吸和胎儿进行对话，想象一下肚子里的胎儿，想象胎儿的身体各个部位，从内心感觉胎儿，如能通过超声波照片来看的话，更容易想象。与脑呼吸一起进行说话，或写胎教日记，会使胎儿和母亲更容易交流。

此外，还有一种用手集中精力的方法。孕妈妈安稳地坐下后，将两只手放在距胸前5厘米左右的地方，然后闭上眼，用心感觉双手的部位，这时感觉一下充斥在双手间的气息，先合掌，然后再慢慢地张开双手。

此外，冥想、祈祷、丹田呼吸等，也是约束内心的胎教好方法。

梦想成真

孕妈妈可以特地想象自己孩子的嘴巴、眼睛、鼻子、耳朵、皮肤的样子，还可以一边欣赏美丽的图片一边想象。时间久了，孕妈妈就能在心中塑造一幅完美的宝宝画像，这也是生活中很多相貌普通的父母却有漂亮孩子的原因。

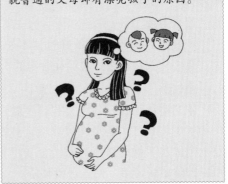

此时适宜的胎教

◇冥想胎教，即意念胎教。

◇祈祷、阅读经书等。

◇脑呼吸胎教——闭眼，在心里默念大脑、小脑、间脑的各个部位。

　　　　　　——适宜在安静的氛围中做，第一次适宜5分钟，以后可延长时间。

◇手部胎教——双手放于胸前5厘米处，闭眼，然后感知两只手的位置。

用音乐舒缓心情

孕妈妈由于早孕反应的影响，需要一些镇静、舒心、促进食欲等类型的音乐，在优美的音乐声中，孕妈妈因恶心、呕吐引起的不适得到缓解，这样也有利于胎儿的发育。

音乐的声音并非越大越好

音乐胎教的益处：当胎儿有了听觉以后，进行音乐胎教，能刺激胎儿听觉器官的发育。

高频音乐的危害：若经常用高频的音乐刺激胎儿，会损伤胎儿稚嫩的内耳基底膜。因此，音频不宜超过2000赫兹，噪声不宜超过85分贝。

孕妈妈要根据自己的心情和状态来选择合适的音乐，例如，《春江花月夜》《平沙落雁》等乐曲优美细致，音乐柔和平缓，带有诗情画意，具有镇静的作用；《喜洋洋》《春天来了》《春之声圆舞曲》等乐曲，曲调优美酣畅、起伏跳跃，旋律轻盈优雅，可以解除孕妈妈忧郁的情绪；《江南好》《春风得意》等乐曲，轻松悠扬，节奏明朗，可以起到舒心的作用；《假日的海滩》《锦上添花》《矫健的步伐》《水上音乐》等乐曲清新柔美，抒情明朗，可以消除孕妈妈的疲劳；《娱乐升平》《步步高》《狂欢》《金蛇狂舞》等乐曲曲调激昂、引人向上，旋律较快，令人精神振奋；《花好月圆》《欢乐舞曲》等乐曲可促进孕妈妈的食欲；《二泉映月》《渔舟唱晚》《仲夏夜之梦》等乐曲具有轻盈灵巧的旋律，美妙活泼的情绪，而且具有安详柔和的情调，具有催眠的作用。

孕妈妈带着胎宝宝一起欣赏一些富有感染力的名画，不仅能够让自己的心情愉快，还能够让胎宝宝受到美学的熏陶，从而达到视觉胎教的目的。正所谓欣赏一幅美丽的名画，收获一份愉快的心情，收获一种良好的胎教。

这些富有感染力的名画有很多，比如，意大利著名画家达·芬奇所作的《圣安娜与圣母子》、意大利著名画家波提切利创作的《维纳斯的诞生》、意大利著名画家拉斐尔的《椅中圣母》等。

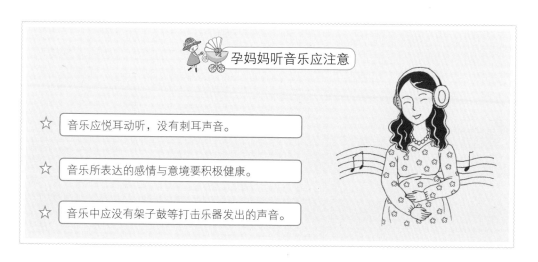

孕妈妈听音乐应注意

☆ 音乐应悦耳动听，没有刺耳声音。

☆ 音乐所表达的感情与意境要积极健康。

☆ 音乐中应没有架子鼓等打击乐器发出的声音。

给宝宝讲故事

给宝宝讲故事，不仅能吸引孕妇的注意，改善心情，还能让宝宝接受好的语言胎教。下面是节选自《爱的教育》中的故事。

决心五日

他们都从天明一直劳动到了现在。还有比他们小的小孩，终日在屋顶阁楼、地下室里，在炉子旁或是水盆里劳动，只能用一小片面包充饥，这样的人也很多很多。我呢，除了勉强做四页的作文以外，什么都不曾做。想起来真是可耻！啊！我自己既没趣，父亲对我也不欢喜。

父亲原要责骂我，不过因为爱我，所以忍住了！父亲一直劳动辛苦到现在，家里的东西，哪一件不是父亲的劳动换来的？我所用的、穿的、吃的和教我的、使我快活的种种事物，都是父亲劳动的结果。

我自己却一事不做，只让父亲在那里操心劳力，从未给他丝毫的帮助。啊！不对，这真是不对！这样子不能使我快乐！就从今日起吧！像斯特那样地捏紧了拳咬了牙齿用功吧！拼了命，夜深也不打呵欠。天明就跳起床来吧！不断地锻炼头脑，真实地把惰性革除吧！就是病了也不要紧。劳动吧！辛苦吧！像现在这样，自己既苦，别人也难过，这种倦怠的生活决计从今日起停止！劳动！劳动！以全心全力用功，拼了命！这样才能得到游戏的快乐，才能得到先生的亲切的微笑和亲爱的父亲的吻。

猜一猜谜语

"用进废退"是人身上许多脏器的规律，大脑也不例外。德国教授研究发现，如果度假的人缺乏心智活动，那么人脑部前叶神经细胞就会开始萎缩，5天以后，他的智商会减弱5%，3周之后将减弱达20%。

因此，每人每天应做10分钟的脑力活动，以保持敏捷的大脑思维，而不至于变笨。

孕妇与胎儿之间是有信息传递的，多动脑也是一种很好的胎教，如脑筋急转弯、猜谜语、数独游戏等，可使胎儿不断接受刺激，促进大脑神经核细胞的发育。而且，孕妇也会因为转移目标而使心情得到改善。

谜题

◇一只狼钻进羊圈，想吃羊，可是它为啥又没吃羊？ 答案：羊圈里没有羊
◇小明知道试卷的答案，为什么还总是看同学的？ 答案：小明是老师
◇小明的妈妈有三个儿子，大儿子叫大明，二儿子叫二明，三儿子叫什么？ 答案：小明
◇当哥伦布一只脚迈上新大陆后，紧接着做什么？ 答案：迈上另一只脚

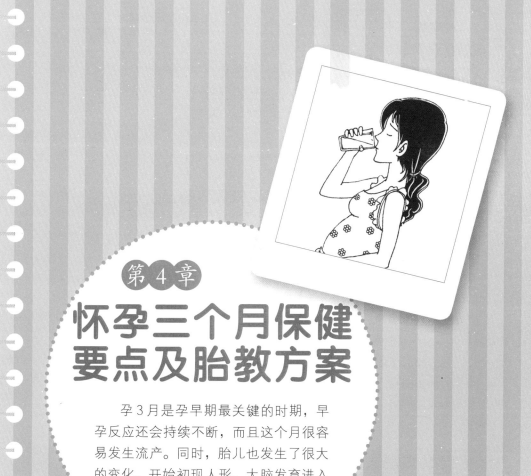

第 4 章

怀孕三个月保健要点及胎教方案

孕 3 月是孕早期最关键的时期，早孕反应还会持续不断，而且这个月很容易发生流产。同时，胎儿也发生了很大的变化，开始初现人形，大脑发育进入关键时期，准父母需要学习的地方更多。

孕3月母婴基本指标及营养要求

孕3月，宝宝长什么样了？准父母一定非常关心。了解孕3月母婴基本发育指标，在早孕反应最剧烈的第3个月，准妈妈的日子会更好过。

胎儿的成长

受孕3月底时，胚胎可正式称为胎儿了，其发育特点是骨架形成，人形毕现，胎儿的身长7.5～9厘米，体重约为20克。

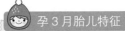
孕3月胎儿特征

胎儿尾巴完全消失，骨头开始逐渐变硬、骨化，手指和脚趾的指甲逐渐长出，头部很大，脸形初具，眼睑、声带、鼻子已经明显，下颌和脸颊发达。

▶ 五官开始发育。

▶ 尾巴完全消失；眼睛及手指、脚趾清晰可辨。四肢在羊水中已能自由活动。

因皮肤还是透明的，可以从外部看到皮下血管和内脏等。心脏、肝脏、胃、肠等更加发达，肾脏也日益发达，已有了输尿管，胎儿可进行微量排泄了。胎儿的外生殖器已经开始发育，勉强可分辨出

▶ 五脏更发达，自身形成了血液循环，可以自己排尿。

▶ 外生殖器分化完毕，已可辨认出胎宝宝的性别。

男、女。胎儿周围会充满羊水，其脐带也变长了，胎儿可在羊水中自由转动。

孕妈妈身体特征

这个月是孕吐最严重的时期，除恶心外，胃部情况也不佳，同时胸部会有闷热等症状出现。妊娠反应在11周时逐渐减轻，不久则会消失。

由于胎儿在不断成长，子宫逐渐增大会直接压迫膀胱，造成尿频。腰部也会感到酸痛，腿足水肿。此外，分泌物增加，容易便秘或腹泻。乳房变得更大，乳晕与乳头颜色更暗。

由于体内大量雌激素的影响，从本月起，孕妇口腔会出现一些变化，如牙龈充血、水肿以及肥大增生，触之极易出血，医学上称此为妊娠牙龈炎。孕妇要坚持早晚刷牙、漱口，防止细菌在口腔内繁殖。

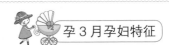
孕3月孕妇特征

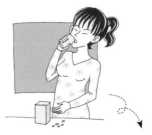

孕妇感觉到腰变粗、乳房胀痛、乳晕和乳头颜色变黑、尿频、便秘或腹泻，情绪波动会很大，常会因一点小事而大动肝火。

营养搭配要求

怀孕第3个月，孕妇的饮食要富含铁、磷、钙、维生素C、蛋白质、糖、植物脂肪等，这样才可满足胎儿生长发育的营养需求。由于此间胎儿的不断增大，孕妇的负担也越来越重。在这一个月内，由于一些孕妇开始出现贫血的症状，因此要特别注意营养的调剂，进行合理的安排，可遵循以下食谱来安排一天的饮食：

早餐

主食：面包2个或2片（约100克）。

副食：牛奶250毫升，果酱75克，虾仁清炒鸡蛋（鲜虾仁100克、鸡蛋2个），其他清淡烩菜1小碟（生菜量约250克）。餐后可加苹果1个（约150克），或香蕉2个（150～200克）。

午餐

主食：米饭2小碗，或小花卷2个（量均在150克左右）。

副食：糖醋排骨（猪排骨250克、番茄酱少许、白糖250克、醋20克），芹菜拌牛肉（熟牛肉100克、焯芹菜150克），清炖香菇鸡翅（鸡翅150克、鲜香菇100克）。餐后可吃橘子1个（约150克）。

晚餐

主食：荷包鸡蛋挂面2小碗，或包子2～3个（面粉量均在100克以内）。

副食：鲜蘑菜心（鲜草蘑150克、菜心250克），豌豆瘦肉丁（鲜豌豆150克、猪瘦肉100克），鲫鱼清炖豆腐汤2小碗，餐后水果（约100克）。

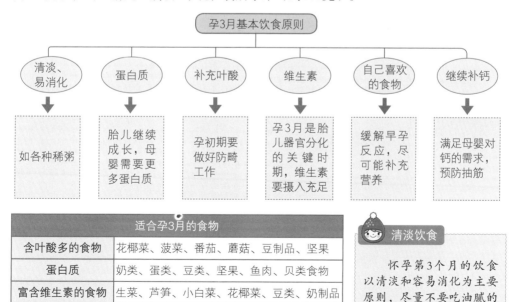

适合孕3月的食物	
含叶酸多的食物	花椰菜、菠菜、番茄、蘑菇、豆制品、坚果
蛋白质	奶类、蛋类、豆类、坚果、鱼肉、贝类食物
富含维生素的食物	生菜、芦笋、小白菜、花椰菜、豆类、奶制品
适量膳食纤维	花椰菜、菠菜、南瓜、白菜、油菜等

清淡饮食

怀孕第3个月的饮食以清淡和容易消化为主要原则，尽量不要吃油腻的食物。

孕3月保健要点

孕3月的保健要点与孕2月有一定的相似性，但又不完全相同，究竟要做哪些方面的准备呢？学完了本节，您就抓住了本月生活的关键。

孕妈妈不可缺叶酸

叶酸是多种酶的辅酶之一，参加血红蛋白、核酸和蛋白质的合成。1931年印度某产科医院发现产妇中有很多人患严重的巨幼红细胞贫血症，用酵母提取液治疗后，症状得以改善。以后发现在酵母和绿叶中含有一种化合物，能治疗巨幼红细胞贫血症，故称为叶酸。人若缺乏叶酸，可引起巨幼红细胞性贫血。

孕妇中约有20%的人患有叶酸缺乏症。叶酸缺乏的临床表现为巨幼红细胞性贫血、舌炎及胃肠功能紊乱。病人有衰弱、苍白、精神萎靡、健忘、失眠和阵发性欣快症等表现。

> **孕妇缺乏叶酸的危害**
>
> ▶ 先兆子痫、胎盘剥离的发生率增高。
> ▶ 胎儿宫内发育迟缓。
> ▶ 胎儿早产及新生儿低于出生平均体重。
> ▶ 孕早期缺乏叶酸易引起胎儿神经管畸形。

孕妇对叶酸的需求量比正常人高4倍。为满足胎儿快速生长的脱氧核糖核酸合成及胎盘、母体组织和红细胞增加等所需的叶酸，孕妇必须补充叶酸。虽然因叶酸严重缺乏所导致的巨幼红细胞性贫血并不普遍，但由于叶酸摄入量不足而引起的叶酸临界缺乏症却很多见。

叶酸的来源
- 动物肝脏
- 绿叶蔬菜、酵母
- 动物的肾脏
- 牛肉、小麦

孕早期如果缺乏叶酸，则可导致胎儿严重畸形。孕中期缺乏叶酸还可导致流产、死产、未成熟儿、胎盘早剥等不良后果。

叶酸平时日需要量为400微克，孕期须供给800微克。叶酸最丰富的食物来源是动物肝脏，其次为绿叶蔬菜、酵母及动物肾脏，牛肉、小麦也含一定量的叶酸，根茎类蔬菜、西红柿、玉米、洋葱及猪肉等含量甚少。

> **怎样避免叶酸流失**
>
> 高温烹调或微波炉烹调可使叶酸的有效成分损失，因此建议食用富含叶酸的食物时不要长时间加热，以免破坏食物中所含的叶酸。

增加蛋白质的摄入

蛋白质是构成人的内脏、肌肉以及脑部的基本营养素，蛋白质有修补与生长的功能，同时也可以提供人体热能。如缺乏蛋白质，则可影响垂体促性腺激素的分泌，使雌激素及黄体酮减少而导致流产或早产，也可能影响胎儿发育，不但会导致胎儿发育迟缓，而且容易引起流产或者发育不良，造成先天性疾病和畸形。

蛋白质存在于各种食物之中，不过所含数量与质量不同，所以摄入食物要多样化，不要偏食，尽量多食用一些杂粮，采用各种豆类与粮食合用的方法，如红豆大米粥，副食也要混合食用，如土豆烧牛肉、肉片烧豆腐等，发挥蛋白质的互补作用，提高其营养价值。

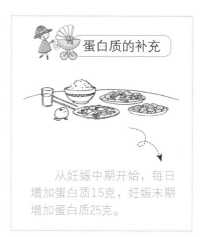

蛋白质的补充

从妊娠中期开始，每日增加蛋白质15克，妊娠末期增加蛋白质25克。

准妈妈要多摄入"脑黄金"

人的大脑有65%是脂肪类物质，其中多烯脂肪酸DHA与EPA是脑脂肪的主要成分。它们对大脑细胞，特别是神经传导系统的生长、发育起着重要作用。因此DHA、EPA和脑磷脂、卵磷脂等物质合在一起被称为"脑黄金"。

对于孕妇来说，"脑黄金"有着很重要的双重意义。首先，"脑黄金"能预防早产，增加婴儿出生时的体重。服用"脑黄金"的孕妇妊娠期较长，比一般产妇的早产率下降1%，产期平均推迟12天，婴儿出生体重平均增加100克。其次，"脑黄金"的充分摄入能保证婴儿大脑和视网膜的正常发育。因此，孕妇应经常摄入足量"脑黄金"。

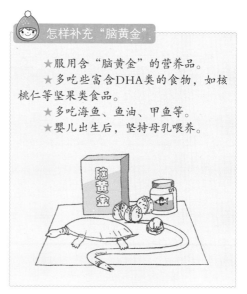

怎样补充"脑黄金"

★服用含"脑黄金"的营养品。
★多吃些富含DHA类的食物，如核桃仁等坚果类食品。
★多吃海鱼、鱼油、甲鱼等。
★婴儿出生后，坚持母乳喂养。

虽然DHA的补充非常重要，对婴儿的生长发育和孕妇的健康有利，但并不是补充越多越好，保持孕妇营养均衡即可，过量补充可能影响孕妇的免疫功能。

烹调时宜用植物油

脂质是效率最高的能量来源，它所供给的热量是其他营养素的两倍以上。此外，在脂质被分解形成的脂肪酸中，还有人体不能制造的必需脂肪酸。这种必需脂肪酸对母乳的分泌、预防妊娠中毒和保持健康有着重要作用。

但是，每日的摄取量不得超过总能量的30%，摄取过量会导致肥胖。

脂肪分为像牛油、猪油一样的动物性脂肪和像大豆油、芝麻油一样的植物性脂肪。植物性脂肪中含有大量对人体有益的必需脂肪酸。

因此，家有孕妇时，烹调请使用植物油，每日标准的用量为2～3匙。请很好地调剂使用大豆油、芝麻油、色拉油、米糠油、橄榄油、红花油等。

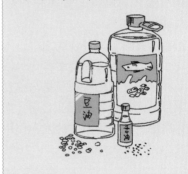

孕妇易食植物油

★植物油能供给适宜的脂肪，为分娩和哺乳做能量储备。

★孕妇可选择食用花生仁、核桃、芝麻等含有较高脂肪酸的食物。

坚持每天做孕妇体操

提倡从怀孕3个月起开始坚持每天做孕妇体操，借以活动关节，使孕妇精力充沛，减少由于体重增加及腹部渐渐隆起所致的肌肉疲劳。这里介绍一种早孕保健操，此保健操从怀孕第3个月开始锻炼，循序渐进，贵在持之以恒，每次锻炼之前应排空大便。

足尖运动

孕期3个月前体操活动以足尖、踝关节为主。坐在椅子上，两足平放在地面上，尽力上翘足尖，然后放下，反复多次。注意足尖上翘时，脚掌不要离地。

踝关节运动

坐在椅子上，架起二郎腿，下面一条腿的足平放在地面上，上面的一条腿脚尖伸直，上下缓缓活动踝关节数次。然后，将足背向下伸直，使膝盖、踝关节和足背连成一条直线。两腿交替练习上述动作。

以上两种练习的次数和时间不限，目的是增强踝关节和足部韧带的弹性和力量，以承受日益增加的体重，并避免孕妇足或踝部扭伤。

适当运动

这个时期的孕妇应停止激烈运动，选择轻松的运动，如舒展筋骨的柔软体操或散步等。

孕妇要保持情绪良好

孕妇的精神和情绪对胎儿的生长发育有至关重要的影响。如果孕妇在怀孕早期的情绪不好，会造成肾上腺皮质激素增高，这就可能会阻碍胎儿上颌骨的成长，造成腭裂、唇裂等畸形。

怀孕3个月后，如果孕妇受到惊吓、忧伤、恐惧或其他严重的精神刺激，会导致胎儿加速呼吸和身体移动。

调查表明：孕妇在吵架时，有5%的胎儿心率会加快，80%以上的胎儿胎动增强，胎动次数增至平常的3倍，最多时可达平常的10倍，这样有可能会引起子宫出血、胎盘早期剥离，婴儿往往身体功能失调，特别是消化系统容易发生紊乱，易躁动不安，易受惊吓。

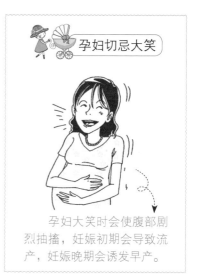

孕妇切忌大笑

孕妇大笑时会使腹部剧烈抽搐，妊娠初期会导致流产，妊娠晚期会诱发早产。

因此，为了孩子的身体健康，孕妇应保持心胸豁达、心情平静愉快，切不可过度兴奋或悲伤，尽量避免情绪激动、精神紧张。所有家庭成员都应为其创造一个平静、舒适、愉快的妊娠环境，从而达到优生、优育的目的，确保胎儿的健康生长。

家庭成员要尊重和关心孕妇，家庭气氛温馨和睦。充分休息，保证睡眠，进行一些健康文明的文化娱乐生活等，其可以尽快恢复孕妇由于妊娠而被破坏的心理平衡，家人共同创造有利于优生、优育的生活条件和客观环境。

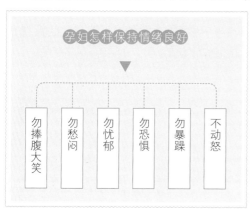

孕妇怎样保持情绪良好

| 勿捧腹大笑 | 勿愁闷 | 勿忧郁 | 勿恐惧 | 勿暴躁 | 不动怒 |

孕妇要养成良好的文化娱乐和生活习惯，不去人多的市区或商场，不看带暴力或淫秽色彩的书籍或影片，多欣赏美丽的风景或图片，多读优生优育和有利于身心健康的书刊，多听悦耳轻快的音乐，保持心情愉快。

丈夫的作用

丈夫要努力为孕妇营造一个良好、融洽的家庭氛围，这是孕妇达到优生优育的重要因素。

孕3月注意事项

孕3月是一个特殊的月份，胎宝宝基本成型。那么，在这第3个月的孕育过程中，准父母最需要注意的又是什么呢？

孕妇要多喝牛奶

牛奶含钙量高，每100克牛奶中含钙约120毫克，且特别易被人体吸收，而且磷、钾、镁等多种无机盐搭配也十分合理，故而是孕期的保健佳品。

最新的研究还发现，牛奶中含有对机体生理功能具有调节作用的肽类，可以麻醉镇痛，使全身产生舒适感。临睡前喝一杯牛奶，既可

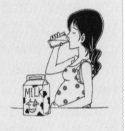

孕妇最好每天喝 200 ～ 400 克牛奶

★稳定孕妇情绪，促进睡眠，利于胎儿发育。
★阻止胎儿吸收食物中有毒金属铅和镉。
★促进胎儿大脑发育。
★有助于母体保持良好体力、脑力和情绪。

以补充营养，又能使孕妇情绪稳定，促进睡眠，有利于胎儿的发育成长。

牛奶还具有阻止人体吸收食物中有毒金属铅和镉的功能，能减少胎儿吸收这类有毒物质的风险，酸奶和脱脂奶更可增强免疫力，防止孕期感染。

牛奶中的锌能促进胎儿大脑发育，铁、铜和维生素A有美容作用，能使皮肤保持光洁，维生素B_2可提高视力，喝牛奶还可防止动脉粥样硬化等。

孕妈妈应多吃瘦肉

人体较易吸收动物的瘦肉和肝脏中含的铁，动物体内的铁，其存在形式更易于被人的小肠细胞吸收和利用，且人体对它的吸收不受食物中其他成分的影响。

另外，动物肌肉中存在着能促进非动物铁吸收的物质，对食物中的非动物铁有促进吸收作用。孕妇在怀孕期对铁的需求量约为1000毫克，因此孕妇多吃些瘦肉、肝脏和动物血，不但可以补充大量的铁和促进非动物铁的吸收，还可以补充必需的动物蛋白质，从而在较快的时间内提高孕妇的血红蛋白水平，改善或防止贫血。

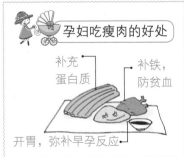

孕妇吃瘦肉的好处

补充蛋白质

补铁，防贫血

开胃，弥补早孕反应

孕妇常吃瘦肉有助于满足孕期生理上对蛋白质、维生素和铁质的需要。

孕妇不宜只吃素食

调查发现，农村孩子的智力发育要比城市孩子的差些，生活水平低的地区要比生活条件好的地区孩子的差些，不注意饮食营养的要比饮食营养丰富的差些。孕妇素食是儿童智力发育的一个不利因素。

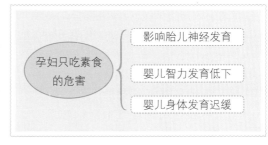

孕妇只吃素食的危害
- 影响胎儿神经发育
- 婴儿智力发育低下
- 婴儿身体发育迟缓

孕妇不注意饮食营养，长期素食，所生的婴儿由于缺乏维生素B_{12}往往会患不可逆的脑损害症。这种损害表现在，婴儿出生3个月后会变得感情淡漠，头柔软不稳定，并出现舌和腕等不自主运动，严重者可以发生巨幼细胞性贫血和显著的神经损害。这不仅严重影响婴儿身体的正常发育，还会影响孩子的智力发育。

为了避免婴儿脑损害，孕妇要特别注意营养的平衡调配，荤素搭配，适当补充含脂肪、蛋白质、B族维生素（尤其是富含维生素B_{12}）的食物，如肉类、蛋类、乳类，以及动物肝、心、肺等，以利胎儿的脑细胞、脑神经的生长发育。

孕妇不宜早、晚进食不平衡

有些孕妇习惯不吃早餐，这对身体很不利。

通常人们上午的工作量较大，因此在工作前应摄入充足营养，才能保证身体需要。孕妇除日常工作外，更重的一项任务，就是要供给胎儿营养。如果孕妇不吃早餐，不仅自己挨饿，也不利于胎儿的发育。

有的孕妇在白天总是很忙，到了晚上空闲下来了，吃饭时就大吃特吃，这同样对健康不利。

晚饭既是对下午劳动消耗的补充，又是对晚上及夜间休息时热量和营养物质需求的供应。但是，晚饭后人的活动毕竟有限，晚间人体对热量和营养物质的需求量并不大，特别是睡眠时，只要能提供较少的热量和营养物质、使身体能维持基础代谢的需要就够了。

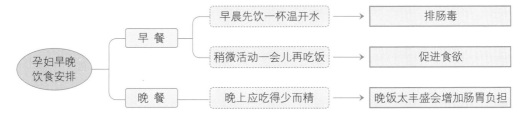

孕妇早晚饮食安排
- 早餐
  - 早晨先饮一杯温开水 → 排肠毒
  - 稍微活动一会儿再吃饭 → 促进食欲
- 晚餐
  - 晚上应吃得少而精 → 晚饭太丰盛会增加肠胃负担

孕妈妈不宜多吃酸性食品

孕妇在妊娠早期，常会出现恶心、呕吐的正常反应，流行在民间的习俗是用酸性食物缓解孕期的呕吐，甚至还有些人滥用酸性药物止呕，这些做法是极不科学的。

研究发现，妊娠早期的胎儿酸度低，母体摄入的酸性药物或其他酸性物质容易大量聚集在胚胎组织中，影响胚胎细胞的正常分裂增殖与生长发育，并易诱发遗传物质突变，导致胎儿畸形。在妊娠后期，由于胎儿日趋发育成熟，其组织细胞内的酸碱度与母体相接近，受影响的危害性相应小些。

因此，孕妇在妊娠初期的半个月左右，不宜服用酸性药物、饮用酸性饮料或食用酸性食物。

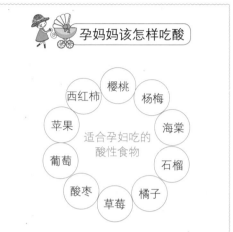

孕妈妈该怎样吃酸

适合孕妇吃的酸性食物

樱桃　杨梅　西红柿　海棠　苹果　石榴　葡萄　橘子　酸枣　草莓

如果孕妇喜欢吃酸性食品，应该选择营养丰富的天然无害酸性食物，如新鲜水果和蔬菜。这些食品既可改善孕后胃肠道不适症状，又可增进食欲，补充营养。

孕妈妈不宜多吃罐头食品

妊娠早期大量食用含有食品添加剂的罐头食品，对胎儿的发育非常不利。

在罐头食品的生产过程中，往往加入一定量的添加剂，如人工合成色素、香精、甜味剂和防腐剂等，这些物质大都是人工合成的化学物质，在正常标准范围内对人影响不大，但对胚胎组织是有一定影响的。

在胚胎早期（受孕20～60天），细胞和组织严格按一定步骤和规律进行繁殖和分化，这时的胎儿对一些有害化学物质的反应和解毒功能尚未建立。因此，尽管罐头食品中的添加剂量不大，但长时间大量食用也会引起慢性中毒，甚至会引起流产和胎儿畸形。

罐头食品的保质期限一般均在一年左右。市场经常会出现超过保质期限的罐头食品，这些罐头的质量得不到保障。有些罐头外表虽然看不出变化，其实质量已发生了变化，孕妇吃了当然对健康不利。所以，最好少吃水果罐头。

罐头食品对孕妇的危害

★罐头中的食品添加剂不利于胎儿发育。
★肉类罐头有硝酸盐和亚硝酸盐等有害物质。
★罐头经过高温处理，营养素基本已被破坏掉，营养价值并不高。

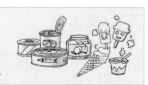

孕妇不宜多吃冷饮

很多孕妇孕期血热气盛，总觉得身上很热很燥，特别是在炎热的夏天，于是她们随意吃冷食、喝冷饮。其实，多吃冷饮会使胃肠血管突然收缩，胃液分泌减少，消化功能降低，从而引起食欲不振、消化不良、腹泻等情况，甚至会引起胃部痉挛，出现剧烈腹痛现象。

孕妇的鼻、咽、气管等呼吸道黏膜往往充血并有水肿，太多的冷刺激还会使口腔、咽喉、气管等部位的抵抗力下降，诱发上呼吸道感染或诱发扁桃体炎等。

有人发现，腹中胎儿对冷的刺激也很敏感，当孕期喝冷水或吃冷饮时，胎儿会在子宫内躁动不安，胎动会变得频繁。因此，孕妇吃冷饮一定要有节制。

孕妇吃冷饮的危害

| 刺激鼻咽部黏膜，易引发呼吸道感染 | 造成胃肠道黏膜血管收缩，引发消化不良 |
| 刺激子宫，胎动频繁 | 严重时还可能诱发宫缩，造成流产和早产 |

孕妇饮水不宜过多

水是人体必需的营养物质，它能够参与人体其他物质的运输和代谢，调节体内各组织间的功能，并有助于体温的调节。孕妇和胎儿都需要水分，因此，孕妇比孕前的用水量明显增加，孕妇每天必须从饮食、饮水中摄取足够的水分。

天热时补水以自然凉开水为宜，这样可促使汗腺扩张，多出汗，身体自然爽快。如果在出汗多时，在凉开水内稍加点盐，这样可以补充因出汗造成的体内盐的不足。

但是，孕妇的饮水量也应有一定限度，并不是多多益善。如果孕妇水分摄入过多，就会无法及时排出，多余的水分便会潴留在体内，引起甚至加重水肿。

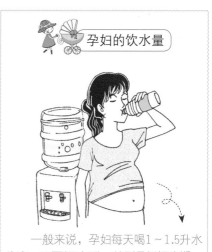

一般来说，孕妇每天喝1~1.5升水为宜，不要超过2升，特别是妊娠晚期。

孕妈妈喝酸奶好处多

酸奶是将消毒牛奶加入适当的乳酸菌、放置在恒温下经过发酵制成的。由于酸奶改变了牛奶的酸碱度，使牛奶中的蛋白质发生变性凝固，结构松散，容易被人体内的蛋白酶水解消化。

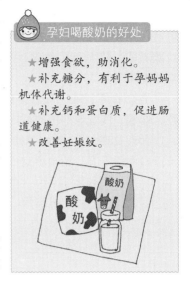

孕妇喝酸奶的好处

★增强食欲，助消化。

★补充糖分，有利于孕妈妈机体代谢。

★补充钙和蛋白质，促进肠道健康。

★改善妊娠纹。

另外，牛奶中的乳糖经发酵，已水解成能被小肠吸收的半乳糖与葡萄糖，因此可避免某些人喝牛奶后出现的腹胀、腹痛、稀便等乳糖不耐受症状。由于乳酸能产生一些抗菌作用，因而酸奶对伤寒、痢疾等病菌以及肠道中的有害生物的生长繁殖也能起到一定的抑制作用。

乳酸菌在人肠道里能合成人体必需的多种维生素，因此酸奶更含有"别具一格"的营养，对孕妇、产妇更为适宜。但是，切不可把保存不当受到污染而变酸的坏牛奶当作酸奶喝。

孕妈妈不宜多食桂圆

桂圆能养血安神，生津液，润五脏，是一味良好的食疗佳品，被人们视为滋补良品。然而，孕妇食桂圆（特别是早孕妇女）却是麻烦多多。

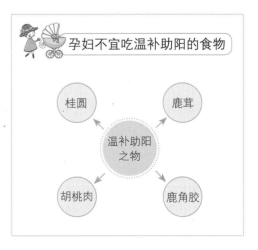

孕妇不宜吃温补助阳的食物

桂圆　　鹿茸

温补助阳之物

胡桃肉　　鹿角胶

中医认为，孕妇的主要生理变化是"阳常有余，阴常不足"。妇女受孕后，阴血偏虚。阴虚则滋生内热，因此孕妇往往有大便干燥、小便短赤、口干、胎热等症状，如果这时再食用性热的桂圆，非但不能产生补益作用，反而会增加内热，容易发生动血动胎、漏红腹痛、腹胀等先兆流产症状，严重者可导致流产。

医学家发现，孕妇临产时进食桂圆汤后，会使有规律的子宫收缩减缓乃至乏力，导致产程延长。这是因为桂圆中有种物质，能够降低子宫平滑肌对催产素的敏感性，且有扩张血管的作用。所以，桂圆味虽美，但孕妇食之麻烦多，还是少吃为妙。

孕妈妈宜多吃玉米

玉米中所含的蛋白质、脂肪、糖类、维生素和无机盐都比较丰富，其特有的胶质蛋白占30%，球蛋白和白蛋白占20%~22%。由于黄玉米中含有维生素A，因此对人的智力、视力都有好处。玉米脂肪中的维生素较多，可防止细胞氧化、衰老，从而有益于智力。玉米中粗纤维多，多吃玉米有利于消除便秘，有利于肠的健康，也间接有利于智力的开发。

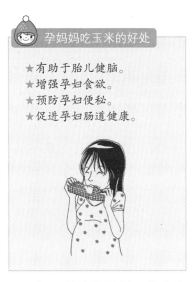

孕妈妈吃玉米的好处

★ 有助于胎儿健脑。
★ 增强孕妇食欲。
★ 预防孕妇便秘。
★ 促进孕妇肠道健康。

有一种甜玉米，蛋白质的氨基酸组成中以健脑的天冬氨酸、谷氨酸含量较高，脂肪中的脂肪酸主要是亚油酸、油酸等不饱和脂肪酸。这些营养物质都对胎儿的智力发育有利。

因此，孕妇应适当食用玉米，以利胎儿健脑。

不喜欢吃玉米的孕妇，可以在饮食加工上下工夫，比如玉米面、大米面、白面结合搭配吃，而且还可以加入美味的馅料，薄皮大馅，这都会令孕妇多吃些玉米。

怀孕期宜少食盐

妇女在怀孕期间容易患水肿和高血压病，因此孕妇不宜多吃盐。但一点盐都不吃对孕妇也并非有益，要兼顾二者，须做到以下几点：

●若菜肴为两种以上，切莫在每盘中均衡施盐，应把盐集中撒在一种菜内。

●强烈的咸味感能唤起人们的食欲，所以炒菜时不宜先放盐，等起锅前再加盐。

●充分利用酸味，如用醋拌凉菜等，因为酸味能刺激胃酸分泌，增强食欲。也可以使用山楂、柠檬、柚子、橘子、西红柿等，能促进食物的酸感和风味。

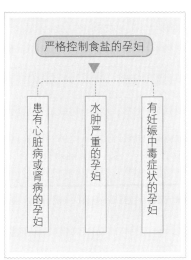

严格控制食盐的孕妇

▼

患有心脏病或肾病的孕妇	水肿严重的孕妇	有妊娠中毒症状的孕妇

●用蘑菇、紫菜、玉米等有天然风味的食品制成各种不加盐而味美诱人的膳食。

●肉汤中含有丰富的氨基酸，可以诱发食欲，因而要充分利用肉汤。

●少用酱油，尤其是在拌凉菜时不宜用。

孕妈妈宜适当吃粗粮

孕妇缺乏无机盐、维生素的表现

▶ 恶心、呕吐。
▶ 烦躁不安。
▶ 水肿。
▶ 精力不集中、多梦。

据有关部门统计表明，将糙米碾成精米，损失的糖类高达50%，丢失的维生素多达90%。长期吃精米，不摄入其他含无机盐、维生素较多的食物，就会引起钙和磷等微量元素、维生素B₁、烟酸、核黄素等的不足，从而导致骨质疏松、人体机能紊乱、智力下降、食欲减退、恶心呕吐、烦躁不安、健忘、精力不集中、多梦、胸腹胀满、心跳增快、气喘、水肿，从而诱发神经炎、口角炎、角膜充血、脂溢性皮炎等病症。

土豆、红薯、玉米等粮食作物，虽然没有精米、白面好吃，可是其营养丰富，纤维素多，摄入后不仅能补充身体所需的营养，而且可刺激肠蠕动，减少毒素的吸收，防止便秘和肠道肿瘤的发生，因而被营养学家誉为"人类的平衡食物"。搭配着吃，有益于身体健康。

实践证明，土豆、玉米、大豆、红薯等一类杂粮，有的营养成分高于主食、鱼和肉。如2千克红薯或土豆，所含的蛋白质、脂肪、糖类、无机盐、维生素比0.5千克大米或面粉要多得多，还能弥补大米、面粉中缺乏维生素C和胡萝卜素的弊病。

玉米中含有相当丰富的亚油酸、卵磷脂、维生素E，大大超过大米和小麦；硒、镁等微量元素，有抗癌作用；赖氨酸是人体必需的氨基酸之一，有利于人体新陈代谢和儿童的智力发育。因此，医学家认为，玉米可预防高血压、动脉粥样硬化、冠心病、癌症等疾病。

大豆的营养比米面的还要丰富，蛋白质含量高达36.3%，脂肪、糖类、钙、磷、铁和复合维生素B都可与大米、小麦相媲美，被营养学家冠以"植物蛋白"之名，受到了发达国家人民的青睐。

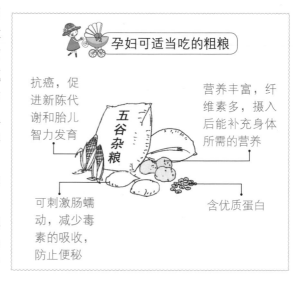

孕妇可适当吃的粗粮

抗癌，促进新陈代谢和胎儿智力发育

营养丰富，纤维素多，摄入后能补充身体所需的营养

五谷杂粮

可刺激肠蠕动，减少毒素的吸收，防止便秘

含优质蛋白

只吃细粮不益健康

米、面里的营养物质大部分都含在稻和麦子的麦皮内，越是多吃精米精面的人，越缺乏人体所需的微量元素和维生素。

孕妈妈不宜喝咖啡

研究资料表明，摄入中等量的咖啡因，有降低妇女生育能力的可能性。每日摄入咖啡因300毫克的妇女的受孕率比不摄入咖啡因的妇女约低27%。对于那些不孕者来说，如果不能从医学角度说明受孕率下降的原因，则应考虑可能与饮咖啡有关。

咖啡与茶一样，能使人的大脑和中枢神经系统兴奋，具有振奋精神、清醒头脑、消除疲劳、增进食欲、助消化、消暑利尿等作用。德国科学家还证明了咖啡因能破坏人类细胞的染色体。因此，孕妇不宜喝咖啡，更不宜长期饮用咖啡。

另外，可乐型饮料中也含有咖啡因，咖啡因可迅速通过胎盘作用于胎儿，孕妇也不易喝含咖啡因的可乐型饮料。

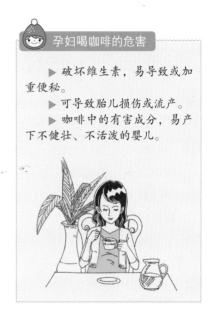

孕妇喝咖啡的危害

▶ 破坏维生素，易导致或加重便秘。

▶ 可导致胎儿损伤或流产。

▶ 咖啡中的有害成分，易产下不健壮、不活泼的婴儿。

孕妈妈不宜多食动物肝脏

在怀孕前3个月，孕妇每天所摄入的维生素A量若超过15000国际单位，就会增加胎儿致畸的危险性。其维生素A的来源主要为动物肝脏做成的食品和药物。

通常孕妇每天补充维生素A 3000~5000国际单位已足够，而每500克猪肝即含维生素A 43500国际单位，同量的牛、羊、鸡、鸭等动物肝脏中含维生素A量均高于猪肝，其中鸡肝的含有量竟数倍于猪肝的含有量。因此，为保障下一代的健康和安全，提醒孕妇不宜多吃动物肝脏及其制品。

为了保证孕妇在妊娠期内所需的维生素A，可以多吃一些富含胡萝卜素的新鲜果蔬之类的食物，因为胡萝卜素可以在人体内转变成维生素A，同时还可获得孕妇所必需的叶酸，有助于预防先天性无脑儿，可谓一举两得。

进食动物肝脏的利与弊

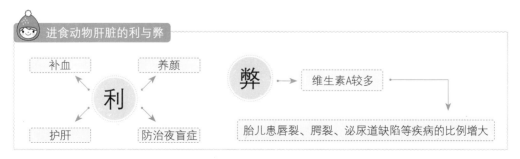

补血　养颜

利

护肝　防治夜盲症

弊 → 维生素A较多 → 胎儿患唇裂、腭裂、泌尿道缺陷等疾病的比例增大

适合孕3月的胎教

在本月，胎宝宝开始活动了，他会做出踢腿、转身、吃手指等动作。此时，孕妈妈可以通过抚摸胎教，与胎宝宝进行沟通，辅助胎宝宝适当地做一些体操。当然，此时孕妈妈更需要补充营养，保证胎宝宝的健康成长。

做孕妈妈健身操

适时开展胎教健身操，是有益于强健母子体质的，也是进行间接胎教的手段之一。通过做孕妈妈健身操，有利于做好顺利迎接分娩的身心准备。

肩部运动

孕期做肩部运动能够使肩部变得柔软，并能放松心情。肩部运动做起来很简单，具体做法如下：在地上铺上垫子，以放松的姿势盘腿而坐，然后双手分别抵住肩关节，两肩从前向后转，然后再反过来从后向前转。

腰部运动

锻炼腰部肌肉可以通过活动肋部来实现。方法如下：

在床上或铺有垫子的地上仰卧，然后十指交叉抱住后脑枕部，同时曲起膝盖并上，接着抬起上身，扭动腰部，尽量让左肘接触到右膝。做这套动作不能勉强，达到锻炼腰部的目的就行。

骨盆运动

在平坦的地面上，双手叉腰，两脚分开站立，然后，慢慢按逆时针方向转动臀部。在转动的时候，要让腰起到带动臀部的作用，而不是跟着臀部一起转。在转几圈后，换成顺时针方向练习。

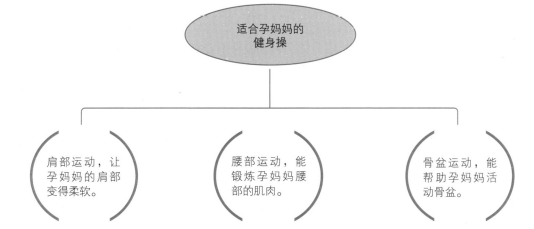

活动一下手指

在进行手工作业时，手指上的神经会对脑部产生一定的刺激作用。所以，一直以来，人们都非常注重让儿童参加动手活动。

绣十字绣不仅能锻炼手指，使脑部变得发达，还可以使孕妈妈的心情很快得以平静，对提高其集中注意力的能力也有一定的作用。在一幅十字绣作品里往往要用到数十种颜色的丝线，所以在一针一线的编织过程中，孕妈妈的色彩感和调和颜色的能力也不知不觉得到提高。孕妈妈若能在怀孕时多接触一些美丽的颜色和形状，将来生出的孩子也将拥有较高的审美能力。所以，孕妈妈在闲暇时间可以去商店买一些十字绣的材料，选择一些自己喜欢的图案，将这幅十字绣作为送给胎宝宝的礼物。

但是，刺绣使人眼光和神经都集中在了针尖那一点上，很容易使人疲倦，因而孕妈妈不适合长久刺绣。所以，孕妈妈最好把每次刺绣的时间控制在1个小时之内。此外，在刺绣时一定不能有希望尽快结束的急切心态，最好在腰后垫一个垫子，在舒适的姿势下完成这项活动。

孕妈妈还可以在刺绣的同时与胎儿聊天，可以说一说正在为其制作的东西，比如枕头、围兜和儿童被等，也可以说对各种颜色的喜好，最好能在刺绣的同时达到胎谈的效果。

孕妈妈在绣十字绣时，也可以给胎宝宝哼唱自己喜欢的歌曲。哼唱一些数字歌曲就很不错，不仅能进行音乐胎教，还能让胎宝宝领略数字的魅力。

 《拍手歌》

你拍一，我拍一，一个小孩穿花衣。
你拍二，我拍二，二个小孩梳小辫。
你拍三，我拍三，三个小孩吃饼干。
你拍四，我拍四，四个小孩写大字。
你拍五，我拍五，五个小孩敲大鼓。
你拍六，我拍六，六个小孩吃石榴。
你拍七，我拍七，七个小孩坐飞机。
你拍八，我拍八，八个小孩吹喇叭。
你拍九，我拍九，九个小孩交朋友。
你拍十，我拍十，十个小孩站得直。

 《数字歌》

1像铅笔细又长，
2像小鸭水上漂。
3像耳朵听声音，
4像小旗随风摇。
5像衣钩挂衣帽，
6像豆芽咧嘴笑。
7像镰刀割青草，
8像麻花拧一道。
9像勺子能盛饭，
10像鸡蛋做蛋糕。

让自己变得轻松起来

从怀孕开始，母子信息的沟通就已经建立。对胎儿心理负面影响最大的，莫过于孕妈妈的心情郁闷和不良情绪。因此，孕妇应继续做好情绪胎教，保持良好的心态，不想令人烦心的事，将自己善良温柔的母爱充分体现出来，关心胎儿成长。

改变室内环境

试着改变一下居室的环境，如换上新的沙发罩和窗帘，挂一幅自己喜欢的画（最好是可爱宝宝的图片），或者在房间里插上一些自己喜欢的花等。当然，有些内容，需要准爸爸来帮忙哟！随着周围环境的耳目一新，孕妇的心情也会随之轻松。

默数1、2、3、4、5

把手放在脐部，深吸一口气，吸到不能再吸时，慢慢把手抬起。憋住气，不要呼出，默数1、2、3、4、5，再慢慢地呼出气体。连续做深吸气和深呼气2次。恢复到正常呼吸，有节律地呼吸。2分钟后再重复1次。这样也能够缓解不良情绪。

生活丰富不烦躁

消除烦躁的最好方法就是让生活丰富起来，让自己没有时间烦躁。制订一个作息时间表，合理安排日常生活，让生活丰富多彩。

每天早晚到户外散步10~20分钟。还要特别注重心理卫生，适当参加一些有益身心的娱乐活动，应该有一两种业余爱好，与书、琴、诗、画、花卉交朋友，使8小时工作之外的生活过得丰富多彩。

 孕妈妈还可以这样放松

孕妈妈闭上双眼，想象令自己开心的事情，依照自己的意愿展开联想，比如青山绿水、蓝天白云、花草虫鱼、宝宝的微笑等，都能让自己放松下来。

 欣赏名画《林妖的舞蹈》

近代法国风景画家柯罗的代表作《林妖的舞蹈》勾勒描绘出一幅动人的画面，孕妈妈应把自己的身心融入优美的画面，心情自然会舒畅、闲适。

 做训练时注意

孕妈妈做放松训练时，要深呼吸，尽可能减慢呼吸，并且均匀进行，集中注意力，有利于减轻孕期焦躁不安的情绪，缓解压力。

想一想腹中的胎宝宝

具体地说，从受孕开始，孕妈妈就应积极地设计孩子的形象，把美好的愿望具体化、形象化，想象着孩子应具有什么样的面貌、什么样的性格、什么样的气质等；常常看一些自己喜欢的儿童画和照片，仔细观察夫妻双方以及双方父母的相貌特点，取其长处进行综合，在头脑中形成一个清晰的印象，并反复进行描绘。

比如，在家里的墙壁上挂一些漂亮的宝宝照片，每天看几次，然后想象自己的宝宝也能这么漂亮。无论这种做法有没有科学依据，但都会让孕妈妈开心无比，也会对胎宝宝形成良性刺激。

通常，孕妈妈可以将自己的心中所想借助于语言、动作等方式传递给腹中的胎宝宝，而且要坚持做。同时，孕妈妈也要常常与丈夫描绘自己所想象的宝宝的模样，不但能够调整孕妈妈的心情，还能将快乐的心情传达给宝宝。比如，可以想象胎宝宝在羊水中安然入睡的样子，想象胎宝宝踢腿、打哈欠、玩弄脐带的样子。

另外，怀孕3个月时，孕妈妈应多接触文学和艺术的美，除了多听音乐外，还应欣赏人体摄影、人体绘画和人体塑像，以及阅读优美的散文、童话等，还可以观摩动画片等，以此陶冶孕妈妈的情操，并对腹中的胎儿起潜移默化的影响。孕妈妈还要适度修饰自己，一方面可以弥补因怀孕而引起的形体、肤色的缺陷，另一方面也可以对胎儿进行美感的熏陶。

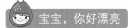
宝宝，你好漂亮

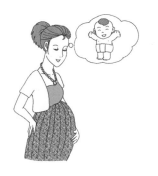

　　想象胎教适合于整个孕期，从怀孕开始，孕妈妈就可以想象。想象胎宝宝会像爸爸还是妈妈，想象胎宝宝的鼻子、嘴巴、耳朵、眼睛等，不仅能够增进母子情感，还能调整孕期心情。

如何想象腹中的胎儿

在家中挂一些漂亮宝宝的图片，经常看一看，并想着自己的宝宝也会这么漂亮。

孕妈妈可以把自己心中想象的宝宝的模样通过意念胎教传达给腹中的宝宝，要坚持这样做。

想象腹中的胎儿在羊水中酣然入睡的样子，想象他踢腿、打哈欠、玩弄脐带的样子。

经常接触一些优美的文学作品或艺术作品，培养自己的美感，这也能对宝宝产生潜在的熏陶。

不做超重孕妇

老一辈的人都认为怀孕后一个人吃两个人的饭，要多吃才能保证胎儿获得足够的营养，才能生出健康的宝宝。很多孕妈妈怀孕后狠狠心，不顾体重的增加，每天吃很多。但是，很多孕妈妈不知道的是，体重过度增加，不仅改变孕妈妈的体形，还会危害胎儿健康。因此，孕妈妈要调整饮食结构，合理增加体重。那么，控制体重过度增加到底有什么好处呢？

有利于安全分娩

科学研究表明，如果孕妈妈的体重增加超过15千克，那么生出巨大儿的概率就为7.5%，容易导致难产。而且即便采用剖宫产，其危险也是其他正常孕妈妈的3倍。

减少并发症的发病概率

随着体重的增加，腰酸背痛也多了，妊娠高血压症、糖尿病、分娩后出血等风险也都随之而来。而且，如果妊娠期间孕妈妈的体重增加过多，也会导致产后乳汁减少，影响母乳喂养。

生个健康宝宝

如果孕妈妈的体重增加不足，会影响宝宝发育，导致胎宝宝发育迟缓，也会增加早产的概率。不过，体重增加太多，又会导致巨大儿。因此，要想生个健康宝宝，应把体重控制在一定范围内，一般以增重12千克为宜。

避免做手术

一旦体重增加过多，导致胎儿变为巨大儿。巨大儿的头很大，骨头也较硬，分娩时容易发生骨折等产伤。因此，医生大多会建议剖宫产，而剖宫产会不可避免地带来问题。

避免胎宝宝成为小胖子

调查发现，巨大儿出生后，发生肥胖症的概率比正常体重出生的儿童高3倍。成年之后，也会更容易患有高血压、高血脂、糖尿病等疾病。

如何控制体重增加过快

◇一日三餐要有规律地进食，不可暴饮暴食。

◇进食时细嚼慢咽，千万不能囫囵吞枣。进食太快，容易增加胃的负担，不利于消化。

◇少吃零食和宵夜，尤其是睡前两小时吃宵夜，容易导致食物堆积在体内。

◇多吃绿色蔬菜，不仅能够补充丰富的维生素，还能促进人体对钙质、铁的吸收，有效预防便秘。

◇少吃主食，多吃瓜果蔬菜，后者含有丰富的维生素、纤维素，不仅能缓解孕期便秘，还能控制孕妇对食物中热量的过多吸收。

◇适当做些运动，如散步、瑜伽、游泳等，不过应根据个人体质而定。

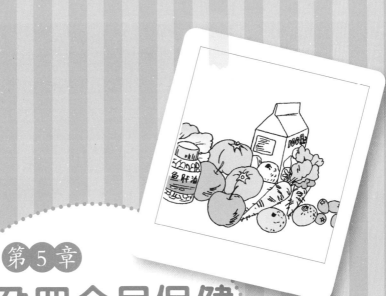

第5章

怀孕四个月保健要点及胎教方案

孕4月，早孕反应已经渐渐消失，身体也较之前舒适了许多，加上饮食的合理、均衡，逐渐步入了妊娠黄金期，充分利用这一段时间补充营养，为孕育健康宝宝打好基础。

孕4月母婴基本指标及营养要求

进入妊娠中期，胎宝宝正在发生着极大的变化，准妈妈会怎样呢？从现在开始，宝宝每天都会为您带来惊喜，赶紧来看看吧！

胎儿的成长

在妊娠15周后期，胎儿的身长约为16厘米，体重约120克。此时，胎儿的骨头和肌肉发达，其胳膊、腿能稍微活动。尽管如此，母体还感觉不到胎儿的活动。

此时胎儿已完全具备人的外形，由阴部的差异可辨认出男女。皮肤开始长出胎毛，内脏发育大致已经完成，心脏跳动活泼，可用超声波听诊器测出心音。

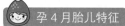
孕4月胎儿特征

★ 头部逐渐形成，头发开始生长，胎毛也开始形成。

★ 脸部轮廓与外形逐渐形成。

★ 手和脚可以稍稍进行活动。

★ 听觉器官基本发育完善，并能对声音的刺激产生反应。

★ 隐隐有胎动，孕妇感觉好像喝了饮料后胃肠蠕动一样。

还有，胎盘在这时已形成，与母体的连接更紧密，流产的可能性大大减少。由于胎盘长出，发送了母体供给胎儿的营养，胎儿的成长速度加快。胎膜亦变得结实了，羊水的数量也从这个时期开始急速增加。

胎儿的皮肤颜色发红，光滑透明，可透过皮肤看到血管，在胎儿皮肤颜色加红的同时，皮肤也增厚了，从而有了一定的防御能力，有利于保护胎儿的内脏器官。

孕妈妈身体特征

孕妇在这个阶段的基础体温开始下降，一直到生产时都保持低温状态。这段时期稍能看出腹部的隆起，子宫明显增大，在下腹部很容易摸到。此外，孕吐已经结束，孕妇的心情会比较舒畅，食欲开始增加，尿频与便秘现象渐渐消失。

从这时起，每次产前检查都要测量子宫底，测量从耻骨中央到下腹部的隆起处（这就是子宫底）的长度，根据这个长度来判断子宫的大小，到15周末时，子宫的高度应是5~12厘米。

体重	身体变化				妊娠反应
	体型变化	乳房变化	排尿变化	阴道分泌物	
食欲增强，体重增加	肚子隆起，很容易看出已怀孕	乳房开始变大、变黑，乳晕清晰可见，乳头能挤出乳汁	排尿间隔的时间变短、次数增多	白色、稀薄、无异味的分泌物增多	早孕反应逐渐消失

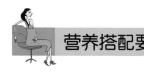

营养搭配要求

　　怀孕第4个月的饮食要求是，除食物保持丰富的营养外，孕妇还应有良好的食欲。此时，胎儿发育所需要的营养是多方面的，如果孕妇偏食或乱用药物的话，就有可能造成胎儿发育所需的营养缺乏，从而导致神经系统发育不良、兔唇、先天性心脏病等，特别是对胎儿血液系统有较大的影响，因为此时胎儿已经开始生成成人血红蛋白了。

　　孕妇可遵循以下食谱来安排一天的饮食：

　　早餐

　　主食：莲子糯米粥2碗，小馒头2个（约100克）。

　　副食：炝菜1盘，蛋1个，酱瘦肉50克。餐后水果，苹果、梨均可。

　　午餐

　　主食：白米饭2小碗，或白面豆沙卷2～3个（量在100克以内）。

　　副食：青菜、鱼、肉等各一种，鱼汤或各种高汤为主的汤羹类2小碗，餐后水果约150克。

　　晚餐

　　主食：米饭2小碗，或鸡蛋挂面1碗（干面条约150克）。

　　副食：清炖牛腩柿子，炒西芹或炒菜花，蒸鸡蛋羹或其他汤类（如吃粥可根据自己的口味调配）。餐后水果，香蕉、苹果、梨均可（原则是能增加维生素，帮助消化）。

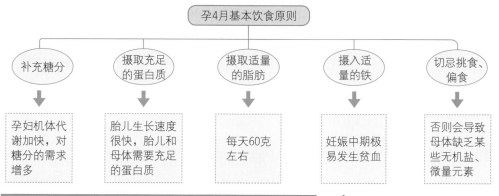

适合孕4月的食物	
富含铁质的食物	瘦肉、血、禽蛋、豆类、红糖、绿叶蔬菜
摄取优质蛋白质	豆类制品、瘦肉、鱼、乳类、蛋等食物
摄入充分的维生素和无机盐	蔬菜、动物蛋白、海藻类、水果、鱼肝油等
适当补充粗粮	玉米、小米等

怎样补充蛋白质

　　在摄取蛋白质时，应注意动物性蛋白与植物蛋白混合食用，这样能使两者中的氨基酸相互补充，提高蛋白质的利用率。

孕4月保健要点

进入妊娠中期，随着胎儿的不断成长、子宫的不断增大，一方面是胎儿对营养的需求量加大，一方面是孕妈妈身体要承受更多的体重，兼顾这两方面需求，是孕4月妈妈的首要任务。

孕妇要适量摄入维生素A

维生素A又名视黄醇，有促进胎儿生长发育、增强母体抗感染的作用。如果维生素A供应不足，可引起胚胎发育不良，严重不足时，可导致婴儿骨骼和其他器官畸形，甚至流产。但过多的维生素A却能妨碍正常胎儿的骨骼发育，因此孕初期孕妇不宜多吃猪肝和鱼肝油。

鉴于以上原因，我国营养学会推荐孕妇维生素A的供给量标准与非孕妇一致，皆为微克当量视黄醇，即3300国际单位。

孕妇要适量补充B族维生素

维生素B_1缺乏的孕妇除易患脚气外，还会感到疲劳乏力、小腿酸痛、心动过速，不利于胎儿生长发育。孕妇由于代谢水平提高，对热量要求增加，维生素B_1的需求量也会随之增加，故孕妇宜注意补充维生素B_1。

妇女妊娠期维生素B_2不足或缺乏，可引起或促发孕早期妊娠呕吐及早产儿发生率增加，导致婴儿体重不足甚至死亡。

妊娠期妇女由于雌激素增加，色氨酸代谢增加，维生素B_6需求量也随之增加，孕妇如果在孕期5个月时缺乏维生素B_6，会影响胎儿中枢神经的发育，导致胎儿智力低下。

妊娠期维生素B_{12}供给不足，孕妇易患巨幼红细胞贫血，新生儿也可患贫血。

B族维生素来源	
维生素B_1	谷类、豆类、酵母、瘦肉、花生、干果、酸果、动物脏器、绿叶蔬菜、水果、牛奶
维生素B_2	牛奶、奶酪、大豆、蛋、有色蔬菜
维生素B_3	动物性食物、肝脏、酵母、蛋黄、豆类
维生素B_5	酵母、动物的肝脏、肾脏、麦芽和糙米
维生素B_6	肉、鱼、蟹、鸡蛋、牛奶、花生仁、核桃、黄豆、胡萝卜、香蕉、柿椒、甘薯、全麦粉
维生素B_{12}	虾、鸡肉、鸡蛋、牛奶、豆腐

孕妇要适量摄入维生素C

维生素C又名抗坏血酸，是连接骨骼、结缔组织所必需的营养素，能维持牙齿、骨骼、血管、肌肉的正常功能，增强对疾病的抵抗力，促进伤口愈合。

怀孕期间，胎儿必须从母体中获取大量维生素C来维持自身的骨骼与牙齿的正常生长发育、造血系统的健全和机体抵抗力等，以至于母体血浆中维生素C含量逐渐降低，至分娩时仅为孕早期的一半。

缺乏维生素C的孕妇，先天畸形儿发生率虽然未升高，但早产率会升高。因此，孕妇在孕期要适量摄入维生素C。

专家指出，孕妇每日需要补充100毫克维生素C。孕妇宜多吃些新鲜水果、蔬菜，尤其是酸味水果如橘子、柚子、红果、酸枣等，以补充丰富的维生素C。

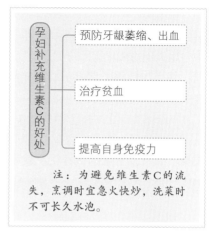

孕妇补充维生素C的好处
- 预防牙龈萎缩、出血
- 治疗贫血
- 提高自身免疫力

注：为避免维生素C的流失，烹调时宜急火快炒，洗菜时不可长久水泡。

孕妇要适量摄入维生素D

维生素D是类固醇的衍生物，具有抗佝偻病的作用，被称为抗佝偻病维生素。维生素D对调节钙、磷的正常代谢，促进钙磷在小肠内吸收，促进牙齿和骨骼正常生长，具有十分重要的作用。

当孕妇缺乏维生素D时，可出现骨质软化。最先而且最显著的发病部位是骨盆和下肢，以后逐渐波及脊柱、胸骨及其他部位，严重者会出现骨盆畸形，由此会影响自然分娩。

维生素D缺乏可使胎儿骨骼钙化以及牙齿萌出受影响，严重者可造成小儿先天性佝偻病。

为了预防小儿佝偻病，孕妇在孕期应采取如下措施：

● 多吃富含维生素D的食物，如动物肝脏、蛋黄等。

● 常到室外晒太阳，适当参加劳动。

● 怀孕后半期和哺乳期妇女应口服维生素D，发生低血钙抽筋的孕妇应及时治疗。

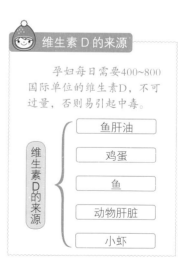

维生素D的来源

孕妇每日需要400~800国际单位的维生素D，不可过量，否则易引起中毒。

维生素D的来源
- 鱼肝油
- 鸡蛋
- 鱼
- 动物肝脏
- 小虾

孕妇要适量摄入维生素E

维生素E与维持生殖系统正常功能有重要关系，因此也有人将其称为生育酚。它能促进人体新陈代谢，增强机体耐力，维持正常循环功能，它还是一种高效抗氧化剂，能保护生物膜免遭氧化物的损害，还能维持骨骼、心肌、平滑肌和心血管系统的正常功能。

保证孕妇维生素E的供给非常必要。研究认为，早产儿溶血性贫血与维生素E缺乏有关。为了使胎儿贮存一定量的维生素E，孕妇应每日增加2毫克摄入量。

维生素E广泛存在于植物油中，特别优良的来源为麦胚油、玉米油、菜籽油、花生油及芝麻油等。此外，猪油、猪肝、牛肉以及杏仁、土豆等食物中也含有维生素E。只要孕妇在饮食上做到多样化，就不会缺乏维生素E。

维生素E的来源	
孕妇在妊娠期间维生素E的摄入量为14毫克/日。	
富含维生素E的食品	大豆、植物油、坚果类、绿叶蔬菜、菠菜、全麦、未精制的谷类制品、蛋
营养补品	脂溶性的胶囊和水溶性的片剂

孕妇不宜大量补充维生素类药物

有的孕妇生怕胎儿缺乏维生素，每天服用许多维生素类药物。当然，在胎儿的发育过程中，维生素是不可缺少的，但盲目大量补充维生素只会对胎儿造成损害。

医学专家指出，过多服用维生素A、鱼肝油等会影响胎儿大脑和心脏的发育，诱发先天性心脏病和脑积水，每日不宜超过8000国际单位。如果孕妇维生素D摄入过多，则可导致婴儿高钙血症，表现为囟门过早关闭、腭骨变宽而突出、鼻梁前倾、主动脉窄缩等畸形，严重的还伴有智商减退。每天可摄取钙800毫克，后期和哺乳期增至1100毫克，不宜再多。孕妇如果服用维生素B$_6$过多，其不良影响主要表现在胎儿身上，会使胎儿产生依赖性，医学上称之为"维生素B$_6$依赖性"。

当这样的小儿出生后，维生素B$_6$的供给量不像在母体内那样充足，结果出现一系列异常表现，如容易兴奋、哭闹不安、容易受惊、眼球震颤、反复惊厥等，还会出现1~6个月体重不增加现象，可能会留下智力低下的后遗症。

孕妇过量补充维生素的危害

胎儿发育过大，分娩困难，胎儿未来有肥胖症的隐患。

过多维生素A、维生素D → 造成胎儿出生缺陷

过多维生素B$_6$ → 早孕反应严重，孩子出生后易哭闹不安

过多维生素C → 影响胚胎发育，胎儿出生后易发生坏血症

过多维生素E → 造成新生儿腹痛、腹泻和乏力

孕妇需要补充更多的铁

孕妇要补充足量的铁来满足母婴需求，通过普通的膳食来补充是很困难的，所以孕期较易出现缺铁性贫血。一般服用铁剂10天左右，贫血症状就会开始减轻，连续服用2~3个月，贫血症状可得到改善。常用的口服药是硫酸亚铁，每次0.3~0.6克，每日3次，也可服用10%枸橼酸铁胺10毫克，每日3次，或葡萄糖酸亚铁、右旋糖酐铁等。

服用铁剂的同时最好加服维生素C 100毫克，有利于铁的吸收。服药贵在坚持，而且在贫血被治疗好后还应继续服药1~2个月，此时每天服药1次即可。

孕妇还可多食用肝、虾米、蛋黄、心、肾、瘦肉、骨髓等动物性食物，瓜果里含铁也较丰富，如李子、干杏、干枣、核桃、甜瓜、葵花子、樱桃、草莓、葡萄、红果等。

妊娠期间铁需求量

我国营养学会推荐的孕妇在孕期每日铁供给量约为28毫克。

★ 妇女怀孕后需血量明显增加，会增加对铁的需求量。

★ 胎儿自身造血及身体的生长发育都需要母体供给大量的铁。

★ 分娩时的出血及在婴儿出生后的乳汁分泌也须在孕期储备一定量的铁。

孕妈妈不可缺铜

铜是一种常见的微量元素，正常成人体内的含铜总量为100~200毫克，一个足月新生儿体内含铜总量约为16毫克。铜是人体多种酶的组成部分之一。

体内的铜部分以血浆铜蓝蛋白的氧化酶形式存在于血浆中，这是一种多功能的氧化酶，它可促进铁在胃肠道内的吸收，进而制造血红蛋白。

孕妇缺铜可影响胚胎的正常分化及胎儿的发育，导致先天性畸形，表现为胎儿的大脑萎缩、大脑皮质变薄、心血管异常、大脑血管弯曲扩张；血管壁及弹力层变薄，并可导致孕妇发生胎膜早破、流产、死胎、低体重儿、发育不良等各种异常现象。

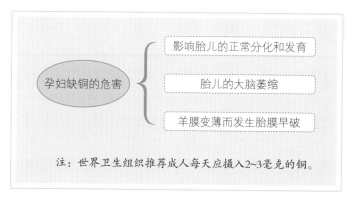

铜的食物来源

孕妇补铜以食物为主，动物肝脏、水果、海产品、紫菜、巧克力中都含有较丰富的铜。

孕妈妈要适量补锌

　　锌是人体不可缺少的微量元素之一，它参与体内许多种酶的组成，与蛋白质和核酸的合成密切相关。如体内缺锌，可造成免疫力低下，易患感冒及各种感染性疾病。

　　孕妇在分娩时子宫肌肉的收缩力与其血清中锌的含量密切相关。如果孕妇血清中锌含量过低，子宫肌肉的收缩力大大降低，会增加产妇的痛苦及出血量，同时极易导致分娩时的并发症和危险性。

　　如果产妇血清中锌含量正常，则可使产程缩短、出血量降低、并发症减少，有利于胎儿顺利娩出和产妇的健康。

　　因此，医学家认为，孕妇在整个孕期及哺乳期内，都应适当补锌。含锌丰富的食物有牡蛎、动物肝脏、肉、蛋、鱼以及粗粮、干豆等。此外，孕妇还可常吃一点儿核桃、瓜子等，也能起到较好的补锌作用。

 孕妇补锌

孕妇每天对锌的摄入量，美国规定11mg/日，中国台湾规定15mg/日。

含锌量丰富的食物（毫克/100克）					
食物	含锌量	食物	含锌量	食物	含锌量
海蛎肉	47.05	小麦胚粉	23.40	乌梅	7.65
鲜赤贝	11.58	山核桃	12.59	芝麻	6.13
牡蛎	9.39	猪肝	11.25	螺蛳	10.27
蚌肉	8.50	口蘑	9.04	香菇	8.57

孕妈妈不可缺碘

　　我国很多地区属于缺碘区，这更易造成孕妇缺碘，这些地区妇女在怀孕前和怀孕中，必须注意补充碘，以免造成缺陷儿出生。但是，如果用碘化盐补充碘时也不可过多，以免引起产后甲状腺功能低下等情况。

　　碘是合成甲状腺素的重要成分，而甲状腺素则会影响全身组织的氧化作用。

　　碘经过消化道进入人体血液后，大部分以甲状球蛋白的形式贮存于甲状腺中，以保证有足够的原料合成甲状腺激素并输送到全身，以满足新陈代谢的需要。

　　怀孕后，由于胎儿生长发育的需要，对碘的需求量会逐渐增加。妊娠12～22周，正是胎儿大脑和神经形成的特定时期，若缺碘，则会造成大脑皮层中主管语言、听觉和智力的部分不能得到完全分化和发育。待分娩后，婴儿可表现出不同程度的聋哑、痴呆、身材矮小、痉挛性瘫痪、智力低下、小头等畸形情况。

孕妈妈不可缺钙

骨骼中的钙和血液中的钙要保持动态平衡。正常血钙为2.25～2.75毫摩尔/升，如低于1.25毫摩尔/升，则可使神经肌肉的兴奋性增高，从而导致手足抽搐。胎儿及婴幼儿在生长发育时期，如果缺少钙就容易患佝偻病。

因孕妇要把一部分钙转移给胎儿，所以对钙的需求量也很高，哺乳的母亲体内的钙通过乳汁输送给婴儿，因此对钙的需求量也很大。孕妇和产妇如果严重缺钙也会发生骨软化症。

孕妇缺钙易出现的问题

★ 抽筋乏力。
★ 关节疼。
★ 头晕。
★ 贫血。
★ 产前高血压综合征。
★ 水肿。
★ 乳汁分泌不足。

由于孕妇自身及胎儿、胎盘对钙的需要增加，故宜及时补充。如果孕妇在膳食中钙摄入量轻度不足或暂时减少，会使母体血液中含钙水平降低，但由于甲状旁腺素分泌增强，可以更多地动用母体骨骼中的钙盐，保持血钙浓度正常，不致影响胎儿骨骼钙化过程。

但如果长期缺钙或缺钙程度严重，不仅可使母体血钙降低，诱发小腿抽筋或手足抽搐，还可导致孕妇骨质疏松，进而产生骨质软化症，胎儿也可能发生先天性佝偻病和缺钙抽搐等现象。

奶和奶制品含钙量比较丰富，而且吸收率也高。鱼罐头（连骨均可食用）、鱼松（连骨粉）、小虾皮等也是钙的良好来源。此外，豆类及其制品也含有较丰富的钙。核桃仁、榛子仁、南瓜子等也含有较多的钙，孕妇可以适当增加食用量。孕妇还可以在医生的指导下服一些钙片和维生素D，这样有利于钙的吸收。

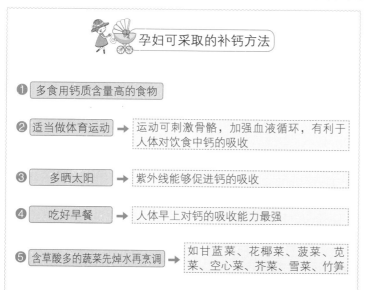

孕妇可采取的补钙方法

❶ 多食用钙质含量高的食物

❷ 适当做体育运动 → 运动可刺激骨骼，加强血液循环，有利于人体对饮食中钙的吸收

❸ 多晒太阳 → 紫外线能够促进钙的吸收

❹ 吃好早餐 → 人体早上对钙的吸收能力最强

❺ 含草酸多的蔬菜先焯水再烹调 → 如甘蓝菜、花椰菜、菠菜、苋菜、空心菜、芥菜、雪菜、竹笋

钙的食物来源

牛奶、酸奶、奶酪、泥鳅、河蚌、螺、虾米、小虾皮、海带、酥炸鱼、牡蛎、花生、芝麻酱、豆腐、松子、甘蓝菜、花椰菜、白菜、油菜等。

孕妈妈应保证睡眠

怀孕4～6个月是孕妇身体负担较轻的阶段，在这期间除了避免重体力劳动以外，多数孕妇都可照常工作、学习和起居，睡眠时间则应适当延长，每晚保证八九个小时，中午加1小时午睡。到怀孕最后1个月，由于子宫明显增大，活动不便，各器官负担加重，为了避免出现高血压、水肿、腰腿痛等现象，更需要充分的睡眠和休息。

临近产期，有些孕妇容易精神紧张甚至会失眠，有时不规律宫缩、胎动也会干扰其入睡，使得孕妇虽然有充分的时间却得不到有效的睡眠。孕妇白天活动，晚间又欲睡不能，精神、体力消耗大，一旦临产，会因疲乏而引起宫缩无力、产程延长等异常情况。

所以，孕妇平常要充分休息，适当活动及睡眠，可以保证其生产时的体力。如晚间实在难以入睡，可间断地口服安定2.5～5毫克催眠，对胎儿没有不良影响。

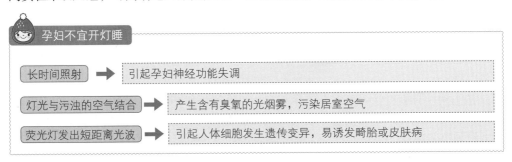

孕妇不宜开灯睡

长时间照射	➡	引起孕妇神经功能失调
灯光与污浊的空气结合	➡	产生含有臭氧的光烟雾，污染居室空气
荧光灯发出短距离光波	➡	引起人体细胞发生遗传变异，易诱发畸胎或皮肤病

孕妈妈睡眠采取什么姿势为好

孕妇睡眠时的姿势很重要。妊娠早期，可以采用自己觉得舒适的姿势，在妊娠中、晚期则要侧卧，最好是左侧卧，避免仰卧。

侧卧位能避免妊娠期子宫对肾脏的压迫，能使肾脏保持充分的血流量，维持肾脏的良好功能，可预防和治疗妊娠高血压综合征（水肿、蛋白尿）。

另外，在怀孕期间取左侧卧位，可以使因妊娠造成的右旋子宫转向前位，以减少因右旋子宫引起的胎位或分娩的异常；还可以避免子宫对下腔静脉的压迫，增加回心血量和心血排出量，减轻下肢水肿，发送子宫和胎盘的血液灌注量，有利于胎儿继续在子宫内生长发育，还有利于减少早产率和胎儿宫内生长迟缓等并发症。孕妇临产前，取侧卧位还可以预防和治疗胎儿宫内窘迫（缺氧）情况。

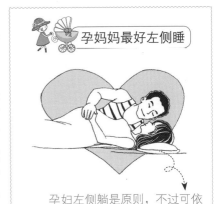

孕妈妈最好左侧睡

孕妇左侧躺是原则，不过可依个人状况调整。如果肚子非常大，不妨两边都放上较软的枕头，这样易翻身。

孕妈妈应学会放松

全身松弛法

无论何时，只要有可能就要休息，不要等到身体实在疲倦时才强迫自己躺下休息。

如有可能，最好每日按下述方法练习两次，共15~20分钟。在饭前不久或饭后1小时左右练习为宜。

仰卧，取舒适位置或用软垫垫着，闭目。注意力集中在右手，收紧一会儿后放松，手掌朝上。觉得手有沉重感和热感时，朝地板或软垫方向按压肘部，放松。此时通过你的身体右侧、前臂和上臂向肩部收紧，耸肩，然后放松。重复做，你会觉得手、臂和双肩有沉重感和热感。

然后双膝翻向外侧，放松臀部，向地板或软垫方向轻压背下部。放松，让气流进入腹部和胸部，使肌肉有沉重感和热感，呼吸应开始慢下来。如未能慢下来，尝试在每次呼吸之间数至2便会慢下来了。

此时放松颈部和颌骨，连同唇部、颌骨下垂，舌头放在口腔底部，面颊放松。对额部和眼周肌肉要特别注意，以消除皱纹。

精神松弛法

通过有规律和缓慢的呼吸清除思想上的焦虑、担心和其他杂念，全神贯注地进行呼吸运动，十分缓慢和均匀地默念"吸气、屏住、呼气"。使愉快意念流通至头部，清除杂念。如出现烦恼，可在呼吸运动中默念"不要有杂念"或全神贯注进行深呼吸运动。

然后紧闭双目，想象诸如清澈的蓝天或平静的蓝色大海等平和、安静的景象。试图想象出愉快和蓝色的景象，因为蓝色已证明是特别能令人松弛的一种颜色。

全神贯注于呼吸运动，要感觉它是如何缓慢和自然。每次呼、吸气都要集中精力，倾听着你的呼吸。

记住要保持脸部、眼睛和前额肌肉松弛，并使前额有凉感。

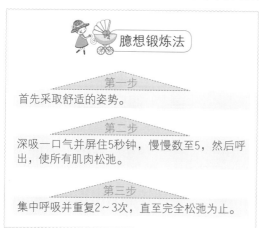

臆想锻炼法

第一步

首先采取舒适的姿势。

第二步

深吸一口气并屏住5秒钟，慢慢数至5，然后呼出，使所有肌肉松弛。

第三步

集中呼吸并重复2~3次，直至完全松弛为止。

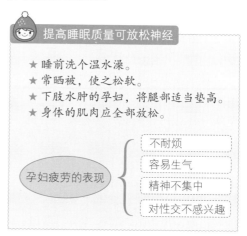

提高睡眠质量可放松神经

★ 睡前洗个温水澡。
★ 常晒被，使之松软。
★ 下肢水肿的孕妇，将腿部适当垫高。
★ 身体的肌肉应全部放松。

孕妇疲劳的表现
- 不耐烦
- 容易生气
- 精神不集中
- 对性交不感兴趣

孕4月注意事项

进入妊娠黄金期，孕妈妈还须注意什么事呢？衣食住行，方方面面的细节，都要顾及到，不可心存大意。

怀孕后应慎吃的食物

适宜的食品有助于胎儿生长发育及智力提高，相反，饮食不当同样会对胎儿造成不良影响。从这一点出发，孕妇为了腹中胎儿的安全与健康应"忌口"，在食品选择上要有所牺牲，"忍痛割爱"。下述各类食品对胎儿不利，孕妇不宜食用。

孕妇慎吃的食物	
油腻食物	油炸品、肥肉、烧烤
含有酒精的饮品	菠萝啤、葡萄酒、果酒等
生制食品	生鱼、生肉、生鸡蛋以及未煮熟的肉类
腌熏制品	香肠、腌肉、熏鱼、熏肉等
可疑的食物	不新鲜的肉、鱼、贝壳类动物、霉变的花生
过多的糖类	奶油、糖果、糕点、巧克力等含热量较多的食品
辛辣食品	葱、姜、蒜、辣椒、芥末、咖喱粉等

孕妈妈不宜多吃菠菜

说起少吃菠菜可能人们会有些诧异，菠菜富含铁质，可以补血，又富含维生素C等多种营养，孕期本应该多吃，为什么要少吃呢？

研究表明，菠菜里虽然含有铁，但并不多，它还含有大量的草酸，而草酸对锌、钙等微量元素有着不可低估的破坏作用。钙和锌是人体不可缺少的无机盐，如果被草酸大量破坏，就会使孕妇体内缺钙缺锌。儿童一旦缺钙，就可能发生佝偻病、鸡胸、罗圈腿以及牙齿生长迟缓等现象。所以，孕妇过多食用菠菜对胎儿发育无疑是不利的。

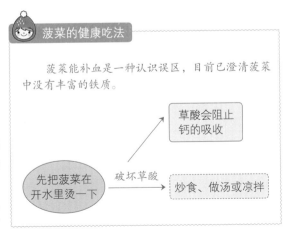

菠菜的健康吃法

菠菜能补血是一种认识误区，目前已澄清菠菜中没有丰富的铁质。

先把菠菜在开水里烫一下 — 破坏草酸 → 炒食、做汤或凉拌

草酸会阻止钙的吸收

孕妈妈要少吃山楂食品

众所周知，山楂（亦称红果）是一种天然植物，食用后有开胃消食的作用，酸甜可口，大多数人都爱吃。

无论从生理需要还是从营养学的角度来看，孕妇在妊娠期喜吃酸味食物是有一定科学道理的。但是，千万要注意，就山楂来说，无论是鲜果还是干片，虽然酸甜可口，但孕妇不宜多吃。

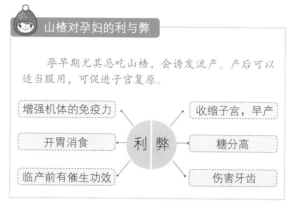

山楂对孕妇的利与弊

孕早期尤其忌吃山楂，会诱发流产。产后可以适当服用，可促进子宫复原。

增强机体的免疫力　收缩子宫，早产
开胃消食　利　弊　糖分高
临产前有催生功效　伤害牙齿

现已证明，山楂对孕妇的子宫有促兴奋作用，可促使子宫收缩。倘若孕妇过量食用山楂食品，就有可能刺激子宫收缩，甚至导致流产。尤其是过去有过自然流产史或是怀孕后有先兆流产症状的孕妇，更要格外注意，不要食用山楂食品。

孕妈妈不宜多吃速食品

方便食品吃起来既方便又有滋味，即使怀孕了，仍有很多孕妇喜欢吃。不少母亲过分依赖方便食品，尤其是在怀孕的前3个月，其实这样做是错误的。

这种饮食的结果是虽然吃了足量的蛋白质，但却使孕妇的体内缺乏了必需的脂肪酸，脂肪酸是胎儿大脑发育所需的重要营养成分。而且，孕早期如果要形成良好的胎盘及丰富的血管，就特别需要脂肪酸，因为多种不饱和脂肪酸是形成胎儿血管和神经等细胞的组成成分，严重缺少脂肪酸的胎儿会发育不良。

所以孕妇在调剂饮食时，一定不要怕麻烦，要遵照医嘱制订出丰富多样的食谱。

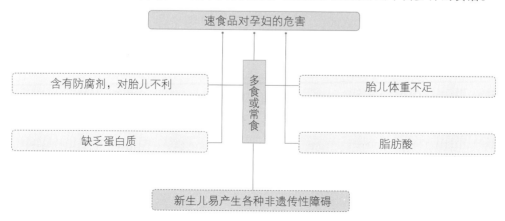

速食品对孕妇的危害

含有防腐剂，对胎儿不利　多食或常食　胎儿体重不足
缺乏蛋白质　脂肪酸
新生儿易产生各种非遗传性障碍

孕妈妈不宜多吃水果

很多怀孕的妇女认为，多吃水果可增加营养，不会令人发胖，生出的小孩皮肤细腻白嫩，其实不然。

水果中90%是水分，此外还含有果糖、葡萄糖、蔗糖和维生素等。这些糖类很易消化吸收，一个中等大小的苹果能产生420～820千焦的热量，相当于一碗米饭所产生的热量。果糖和葡萄糖经代谢还可转化为中性脂肪，不但会促使体重迅速增加，而且易引起高脂血症。

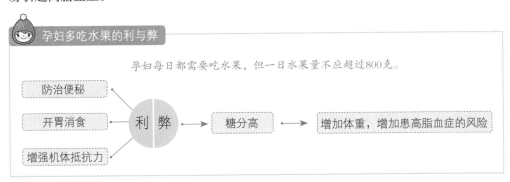

孕妇多吃水果的利与弊

孕妇每日都需要吃水果，但一日水果量不应超过800克。

防治便秘
开胃消食　→　利｜弊　→　糖分高　→　增加体重，增加患高脂血症的风险
增强机体抵抗力

孕妈妈不宜多吃油条

在美国长岛地区，长期流行着一种震颤麻痹性神经系统的疾病，后经过科学家化验，发现当地土壤中铝的含量高得惊人。有人用含铝高的饲料喂养动物或直接把铝注入猫的脑内，结果这些动物都变成了痴呆。也有科学家解剖了一些因痴呆而死亡的病人，同样发现其大脑中含有高浓度的铝元素，最高者可达正常人的30倍以上。由此判断，铝超量对人的大脑是极为不利的。

油条在制作时需要加入一定量的明矾，而明矾正是一种含铝的无机物。一般来讲，吃两根油条就会使你摄入3克左右的明矾。这样明矾就会在身体里蓄积，天长日久，体内会积累高浓度的铝。这些明矾中的铝通过胎盘侵入胎儿的大脑，会使其形成大脑障碍，增加智力低下儿的发生率。

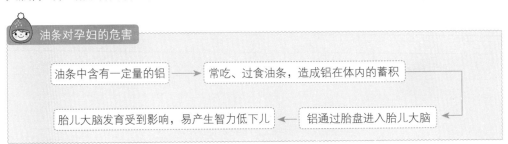

油条对孕妇的危害

油条中含有一定量的铝　→　常吃、过食油条，造成铝在体内的蓄积

胎儿大脑发育受到影响，易产生智力低下儿　←　铝通过胎盘进入胎儿大脑

孕妈妈不宜多吃鸡蛋

鸡蛋营养丰富，许多体虚、大病初愈者及产妇都喜欢多吃鸡蛋，以补充营养，增强体质。然而，过多吃鸡蛋会导致蛋白质中毒综合征。

体虚、大病初愈者及产妇肠胃机能都会有所减退，若在此时大量食用鸡蛋，就会增加其消化系统的负担。如果体内蛋白质含量过高，在肠道中就会造成异常分解，从而产生大量的氨。

这种氨是有毒的，一旦氨溶于血液中，未完全消化的蛋白质也会在肠道中腐坏，分解出羟、酚、吲哚等化学物质，这些化学物质对人体毒害很大。因此，就会出现上述的症状。

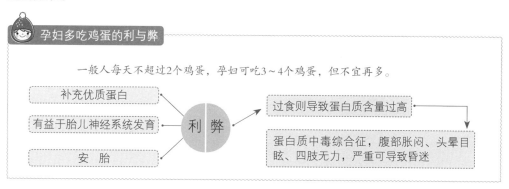

孕妇多吃鸡蛋的利与弊

一般人每天不超过2个鸡蛋，孕妇可吃3~4个鸡蛋，但不宜再多。

- 补充优质蛋白
- 有益于胎儿神经系统发育
- 安胎

利 弊

- 过食则导致蛋白质含量过高
- 蛋白质中毒综合征，腹部胀闷、头晕目眩、四肢无力，严重可导致昏迷

孕妈妈不宜喝浓茶

浓茶含有高浓度鞣酸，在肠道内易与食物中的铁、钙结合沉淀，影响肠黏膜对铁和钙的吸收利用，其可诱发缺铁性贫血以及低钙血症，从而影响胎儿生长发育。

此外，浓茶内所含的茶碱浓度高达10％左右，会加剧孕妇的心跳和排尿，增加孕妇的心、肾负担，诱发妊娠高血压综合征等，不利于母体和胎儿的健康。

临产前如饮过多的浓茶，可引起失眠，导致产妇精疲力竭，宫缩无力，造成难产。哺乳期妇女过度饮浓茶，浓茶里的高度鞣酸被肠黏膜吸收进入血液循环后，会产生收敛和抑制乳腺分泌的作用，造成乳汁分泌不足，影响哺乳。所以，孕妇不宜饮浓茶。

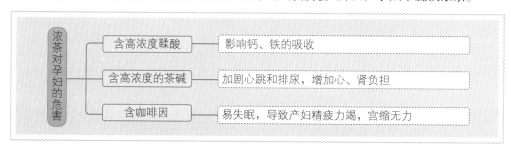

浓茶对孕妇的危害

- 含高浓度鞣酸 —— 影响钙、铁的吸收
- 含高浓度的茶碱 —— 加剧心跳和排尿，增加心、肾负担
- 含咖啡因 —— 易失眠，导致产妇精疲力竭，宫缩无力

孕妈妈不宜多饮汽水

孕妇不宜经常饮用汽水，因为过量饮用汽水可能会导致缺铁性贫血。

汽水中含有磷酸盐，其进入肠道后能与食物中的铁发生化学反应，形成难以被人体吸收的物质排出体外，所以大量饮用汽水会大大降低血液中的含铁量。

在正常情况下，食物中的铁本来就很难被胃肠道吸收，在怀孕期间，孕妇本身和胎儿对铁的需求量比任何时候都要多，如果孕妇过多饮用汽水，势必会导致缺铁，从而影响孕妇的健康及胎儿的发育。

另外，充气性汽水内含有大量的钠，若孕妇经常饮用这类汽水，会加重水肿。由此可见，孕妇不宜经常饮用汽水。

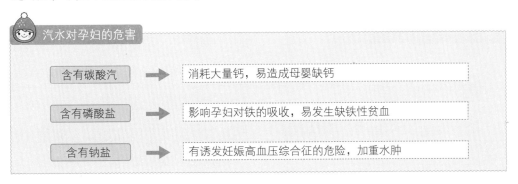

汽水对孕妇的危害

含有碳酸汽	消耗大量钙，易造成母婴缺钙
含有磷酸盐	影响孕妇对铁的吸收，易发生缺铁性贫血
含有钠盐	有诱发妊娠高血压综合征的危险，加重水肿

孕妈妈不宜睡席梦思床

孕妇的脊柱较平常人的前曲更大，睡席梦思床及其他高级沙发床后，会对其腰椎产生严重影响。仰卧时，其脊柱呈弧形，使已经前曲的腰椎小关节的摩擦力增加；侧卧时，脊柱也会向侧面弯曲。长此下去，会使脊柱的位置失常，既不能消除疲劳，又不利于生理功能的发挥，并可引起腰痛。

同时，孕妇仰卧时，增大的子宫会压迫腹主动脉及下腔静脉，导致子宫供血减少，对胎儿不利，甚至会出现下肢、外阴及直肠静脉曲张现象，有些人因此而患上了痔疮。当右侧卧位时，上述压迫症状消失，但胎儿会压迫孕妇的右输尿管，易患肾盂肾炎。左侧卧位时上述弊处虽可避免，但可造成心脏受压、胃内食物排入肠道受阻，同样不利于孕妇健康。

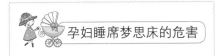

孕妇睡席梦思床的危害

★ 易致脊柱的位置失常。

★ 不利于翻身。

★ 压迫腹部，子宫供血减少，对胎儿不利。

注：孕妇的床最好是棕绷床，上铺9厘米厚的棉垫或褥子为宜，既柔软，又利于翻身和活动。

孕妈妈不宜睡电热毯

很多人喜欢用电热毯保暖，但孕妇不宜使用，以免造成下一代大脑发育不良。

这是因为：当人们使用电热毯时，由于人体和电热毯之间存在着电容，因此即使是绝缘电阻完全合格的电热毯，也会有感应电压产生并作用于人体。人体与电热毯之间的感应电压可达到40~70伏特，且有15微安的电流强度。这个电流虽小，但由于电热毯紧贴在孕妇身下，对处于发育阶段的胎儿可能存在潜在的危险，最易导致各种器官畸形，同时对胎儿大脑发育不利，会使出生后的婴儿智力低下。

因此，为了下一代的健康，孕妇还是不要使用电热毯为好。如需取暖，可以采用其他方法。

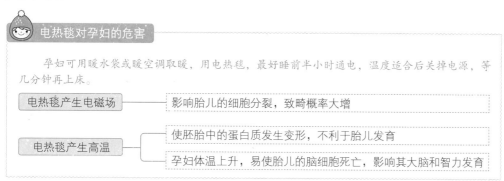

电热毯对孕妇的危害

孕妇可用暖水袋或暖空调取暖，用电热毯，最好睡前半小时通电，温度适合后关掉电源，等几分钟再上床。

电热毯产生电磁场 —— 影响胎儿的细胞分裂，致畸概率大增

电热毯产生高温 —— 使胚胎中的蛋白质发生变形，不利于胎儿发育

—— 孕妇体温上升，易使胎儿的脑细胞死亡，影响其大脑和智力发育

孕妈妈不宜忽视午睡

妊娠妇女的睡眠时间应比平常多一些，如平常习惯睡8个小时，在妊娠期以睡到9个小时左右为好。增加的这一个小时的睡眠时间最好加在午睡上。即使在春、秋、冬季，也要在午饭后稍过一会儿躺下，舒舒服服地睡个午觉。睡午觉主要是可以使孕妇神经放松，消除劳累，恢复体力。特别是孕妇感到消化不良、食欲不佳或血液循环不好时，更应该注意午睡。午睡时，选择适宜自己的睡姿，脱下鞋子，把双脚架在一个坐垫上以抬高双腿，然后全身放松，这样休息效果更好。

孕妇的睡眠时间安排

★ 每天比怀孕前多睡觉 1 小时。

★ 午饭后半小时可躺下睡觉。

★ 睡眠时间可长可短，半小时到 1 小时，或更长。

★ 其余感到劳累的时候，也可躺下休息。

孕妈妈要选择合适的鞋子

大多数孕妇怀孕3个月后，大脚趾下面会出现水肿现象；6个月后，整个脚水肿得如同平脚；妊娠后期腿脚水肿得难以维持走路时的平衡。孕妇体重的增加使血液循环不畅，脚底会有沉重的压迫感，从而加剧了腰痛。因此，准妈妈选择鞋子时应注意以下几点：

妇女怀孕后，身体有了变化，肚子一天一天增大，体重增加，身体的重心前移，站立或行走时腰背部肌肉和双脚的负担加重，如果再穿高跟鞋，就会使身体站立不稳，容易摔倒。

另外，因孕妇的下肢静脉回流常常会受到一定影响，站立过久或行走较远时，双脚常有不同程度的水肿。由于高跟鞋鞋底、鞋帮较硬，此时穿高跟鞋不利于下肢血液循环。因此，孕妇不宜再穿高跟鞋。

如果鞋跟高了，再加之脚部水肿，走路不稳，有可能引起腹坠感，腰部酸痛。如果穿平底鞋，孕妇会更难行走，行走产生的震动会直接传到脚上，站立或行走过久还会引起脚跟痛。因此，孕妇所穿的鞋鞋跟高度应该为2~3厘米，以选择柔软而有弹性的坡跟鞋最为理想。可用2~3厘米厚的棉花团垫在脚心部位作为支撑。鞋子的宽窄、大小均要合适，重量要轻。孕妇从怀孕6个月后，应选穿比自己的脚稍大一点的鞋为宜。

在选材上，孕妇不应选用合成革、皮、尼龙等材料做的鞋，最好是羊皮鞋或布鞋。孕晚期脚部水肿，要穿松紧性稍大一些的鞋子。脚背要与鞋子紧密结合，有能牢牢支撑身体的宽大后跟，鞋底应带有防滑纹。

孕妇选鞋子要领

在怀孕期间穿什么样的鞋对准妈妈的身体健康来说尤为重要，这是由孕妇的生理特点所决定的。

孕妇弯腰系鞋带不方便

应穿容易穿脱的轻便鞋

鞋要松软、透气性好

不选合成革、皮、尼龙等材质，宜选羊皮鞋或布鞋

★不能穿高跟鞋。
★不能穿平底鞋。
★不穿凉鞋和拖鞋。

能正确保持脚底的弓形部位

可用2~3厘米厚的棉花团垫在脚心部位作为支撑

孕期外出旅行注意事项

一般来讲，在胎盘尚未发育完全的怀孕初期以及容易发生阵痛与早产的怀孕后期，都不适合去旅行。如果一定要去旅行，最好是选择怀孕16～28周的安定期去，而且要做好充分准备，以保证安全健康。

在出发前应到进行产前检查的医院就诊一次，向医生介绍整个行程计划，然后征求医生的意见，看是否能够出行。如果医生认为健康状况好方可旅行，并请医生帮助准备必须携带的药品。

怀孕期间的旅行，应以避免过度疲劳为重要原则。因此，在制订旅行计划的时候，行程的安排不宜太过紧凑，而且要避免单独外出。如果到比较远的地方去旅行，中途最好能够休息一个晚上。交通工具若是震动得非常厉害，就很容易引起早产。因此，最好尽量避免搭乘震动得厉害的交通工具。

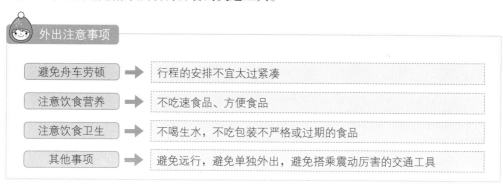

外出注意事项

避免舟车劳顿	→	行程的安排不宜太过紧凑
注意饮食营养	→	不吃速食品、方便食品
注意饮食卫生	→	不喝生水，不吃包装不严格或过期的食品
其他事项	→	避免远行，避免单独外出，避免搭乘震动厉害的交通工具

怎样防止流产

流产是指妊娠28周以前妊娠中断的现象，怀孕16周以前是最易发生流产的时期，所以必须特别小心。

当孕妇有出血及下腹痛类似流产的情形发生时，一定要立刻安静地躺下来。如果是发生流产的情形，只要安静地卧床休息，有七成左右的人都可以避免流产。若是出血及腹痛的情形愈来愈严重，必须立刻到医院接受治疗。

有流产的情形发生时，何时到医院才适当呢？一般而言，在少量出血的情形下，必须安静地卧床休息，并且打电话向医生请教。出血量很多并伴有阵痛时，则必须立刻到医院就诊。尤其是有过流产史及习惯性流产的人，应尽早用一些黄体素来安胎，则可以避免流产。

防治流产的措施

不要拿重的东西。

避免精神上的压力。

减少外出的次数。

不要压迫下腹部。

小心性生活。

拿取地板上的东西时，要先蹲下。

避免激烈的运动。

不要让下腹部着凉。

上下楼梯要避免摔跤。

适合孕4月的胎教

本月胎儿对光线的反应比较灵敏，因而，准父母可以适当实施视觉胎教。不过，光照时间不宜过长，也不宜用强光。当然，胎教方式多种多样。此外，孕妇应继续补充营养，以满足胎儿快速成长的需要。

让胎宝宝感受到浓浓的爱意

正常情况下，在怀孕3个月左右，胎儿即开始活动，但由于活动幅度很小，因此只能借助B超才可以观察到。当胎儿发育到4个月时活动能力会大增，活动项目也十分丰富，如吮吸手指、握拳、伸腿、眯眼、吞咽羊水等。甚至一些比较敏感的孕妈妈在孕4月即可感觉出胎动了，此时就可以给胎宝宝以温柔的爱抚。

适时、适当地对胎儿进行爱抚，能激发胎儿运动的积极性，促进胎儿的身心发育。研究结果表明，胎儿活动的差异直接影响着他们出生后的活动能力。凡是在母体内受过爱抚的胎儿出生后翻身、爬行、坐立、行走及跳跃等动作都明显早于一般的孩子。因此，对胎儿进行爱抚确实不失为一种积极有效的胎教手段。

最初抚摸胎儿，由于胎儿的月份还小，孕妈妈很难感觉到胎儿所反馈的信号。而随着孕龄的增加，胎儿的活动能力进一步增强，孕妈妈渐渐地就会发觉，每当抚摸腹内的小家伙，他就会用小手来推或用小脚来踢孕妈妈的腹部。

一般过了孕3月，就可以开始进行抚摸胎教了。爱抚胎儿可在胎儿发脾气胎动激烈时，或在各种胎教方法之前进行。具体做法如下：孕妈妈仰卧于床上，或选择一个舒服的坐姿，全身尽量放松，呼吸匀称，心平气和，面部呈微笑状。先用双手在腹部来回抚摸，并观察胎儿的反应。开始时动作宜轻，时间宜短，2分钟就可以了。几周后，胎儿就逐渐地适应了这种训练方法，能积极做出一些相应的反应。这时，可稍微加大抚摸量，每次以5分钟为宜。

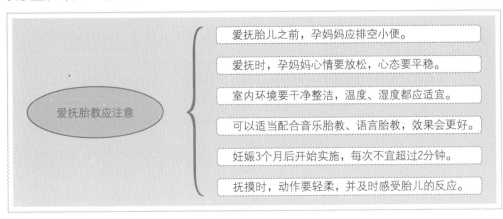

爱抚胎教应注意

- 爱抚胎儿之前，孕妈妈应排空小便。
- 爱抚时，孕妈妈心情要放松，心态要平稳。
- 室内环境要干净整洁，温度、湿度都应适宜。
- 可以适当配合音乐胎教、语言胎教，效果会更好。
- 妊娠3个月后开始实施，每次不宜超过2分钟。
- 抚摸时，动作要轻柔，并及时感受胎儿的反应。

和胎儿对话

妊娠第4个月的胎儿已经产生最初的意识，不仅母亲胸腔的振动可以传递给胎儿，而且母亲的说话声也可以被胎儿听到。如果胎儿通过听觉和触觉感受到来自父母的呼唤，这对促进胎儿的身心发育具有十分有益的影响。根据胎儿的这种能力，父母就应抓住这一时机与胎儿进行对话，这是一种积极有益的胎教手段。

对话可从孕4月开始，要求父母双方共同参与，每天定时刺激胎儿，每次时间不宜过长，1分钟足够。

由于胎儿还没有关于这个世界的认知，不知道谈话的内容，只知道声音的波长和频率，而且，他并不是完全用耳朵听，而是用他的大脑来感觉，因此，母亲要呼吸顺畅，排除杂念，心中只想着腹中的宝宝，把胎儿当成一个站在自己面前的活生生的孩子，娓娓道来，这样才能收到预期的效果。

从胎儿对话的研究中发现，胎儿更喜欢听父亲的声音。男性的声音更富于魅力和感染力，父亲的声音有磁性、低沉浑厚，使胎儿更感到安全有依靠。应该特别提醒未来的父亲，父亲对胎儿讲话，不仅可安慰胎儿，还会安慰孕妈妈。

给胎儿讲故事应注意

1
　给胎儿讲故事时，切忌单一化，应尽可能地选择多种多样的图书。

2
　讲故事前，孕妈妈应先在脑海中形成一幅图像，并将信息传达给腹中的胎儿。

3
　讲述时，孕妈妈应保持平静的心态，以便更好地与胎儿沟通。

孕妈妈多与胎儿对话

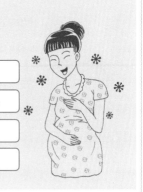

▶ 母子对话，可以从妊娠第4个月开始。

▶ 准爸爸应该积极参与对话，因为爸爸的声音对胎儿很有吸引力。

▶ 内容丰富多样，如聊天、讲故事、唱歌。

▶ 对话时，准爸妈要融入感情，语调轻柔、温和。

给胎儿讲一些意境优美的故事

孕妇给胎儿讲一些意境优美、主题鲜明的故事，能起到语言胎教的作用，还能提高胎儿的文学修养，陶冶胎儿的情操。现在让孕妇带着胎儿感受灰姑娘的美丽与善良吧！

灰姑娘是一个虔诚而又善良的女孩，从小妈妈就病逝了，埋在了榛树下。爸爸娶了一个后母，这个后母有两个女儿，她们外表美丽，但内心丑陋。她们让灰姑娘做女佣，给她换上灰色的旧外套，还嘲笑她。灰姑娘每天天不亮就起来担水、生火、做饭、洗衣，晚上累得筋疲力尽时，就在炉灶旁边的灰烬中睡着了。她身上沾满了灰烬，被叫作灰姑娘。她很善良，经常给小鸟和老鼠东西吃，并成了好朋友。

国王为了给王子选王妃举办了一个大宴会，家里人都去了，只留下灰姑娘一个人悲伤地坐在榛树下哭泣。她的朋友小鸟，为她带了一套金银丝线礼服和一双舞鞋。老鼠们帮她收拾打扮，叮嘱她在12点之前回来。

灰姑娘来到舞厅，她非常高雅、漂亮。她的后母与姐妹都认不出她，以为她一定是一位公主，根本就没有想到她就是灰姑娘。

王子看到灰姑娘，很快向她走来，两人跳起舞来……

灰姑娘要回家时，王子提出送她。灰姑娘假装同意，却悄悄地溜走了，由于走得太匆忙，她竟把左脚的舞鞋失落在楼梯上了。

王子拾起舞鞋，并对父亲说："我要娶正好能穿上这只舞鞋的姑娘。"王子四处寻找，一日来到灰姑娘家里，灰姑娘的两个姐妹争先恐后地试穿那只舞鞋，可她们的大脚根本穿不进去。王子问她的父亲："你还有女儿吗？"父亲说："没有了，只有我前妻生的一个邋遢女儿，她不可能是新娘。"然而，王子一定要她试试。灰姑娘洗干净后，很有教养地向王子行礼。王子把舞鞋拿给她穿，鞋子穿在她脚上就像专门为她做的一样。

王子走上前认出了她，马上兴奋地说："这才是我真正的新娘。"继母和她的两个姐妹大吃一惊。他们一起向王宫走去，过上了幸福的生活。

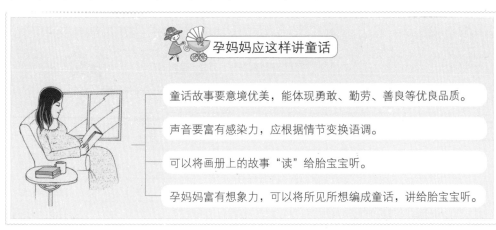

孕妈妈应这样讲童话

童话故事要意境优美，能体现勇敢、勤劳、善良等优良品质。

声音要富有感染力，应根据情节变换语调。

可以将画册上的故事"读"给胎宝宝听。

孕妈妈富有想象力，可以将所见所想编成童话，讲给胎宝宝听。

感受音乐的魅力

胎教音乐分为给孕妈妈听的和给胎儿听的两种。怀孕前3个月时，胎儿自己并不能真正听到音乐，所以基本上都是孕妈妈听音乐。优美和缓的音乐可以使孕妈妈因妊娠反应而产生的烦躁不安心理得到慰藉，从而保持一种宁静、愉悦的心情，有利于胎儿的成长发育。

到怀孕的第4个月时，胎儿的听觉感受能力明显提高，已经能够听到外界的声音了，也就能听到音乐了。胎儿的周围有妈妈的心跳声、肠鸣声以及外界的各种声音，这些声音激起了胎儿极大的好奇心。

因此，从这时起，给孕妈妈和胎儿听的音乐可以丰富一些，种类也可多一些。而且，孕妈妈听音乐时，可以一边轻轻地抚摸腹部，一边讲音乐中的场景描述给胎儿。胎教音乐的节奏宜平缓流畅，不带歌词，乐曲的曲调应温柔甜美。准爸爸低音唱歌、大提琴独奏曲或低音歌声和乐曲等，胎儿最容易接受。另外，孕妈妈亲自哼唱歌曲也会有很好的效果。同时，孕妈妈还可以给胎儿介绍大自然中的各种声音，比如在散步或郊游时，把流水的声音说给胎儿听，这些声音也会讨得胎儿的喜欢。

进入怀孕中期，孕妈妈除了可继续听早孕期听的乐曲外，还可再增添些乐曲，尤其是柴可夫斯基的《B小调第一钢琴协奏曲》，曲调中充满了青春与温暖的气息，可以使孕妈妈和胎儿都得到情感上的满足。

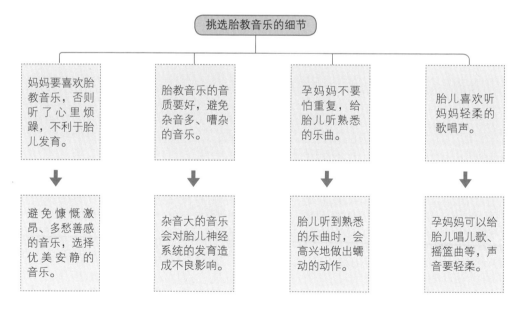

挑选胎教音乐的细节

妈妈要喜欢胎教音乐，否则听了心里烦躁，不利于胎儿发育。	胎教音乐的音质要好，避免杂音多、嘈杂的音乐。	孕妈妈不要怕重复，给胎儿听熟悉的乐曲。	胎儿喜欢听妈妈轻柔的歌唱声。
避免慷慨激昂、多愁善感的音乐，选择优美安静的音乐。	杂音大的音乐会对胎儿神经系统的发育造成不良影响。	胎儿听到熟悉的乐曲时，会高兴地做出蠕动的动作。	孕妈妈可以给胎儿唱儿歌、摇篮曲等，声音要轻柔。

给宝宝唱歌

给胎儿唱歌不是登台表演，不需要你五音俱全，音乐细胞丰富，要的只是对胎儿的一片深情。所以，对于那些平时不喜欢唱歌或者认为自己唱歌很难听的孕妈妈来说，也可以为胎儿唱上一曲，把自己愉快的心情通过歌声传递给胎儿，使胎儿分享你喜悦的心情。唱的时候尽量使声音往上腹部集中，把字咬清楚，唱得甜甜的，胎儿一定会十分喜欢。

为胎儿唱一些儿歌是一种不错的选择，这能让胎儿提早感受"童年"的乐趣。比如，可轻轻哼唱《小燕子》：小燕子穿花衣，年年春天来这里，我问燕子为啥来，燕子说这里的春天最美丽。小燕子告诉你，今年这里更美丽，我们盖起了大工厂，装上了新机器，欢迎你长期住在这里……

有专家称再好的音乐胎教都不如孕妈妈口中哼唱的歌声，因为孕妈妈的歌声可以为胎儿带来听觉与情感两方面的满足。而且，孕妈妈唱歌时，能给胎儿带来机体上的物理震动，还能让胎儿尽情享受到母爱的感觉，这是音响里播放出的音乐所不具备的。

孕妈妈经常唱歌给胎儿听，能够给胎儿提供非常重要的记忆印象，既有利于胎儿体格的健康成长，也能够促进胎儿的智力发育。

值得注意的是，如果孕妈妈能够做到一边唱一边给胎宝宝即兴编一段有关所唱歌曲的童话故事，这样，和胎宝宝的互动和交流就会更密切了。

 为胎宝宝唱摇篮曲

孕妈妈要适当地为宝宝唱摇篮曲，要熟悉宝宝喜欢的曲子。通常，胎宝宝不喜欢歌词复杂的歌曲，而喜欢那些简单、优美的歌曲。这就要求孕妈妈在选歌曲时，要选择简短且韵律优美的歌曲，并且让胎宝宝渐渐地熟悉歌曲。不要担心胎宝宝讨厌一首不断重复的曲子，相反这恰恰能吸引胎宝宝的注意力。比较适合作为摇篮曲的歌曲有《小燕子》《摇篮曲》《小星星》等，这些歌十分有利于对胎宝宝进行催眠。

妈妈的歌声最动听

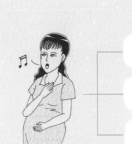

孕妈妈唱歌时能引发声带振动，进而净化身体，增强心肝脾肾肺等身体器官的功能。

孕妈妈的歌声可以很好地锻炼肺部，增加肺活量、血液含氧量，更好地促进胎儿发育。

唱歌也能调整人的情绪，维持孕妈妈的神经内分泌系统，为胎儿创造更好的发育环境。

动手做几个漂亮的小玩具

如今，如果能够穿着妈妈亲手做的衣服，或者有一件妈妈亲自制作的小玩具，是一件非常幸福的事情。很多孕妈妈在宝宝出生前，会迫不及待地为宝宝做衣服，制作玩具。

孕妈妈还可以给宝宝做衣服

孕妈妈还可以为宝宝做一些可爱的鞋子、帽子、衣裤、包被、儿童靠枕、口水巾等，可以用毛线制作，也可以用棉布制作。与商店买来的衣服相比，既舒适，又安全，重要的是里面包含了妈妈浓浓的爱意。

在度过孕期的日子里，孕妈妈闲下来的时候，可以试着动手设计和制作几件能和未来宝宝一起玩的小玩具，是一件非常不错的事情。在动手的过程中可以听一些和谐、愉悦的胎教音乐，既能忘却身体上和心理上的不适感，还能锻炼自己的耐心和爱心。当然，如果孕妈妈觉得身体非常不舒服，可先暂时停止，等身体舒服时再继续，不要勉强自己。

那么该制作些什么呢？

卡通玩偶、布娃娃、儿童靠垫这些实用又美观的家庭用品，将来宝宝出生后肯定能派上用场，而且是孕妈妈精心设计制作的独特一份，饱含着孕妈妈在孕期对于宝宝的爱意和期待！

从实用性和趣味性相结合的原则出发，孕妈妈可以充分调动自己的想象力、创造力来实施，旧挂历纸可以制成色彩纷呈的风铃；废饮料瓶也能做成发声响的风铃；蛋壳可以涂成色彩鲜艳夺目的小小卡通人物……类似的设计活动，需要配合多种感官做综合活动，动手又动脑，适合孕妈妈。

这种看似简单的创作过程，能促进胎宝宝脑发育；设计动手的过程，令孕妈妈充满愉悦。听着胎教音乐，一边做一边想象未来宝宝出生后母子一起使用和玩这些玩具的过程，温馨和喜悦会令人沉浸于其中，这便是孕妈妈带给胎儿的胎教内容！

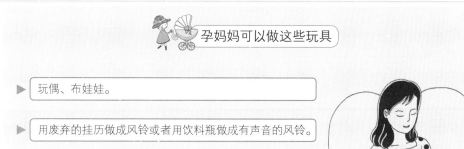
孕妈妈可以做这些玩具

▶ 玩偶、布娃娃。

▶ 用废弃的挂历做成风铃或者用饮料瓶做成有声音的风铃。

▶ 可以将鸡蛋壳涂成可爱的卡通人物。

▶ 用旧衣服做成指偶或卡通书。

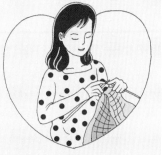

静下心来动动笔

为了规避辐射，孕妈妈是需要尽量少接触电脑的，所以习惯了使用电子科技产品的年轻时尚的孕妈妈们，此时就要适当地告别这些电子产品了。孕妈妈们不妨买一本日记本，闲暇之余坐下来动动笔。当手中的笔在欢快地记录着孕妈妈的心曲时，孕妈妈的心情肯定也会豁然开朗。在这样的环境下，胎儿怎么能不健康地成长？这怎么不是很好的胎教内容呢？

为宝宝写一篇日记

也许孕妈妈平时工作很忙，好久没有静下心来写过什么东西。不过，孕妈妈完全可以在孕期这个比较清闲的时期，写一篇心情日记或者写一首小诗，让诗情画意充满心间，或者为胎儿写一些欢快可爱的小儿歌。孕妈妈不用担心自己写得不好，只要写出对胎宝宝的爱、写出自己真实的感受就行了。

静心练习书法

孕妈妈可以去书店买一本钢笔或者毛笔字的书法临摹字帖，每天练上一页或两页，这样慢慢地积累下来，既可以培养自己认真细致的态度，培养出高雅乐观的情趣，也可以为胎宝宝提供一种良好的生长环境。

对于孕妈妈来说，拥有一个安静、平和的心境非常重要，如果这种心境以一种高雅的形式——练书法表现出来，那自然是让自己和腹中的胎宝宝都受益匪浅。练书法有安定情绪、陶冶性情、提升人文素养等多重功能。孕妈妈练习书法，能够使心境平和、血气通畅，进而使人精力旺盛，免疫力提高。同时，也会在不知不觉中提升孕妈妈的气质，陶冶性情，使孕妈妈看起来优雅从容。

练习时不要久站

需要注意的是，孕妈妈不要长久站立着练习书法，因为这样会加重双腿的负担，导致孕妈妈身体疲劳，不利于身心健康。

孕妈妈练习书法的好处

★ 既能陶冶情操，调整心情，又能提升个人气质。

★ 孕妈妈心情愉快，进而为胎儿的发育提供良好的环境。

★ 练习书法要求手眼到位，看似贯力于手腕，其实需要调动全身的经脉来进行，有助于强身健体。

★ 练字不是最终目的，能够让自己拥有好心情才是最重要的，最终都是为了胎宝宝能够健康发育，安心成长。

孕妈妈怎样练习书法

◇ 可以选择钢笔或毛笔字的书法临摹贴进行练习。

◇ 在选择临摹贴的时候，如果能够选用一些唐诗宋词或者儿歌的字帖，一边练习一边给胎宝宝念诗会更加有趣。

◇ 练习书法的时候可以适当地站立一下，对于总是躺着或者坐着的孕妈妈来讲，也是个不错的锻炼方法。

欣赏文学作品

读一本好书，就如同在和一个精神高尚的人交谈。书中的语言、情节、描写的画面，会让人精神为之一振。因此，孕妈妈在闲暇之时，可以适当阅读一些优美的文学作品，这既是提升自我修养的一种好方法，也是行为胎教的一个重要方面。

一般不建议孕妈妈读长篇小说。因为长篇小说中充满着缠绵悱恻的伤感，或人生坎坷的境遇，或血腥的暴力凶杀，会使孕妈妈的情感融于其中，有些感情丰富的孕妈妈甚至会大喜大悲，这对胎儿十分不利，所以孕妈妈最好不要读这类文学作品。而且，也不建议孕妈妈阅读趣味低、庸俗的小说。这类作品不利于孕妈妈情绪的稳定，也不利于高尚情操的培养。

为此，孕妈妈应读一些使人乐观向上、轻松愉悦的书籍。比如《居里夫人传》《三毛流浪记》《钢铁是怎样炼成的》《塞外风情》，以及《安徒生童话》《格林童话》等。

适合孕妈妈读的文学作品有很多，比如古今中外的优秀散文就很不错，很多意境优美、韵味悠长的散文也非常适合孕妈妈。这些散文思想境界较高，情景交融，感情细腻，易引起孕妈妈的共鸣。像陶渊明的《桃花源记》、杨朔的《荔枝蜜》、柳宗元的《永州八记》、朱自清的《春》和《荷塘月色》、老舍的《济南的冬天》、冰心的《小橘灯》等都是不错的选择。

另外，那些不悲怆、不伤感的诗词也可以作为陶冶性情的教材，特别是白居易、王维、温庭筠等人的作品，文采飘逸，落落大方，更是不可多得。

 孕妈妈读书

◇可以读一些儿童文学作品，如《伊索寓言》《克雷诺夫寓言》等。这样能让孕妈妈仿佛回到了曾经的童年时光，也培养了孕妈妈的爱子之心。

◇不过阅读文学作品时，时间不宜长久，不要废寝忘食，否则既不能培养情操，还可能使身体疲乏。

◇要选择那些积极向上的文学作品，避免看暴力血腥、污秽的作品，因为这些作品容易让孕妈妈心情紧张、激动，影响孕妈妈的情绪。

◇除了欣赏文学作品进行语言胎教，孕妈妈还可以对胎儿进行艺术和品德方面的教育。

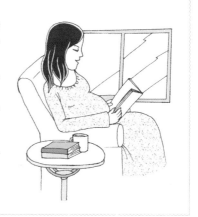

想象爱的结晶

孕妈妈的精神状态与胎儿之间有着千丝万缕的关系，孕妈妈的生活方式、思维方式、精神状态都会影响到腹中的胎儿。因此，孕妈妈适当冥想，能够稳定情绪，将精神状态调整到最佳，会让胎儿成长为一个性格温和的孩子。

孕妈妈在进行冥想或想象训练时，可以全身放松地坐着，背部挺直，手心向上并放在膝盖上。然后想象自己非常放松，心里默想：我现在的感觉非常好，可以看见一扇门，打开门便看见可爱的宝宝。如果最初没有看到想象的内容，孕妈妈也不要急躁，不妨姑且当作已经看到宝宝。

做放松练习

孕妈妈在心情舒畅的时候，做几分钟放松练习，然后再将自己的手放在已经隆起的下腹部上，然后一边看着肚子，一边想象肚子里的宝宝。孕妈妈要用手轻轻地抚摸肚子，同时想象自己的爱和活力正一波波地传递给胎儿。

孕妈妈再重复一遍上面的练习，一面感受自己心脏的跳动，一面聆听自己呼吸的声音：吸气、吐气、吸气、吐气。把手掌搁在肚子上，感觉自己将关爱与活力一波波地传递给宝宝。

最后，集中注意力，再慢慢将视线转移到熟悉的家具上面。此时的你，一定能拥有温暖而平稳的心情。

在怀孕4个月时，这样的练习每周至少要做1次，每次两分钟。

想象训练的好处

能够让孕妈妈的心情保持镇定。	有利于促进血液循环，有助于安全顺利地分娩。	能够让胎儿的心情平静，有利于胎儿健康地出生。

孕妈妈如何展开冥想训练

每天早晨、晚上心情极佳时进行，每次10~15分钟。

进行适当的放松练习来辅导冥想训练。

每次冥想时，一边想象腹中的胎儿，一边与胎儿进行对话。对话内容如："宝宝，妈妈爱你，你要健康快乐地成长。""宝宝不要担心，妈妈一定会把你顺利地生下来，到时候要先将头伸出来哦。"

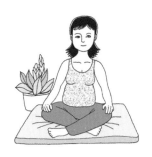

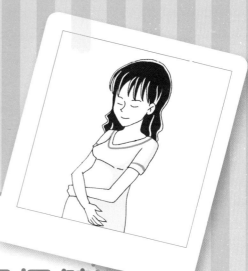

第6章

怀孕五个月保健要点及胎教方案

孕5月，胎宝宝的身长、体重都有了明显的增加，也进入了生长发育较为快速的时期。由于此月宝宝的胎动更明显了，所以准妈妈注意不要过度劳累，同时定时到医院做相关的检查。

孕5月母婴基本指标及营养要求

又过去一月，宝宝又发生了什么变化？孕妈妈呢？可否又有新的不适？新的一月，小生命又带给您新的惊喜，请做好接纳的准备。

胎儿的成长

此时胎儿的成长很惊人，身长约为25厘米，体重在250～300克。头约为身长的1/3，全身长出细毛，鼻和口的外形逐渐明显，头发、眉毛、指甲等已齐备。皮肤逐渐呈现出美丽的红色，皮下脂肪也开始形成，心脏的跳动也有所增加，力量加大。骨骼、肌肉进一步发育，手足运动更加活泼，母体已开始能感觉到胎动。

这时，胎儿的神经组织已经比较发达，并且开始有了一些感觉。羊水达400毫升左右。胎儿已会吞咽羊水。

 孕5月胎儿特征

★ 头发和眉毛发育完备，牙床形成。
★ 手指和脚趾的指甲开始生长，手指可以单独活动，会吸吮手指。
★ 听觉器官已形成，可以听到声音，记忆母亲的声音。
★ 生殖器明显可见。
★ 胎动反应不太强烈，孕妇会有胀气、肠胃蠕动或鱼儿游泳的感觉。
★ 胎儿开始吞咽羊水。

孕妈妈身体特征

此时，母体的子宫如成人头般大小，已经相当大了，子宫底的高度位于耻骨上方15～18厘米处。肚子已大得使人一看便知是一个标准的孕妇了。胸围与臀围变大，皮下脂肪增厚，体重增加。此时微微可以感觉胎动，但刚开始也许不太明显，肠管会发出蠕动的声音，会有肚子不舒服的感觉。胎动是了解胎儿发育状况的最佳方法，孕妇应将初次胎动的日期记下，以供医师参考。

孕5月孕妇特征					
体重	身体变化				妊娠反应
	子宫变化	乳房变化	排尿变化	腹部	
体重增加2～5千克	子宫底每周会升高1厘米	乳房膨胀加剧，能挤出透明、黏稠的微白液体	尿频现象大致消失	腹部明显隆起	早孕反应已经完全消失，孕妇身心舒畅

营养搭配要求

在这一个月内，胎儿需要大量的、各方面的营养素。所以，孕妇的饮食必须保证充足的蛋白质、糖、脂肪、水分、维生素D、钙、磷、铁等营养物质和其他微量元素。

另外，怀孕的第5个月，也是胎儿大脑开始形成的时期，所以孕妇在这个时期应该注意从饮食中充分摄取对脑发育有促进作用的食品，以利于胎儿脑组织的发育。核桃、花生、松子、板栗等，这些既可食用又可做种子的坚果具有加速脑细胞的分裂、增殖的作用，孕妇应该从此时起大量食用。孕妇可遵循以下食谱来安排一天的饮食：

早餐

主食：牛奶250克，奶油面包或小牛肉包子5个（量约150克）。

副食：清淡炝菜，五香鸡腿，餐后搭配水果200克。

午餐

主食：米饭2小碗，白面豆包（量约150克）。

副食：芹菜炒牛肉（精牛肉200克、芹菜100克），瘦肉红焖香菇（猪精瘦肉150克、鲜香菇250克、木耳100克），蔬菜营养汤2小碗。餐后水果可吃葡萄。

晚餐

主食：米饭2小碗，或小花卷2~3个（量约150克）。

副食：鸡蛋炒菠菜（菠菜250克、鸡蛋120克），青椒肉丝（青椒250克、瘦猪肉100克），汤或粥2小碗。

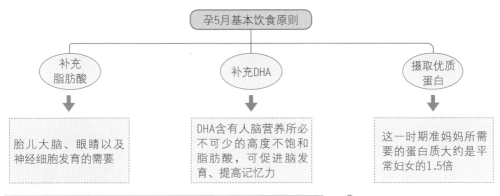

孕5月基本饮食原则		
补充脂肪酸	补充DHA	摄取优质蛋白
胎儿大脑、眼睛以及神经细胞发育的需要	DHA含有人脑营养所必不可少的高度不饱和脂肪酸，可促进脑发育、提高记忆力	这一时期准妈妈所需要的蛋白质大约是平常妇女的1.5倍

适合孕5月的食物	
富含脂肪的食物	核桃、鱼虾、鸭、黄花菜、芝麻、香菇等
富含DHA的食物	核桃仁、海鱼
富含优质蛋白的食物	肉、蛋、牛奶、豆制品、鱼虾等
预防感染的食物	冬瓜、赤豆等

 保护胎儿脑健康

有些食品对胎儿的大脑发育有害，应尽量避免过多地摄入，以免影响胎儿大脑的正常发育。如肉类、精白砂糖、黄油等。

孕5月保健要点

孕5月，准妈妈的腹部已经显现出来了，身心进入了一个稳定期，生活起居方面，应该养成一套良好的习惯。本月保健要点，就围绕此类问题展开。

孕妇的居住环境要求

居住环境关系到胎儿的健康和生长发育、智力发育。因此，务必注意。

孕妇的居住环境应该保证安静舒适、清洁卫生，有清新的空气以及良好的通风设施，这些有助于孕妇轻松悠闲地度过孕期。

孕妇对居室环境的要求

空间 ➡	温馨舒适，整齐清洁，通风良好
温度 ➡	室温最好保持在20℃~22℃
湿度 ➡	居室最好的空气湿度以50%为宜
色彩 ➡	以温和清新为主，可用乳白色、淡蓝色、淡紫色、淡绿色等

孕妇上班路上安全策略

上班途中忌急行，应眼观四方，对面有行色匆匆的行人走过来应立刻避让，免得对方撞过来而躲之不及。

在光滑的地板上行走，孕妇要稍稍向后倾，以免摔倒。

自己开车上班的孕妇，要牢记系好安全带，安全带的正确系法是：把安全带箍在腹下及大腿骨之上，将带子紧贴盆骨，并可在身后加坐垫以减轻腰背的压力。

孕妇上班途中安全提示

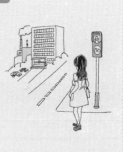

★ 外出时戴口罩，避免感染病菌。

★ 搭地铁或公交车上班的孕妇，应拣车头、车尾或靠窗通风的位置。

★ 搭的士上班的孕妇，不要坐副驾驶座位。

★ 自己开车上班的孕妇，要牢记佩戴安全带。

乘坐的士上班的孕妇，不要坐副驾驶座位，以免防撞气垫弹出撞伤肚子。

乘地铁或公交车上班，应选车头或车尾位置，有助于保证空气流通而且可尽量避免被人撞伤。

防止妊娠纹

许多孕妇在怀孕5个月以后，在大腿内侧、腹部及乳晕周围的皮肤上出现淡红色或紫红色的稍凹陷条纹，有的伴有轻度瘙痒感，这就是"妊娠纹"。

这是因为怀孕时，肾上腺分泌的类皮质醇数量会增加，使皮肤的表皮细胞和成纤维细胞活性降低，导致真皮中细小的纤维断裂，从而产生了妊娠纹。

怀孕中后期，胎儿生长速度加快，或是孕妇体重短时间内增加太快，肚皮来不及撑开，都会造成皮肤真皮内的纤维断裂，从而产生妊娠纹。

因此，孕妇在孕前就应注意身体运动，特别是腹部的锻炼，如进行仰卧起坐、俯卧撑等运动。女性经常进行这种锻炼，大多在孕期不会出现妊娠纹，即使有也较轻微。

此外，孕妇要防治病理性妊娠，如巨大胎儿、羊水过多等，减少子宫过度胀大而使腹部过度膨胀的因素。

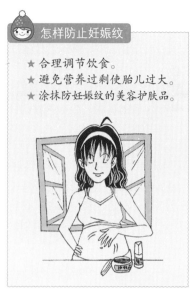

怎样防止妊娠纹

★ 合理调节饮食。
★ 避免营养过剩使胎儿过大。
★ 涂抹防妊娠纹的美容护肤品。

孕妇应避免噪声

孕妇受噪声影响，可使胎心加快，胎动增加，对胎儿极为不利。高分贝噪声可损害胎儿的听觉器官，并使孕妇的内分泌功能紊乱，诱发子宫收缩而引起早产、流产、新生儿体重减轻及先天畸形。研究证明，那些曾经受过85分贝以上（重型卡车音响是90分贝）强噪声影响的胎儿，在出生前就丧失了听觉的敏锐度。

构成胎儿内耳一部分的耳蜗从孕妇妊娠第20周起开始成长发育，其成熟过程在婴儿出生30多天的时间内仍在继续进行。由于胎儿的内耳耳蜗正处于成长阶段，极易遭受噪声损害。大量低频噪声可进入子宫被胎儿听到，影响胎儿的耳蜗发育。胎儿内耳受到噪声影响，可使大脑的部分区域受损，严重影响大脑的发育，会导致其在儿童期内出现智力低下现象。

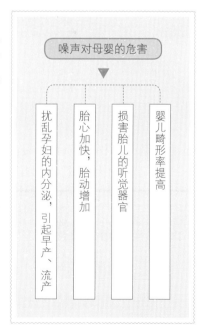

噪声对母婴的危害

| 扰乱孕妇的内分泌，引起早产、流产 | 胎心加快，胎动增加 | 损害胎儿的听觉器官 | 婴儿畸形率提高 |

孕5月注意事项

孕5月，一般孕妇的早孕反应都会消失，孕妈妈和胎宝宝进入相对稳定的时期，孕妇可以开始正常的生活循环了，但在生活中还要注意一些细节问题。

孕妇忌在月圆之夜行房事

天文与医学的研究证实：月圆之夜，月球对地球的引力最大，导致地轴的位置发生微小的改变。由于地球的磁场效应作用于人体的器官及组织细胞，使人体的气压较低，在低压情况下，血管内外的压强差别增大，可以导致毛细血管出血。

特别在满月时月亮对人的行为影响最强烈，使人的感情容易激动和兴奋，而情绪波动至极是导致流产和早产、诱发心血管系统疾病的重要诱因。因此，孕妇在月圆之夜应避免房事，以免诱发流产及早产等。

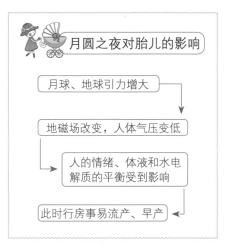

月圆之夜对胎儿的影响

月球、地球引力增大

地磁场改变，人体气压变低

人的情绪、体液和水电解质的平衡受到影响

此时行房事易流产、早产

孕妈妈居室不宜多放花草

孕妇和婴儿的卧室里不宜多放花草，因为有些花草会引起孕妇和胎儿的不良反应。有些花草如万年青、五彩球、洋绣球、仙人掌、报春花等易引起接触性过敏。如果孕妇和婴儿的皮肤触及它们，或其汁液弄到皮肤上，会发生急性皮肤过敏反应，出现痛痒、皮肤黏膜水肿等症状。

还有一些具有浓郁香气的花草，如茉莉花、水仙、木兰、丁香等会引起孕妇嗅觉不灵敏、食欲不振，甚至出现头痛、恶心、呕吐等症状。所以，孕妇和婴儿的卧室最好不要多放花草，特别是芳香的盆花。

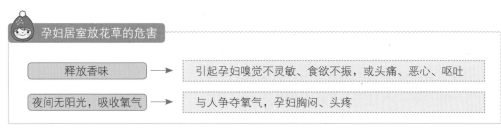

孕妇居室放花草的危害

释放香味 → 引起孕妇嗅觉不灵敏、食欲不振，或头痛、恶心、呕吐

夜间无阳光，吸收氧气 → 与人争夺氧气，孕妇胸闷、头疼

孕妈妈不宜久坐久站

下肢静脉曲张主要发生在下肢皮下浅在的大静脉，其次是小静脉。妇女妊娠时，下肢和外阴部静脉曲张是常见的现象，静脉曲张往往随着妊娠月份的增加而逐渐加重，越是妊娠晚期，静脉曲张越厉害，经产妇比初产妇更为常见而且严重。

这是因为，妊娠时子宫和卵巢的血容量增加，以致下肢静脉回流受到影响；增大的子宫压迫盆腔内静脉，阻碍下肢静脉的血液回流。此外，如果孕妇久坐久站，势必会加重阻碍下肢静脉的血液回流，使静脉曲张更为严重。

静脉曲张是可以预防的，主要是孕妇在妊娠期要休息好。有些孕妇因工作或习惯经常久坐久站，就易出现下肢静脉曲张现象，因此只要孕妇注意平时不要久坐久站，也不要负重，注意休息，就可避免下肢静脉曲张。

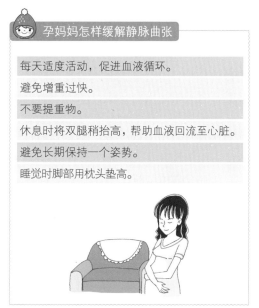

孕妈妈怎样缓解静脉曲张

每天适度活动，促进血液循环。

避免增重过快。

不要提重物。

休息时将双腿稍抬高，帮助血液回流至心脏。

避免长期保持一个姿势。

睡觉时脚部用枕头垫高。

孕妈妈不宜多晒太阳

阳光中的紫外线是一种具有较高能量的电磁辐射，有显著的生物学作用。多晒太阳，能促使皮肤在阳光紫外线的照射下制造维生素D，进而促进钙质吸收和骨骼生长。

日光浴可使孕妇脸上的色素斑点加深或增多，出现妊娠蝴蝶斑或使之加重。日光对孕妇皮肤的损害，还可能发生日光性皮炎（又称晒斑），尤其是在初夏季节人们的皮肤尚无足量黑色素起保护作用时更易发生。此外，由于日光对血管的作用，还会加重孕妇的静脉曲张。

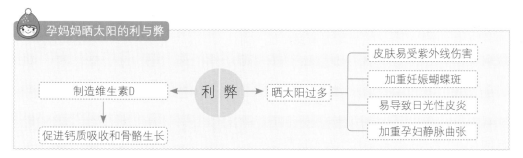

孕妈妈晒太阳的利与弊

制造维生素D → 促进钙质吸收和骨骼生长

利　弊

晒太阳过多 → 皮肤易受紫外线伤害／加重妊娠蝴蝶斑／易导致日光性皮炎／加重孕妇静脉曲张

远离电磁辐射的对策

电脑的电磁辐射、噪声、光照不足及铅污染对人体均可产生不良影响，长期操作电脑的人常会有头昏、头痛、眼肌及肩臂疲劳、食欲下降等反应。

如孕期经常操作电脑，不仅会有以上不适反应，还可导致流产、早产、死胎、胎儿发育异常，这种不良影响对怀孕1~3个月的孕妇危害更大，故孕妇不宜操作电脑，尤其不宜长时间操作电脑。

经常接触电脑的妇女怀孕后，最好不要再上机，若无可能调离电脑工作，为减少电磁波给母婴带来的危害，孕妇在使用电脑时应与电脑保持一定的距离，并与他人操作的电脑保持两臂以上的距离。

孕妇操作电脑时，还要特别注意室内经常开门窗通风，并在工作1小时后到室外或窗前活动一下，呼吸新鲜空气。

减少孕妇电磁辐射的方法			
保持安全距离		减少使用时间	
烤箱、烤面包机	保持70厘米以上的距离	一周使用电脑的时间不应超过20小时	不使用电器产品的时候要拔掉电器产品的插头
音响、电冰箱、电风扇	保持1米以上的距离		
电视机、冷气机、开启的微波炉	保持2米以上的距离	手机每天通话时间不可超过30分钟	
电脑	屏幕保持70厘米以上；显示器背面保持1米以上的距离		

孕妈妈不宜长时间使用电风扇和空调

由于孕妈妈的新陈代谢十分旺盛，皮肤散发的热量也较多，所以比一般人耐热能力差，在夏季，如果孕妇长期使用电风扇和空调，就会有头晕头痛、疲乏无力、食欲下降等不良反应出现。

因为电风扇和空调的风吹到皮肤上时，汗液蒸发作用会使皮肤温度骤然下降，导致表皮毛细血管收缩，血管的外周阻力增加而使血压升高；表皮血管呈舒张状态，血流量增多，所以出现头晕、头痛的症状。

为了调节全身体温达到均衡状态，全身的神经系统和各器官组织必须加紧工作。因此，吹风时间长，人并不会感到轻松，反而容易疲劳。

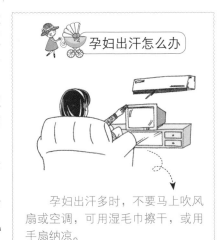

孕妇出汗怎么办

孕妇出汗多时，不要马上吹风扇或空调，可用湿毛巾擦干，或用手扇纳凉。

孕期工作中的注意事项

妊娠到了5个月时容易疲倦，工作过于激烈、睡眠不足、营养不足，都是造成疲倦的原因。

当感觉到非常疲倦时，必须及早地找出原因。首先要接受全身的健康检查，还有血液（梅毒、贫血的有无）、血压、肺、心脏和尿液的检查等。如果是贫血的话，身体也容易疲倦，要设法治疗才是。

若检查的结果显示身体本身并没有什么特别的异常，则要把工作量减少或在工作中适时休息即可。妊娠的时间愈长，睡眠时间就要安排得愈多，并且请别忘了要摄取充足的营养。只要在每一个事项中加以注意，就可以避免疲倦的产生了。

另外，过劳之余，如果母体营养还不足的话，胎儿的营养也会不足。胎儿发育不良会造成虚弱儿或发生妊娠中毒症的可能性增高，此点必须要多加注意。

上班族孕妈妈怎样避免疲劳

★ 在办公桌底下放个鞋盒当作搁脚凳，把脚放舒服。

★ 穿舒适的鞋，选择适合孕妇的长袜。

★ 如果你不得不去洗手间，尽快去。

★ 将桌椅调整得尽可能舒适。

★ 劳累的时候，可以做深呼吸，舒展肢体，短时间散步等。

★ 坦然愉快接受同事的照料和帮助。

孕妈妈不宜去人多的地方

怀孕后，应尽量避免去人多拥挤的地方，如商场、农贸市场等公共场所。

公共场所人多拥挤，孕妇腹部可能会受到挤压和碰撞，易流产、早产或胎盘早剥。

公共场所人流量大，空气混浊，二氧化碳多而氧气少。长时间处在这种环境中，孕妇吸入混浊的空气会感到胸闷、气短，会影响胎儿的氧气供应。

人多的地方，传染疾病的机会也多，由于孕妇的自身抵抗力下降，更容易遭受细菌、病毒的侵害，这对于孕妇及正处于生长发育过程中的胎儿来说都是比较危险的。

人多拥挤的场合必然人声嘈杂，形成噪声，这种噪声对胎儿发育十分不利。

因此，孕妇应尽可能地避免进入这类场所。

```
            人多的地方对孕妇的危害

腹部容易受到挤压、碰撞          细菌多，传染疾病的机会也多

空气污浊，孕妇容易胸闷          太嘈杂，易形成噪声污染
```

情绪差会导致胎动频繁

一般情况下，胎动不仅表明胎儿发育正常，而且预示着孩子出生后抓、握、爬、坐等各种动作将发展较快。但值得注意的是，如果孕妇的情绪过分紧张，身体极度疲劳，或腹部压力过重，都可使胎儿躁动不安，产生强烈的活动。这种反应是不好的征兆，应尽快去医院检查。

虽然母胎之间没有直接的神经传递，但当孕妇情绪发生变化时，体内就如同经历了一段"坏天气"一样，胎动次数会较平常多3倍，最多可达正常时的10倍。若胎儿体力消耗过多，其出生时往往会比正常婴儿轻。如果孕妇在孕期心情长期压抑，婴儿出生后往往会出现功能失调情形，特别是消化系统功能容易出现紊乱。

这是因为母亲情绪刺激可激发起体内自主神经系统的活动，释放出乙酰胆碱等化学物质，还可引起内分泌变化，分泌出不同种类和数量的激素，这些物质都会经胎盘和脐带进入胎儿体内，从而影响其身心健康。

另外，神经高度紧张会使孕妇大脑皮层的兴奋性增强，致使大脑皮层失去与内脏的平衡，也会影响胎儿正常发育。

因此，孕妇应该做到胸怀博大、性情开朗、情绪平和、举止端正，抛弃和避免悲伤、急躁、焦虑、愤怒等不良的情绪。这样，才会使腹中的胎动有规律，使胎儿能按照正常生命的节律良好发育。这对未来孩子的性格、智力以及身体发育有着良好的促进作用。

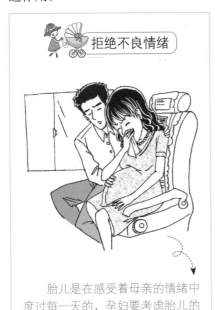

拒绝不良情绪

胎儿是在感受着母亲的情绪中度过每一天的，孕妇要考虑胎儿的感受，对胎儿始终充满爱心，始终拥有一份平和的心情。

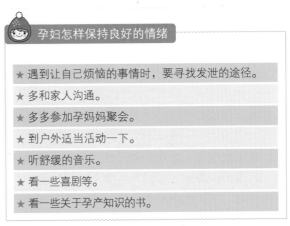

孕妇怎样保持良好的情绪

★ 遇到让自己烦恼的事情时，要寻找发泄的途径。

★ 多和家人沟通。

★ 多多参加孕妈妈聚会。

★ 到户外适当活动一下。

★ 听舒缓的音乐。

★ 看一些喜剧等。

★ 看一些关于孕产知识的书。

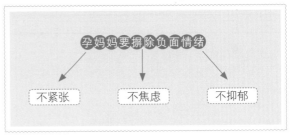

孕妈妈要摒除负面情绪

不紧张　　　不焦虑　　　不抑郁

适合孕5月的胎教

怀孕第5个月，胎儿已经基本具备了简单的听觉能力和感知外界环境的能力，可以学习更多的东西了。所以，孕妈妈要注意，此时各种胎教的内容要相应均衡，有侧重地加强自身营养，坚持适量运动，给胎宝宝讲故事、听音乐等，都是每天的必修功课。

 和胎宝宝玩"踢肚游戏"

从孕5月开始，孕妈妈就可以和胎儿玩"踢肚游戏"。这种游戏有助于孩子出生后站、走的发展，使孩子身体灵敏、健壮。与同龄的婴儿相比，经常和妈妈玩踢肚游戏的婴儿普遍更加活泼、伶俐可爱。

踢肚游戏怎么玩

孕妈妈仰卧在床上，注意头不要垫得太高，全身放松，呼吸均匀，面带微笑，双手轻放在胎儿位上，也可以将上半身垫高，采取半仰的姿势；当胎儿踢肚子时，孕妈妈轻轻拍打被踢的部位，然后等待第二次踢肚；一两分钟后，胎儿会在被拍打的部位再踢，这时再轻拍几下，然后停下来。如果你拍的位置改变了，胎儿会向你改变的位置踢，但要注意改拍的位置不要离原胎动的位置太远。然后重复此类动作。每天进行2次，每次3~5分钟。

注意事项

游戏前，孕妈妈应排空尿液，保持轻松、愉快的心情，室内的环境应保持舒适、空气新鲜、温度适宜。

如果遇到胎儿过激的"拳打脚踢"反映，表示胎儿不高兴了，孕妈妈应立刻停止该游戏。

有不规则的子宫收缩、腹痛、先兆流产或先兆早产的孕妈妈不宜进行此游戏，以免发生意外。

曾经有过流产、早产、产前出血等不良产史的孕妈妈不宜进行此游戏。

其他和胎儿一起做的游戏

5个月以后的胎儿可感受到光刺激，用手电贴近孕妇肚皮一亮一灭照射，透过肚皮和子宫壁的微弱光亮，可使胎儿视觉获得一点信息，促使他眼球转动，并促进视觉神经发展。

买几张理想的CD

胎教音乐CD品种甚多，购买时必须正确地加以选择。首先，胎教音乐CD必须经过医学声音检测，要求音乐的频响范围必须对胎儿的听神经和大脑有益无害，正确的胎教音乐频响范围应为500~1500赫兹。其次，胎教音乐的节奏，要求平缓、流畅，最好不带歌词，乐曲的情调以温柔、甜美、舒畅为宜。

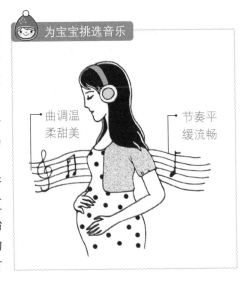

为宝宝挑选音乐

曲调温柔甜美

节奏平缓流畅

为了保证胎儿出生后能够顺利地度过新生儿期，并能继续接受良性的音乐刺激，直至平稳地过渡到早教期，最好选择配有与胎教音乐曲目相同且混录有子宫内各种杂音的适于新生儿使用的音乐CD。如果能同时配有带心理诱导词的专用CD，则更为理想。

胎教音乐要每天给胎儿听1~2次，每次15分钟。为了便于胎儿记忆，每段乐曲重复放10天左右。应选择在胎儿觉醒期，即有胎动的时期进行，一般固定在晚上临睡前比较合适。

孕妈妈还可准备一架微型扩音器，将扬声器置于孕妈妈腹部，乐曲响起时，不断移动（动作要轻）扩音器，将优美的乐曲透过母腹的腹壁，源源不断地灌输给胎儿。每一次可播放2~3支乐曲。既要让胎儿欣赏音乐的美感，又要防止胎儿听得过于疲乏。

除了听音乐外，孕妈妈可通过自己的哼唱让腹中的小宝宝欣赏音乐，这将会收到比单纯听音乐更为令人满意的胎教效果。此外，科学证明劣质CD有害胎儿健康，因此，孕妈妈在选择胎教CD时一定要选择正版CD。劣质CD中噪声较为严重，而胎儿非常容易受到噪声的影响，特别是2000赫兹以上的高音。因而如果磁带中有2000赫兹以上的高音，胎儿的听力必然受到不良影响。可见，劣质CD非但不能达到促进胎儿神经发育的作用，反而有可能导致负面后果，这要求孕妈妈最好请专业人员帮助选择CD。

情绪胎教决定胎儿的健康

胎儿是在感受着母亲的情绪度过每一天的，他不能拒绝母亲的不良情绪，也不能让自己喜欢的情绪重放，只有靠妈妈的选择。

了解到这一点，孕妈妈就要考虑到胎儿的感受，对胎儿始终充满爱心，始终拥有一份平和的心情。这种情绪会给胎儿带来良好的刺激，使胎儿更加健康地发育成长。

看看可爱宝宝的图片

准爸爸可以从互联网上下载一些可爱宝宝的图片，或者购买一些插有可爱宝宝图片的图书，让孕妈妈静静地躺在床上看。孕妈妈可以一边看这些可爱的宝宝，一边想象自己宝宝可爱的样子，一定会不自觉地微笑起来，心情也会相当愉快。

准爸爸闲下来的时候，也可以加入进来，在看这些宝宝图片想象自己宝宝的同时，还可以与胎宝宝说一些话，比如："这些小哥哥、小姐姐们真可爱啊！笑一笑吧！"这个时刻，肯定是孕妈妈最开心的时刻了，对宝宝的憧憬，对爱人的温情体贴的言语的赞赏，肯定会让孕妈妈的心情豁然开朗。

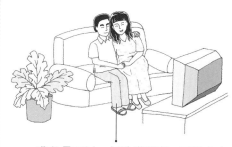

看看可爱宝宝的图片

准父母可以一起欣赏漂亮、可爱宝宝的图片，同时想象自己的宝宝也能这么漂亮、可爱。而且，准爸爸还可以用自己浑厚的声音与胎宝宝对话，既能给予妻子精神支持，也利于对宝宝进行胎教。

带束鲜花回来

鲜花犹如一位美丽的情感使者，不论孕妈妈愉快还是失意，它都迎着阳光在小小的一角灿烂开放，给孕期的生活平添一份亮丽，将孕妈妈的忧郁悄悄化去；它跳动的生命充满了青春活力，在平淡的日子里点缀一份心动，令孕妈妈感受它无时不在的笑语。

鲜花是一支无声的歌，是一曲优雅深情的舞，是一幅流淌青春的画。它对生命没有苛求，只要些许清水，便会蓬勃轻快地展示它美丽的生命，在孕期之旅悄悄平添一份难忘的心情。

当你欣然递过这束鲜花时，孕妈妈会感觉到你对她浓浓的爱意，这也暗示着你给她带来了一份好心情，带给胎宝宝一份欣喜与愉悦。

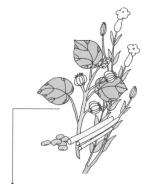

带一束鲜花回家

花如同一位情感使者，可以让孕妇感到丈夫浓浓的爱意，心情自然舒畅。孕妇心情愉悦，然后会将这种好心情传递给腹中的胎儿。每天一束鲜花，有利于调整孕妇心情，也利于胎儿发育。

给将来的宝宝准备几件衣服

当孕妈妈闲暇时，一边看着床头上方那一张张非常漂亮的婴儿画，一边想象自己宝宝那可爱的样子，手里还在整理着一些小巧可爱的漂亮婴儿服时，心中肯定充满了对宝宝的爱，还有对将来的美丽憧憬。那么，从现在开始，在路过路边的宝宝衣物专卖店时，请停下脚步，进去为即将出生的宝宝，精心挑选几件可爱的宝宝服。颜色最好是男宝宝和女宝宝都能穿的，以粉蓝或是浅绿为宜，可以给人清新明快的感觉。

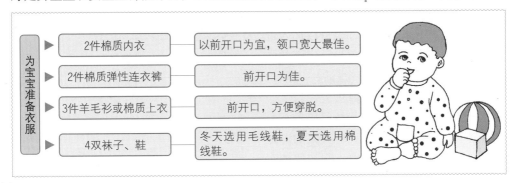

为宝宝准备衣服
- 2件棉质内衣 —— 以前开口为宜，领口宽大最佳。
- 2件棉质弹性连衣裤 —— 前开口为佳。
- 3件羊毛衫或棉质上衣 —— 前开口，方便穿脱。
- 4双袜子、鞋 —— 冬天选用毛线鞋，夏天选用棉线鞋。

为你的胎宝宝跳支舞

如果孕妈妈感觉精神不错，可以安排一个略有些难度的胎教内容——为你的宝宝跳一曲舞。放一曲优美快乐的乐曲，并随着音乐或歌声轻轻摇摆身体吧！柔和且具有律动的舞蹈，能够整合听觉和肢体的活动，帮助你和胎宝宝的身体达成协调，并提高你的平衡能力。就让音乐与羊水的振动一起抚慰你的宝宝吧！这种刺激对胎宝宝来说，是最美的享受之一。

不要觉得自己的身体笨拙、舞姿不美而难为情，这曲舞是你爱心的最淋漓尽致的表现，相信你的宝宝肯定可以感受得到。

 为宝宝跳支舞

如果孕妈妈精神很好，身体状况允许的话，可以适当地跳舞，这也是一种非常不错的胎教。伴随着韵律优美的乐曲，孕妈妈翩翩起舞，既能锻炼四肢，又能与胎儿的身体相互协调，起到锻炼平衡能力的作用。

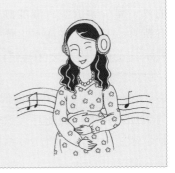

与宝宝温柔地交流

胎宝宝在5个月时逐步完成耳朵的构造，且与成人相差无几。所以，这个时期的胎儿可以听到外界的声音，因此，父母可以给宝宝讲故事，甚至念儿歌，但注意要只讲一个故事，只念一首诗，每天重复，看看宝宝在腹中有无反应，没有反应也无妨，语言胎教的目的是要刺激胎儿对声音和语言的感应。

讲故事的方式有两种，一种是由母亲任意发挥，讲随意编造的故事，最好始终是以胎儿为主人公的故事；另一种是读故事书，最好是图文并茂的儿童读物。可选择那些内容活泼、篇幅短小的民间故事或童话故事等，故事的主人公也可换成胎儿的名字，这样更能进入故事氛围之中，效果能更好些。较易引起恐惧和伤感以及使人感到压抑的故事不要讲给胎儿听。

讲故事时，准妈妈应选取一个自己感到舒服的姿势，精力要集中，吐字要清楚，声音要和缓，既要避免高声尖气的喊叫，又要防止平淡乏味的朗读，应以极大的兴趣绘声绘色地讲述故事和诗歌的内容。

孕妈妈除了讲故事、念儿歌外，还可以跟胎儿多说说话，如告诉胎儿一天的生活，从早晨醒来到晚上睡觉，你或你的家人做了什么，有什么感想，说了些什么话，这些都要用你的语言讲给胎儿听。这既是一般常识课，也是母子共同体验生活的一个方法。在把思考转变为语言的过程中，你的思维印象变得更加鲜明，胎儿就会逐渐地接受这些信息。

如果在外面说话不方便的话，也可以改成心中默念的方式，不说出声来。胎儿的爸爸或哥哥、姐姐想要跟他说话时，也应该尽量鼓励他们。准爸爸不在家时，可以录音，这样宝宝就可以随时听到爸爸的声音了。

将世界的美好描述给胎儿听

相比其他感官，胎儿发育较早的是听觉。此时，胎儿已经可以对外界的声音做出反应了。孕妈妈要不失时机地向胎儿描绘外面的世界，比如告诉胎儿自己一天的活动（宝宝，来，我们吃饭吧），或者在胎动的时候告诉胎儿爸爸妈妈正在做的事情。

孕妈妈不要认为胎儿此时听不懂，相反父母声音的刺激能够对孩子的记忆力形成一定的影响。父母的话语能够对胎儿的大脑发育起到很好的作用，也有利于孩子较早地开口说话，因此，准父母要常与胎儿交流。

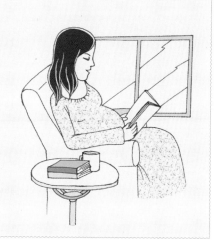

加强文学修养

胎儿在母体内是可以感受到母亲的举动和言行的，母亲的举止可以直接影响到胎儿出生后的性格、习惯、道德水平、智力等各个方面。因此，孕妈妈应该加强文学修养，有计划地阅读有益于身心健康的文学作品，学习摄影、绘画，欣赏音乐，这样既可以提高自己在各方面的修养，又可以对胎儿进行良好的胎教。

文学是一种艺术，而且是一种充满感情色彩的艺术，孕妈妈读后能够培养对孩子的疼爱之情。比如孕妈妈慢慢地朗读朱自清的《春》，定会被那优美的语句、朝气蓬勃的精神所感染，既能帮助孕妈妈调整不良情绪、缓解紧张状态，又能对子宫环境起到优化作用，有利于胎儿出生后形成良好的性格以及稳定的情绪。

最好的方法是读书，孕妈妈从书中可以感受到大自然母亲般的胸怀，从书中对人世间一切美好事物的描写中体会到世界的温馨。这不仅可以使孕妈妈本身得以充实、丰富，同时也熏陶了腹中的宝宝，让他感受诗一般的语言、童话一样美好的仙境。而且，这会刺激胎儿快速地生长，使其大脑的发育优于其他胎儿。

孕妈妈可以选择一些名人的传记、名言、优美的抒情散文、著名的诗歌、游记等读给胎儿听，也可以把画册中每一页所展示的幻想世界，用富于想象力的大脑放大并传递给胎儿。阅读时，一定要注意把感情倾注于故事的情节中去，通过语气声调的变化，使胎儿了解故事是怎样展开的，一切喜怒哀乐都将通过富有感情的声调传递给胎儿。而且，不仅仅是朗读，对这些语言也要通过孕妈妈的表情使它形象化，以便更具体地传递给胎儿，因为胎儿对妈妈的语言不是用耳朵而是用脑来接受的，单调和毫无生气的声音是不能唤起胎儿的感受的。

准妈妈读书要注意，那些单纯为了吊人胃口的庸俗小报，惊险离奇的凶杀、武打读物以及下流庸俗的黄色书刊，会使读者心里感到压抑、紧张、卑劣，处于一种不良的情绪，对于胎儿的身心发育也极为不利。因此，孕妈妈在读书时要有所选择。

书籍的选择	
轻松幽默类	《三毛流浪记》《西游记》《钢铁是怎样炼成的》《小木偶奇遇记》《塞外风情》等
儿童文学作品类	《伊索寓言》《格林童话》《安徒生童话》《克雷诺夫寓言诗》
名家散文类	朱自清、冰心、秦牧等作家的散文作品；古典诗词等

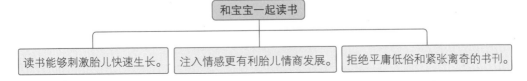

和宝宝一起读书

| 读书能够刺激胎儿快速生长。 | 注入情感更有利胎儿情商发展。 | 拒绝平庸低俗和紧张离奇的书刊。 |

通过脑呼吸与宝宝交流

所谓的脑呼吸胎教就是利用体内能源——气的脑运动法，是管理肉体的身心修炼法。通过脑呼吸与胎儿进行交流，把孕妈妈的精气和爱传达给胎宝宝。通过脑呼吸，孕妈妈如果能进入深层的冥想状态，脑波会变成心理上最安定的状态α波，会更加安定，具有平静心态的作用。

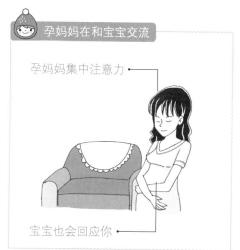

孕妈妈在和宝宝交流

孕妈妈集中注意力

宝宝也会回应你

刚开始做脑呼吸时，先在安静的氛围中简短做5分钟左右，在逐渐熟悉方法后，可增加时间，在吃饭前，身体处于轻快的状态下会更有效果。下面介绍一些脑呼吸胎教的基本动作。

观察脑部，感觉脑部

熟悉脑的各个部位的名称和位置，闭上眼睛，在心里按次序感觉大脑、小脑、间脑的各个部位，想象脑的各个部位并叫出名字。孕妈妈这时要集中意识，这样做可以提高注意力，能清楚地感觉到脑的各个部位。

用手感觉

安稳地坐下后，两只手放在距胸前5厘米左右的地方，然后闭上眼用心地感觉双手的部位，这时感觉一下充斥在双手间的气息，先合掌，然后再慢慢地张开双手。

通过脑呼吸与胎儿进行对话

想象一下肚子里的孩子，想象胎儿的各个身体部位，从内心感觉孩子。如通过超声波照片来看的话，形象更容易想象。与脑呼吸一起进行胎教，或写胎教日记，会使胎儿和母亲更容易进行交流。

唤醒大脑的感觉

孕妈妈想要顺利进行脑呼吸胎教，就必须先要唤醒自身大脑的感觉，那么怎样能够唤醒大脑的感觉呢？

◇视觉想象：闭上眼睛想象你面前放着一个鲜嫩的"红苹果"，你能像亲眼见到一样鲜明吗？

◇听觉想象：闭上眼睛想象有好听的音乐在你耳边回响，你能像亲耳听到一样清晰吗？

◇嗅觉想象：闭上眼睛想象一下"刚出炉的面包"的香味儿，是不是就像面包放在自己面前一样香气扑鼻呢？

◇味觉想象：闭上眼睛想象一下"酸柠檬"的味道，是不是就像你的舌尖真正体验到酸酸的味道一样呢？

◇触觉想象：闭上眼睛想象一下"玩具熊"那毛茸茸的触感，是不是就像你亲手抚摸到了一样呢？

和宝宝一起猜猜动物谜语

闲暇的时候，孕妈妈可以把一些动物谜语念出来给胎宝宝听，然后和胎宝宝一起猜一猜。这既可以改善孕妈妈的心情，还能形象地给胎宝宝描述一些动物的特征。下面是一些动物谜语，列举出来供大家参考。

◇耳朵长，尾巴短。只吃菜，不吃饭。（答案：兔子）

◇粽子脸，梅花脚。前面喊叫，后面舞刀。（答案：狗）

◇一支香，地里钻。弯身走，不会断。（答案：蚯蚓）

◇沟里走，沟里串。背了针，忘了线。（答案：刺猬）

◇船板硬，船面高。四把桨，慢慢摇。（答案：乌龟）

◇脚儿小，腿儿高。戴红帽，穿白袍。（答案：丹顶鹤）

◇进洞像龙，出洞像凤。凤生百子，百子成龙。（答案：蚕）

◇尖尖长嘴，细细小腿。拖条大尾，疑神疑鬼。（答案：狐狸）

◇身小力不小，团结又勤劳。有时搬粮食，有时挖地道。（答案：蚂蚁）

◇头顶两只角，身背一只镀。只怕晒太阳，不怕大雨落。（答案：蜗牛）

◇沙漠一只船，船上载大山。远看像笔架，近看一身毡。（答案：骆驼）

◇个儿高又大，脖子似吊塔。和气又善良，从来不打架。（答案：长颈鹿）

◇远看像黄球，近看毛茸茸。叽叽叽叽叫，最爱吃小虫。（答案：小鸡）

◇兄弟七八千，住在屋檐边。日日做浆卖，浆汁更值钱。（答案：蜜蜂）

◇身上滑腻腻，喜欢钻河底。张嘴吐泡泡，可以测天气。（答案：泥鳅）

◇黑脸包丞相，坐在大堂上。扯起八卦旗，专拿飞天将。（答案：蜘蛛）

◇驼背老公公，胡子乱蓬蓬。生前没有血，死后满身红。（答案：虾）

◇像猫不是猫，身穿花皮袄。山中称霸王，寅年它当家。（答案：老虎）

和宝宝一起猜谜语

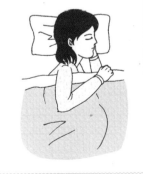

◇一个黑孩，从不开口，一旦开口，就掉舌头。

◇人脱衣服，它穿衣服；人脱帽子，它戴帽子。

◇兄弟五个，住在一起，名字各异，高低不同。

◇一个小姑娘，长在水中央，身穿粉红衣，坐在绿船中。

◇上有水，下有火，家家厨房，谁也不缺。

◇身披绿衣服，肚中水汪汪，儿子非常多，全都是黑脸。

◇颜色雪白，身体坚硬，每天洗三遍，晚上睡柜子。

谜底：1.瓜子。2.衣架。3.手指。4.荷花。5.锅。6.西瓜。7.碗。

画一幅动物简笔画

所谓动物简笔画，就是用简单的线条画出动物主要的外形特征，要画得"简"、画得像，就必须删掉细节，突出主要特征，把复杂的形象简单化。动物简笔画容易掌握，是美学胎教的一部分。

孕妈妈平时可以用水彩笔画一幅动物简笔画，不仅能激发兴趣，还可以培养速记、概括、想象等能力。更关键的是通过色彩刺激孕妈妈的大脑，胎宝宝也能受到良好的刺激。

怎样画动物简笔画呢？画动物简笔画应注意以下几点：

首先要会概括动物的基本形状。基本形状就是大轮廓，它是根据动物的外形特征决定的。要使复杂的形象简单，首先要用简单的几何图形来概括动物的基本形状，再在基本形状上进行加工。

比如画小鸭子，孕妈妈先想象一下小鸭子的头是什么形状，身体又是什么形状，孕妈妈可以把小鸭子的外形用四句顺口溜来概括："脑袋滴溜圆，身体像小船，颈上嘴巴扁，眼睛是半圆。"边说顺口溜边画小鸭子。

另外，要抓住动物的动态变化。由于动物所处的方位和运动状态不是固定不动的，所以基本形状也不是固定的。例如，侧面的小猪和正面的小猪，两者的基本形状就有所不同，正面的小猪身子应画成圆形的，侧面的小猪身子是椭圆形的。

根据各种动物的特征采取夸张、拟人的手法来画，使形象更加突出。例如，把熊猫的脑袋画得大大的，可以显得更可爱；把小鸟的头画得大些，可显得更活泼等。

把上面这三点结合起来，再加上你的想象，就一定能画出可爱的动物简笔画。

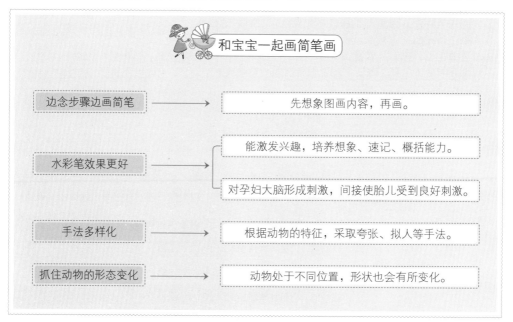

照顾好饮食起居

进入怀孕中期以后的孕妈妈经常会有"胃灼热感"，尤其是在弯腰、咳嗽或用力时更容易发生。所以，孕妈妈要仔细照顾好自己的饮食起居，以减少这种不适感。

吃饭时不要吃得过饱，更不要一次性喝太多水或者饮料，特别注意不要喝浓茶，含咖啡、巧克力的饮料也尽量避免，这些食物特别容易促使食道肌肉松弛。而辛辣性、过冷或者过热的食物会刺激食道黏膜，加重"胃灼热感"，所以也要尽量少吃。此外，进食以后不要马上躺下，否则会造成消化不良。

在"胃灼热感"出现时，可以通过以下方法缓解：在睡眠时，在头部床脚下垫高15~20厘米，使上身抬高，这样能有效地减少胃液反流。但注意不要垫高枕头，因为它只能抬高头部，而不能抬高整个上身的高度。

有些孕妈妈可能会同时出现腰腿神经痛或者膀胱刺激征，所以要特别注意下身的保暖，尤其是在寒冷的季节，贴身内裤最好选用裤腰能够覆盖到肚脐以下部分的衣物，这样就能起到很好的保暖效果。

此时，还应注意避免增加腹压。在排便时不要太过屏气用力，平时衣着要轻松，如果出现咳嗽症状要及时治疗。

使用托腹带是一个不错的选择，既能方便腹部保温，还能增加身体的稳定性，又能缓解孕妈妈腹部下垂造成的不适感，有助于保护胎位。但要注意托腹带一定要能自行调节，不能有勒着的感觉。

 一些身体变化不必过多忧虑

在这一阶段，有些孕妈妈常会有胃内积食的不消化感，这是由于增大的子宫挤压内脏的缘故。还有些孕妈妈总认为自己患了伤风，因为她常感到口干舌燥，甚至出现耳鸣，但实际上并不这是这样，这些都还是妊娠引起的体内变化。

孕妈妈要注意

》 衣着宽松，及时治疗咳嗽。

》 不喝浓茶，不吃辛辣食物。

》 抬高床脚，缓解不适感。

》 腹部保暖，保护宝宝发育。

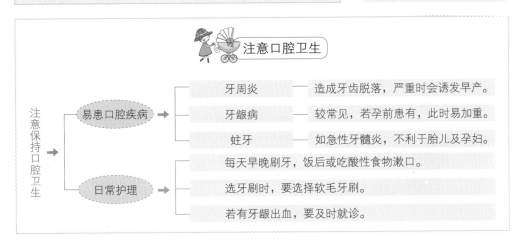

注意口腔卫生

注意保持口腔卫生 → 易患口腔疾病 →
- 牙周炎 —— 造成牙齿脱落，严重时会诱发早产。
- 牙龈病 —— 较常见，若孕前患有，此时易加重。
- 蛀牙 —— 如急性牙髓炎，不利于胎儿及孕妇。

日常护理 →
- 每天早晚刷牙，饭后或吃酸性食物漱口。
- 选牙刷时，要选择软毛牙刷。
- 若有牙龈出血，要及时就诊。

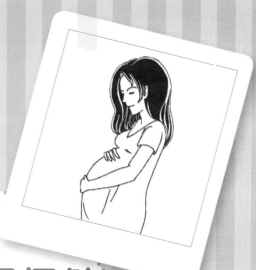

第 7 章

怀孕六个月保健要点及胎教方案

孕 6 月，宝宝的身体进一步增大，准妈妈们会感到强烈的胎动。同时，孕妈妈的身体承受的压力也越来越大，坐起站立也变得困难起来，或许孕妈妈对此会很不习惯。但是，一定要调整心态。

孕6月母婴基本指标及营养要求

孕6月，胎宝宝又大了1个月，占据子宫的空间也更大，即将要充满整个子宫。这时候的宝宝，它又学会了什么新的技能？又会给准父母带来什么惊喜？孕妈妈呢？又将会遇到什么特殊的事情？

胎儿的成长

妊娠6个月时，胎儿身长约30厘米，体重600~700克。全身都是皱纹，胃肠会吸收羊水，肾脏能排泄尿液。此时，用听诊器可听出胎儿的胎心音。

从这时起，胎儿的皮肤表面开始附着胎脂，一直到分娩都会给胎儿皮肤提供营养、保护皮肤；同时在分娩时能起润滑作用，使胎儿能顺利通过产道。

孕6月胎儿特征

★ 眉毛和眼睑清晰可见。

★ 胎儿会用脚踢子宫，而且会在羊水中游泳。

★ 听力系统基本已经完成，呼吸系统正在建立中。

★ 子宫收缩或受到压迫时，胎儿会用力踢子宫壁。

★ 胎儿能对母亲相当细微的情绪、情感差异做出敏感反应。

★ 对外部世界的声音刺激，胎儿也会立即做出反应。

胎儿在6个多月时就有了开闭眼睑的动作，特别是在孕期最后几周，胎儿已能运用自己的感觉器官了。从6个月起，胎儿就带着积极的情绪生活着，不满意时也会发点小脾气。因此，胎儿并不是传统科学描述的那种消极的、无思维的小生命。

孕妈妈身体特征

孕6月，孕妇子宫底高度为18~20厘米，肚子越来越凸出，接近典型孕妇的体形，体重急剧增加。由于长大了的子宫压迫各个部位，使下半身的血液循环不畅，为此下半身容易疲劳，而且疲劳很难解除，有时背肌、腰部会疼痛。

在这个月时，孕妇肚子越来越大，很容易跌倒。上下楼梯或登高时，应特别注意安全。

孕6月孕妇特征		
体型	腰部明显变得粗壮，身体重心前移，容易出现倾倒	
身体变化	子宫	子宫在进一步增大，底部已经到达了肚部
	乳房	乳房受到挤压时会有一些黄色稀薄乳汁流出
	体重	体重以每周大约250克的速度增长着
情绪	孕妇可能会因为身体变得笨拙而产生烦躁的情绪以及对家人的依赖心理	

营养搭配要求

这个月胎儿发育已趋向成熟，骨骼的发育须从母体摄入大量的钙质，因此孕妇的食谱应安排富含钙质的高能量饮食，同时适量增加铁质，如硫酸亚铁、富马酸亚铁、维生素C、钙片等。

孕妇可遵循以下食谱来安排一天的饮食：

早餐

主食：排骨面2小碗，或排骨包3个（量均在150克左右），牛奶450克。

副食：虾仁菠菜（炝、炒皆可），酱牛肉或其他酱瘦肉100克，餐后水果橘子3个（约300克）。

午餐

主食：米饭2小碗，或小花卷2~3个（量约200克）。

副食：叉烧肉100克，清炒虾仁（鲜虾仁150克、瓜丁100克），丝瓜炒火腿（丝瓜200克、热火腿50克），黄豆鲫鱼汤2小碗，餐后水果甜柚1个（约100克）。

晚餐

主食：米饭2小碗，或豆沙枣泥包3个（量约150克）。

副食：木耳炒肉（精瘦肉100克、水发木耳400克），青椒炒猪肚（猪肚100克、青椒100克），猪骨萝卜汤2小碗，餐后水果2个（品种可根据自己的口味选择，约200克）。

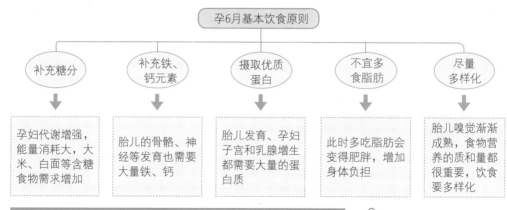

孕6月基本饮食原则

补充糖分	补充铁、钙元素	摄取优质蛋白	不宜多食脂肪	尽量多样化
孕妇代谢增强，能量消耗大，大米、白面等含糖食物需求增加	胎儿的骨骼、神经等发育也需要大量铁、钙	胎儿发育、孕妇子宫和乳腺增生都需要大量的蛋白质	此时多吃脂肪会变得肥胖，增加身体负担	胎儿嗅觉渐渐成熟，食物营养的质和量都很重要，饮食要多样化

适合孕6月的食物	
孕6月饮食多样化	全麦制品
	瘦肉、肝脏
	豆、奶制品
	水果
	蔬菜
	坚果

防止妊娠斑

孕7月要适当吃一些预防妊娠斑的食物，如猕猴桃、西红柿、柠檬、黄豆、各类新鲜蔬菜、猪蹄粥等。

孕6月保健要点

孕6月的保健工作，仍需围绕孕妈妈的日常生活展开，尤其是日常饮食，要确保营养的充足、多样化，为胎宝宝提供足够的生长发育物质。

孕妇吃鱼好处多

二十二碳六烯酸（DHA）是构成大脑神经髓鞘的重要成分，能促进大脑神经细胞的发育，多食富含DHA的鱼类，宝宝会更聪明。

鱼肉中含有的二十碳五烯酸是人体必需的脂肪酸，机体自身是不能合成的。它具有多种药理活性，可以抑制促凝血素A2的产生，使血液黏度下降，使抗凝血Ⅲ增加，这些活性都可以起到预防血栓形成的作用。同时，二十碳五烯酸在血管壁能合成前列腺环素，可使螺旋动脉得以扩张，以便将足够的营养物质输送给胎儿，促进胎儿在母体内的发育。

另外，鱼肉中含有较多磷质、氨基酸，这些物质对胎儿中枢神经系统的发育会起到良好的作用。

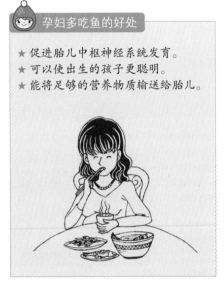

孕妇多吃鱼的好处

★ 促进胎儿中枢神经系统发育。
★ 可以使出生的孩子更聪明。
★ 能将足够的营养物质输送给胎儿。

孕妈妈如何选择饮品

孕妇不要喝生水，以防腹泻或被传染其他疾病。咖啡及浓茶具有较强的兴奋性，应该少服。矿泉水中含有许多微量元素，可以经常饮用。市场供应的许多饮料含糖分高，不宜多饮。夏天，西瓜是较好的饮料，既可补充水，也可补充一些无机盐，又可消暑解热，孕妇及产妇都可以吃。

白开水与各饮料的对比	
白开水	果汁、饮料
★ 最有利于人体吸收，而又极少有副作用。	★ 含有较多的糖、添加剂、电解质等有害物。
★ 稀释血液，促进血液循环。	★ 对胃产生不良刺激，直接影响消化和食欲。
★ 输送养分，促进新陈代谢。	★ 增加肾脏的过滤负担，影响肾功能。
★ 体内脱氧酶活性高，不容易产生疲劳。	★ 摄入过多糖分还容易引起肥胖。

孕妈妈夏季饮食起居

夏季天气炎热，孕妇身体的代谢加快，皮肤的汗腺分泌增多，易引起汗疹，甚至中暑，因此安排好夏天的生活极为重要。下面就衣、食、住、行方面提出一些值得注意之处：

洗澡。用温水淋浴是散热防暑的好方法，不宜坐浴。水温以28℃～30℃为好。洗浴时注意外阴部和乳房的卫生。乳头要多擦洗，以加强其韧性；浴后宜涂点油脂，以防产后哺乳发生乳头皲裂。

勤换衣。内衣要常换洗，保持身体清爽。

卧室通风好。卧室要注意空气流通，睡觉时注意盖好腹部，以防受凉。用电风扇吹风时，宜用近似自然风的一档，并适可而止。

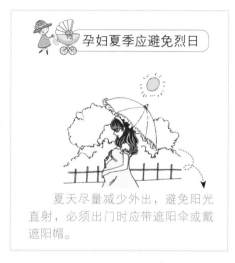

孕妇夏季应避免烈日

夏天尽量减少外出，避免阳光直射，必须出门时应带遮阳伞或戴遮阳帽。

注意饮食。因高温天气常常会使食欲减退，饮食方面要吃凉爽可口的食物。注意不食变质的食物，以防止患痢疾，并多饮一些清凉饮品，可消暑。

孕妈妈冬季饮食起居

冬季寒冷，空气干燥，易患感冒。这个时期，孕妇应特别注意预防感冒，不去人多拥挤的地方，特别是感冒流行的地方，以免被传染上。

冬季孕妇穿衣服要做到既保暖又轻便，不可穿得过多，又不可受寒，所以宜穿轻便保暖的衣服，并注意根据天气变化调换衣服。

冬季雪天或有冰冻时，孕妇行动要特别小心，防止摔跤。孕妇在冬季最好穿防滑鞋，或上下班有人陪伴，做到安全有保障。

散步是孕妇最适宜的运动。不要因天气冷就不外出，应该在阳光充足、天气比较温暖的下午坚持散步，活动肌肉筋骨，促进血液循环，又可呼吸新鲜空气。

```
                    孕妈妈冬季应注意的事项

  预防感冒，不去人多的地方              雨雪天防滑，防止摔跤

  穿衣轻便保暖，注意防寒              阳光充足时，宜外出散步

         注意开窗换气，避免污浊暖空气影响母婴
```

妊娠期皮肤的保养

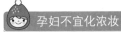

孕妇皮肤的清洁卫生很重要。在妊娠期间因为激素的关系，皮肤失去光泽，或者皮肤的类型有所改变，这是由于新陈代谢旺盛、汗腺和皮脂都增多了的结果。而且，因为皮肤变得敏感了，稍不注意，皮肤就粗糙了。

因此，虽说是在妊娠期，也不要疏于保养皮肤。应以一个漂亮的、有魅力的状态度过妊娠期。把自己收拾得干干净净，自己也会感到心情愉快，对产后恢复皮肤功能也有好处。

孕妇不宜化浓妆

从脸部的状态可以判断孕妇是否健康，因此前往医院做产前检查时，最好不要化浓妆。

妊娠期的美容，主要是洗脸。早晚两次，使用平时常用的香皂，擦出泡沫来，仔细地洗，洗干净以后，搽上化妆品。

夏天是容易出汗的季节，要增加洗脸次数。勤洗脸，不光是为了去掉油垢，也可使心里感到爽快。由于激素的作用，脸上容易长雀斑，一般在产后就好了，不必十分介意。受紫外线照射也容易长雀斑，所以不要让强烈的阳光照在脸上。散步或外出时，要戴帽子。在脸上抹些防晒膏，以保护皮肤。

在妊娠期每天进行脸部按摩也是非常重要的，它既能加快皮肤的血液流通、促进皮肤的新陈代谢，又能预防皮肤病，保持皮肤的细嫩，使皮肤的生理机能在产后早日恢复。

在妊娠以前一直坚持按摩的人，应该做得更勤些；以前没有做过的人，从知道已经妊娠的时候起，就要开始做。按摩的要领如下：先用洁面膏擦掉脸上的污垢，用香皂把脸洗干净后，用毛巾将水擦干，在脸上均匀地搽上冷霜膏，然后用中指和无名指从脸的中部向外侧螺旋式按摩，按摩完了，用一条热毛巾擦拭。

孕妇的脸部按摩

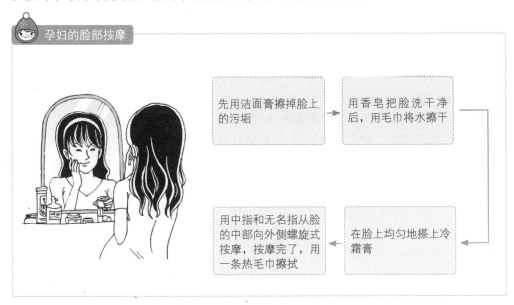

先用洁面膏擦掉脸上的污垢 → 用香皂把脸洗干净后，用毛巾将水擦干 → 在脸上均匀地搽上冷霜膏 → 用中指和无名指从脸的中部向外侧螺旋式按摩，按摩完了，用一条热毛巾擦拭

孕6月注意事项

孕妈妈的肚子越来越大，行动也越来越不便，但孕妈妈更不应该烦躁不适，接下来几个月的行动会越来越不方便，因此从本月开始，孕妈妈就要学会适应不便的状态。

妊娠高血压的防治

妊娠高血压综合征，简称"妊高征"，是妊娠期特有的症候群。在妊娠中、晚期（20周后）出现，临床表现为高血压、蛋白尿、水肿，严重者有头疼、头晕、眼花等症状，甚至会出现抽搐、昏迷以及母婴死亡等现象。

避免孕妇患妊娠高血压综合征，重在预防，主要做法是：

首先，孕妇在孕期一定要按时定期检查，观测血压、尿蛋白及水肿情况。其次，一旦发现血压高或水肿等，则应与医生配合，注意休息，并采取左侧卧位减少子宫对下腔静脉的压迫，使下肢及腹部血流充分回到心脏，保证肾脏及胎盘的血流量；注意多吃些高蛋白食物，适当限制食盐的摄入。

必要时按医嘱服些降压或镇静药物，及早发现并治疗轻度妊娠高血压综合征使之痊愈，是预防重度妊娠高血压综合征发生的重要而有效的措施。

如患中、高度"妊高征"，一经确诊，应立即住院治疗。主要给予解痉（硫酸镁）、降压（安定）、镇静、合理扩容和必要时利尿、适时终止妊娠的治疗。重症患者住院治疗24～48小时，病情不见好转应考虑终止妊娠。部分患者会遗留产后高血压及肾病后遗症，故应做好产后随访工作，观察血压及肾功能状况，如有异常应及时治疗。

妊娠高血压的多发人群

★年轻初产妇或高龄产妇。

★有慢性高血压、慢性肾炎、糖尿病等病史的孕妇。

★精神过分紧张或受刺激致使中枢神经功能紊乱者。

★营养不良、贫血、低蛋白血症者。

★子宫张力过高者。

★有家族高血压史，尤其是孕妇母亲有重度妊娠高血压综合征者。

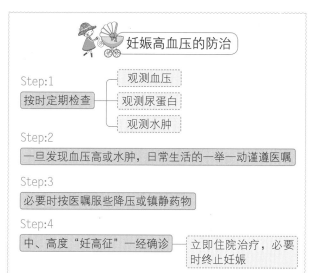

妊娠高血压的防治

Step:1
按时定期检查 —— 观测血压 / 观测尿蛋白 / 观测水肿

Step:2
一旦发现血压高或水肿，日常生活的一举一动谨遵医嘱

Step:3
必要时按医嘱服些降压或镇静药物

Step:4
中、高度"妊高征"一经确诊 —— 立即住院治疗，必要时终止妊娠

孕妈妈为什么不宜仰卧睡觉

妊娠晚期，子宫很大，仰卧会挤压腹腔中的腹主动脉和下腔静脉等大血管，造成邻近部分组织器官的动脉血液供应障碍和静脉回心血流量减少，导致子宫本身血流量供应不足，必然会影响胎儿对氧和营养物质的需求。

孕妇本身也会因大脑的血液和氧气的供应不足而出现头晕、胸闷、脸色苍白、恶心、呕吐等现象，严重时还会使血压下降，医学上将这种现象称为"仰卧位低血压综合征"。仰卧时，下半身血液回流不通畅，造成下肢、直肠和外阴的静脉压力增高，容易发生下肢及外阴静脉曲张、痔疮和下肢水肿。

到了妊娠晚期，孕妇仰卧睡觉还可诱发胎盘早期剥离，出现突发性腹痛、阴道及子宫内出血等症状。孕妇仰卧睡觉，还可造成输尿管机械性梗阻，使细菌易于生长繁殖，增加了孕妇患肾盂肾炎、膀胱炎的机会。

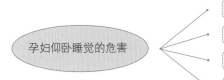

孕妇仰卧睡觉的危害

- 易导致子宫本身血流量供应不足
- 孕妇易产生头晕、胸闷、恶心、呕吐等供氧不足的症状
- 易发生下肢及外阴静脉曲张、痔疮和下肢水肿
- 孕晚期可诱发胎盘早期剥离，出现突发性腹痛等症

孕期的运动要求

孕期运动要因人而异，适可而止，切不可进行高强度的运动，或急于求成，劳累过度。要知道，任何过量的运动都可能会给孕妇和胎儿带来危险。

一般早孕反应消失后便可开始运动，并逐渐增加运动量，每次活动时间以20分钟为宜，以运动后身心不感到疲劳与紧张为度。可以根据自己的爱好选择不同的体育运动，如散步、打太极拳等。

如果孕妇平时不喜欢运动，那么妊娠后就不必勉强自己参加过多的活动，否则将会影响胎盘血液供应，对胎儿不利。孕妇只要每天做10分钟的体操并选择一个空气新鲜的地方步行半小时至1小时就足够了。

如果孕妇是运动员，或者孕前就习惯某种运动，可以继续进行这些运动，但禁止高强度及过量的运动。

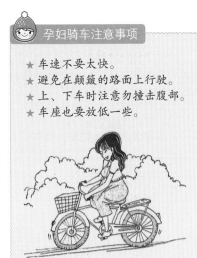

孕妇骑车注意事项

★ 车速不要太快。
★ 避免在颠簸的路面上行驶。
★ 上、下车时注意勿撞击腹部。
★ 车座也要放低一些。

孕妇行走坐立的姿势

随着妊娠周数增加，腹部逐渐向前突出，身体重心位置发生变化，骨盆韧带出现生理性松弛，容易形成腰椎前倾，给背部肌肉增加了负担，易引起疲劳或发生腰痛。

坐的姿势。孕妇坐椅子时要先坐于椅子前边，然后移动臀部至椅背，深坐椅中，屁股和膝关节成直角，大腿成水平状，这样坐不易发生腰背痛。

站立姿势。站立时，两腿平行，两脚稍微分开，这样站立，重心落在两脚之中，不易疲劳。但若站立时间较长，可将两脚一前一后站立，并隔几分钟换一下位置，使体重落在伸出的前腿上，以减少疲劳。

行走姿势。行走时背要直，不弯腰，不驼背，不过分挺胸，不用脚尖走路。抬头，紧收臀部，保持全身平衡，稳步行走，可能时利用扶手或栏杆走路。

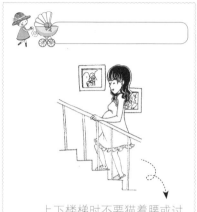

上下楼梯时不要猫着腰或过于挺胸腆肚。看清楼梯，一步步慢慢上下，千万不要踩空。如有扶手，扶着走。

孕期的舒适姿势

孕妇的腹部增大以后，照通常的姿势坐下或躺下可能就会感到不舒服了。特别是在妊娠末期，如果孕妇仍采用平躺的姿势躺一段时间，那么胎儿的重量将会使分布在背部的大血管受到压迫。

躺下的姿势。侧身躺下，大腿和手臂向上弯曲，另一只手臂放在体侧。如果在膝部和大腿下面垫上一个或几个枕头，那么，孕妇会觉得这种姿势更为舒适。

减轻背部疼痛。孕妇只要感到舒适，可以平躺着，在双膝下垫上些垫子，就是一种非常好的休息姿势，尤其是背部有些不适时更应如此。

抬高双脚。平躺下，在臀部垫些软垫，离墙大约45厘米。抬起双腿，倒放在墙上。双腿伸直并尽量分开至觉得舒适为止。

盘腿而坐。盘腿而坐，或者将双脚放在一起，挺直背部，张开腹股沟，使大腿内侧绷紧。轻轻地将大腿向下压以增加这种伸展，以保证在分娩期间能更好地使双腿张开。

斜靠的姿势

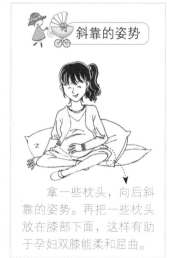

拿一些枕头，向后斜靠的姿势。再把一些枕头放在膝部下面，这样有助于孕妇双膝能柔和屈曲。

适合孕6月的胎教

在怀孕的第6个月，胎儿全身的骨架都已经构成，无论从哪个方面来看，此时的胎儿都和婴儿相差无几，孕妈妈下腹部的隆起也会更加明显。而此时，胎儿已经会倾听外面大千世界的各种声音了，而且对声音的刺激更加敏感，会立即做出反应。如汽车的鸣笛声能够使胎动更加频繁，音响的声音会加快胎儿的心率等。所以在这个时期，孕妈妈和准爸爸们可以有针对性地对胎儿进行一些听觉、语言的发育训练。

与宝宝一起享受森林浴

现代城市的空气中含有大量尘埃，据科学家测定，每立方千米含量高达数千吨，对人的健康危害甚大。森林中由于树木的光合作用，氧气多，空气特别新鲜，含尘量比城市要低30%以上，噪声也低20分贝以上。孕妈妈若能沐浴在森林中，不但可以提供充足的氧气，而且给孕妈妈以宁静、舒坦、生气蓬勃的感觉。眼睛可享受森林之绿，鼻子可以品味嫩枝芳草之香，耳边飘过森林浪涛、鸟啼、蝉鸣、蛙噪、虫吟，风萧萧，水潺潺……汇成一支无人工矫揉的大自然交响乐，对孕妈妈身心是一种莫大的陶醉，使其赏心悦目，情趣倍增。

树木在生长季节，会散发出沁人心脾的芳香物质，这些物质的主要成分为萜烯醇类，它具有较强的杀菌能力，被称为"植物杀菌素"，有鼻炎或有某些传染病的孕妈妈，如果常到森林中活动，有防治及促进病体早日康复的作用，同时对胎儿也有莫大的裨益。

来场森林浴吧

最佳时机：孕4~7月
最佳季节：初夏到深秋
最佳时间：上午10~12时
注意事项：做好万全准备，避免剧烈运动，防止摔跤。最好有家人陪伴。

负离子能使人的大脑、肝、肾的氧化过程加强，提高基础代谢，增强免疫功能，刺激骨髓造血功能，故有"空气维生素""长寿素"之称。由此可见，森林浴是孕妈妈理想的保健活动，也是绿色生命的胎教，有条件的孕妈妈可以多做森林浴。

孕妈妈森林浴时必须有家人陪同，宜在孕4~7月时进行，行前要做好准备，如食品、饮料、药品等，不宜做剧烈的爬山运动，还要防止摔跤。

森林浴的黄金季节是初夏到初秋。这段时期温度和湿度较高，植物杀菌素会被大量地释放出来。此外，在一天当中最好的时段是上午10~12点。孕妈妈们应该尽量利用这段时间享受森林浴的乐趣。

继续最美的胎内对话

这个月的胎儿，听觉器官已经发育得比较完善，对外界的声音刺激变得敏感了，并且已经有了记忆和学习的能力。因此，孕妈妈要时刻牢记胎儿的存在，而且经常与之谈话，这是一项十分重要的行为。

和胎儿说话之前，要先给孩子起个乳名。父母每当和胎儿对话时，要先叫他（她）的名字，当胎儿出生后再去呼唤，婴儿回忆起这熟悉的呼唤以后，可产生一种特殊的安全感。

胎教内容应该丰富多彩，以简单、轻松、明快为原则，可以把生活中发生的一些活动和事情告诉胎儿。通过和胎儿一起感受、思考和行动，使母子间的情感纽带更牢固，并培养胎儿对母亲的信赖感及对外界的感受力和思考力。

如早晨起来，先对胎儿说一声："宝宝，早上好！"告诉他新的一天已经开始了；打开窗户告诉胎儿："早上空气真新鲜！""啊！太阳升起来了，阳光洒满大地。""今天天气晴朗，我们出去玩！"关于天气，可说的有很多，如阴天、下雨、飘雪花等，风力的大小，温度的高低等，都可以作为话题。还可以告诉胎儿，今天穿的衣服是什么样式的，什么颜色的，什么布料的，等等。

胎儿很喜欢听父亲谈话，因此父亲对胎儿的讲话也是很重要的。父亲与胎儿讲话时，母亲应仰卧或端坐在椅子上，父亲把头俯在母亲的腹部，嘴巴离腹壁3～5厘米，讲话时间最好选择在晚上睡觉前，以5～10分钟为妥。讲话的内容多种多样，可以是日常生活用语，也可以是童话小故事，还可以是诗歌，应该以希望、祝福、要求、关心等为主旨，语句应简练、温和，内容健康，切合实际。

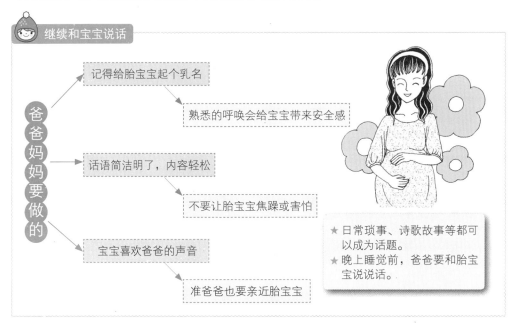

继续和宝宝说话

爸爸妈妈要做的

- 记得给胎宝宝起个乳名
- 熟悉的呼唤会给宝宝带来安全感
- 话语简洁明了，内容轻松
- 不要让胎宝宝焦躁或害怕
- 宝宝喜欢爸爸的声音
- 准爸爸也要亲近胎宝宝

★ 日常琐事、诗歌故事等都可以成为话题。
★ 晚上睡觉前，爸爸要和胎宝宝说说话。

教胎宝宝认识英文字母

孕妈妈在教胎宝宝认识英文字母的时候，要准备白纸和彩色笔。孕妈妈先在白色的纸上利用各种色彩来描绘字母，加强视觉效果。教英文字母时，孕妈妈除了要唱ABC字母歌之外，还要反复地读字母，还要用水彩笔在纸上写出字母的形状，字母的颜色要非常鲜艳。

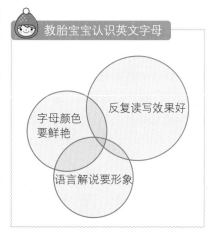

教胎宝宝认识英文字母

字母颜色要鲜艳

反复读写效果好

语言解说要形象

在学习开始前，孕妈妈可以先将呼吸调整一下，让自己心情平静下来，然后把要教的内容在头脑里先描绘一遍，最重要的是保持平静的心情和集中注意力。孕妈妈一方面要注意发音正确，另一方面要用手指临摹字形，并将自己的注意力集中在面前的卡片上，以加深印象。

学习英文字母的数量以每天2～5个为宜，先教大写，再教小写。到了应该胎教的时候，为了让宝宝和教学过程合拍，孕妈妈最好给胎儿发出一个信号，比如抚摸着肚子说："乖宝宝，现在我们要开始好好学习啦，今天我们来学A、B、C、D、E五个字母好不好？"

此外，孕妈妈还要用形象的语言解说。例如，字母A，孕妈妈可以轻声对胎宝宝说："宝宝，这个英文字母读A，它好像是一座高高的铁塔。"然后找一个以字母A开头的单词读给宝宝听，如Apple（苹果），并对胎宝宝说："这是妈妈最喜欢吃的水果，它能给妈妈补充足够的维生素，让你健康地成长。"

给胎宝宝唱一唱 ABC 字母歌

A～B～C～D～E～F～G,
H～I～J～K～L～M～N,
O～P～Q～R～S～T,

U～V～W～X～Y～Z,
X、Y、Z,
Now you see, I can say my ABC.

孕妈妈可以同步做英语胎教

孕妈妈平时可以将一些简单的英语，将自己看到的、听到的事情用简单的英语跟胎宝宝讲出来。如果孕妈妈觉得自己英文的水平有限，发音也不太标准，也不用勉强进行英语胎教。可以选择一些句型简单、内容健康、重复性高的英文音像制品，如一些原版带中文字幕的卡通DVD，或者还可以买一些儿童的英文歌曲，放给胎宝宝听。借助这些音像制品有趣的内容、清楚的发音和活泼的气氛，来起到很好的英语胎教效果。

和胎宝宝一起说绕口令

　　孕妈妈经常说绕口令，能够使思维更具敏捷性、灵活性和准确性，对胎宝宝的语言及思维发展具有潜移默化的影响。需要注意的是，不要念那种很长的绕口令，因为念绕口令讲究的是快、准，如果总是很长时间不换气，会导致胎儿缺氧，对胎儿发育不利。下面列举几个短小的绕口令，以供孕妈妈在孕期娱乐。

　　《鹅和鸽》。天上一群大白鸽，河里一群大白鹅。白鸽尖尖红嘴壳，白鹅曲项向天歌。白鸽剪开云朵朵，白鹅拨开浪波波。鸽乐呵呵，鹅活泼泼，白鹅白鸽碧波蓝天真快乐。

　　《鸭和霞》。天上飘着一片霞，水上飘着一群鸭。霞是五彩霞，鸭是麻花鸭。麻花鸭游进五彩霞，五彩霞挽住麻花鸭。乐坏了鸭，拍碎了霞，分不清是鸭还是霞。

　　《小花猫》。小花猫爱画画，先画一朵蜡梅花，又画一个小喇叭，带着蜡梅花，吹着小喇叭，回家去见妈妈，妈妈见了笑哈哈。

　　《造房子》。捡颗小石子，在地上画个方格子，画好了格子造房子，画个大方格子造个大房子，画个小方格子造个小房子，楼上的房子分给鸽子，楼下的房子分给小兔子。

　　《大妹和小妹》。大妹和小妹，一起去收麦。大妹割大麦，小妹割小麦。大妹帮小妹挑小麦，小妹帮大妹挑大麦。大妹小妹收完麦，噼噼啪啪齐打麦。

　　《画蛤蟆帽》。一个胖娃娃，画了三个大花活蛤蟆；三个胖娃娃，画不出一个大花活蛤蟆。画不出一个大花活蛤蟆的三个胖娃娃，真不如画了三个大花活蛤蟆的一个胖娃娃。

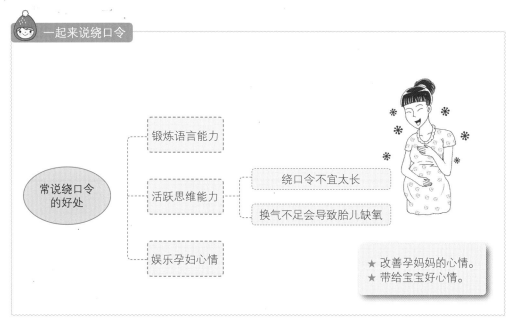

一起来说绕口令

常说绕口令的好处
- 锻炼语言能力
- 活跃思维能力
  - 绕口令不宜太长
  - 换气不足会导致胎儿缺氧
- 娱乐孕妇心情

★ 改善孕妈妈的心情。
★ 带给宝宝好心情。

摸摸可爱的宝宝

妊娠的第6个月，可以在孕妈妈腹部明显地触摸到胎儿的头、背和肢体，此时进行抚摸胎教对胎儿的发育有很好的促进作用。孕妈妈本人或者丈夫用手在孕妈妈的腹壁轻轻地抚摸胎儿，引起胎儿触觉上的刺激，以促进胎儿感觉神经及大脑的发育。抚摸胎教是促进胎儿智力发育、加深父母与胎儿之间情感联系的有效方法。

方法是：孕妈妈排空小便，躺在床上，全身尽量放松，在腹部松弛的情况下来回抚摸胎儿，可以用一个手指轻轻按下再抬起。开始时，有的胎儿能立即做出反应，有的则要过一阵才有反应。如果此时胎儿不高兴，他会用力挣脱蹬腿反抗，碰到这种情况，就应马上停止抚摸。

过几天后，胎儿对母亲的手法习惯了，母亲用手按压、抚摸，胎儿就会主动迎上去。到了怀孕28周以后，母亲已能分辨出胎儿的头背时，抚摸应从胎儿头部开始，然后沿着背部到臀部至肢体，轻柔有序。

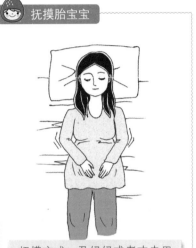

抚摸胎宝宝

抚摸方式：孕妈妈或者丈夫用手在腹壁上轻轻抚摸胎儿。
胎教目的：促进胎儿感觉神经及大脑的发育。
注意事项：如果胎儿用力挣脱蹬腿反抗，就要立即停止。

抚摸胎教可在每晚临睡前进行，每次抚摸以5~10分钟为宜。抚摸可与数胎动次数及语言胎教结合进行，这样既落实了围产期的保健，又使准父母及胎儿的生活妙趣横生。

准父母在进行抚摸胎教时，抚摸及按压动作一定要轻柔，以免用力过度引起意外。抚摸后，可用双手轻轻推动胎儿在宫内"散步"，即每晚让孕妈妈平卧床上，放松腹部，使胎儿在"子宫内散步"、做"宫内体操"。这样反复的锻炼，可以使胎儿建立起有效的条件反射，并能增强肢体肌肉的力量。

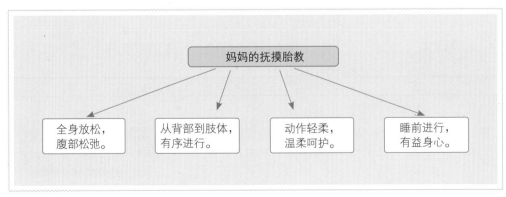

妈妈的抚摸胎教

| 全身放松，腹部松弛。 | 从背部到肢体，有序进行。 | 动作轻柔，温柔呵护。 | 睡前进行，有益身心。 |

想象 "音乐形象"

本月应继续做好音乐胎教，除了听唱片中的乐曲外，孕妈妈每天可以哼唱几首歌曲。要轻轻哼唱，而不必放声大唱，最好选择抒情歌曲或轻音乐，唱歌时要心情舒畅，富于感情，如同面对自己亲爱的宝宝，向他倾诉满腔爱意。还需要加入你丰富的感情色彩，诗情画意，浮想联翩，在脑海里形成各种生动感人的具体形象。例如，碧空万里的蓝天，悠悠飘浮的白云，彤红美丽的晚霞，连绵起伏的青山翠竹，清澈见底的小河流水，还有那夜色中宁静的月光，摇篮边年轻的母亲，摇篮内健美、聪明、逗人喜爱的小宝宝……胎教中的"音乐形象"，将使你和胎宝宝沉浸在无限美好的艺术享受之中。

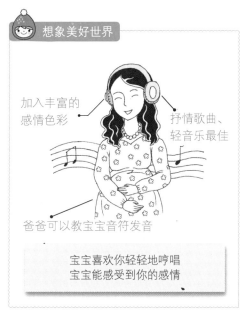

想象美好世界

加入丰富的感情色彩

抒情歌曲、轻音乐最佳

爸爸可以教宝宝音符发音

宝宝喜欢你轻轻地哼唱
宝宝能感受到你的感情

此外，也可以直接把胎教器放在孕妈妈的腹部，让胎儿自己欣赏音乐。由于胎儿对父亲的声音比较敏感，所以父亲在胎教中的作用是很大的，父亲可以练习音符发音，例如"1、2、3、4、5、6、7；7、6、5、4、3、2、1"，反复轻声教唱若干遍，再让胎儿"学唱"。

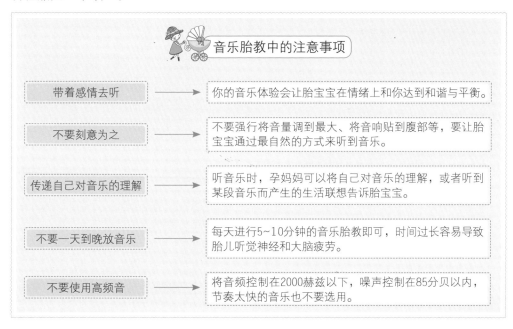

音乐胎教中的注意事项

带着感情去听	你的音乐体验会让胎宝宝在情绪上和你达到和谐与平衡。
不要刻意为之	不要强行将音量调到最大、将音响贴到腹部等，要让胎宝宝通过最自然的方式来听到音乐。
传递自己对音乐的理解	听音乐时，孕妈妈可以将自己对音乐的理解，或者听到某段音乐而产生的生活联想告诉胎宝宝。
不要一天到晚放音乐	每天进行5~10分钟的音乐胎教即可，时间过长容易导致胎儿听觉神经和大脑疲劳。
不要使用高频音	将音频控制在2000赫兹以下，噪声控制在85分贝以内，节奏太快的音乐也不要选用。

智慧养胎心灵操

此操孕妈妈最好能每天早晚各做一次，坚持做对孕妈妈自己和胎儿的身心都有好处。

第一节，仰卧于床上，微闭眼睛，先暗示自己放松全身。

第二节，暗示自己：我内心非常宁静舒适——我的心已经到了一片广阔的天地间——我沐浴着温暖的阳光和清新的空气——真舒服啊；哦，景色真美啊——我的眼睛被美丽的色彩逗得很明亮——我感觉心旷神怡——我感觉到了内心深处的喜悦——真是太好了。暗示时眼睛要内视，发挥想象力，看着自己所想的一切。

第三节，继续暗示自己：我听到远处有孩子在咯咯地欢笑，我也情不自禁地笑起来了——我的内心也在微微地笑了——啊，多么美好的一天啊。暗示时全身放松，并细细体会、感受自己内心的愉悦。

第四节，慢慢睁开双眼，起身下床，保持自己内心的微笑去干其他的事情。

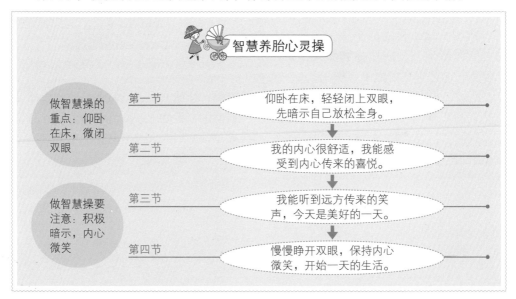

智慧养胎心灵操

做智慧操的重点：仰卧在床，微闭双眼

第一节　仰卧在床，轻轻闭上双眼，先暗示自己放松全身。

第二节　我的内心很舒适，我能感受到内心传来的喜悦。

做智慧操要注意：积极暗示，内心微笑

第三节　我能听到远方传来的笑声，今天是美好的一天。

第四节　慢慢睁开双眼，保持内心微笑，开始一天的生活。

清静法——有益身心的心理胎教

1.清静方式——修养身心

清静法是一种非常有效的胎教方式，能对孕妇的身体和心灵进行调节。同时，它还能对分娩过程和产妇身体恢复起到很好的作用。清静法练习需至少坚持1个月才能有效，因此，孕妇最好从第4个月开始就进行练习，直至分娩。

2.清静法——清静操、冥想、呼吸

清静法练习要求孕妇每天练习半小时至1小时，不过应根据自己的身体状况酌情处理，切不可操之过急。清静操、呼吸、冥想等属于清静法的方式，孕妇坚持练习，有利于调整孕期精神状态，利于分娩。

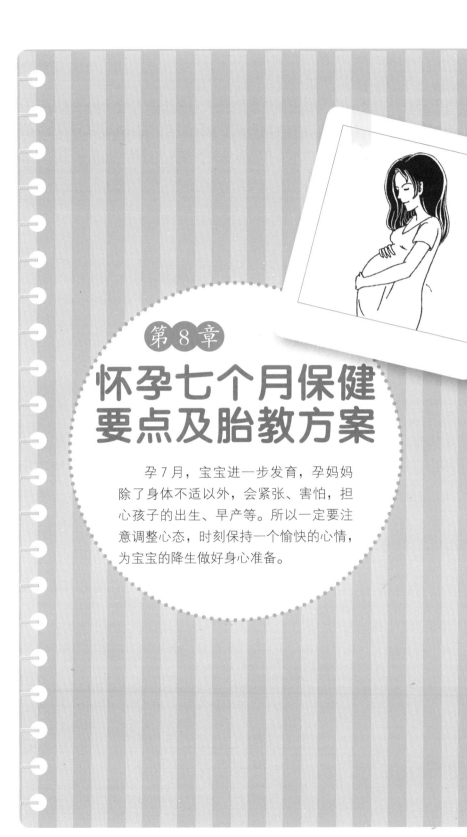

第8章
怀孕七个月保健要点及胎教方案

孕7月，宝宝进一步发育，孕妈妈除了身体不适以外，会紧张、害怕，担心孩子的出生、早产等。所以一定要注意调整心态，时刻保持一个愉快的心情，为宝宝的降生做好身心准备。

孕7月母婴基本指标及营养要求

孕7月，胎宝宝已经基本发育成人，好像随时想要出来见见世面。这一时期的孕妈妈是矛盾的，一方面渴求快些结束妊娠期；另一方面又担心宝宝的健康。了解母婴身体特征，有助于缓解孕妈妈的焦虑之情。

胎儿的成长

这个时期，胎儿身长为36～40厘米，体重1000～1200克。由于皱纹很多，相貌像是老人。上下眼睑已形成，鼻孔开通，容貌可辨，但皮下脂肪尚未充足，皮肤呈暗红色。

这时，胎儿脑部逐渐发达。男胎的睾丸还未降至阴囊内，女胎的大阴唇也尚未发育成熟。胎儿还没有完全具备在体外生活的适应能力，若在此时出生，往往因为发育不良而死亡。

孕7月胎儿特征

★ 五官已经比较清晰了，头发也长了几毫米，脸上有皱纹。

★ 四肢已经发育得非常灵活，可以在羊水中自由地游动，胎动频繁。

★ 可以分辨声音，也会表达出对声音的喜恶。

★ 视网膜已经成形，可以感受到光线。

★ 已经有了很浅的呼吸。

★ 男宝宝有了明显的阴囊，女宝宝的小阴唇、阴蒂也已经突起。

孕妈妈身体特征

这个时候孕妇的心理特点主要是担心分娩问题，如胎儿多大、是否能顺利生下来、是否需要剖宫分娩、是否能到条件好些的医院分娩等。与此同时，孕妇产生恐慌、担忧，甚至要求医生做剖宫产。其实，完全不必这么焦虑，只要孕妇按时做产前检查，在孕37周时由医生作全面的鉴定，并与医生配合，有见红、不规律宫缩、阴道流水等情况时及早到医院检查，绝大部分产妇都会自然顺产。

孕7月孕妇特征		
体型	孕妇的体型已经完全呈现出了标准孕妇体型，不过还算灵活	
身体变化	子宫	宫底上升至脐上1～2横指，子宫高度为24～26厘米
	皮肤	开始出现妊娠纹，肚子、乳房都会有
	体重	体重迅速增加，大约每周可以增加500克
情绪	易出现焦虑、易怒、疲劳、无食欲、喜怒无常等情绪，易出现孕期抑郁症	
妊娠反应	可能会出现一些不适，如眼睛怕光、发干、发涩，呼吸困难、急促等情况	

营养搭配要求

此间胎儿需要大量的蛋白质，以使皮肤充满脂肪，孕妇则需要各种营养，特别是含铁丰富的食物来增加血容量和血红细胞，减轻贫血的症状。同时，需要食用一些含碘丰富的食物，如各种海产品。其他营养如胡萝卜素、核黄素、锰、锌、铜、镁、硒等微量元素也不可忽视。

孕妇可遵循以下食谱来安排一天的饮食：

早餐

主食：营养菜粥2小碗，芹菜馅包子3~4个（量约150克）。

副食：肉片百合、西芹果，餐后水果香蕉2个（约200克）。

午餐

主食：米饭2小碗，或金银卷2~3个（玉米面、白面相掺，量约150克）。

副食：肉末烧茄子（茄子250克、瘦肉150克），麻酱菠菜（菠菜250克），鲜鱼汤2小碗，餐后水果可根据条件选择（量约200克）。

晚餐

主食：米饭2小碗，或蔬菜肉丝挂面1碗（量约150克）。

副食：黄瓜炒鸡蛋（黄瓜250克、鸡蛋120克），醋熘白菜（白菜250克），骨汤2小碗，餐后水果石榴1个。

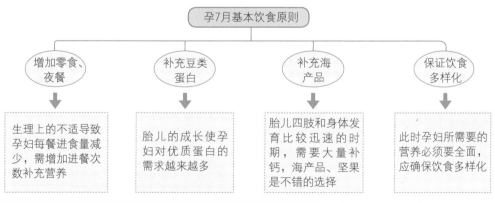

孕7月基本饮食原则			
增加零食、夜餐	补充豆类蛋白	补充海产品	保证饮食多样化
生理上的不适导致孕妇每餐进食量减少，需增加进餐次数补充营养	胎儿的成长使孕妇对优质蛋白的需求越来越多	胎儿四肢和身体发育比较迅速的时期，需要大量补钙，海产品、坚果是不错的选择	此时孕妇所需要的营养必须要全面，应确保饮食多样化

适合孕7月的食物	
豆类	豆腐、豆浆、豆腐干、豆芽等
动物肝脏	鸡肝、羊肝
海产品	海带、紫菜、虾米等
蔬菜	大白菜、萝卜、扁豆、茄子等

妊娠晚期应控制饮水

进入妊娠晚期后，应该控制饮水量，水量每天保持在1升以内为好。如果不太喜欢饮水，可以选择一些含水量多的水果。

孕7月保健要点

由于身体越来越笨重，孕妈妈在生活中会有很多不适，一不留神就有可能发生早产，因此要注意孕妈妈生活中的一举一动，孕妈妈无论做什么，都要动作缓慢些。

孕妈妈要保持口腔卫生

从妊娠8～12周起口腔就开始出现一些变化，如牙龈充血、水肿以及牙龈乳头肥大增生，触之极易出血，医学上称之为妊娠性牙龈炎。由于这些变化，口腔对一些致病细菌以及有害物质的抵抗力下降，使孕妇很容易患牙龈炎和口腔炎。

孕妇要坚持早、晚刷牙，每次进餐或吃水果后都要漱口，及时清除口腔内的食物残渣，防止细菌在口腔内繁殖，并要多吃一些鸡蛋、肉类、豆制品和富含维生素的水果及蔬菜等，这样不仅可以防止牙病的发生，而且对胎儿牙齿和骨骼的发育也有好处。

牙龈出血时，可局部外涂1%的碘甘油，或用2%食盐水、1∶5000呋喃西林溶液漱口，并可口服维生素C，以提高组织的再生能力。

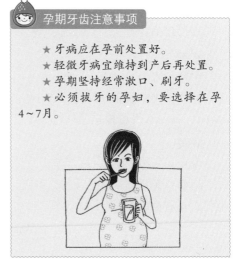

孕期牙齿注意事项

★ 牙病应在孕前处置好。
★ 轻微牙病宜维持到产后再处置。
★ 孕期坚持经常漱口、刷牙。
★ 必须拔牙的孕妇，要选择在孕4～7月。

孕妈妈能坐飞机吗

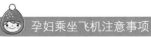

乘坐飞机旅行的优点是快，适宜长途旅行，几个小时的旅程不会使孕妇感到不便，对胎儿也没有影响。有人怀疑飞机飞得很高，人会缺氧，对这点不必顾虑，因为民用飞机是气密座舱，氧气供应正常，但有人乘飞机容易晕吐，所以怀孕早期最好避免乘坐。患有高血压、心脏病的孕妇最好不要乘坐飞机。

一般航空公司规定，孕妇怀孕7个月后不要乘坐飞机，以免孕妇早产或在机舱里分娩。

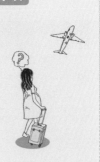

孕妇乘坐飞机注意事项

★ 怀孕不足32周。
★ 必须事先办理定座和购票手续。
★ 超时则提供《诊断证明书》，填写《特殊旅客运输申请表》《特殊旅客运输记录单》，由本人或家属签字。

孕妇要少驾驶汽车

孕妇驾驶汽车有发生早产、流产的危险。

如果驾驶时身体过于向前倾，就会使子宫受到压迫。怀孕初期，虽然子宫很小且还在骨盆内，不会直接受到压迫的影响，但怀孕初期是最容易流产的一段时期，即使对子宫没有直接的压迫，也仍然会受到因为驾驶而产生的腹部压力的影响。所以，最好还是避免长期驾驶。

怀孕七八个月以后，若采取前倾姿势驾驶的话，就会直接压迫到子宫而发生早产的情形。到了怀孕末期，为了做生产的准备，子宫口会稍微地张开一些。如果由于驾驶姿势过分向前倾而使腹部压力不断地增加，便会有早期破水的现象发生。

孕妇驾车的害处

如果实在不能避免驾驶汽车，最好是短距离驾驶，且不要采取前倾的姿势驾驶。如果路况不好，放弃长距离的驾驶比较安全。

① 驾驶姿势容易压迫子宫。

② 驾驶时，人的精神容易紧张。

③ 车身震动既影响子宫，又刺激自主神经。

防治孕妇小腿抽筋

有些孕妇到了妊娠六七个月或八九个月时，常常会发生小腿抽筋的现象，因而感到十分苦恼。该症状实质上是由于小腿后部腓肠肌痉挛性收缩而产生的剧烈疼痛，俗称小腿抽筋或腿肚子转筋。另外，若孕妇血液中钙的含量降低、受寒、休息不好，也可引起小腿抽筋。

通过摄入含钙丰富的食品、适当的户外活动、接受日光照射，便可预防缺钙引起的小腿抽筋，必要时还可服用钙片及维生素D。只要体内不缺钙了，小腿抽筋的现象就不会发生了。

为了防止夜晚小腿抽筋，可在睡前用热水洗脚，平时行走不要过多。

如果小腿抽筋较严重，经上述治疗效果不佳，可增服甲状旁腺素，因为甲状旁腺素能使血浆钙离子浓度保持正常水平，服后症状会好转或消失。

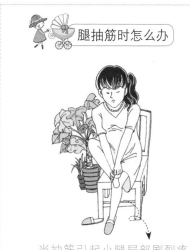

腿抽筋时怎么办

当抽筋引起小腿局部剧烈疼痛时，只要将足趾用力扳向头侧或用力将足跟往下蹬，使踝关节过度屈曲、腓肠肌拉长，症状便可迅速缓解。

孕7月注意事项

水肿、腰痛、便秘、抑郁……到了妊娠晚期，这些问题接踵而来，在不影响胎宝宝健康的前提下，怎样才能让孕妈妈过得更舒适一些？

补钙不可过量

钙是母体和胎儿骨骼发育不可缺少的元素，是胎儿造骨的原料。妊娠期妇女每日平均需要摄入钙1.5克，整个妊娠期需要储备35～45克钙，以满足胎儿骨组织的生长发育及母亲生理代谢的需要。胎儿所需的钙是从母体获得的，即使母体缺钙时，胎儿仍需要从母体吸收足够量的钙。

营养学家认为，孕妇如果补钙过量，胎儿就有可能会患高血钙症，出生后婴儿囟门过早关闭，腭骨变宽而突出，鼻梁前倾，主动脉缩窄，既不利于胎儿生长发育，又有损于颜面美观。

孕妇补钙原则
- 孕期补钙应以食补为主
- 若需要采用药补，则须在医生的指导下进行
- 每日钙的供给量标准是：孕中期为1000毫克，孕晚期为1500毫克

孕妈妈不宜戴隐形眼镜

孕妇角膜的含水量比常人高，角膜透气性差，如果戴隐形眼镜，容易因为缺氧而使角膜变肿。

孕妇角膜的曲度也会随着怀孕月龄及个人体质而改变，使近视的度数增加或减少。如果勉强戴隐形眼镜，容易因为不适造成眼球新生血管膜生长或长到角膜周围，甚至导致上皮剥落。一旦隐形眼镜不洁滋生细菌，将会因为感染造成角膜发炎、溃疡，甚至失明。

此外，一些妊娠并发症也会造成眼睛的变化，导致视网膜血管收缩，进而产生视网膜病变，甚至出血及剥离，对视力产生极大的威胁，必须及时给予治疗。一般产妇大约要在产后两周后视网膜病变才会渐渐消退。因此，孕妇不宜戴隐形眼镜。

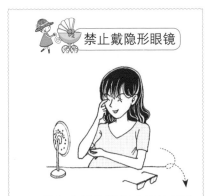

禁止戴隐形眼镜

孕妇在妊娠期间会因体质改变造成眼角膜出现各种变化，戴隐形眼镜有角膜发炎、溃疡甚至失明的危险。

孕妇下肢水肿的处理

在妊娠期间，为了满足胎儿生长发育的需要，孕妇的血浆和组织间液体增多，如果劳累、行走或站立时间过长，下肢容易水肿。特别是到了妊娠后期，子宫逐渐增大，压迫下肢静脉，使下肢静脉血液回流受阻，下肢更容易水肿。

不过，一般经卧床休息后，这种水肿大多能自动消退，如经卧床休息后仍不能消退的，称之为妊娠水肿。

在妊娠期出现的水肿是怀孕引起的生理反应，不用害怕，只要注意休息，坐、卧时将双腿抬高，少吃含盐过高的食物，水肿就可以减轻和消失。

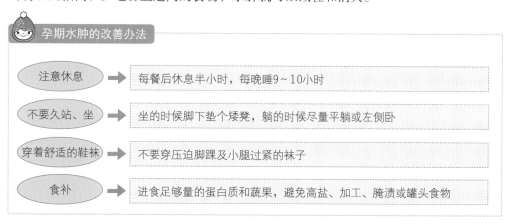

孕期水肿的改善办法

注意休息	每餐后休息半小时，每晚睡9~10小时
不要久站、坐	坐的时候脚下垫个矮凳，躺的时候尽量平躺或左侧卧
穿着舒适的鞋袜	不要穿压迫脚踝及小腿过紧的袜子
食补	进食足够量的蛋白质和蔬果，避免高盐、加工、腌渍或罐头食物

防治孕妇腰背痛

妊娠后半期，胎儿不断发育长大，孕妇为了使重心前移的身体保持平衡，不得不使头部和肩部向后倾斜、腰向前挺，使背部肌肉处于一种不自然的紧张状态，这样就增加了腰部的负担，腰肌张力差，就容易感到腰酸背痛。

当然，背部和腰部的疼痛也不完全是由于妊娠的关系，有时在患有阑尾炎、脱肛、内脏扭转、急性肾盂肾炎或尿管结石的时候也会发生。因此，如果觉得腰疼比较严重的话，就应该找妇产科医生检查一下。腰背痛可以想办法减轻，如洗热水澡（但水温不可过高），可改善腰部血液循环，减轻腰部疼痛。轻轻按摩腰部，对减轻腰部疼痛也有很好的作用，不要长时间保持一种姿势，不要久站，不要过多走路。下腹部使用腹带，穿柔软合适的低跟或坡跟鞋，防止下肢水肿，保证充足的休息时间等。

减缓腰背痛的办法

★ 洗热水澡（水温不可过高）。
★ 轻轻按摩腰部。
★ 不要长时间保持一种姿势。
★ 穿柔软合适的低跟或坡跟鞋。
★ 保证充足的休息时间。

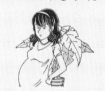

孕期便秘的对策

怀孕时受到黄体素的影响，肠道的蠕动会变弱，而且加上子宫变大后会压迫到直肠，因此会经常发生便秘。患便秘的孕妇，轻者食欲降低，因而使肠功能失调的状况更严重；严重者会诱发自身中毒，这是因为体内许多代谢产物要随粪便排出。重度便秘时，在肠管内积聚的代谢产物又被吸收而导致中毒。这对孕妇和胎儿都很不利。

因此，孕妇应重视预防和治疗便秘。可在晨起、早餐后或临睡前，不管有没有便意，都要按时去厕所，长期这样就会养成按时大便的习惯。孕妇若是能够养成每天都按时上厕所的习惯的话，就可以慢慢改善便秘的状况。虽然有的人会因为旅行等生活环境的改变，又开始有便秘现象，但这个时候，只要再训练自己按时上厕所，就可以改善便秘。

有便秘现象的孕妇可以多吃一些含纤维素多的食物，如马铃薯、甘薯、扁豆、大豆、蔬菜、水果等。至于乳酪及牛奶等，也可以刺激大肠的蠕动、软化粪便，不妨多多食用。应少吃葱、蒜、辣椒、胡椒等刺激性食物。

还可在每天早晨空腹饮一杯开水或凉开水，这也是刺激肠管蠕动的好方法，有助于排便。另外，适当进行一些轻微活动，可促使肠管蠕动增加，缩短食物通过肠道的时间，并能增加排便量。

如采用上述方法仍患便秘者，可服用一些缓泻剂，如中药的麻仁滋脾丸、番泻叶冲剂或果导片等，也可用开塞露或甘油栓来通便，但必须在医生的指导下使用。禁用蓖麻油等重泻剂，以免引起流产或早产。

治疗便秘的食疗

★ 清晨服用1食匙液状石蜡。
★ 每日喝1杯酸乳或红茶菌。
★ 每天早上空腹吃香蕉、橘子或鸭梨1～3个，不要立即吃饭。

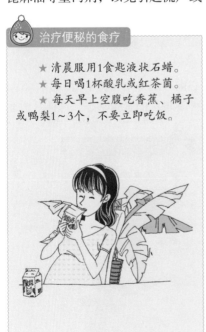

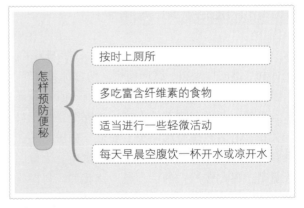

怎样预防便秘

- 按时上厕所
- 多吃富含纤维素的食物
- 适当进行一些轻微活动
- 每天早晨空腹饮一杯开水或凉开水

妊娠期便秘的防治

流质、半流质食物有防治便秘的作用，孕妇在妊娠期间可以多吃粥，此外还应该进行适当的体育锻炼，多散步。

妊娠期真菌性阴道炎的防治

孕妇如果患了真菌性阴道炎，会感觉外阴和阴道瘙痒、灼痛，排尿时疼痛加重，并伴有尿急、尿频，性交时也会感到疼痛或不舒服。真菌性阴道炎的其他症状还有白带增多、黏稠，呈白色豆渣样或凝乳样，有时稀薄，含有白色片状物，阴道黏膜上有一层白膜覆盖，擦后可见阴道黏膜红肿或有出血点。

治疗妊娠期真菌性阴道炎时，首先要彻底治疗身体其他部位的真菌感染，注意个人卫生。口服酮康唑和氟康唑有使胎儿畸形的危险，最好采用制霉菌素栓剂和霜剂局部治疗。

孕期阴道炎的预防

★ 如厕后用卫生湿巾拭干，保持外阴干燥。

★ 保持坐便器、浴盆、浴池坐椅、毛巾、卫生纸的干净。

★ 丈夫也要注意清洁卫生，孕妇有炎症时禁止性生活。

★ 保持正常血糖水平，避免糖尿病引发真菌性阴道炎。

游泳训练易顺产

许多国外专家研究发现，职业游泳女教练、在热带地区经常游泳的女性以及长期从事水上作业的女性（如下海采贝的妇女、女潜水员等），在怀孕后经常游泳，分娩时大多会顺产。

研究人员还开办了一所孕妇游泳训练学校。凡参加过游泳训练的孕妇，在分娩时都很顺利，同时分娩时间缩短了一半，并且有些胎位不正常的孕妇在训练中恢复了正常，从未发生过流产或早产现象。

孕妇在游泳时要特别注意。首先要学会放松全身、漂浮在水面的方法。因为分娩要重复全身紧张和放松的运动。如果能学会全身放松，对生产过程很有帮助。

游泳时，要选择子宫不易紧张的时间（上午10点至下午2点），水温要适宜，如果水温太高，会有疲倦感。下水之前，一定要量血压、测脉搏，合格的人在水温29℃～31℃、并有专门教练指导的条件下，才能下水游泳。

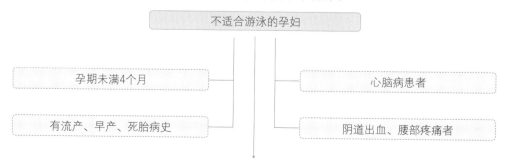

注：孕妇游泳的时间应保持在1个小时以内，约350米即可，过多对孕妇不利，同时在游泳前也应做好充分的热身运动，不宜仰泳。

适合孕7月的胎教

在孕7月，胎宝宝的脑部已经逐渐发达，可以控制身体的各项功能了。胎儿的神经系统和感官系统都有着明显的进步，眼睛对光线的变化也十分敏感，甚至能够躲避强光。所以在本月，孕妈妈可以适度进行光照胎教，以促进胎儿的视觉系统健全发育。

每天"上课"要规律

尽管胎宝宝的记忆力很微弱，但确实存在，所以，孕妈妈每天给胎宝宝"上课"（胎教）时要有规律。这对胎宝宝出生后养成良好的生活习惯有很大的帮助。可以先以信号提示胎儿，可用手轻压3下胎儿肢体或轻拍胎儿，告诉胎儿："现在开始上课，宝宝要静静地听。"一般早上醒来以讲话的形式为主，下班回家和晚上临睡前则采用文字训练或音乐训练的形式。这样的训练一般5～10分钟1次，每天进行3次。

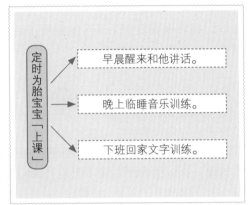

定时为胎宝宝「上课」
→ 早晨醒来和他讲话。
→ 晚上临睡音乐训练。
→ 下班回家文字训练。

间接奠定胎宝宝的数学基础

孕期穿插数字胎教可以间接地奠定胎宝宝的数学基础。

例如，孕妈妈闲暇的时候，可以动手制作出漂亮好看的卡片，上面写上数字，也可以让准爸爸到书店买些儿童识数卡片。有了这些图形做基础，就可以将其视觉化后传递给胎儿。

然后，孕妈妈可以找个舒适的地方坐下，面带微笑，心中想象胎儿认真学习的样子，手抚摸胎儿，用清晰的声音从"1"念到"8"，最好是将数和量一起念，如："一个苹果"。还可以用形象的比喻来告诉胎宝宝："1"像一个手指头，"2"像小鸭水上漂等，并把这种形象想象成画面，映射给胎儿。总之，不论教什么，重要的是将学习内容与生活紧密地联系在一起，也就是说胎儿出生后，用周围的东西进行实物教学是最有效的。

做算术也是一样，例如，教1+1＝2的时候，可以说："这里有1个苹果，又拿来了1个苹果，现在一共有两个苹果了。"将具体的、有立体感的形象，也就是将三维要素导入胎教中去。

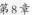

教宝宝感受图形的魅力

图形的学习与数的学习一样，以闪光卡片上描绘的图形为基础，将其视觉化后传递给胎儿。不论教什么，重要的是将学习内容与生活紧密地联系在一起。

例如，学习正方形时，你说："这个图形是由四条直线围起来的，并且四个角都呈直角。"讲法是对的，但是这种从平面几何的角度进行的解释是很难引起胎儿兴趣的，所以就要找出你身边呈正方形的实物来进行讲解。"和卡片上的图形一样的东西在哪儿呀？"先提出问题，然后和胎儿一起寻找，"有了，坐垫，桌子。"这时可以一个个指出来，一边讲"这是正方形"，一边用手描这个图形的轮廓，通过这种"三度学习法"进行胎教。学完正方形、长方形、正三角形、圆形、半圆形、扇形、梯形、菱形等平面图以后，再告诉胎儿什么是立方体、长方体、球体等。在学习这类图形时，最系统的教具可以说是积木，孕妈妈可以把积木和日常生活用品联系在一起穿插着教。

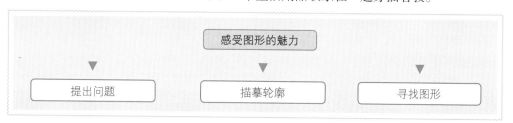

利用彩色卡片学习拼音和文字

彩色卡片就是用彩笔在白纸上写语言、文字、数字的卡片。首先从汉语拼音a、o、e开始，先教大写、小写，然后是简单的单词。

怎么教呢？如教a这个汉语拼音时，一边反复地发好这个音，一边用手指写它的笔画。这时最重要的是能通过视觉将"a"的形状和颜色深深地印在脑海里。因为这样一来，你发出的"a"这一字母信息，就会以最佳状态传递给胎儿，从而有利于胎儿用脑去理解并记住它。

汉语拼音韵母教完后，可以直接教声母和简单的汉字，如"大""小""天""儿"等，在教胎儿学习时，母亲要投入真挚的感情，充满耐心，切忌急躁，敷衍了事。

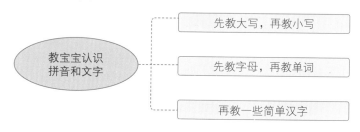

生活常识和自然知识的学习

让胎儿预先掌握生活中的智慧和一般常识，以便出生后对日常生活的事物更加感兴趣。如做菜给胎儿，通过嗅觉将菜的气味转达给胎儿。甚至家庭中的日常琐事，也可以成为和胎儿交流的内容。诸如肥皂为什么会起泡沫，吹风机为什么能够把头发吹干，喝热汤的时候舌头的感觉，做饭时感受到的水温的感觉……所有这些都可以讲给胎儿听。

胎儿的大脑如同一张白纸，对外界的信息是没有什么难易之分的，好奇就接收，厌烦就一概拒绝。这样就不妨有选择地挑一些有趣的话题，通过感官和语言传递给胎儿，以刺激胎儿的思维和好奇心。

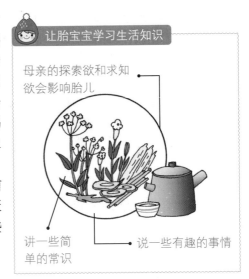

让胎宝宝学习生活知识

母亲的探索欲和求知欲会影响胎儿

讲一些简单的常识

说一些有趣的事情

不妨经常做做"白日梦"

人在清醒状态下所呈现的一系列带有幻想情节的心理活动，在心理学上叫"白日梦"，也雅称"遐思"。专家认为，"白日梦"与夜间梦一样，是人们在生活中得到的一部分信息绕开了知觉，成了梦的原始资料。这些无意识的资料，像一幅一幅的电影画面剪辑拼凑成梦。

有趣的是，研究者发现，"白日梦"的情节大多数是导向愉快的结局。"白日梦"里没有挫折和烦恼，在"白日梦"里，各种欲望都能得到满足，而且从中得到的快乐取之不尽，用之不竭。

所以，孕妈妈也不妨多做做"白日梦"，多想想胎宝宝出生后长得是多么可爱，身体多么结实，头脑多么聪明。或者幻想一下以后一家三口的欢乐生活。孕妈妈愉快了，胎宝宝自然也会愉快，胎教目的也自然达到了。

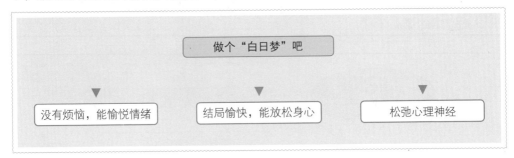

做个"白日梦"吧

没有烦恼，能愉悦情绪　　结局愉快，能放松身心　　松弛心理神经

和胎儿玩胎动联想游戏

所谓胎动联想游戏是指在胎儿胎动的时候，集中思想，对胎宝宝每一次动作加以丰富的想象与赞赏。

和胎儿玩胎动联想游戏有两个方面的好处。第一，孕妈妈可以自己数胎动次数，以进行简易的自我监护、记录；第二，胎动联想游戏属于意念胎教的一种，孕妈妈的这些意念（胎动时的想象与赞赏），既可以对胎宝宝的正常发育产生良好的影响，也可以加深母子之间的情感信息联络。

胎动联想游戏具体的做法是这样的：数胎动时，孕妈妈专心致志地注视着自己的腹部，然后展开想象与赞赏。比如，这一下是头在撞宫壁，练的是头功；这一下是长拳，拳功真棒；这一下是踢脚，大有足下生风、击球射门之势；又来了，这可是全身运动，大概是在跳劲舞吧……

除了和胎儿玩胎动联想游戏，孕妈妈也可以每天在入睡前，想象一下可爱的胎宝宝，不用注意性别，而只要想象他的漂亮和可爱即可，还可伴以轻抚肚皮的动作。科学家们认为，坚持这样做，可以使体内具有美容作用的激素增多，使胎宝宝的面部器官的结构组合及皮肤的发育良好，从而塑造出自己理想的宝宝。

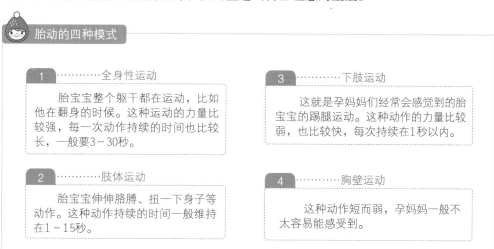

胎动的四种模式

1 全身性运动

胎宝宝整个躯干都在运动，比如他在翻身的时候。这种运动的力量比较强，每一次动作持续的时间也比较长，一般要3～30秒。

3 下肢运动

这就是孕妈妈们经常会感觉到的胎宝宝的踢腿运动。这种动作的力量比较弱，也比较快，每次持续在1秒以内。

2 肢体运动

胎宝宝伸伸胳膊、扭一下身子等动作。这种动作持续的时间一般维持在1～15秒。

4 胸壁运动

这种动作短而弱，孕妈妈一般不太容易能感受到。

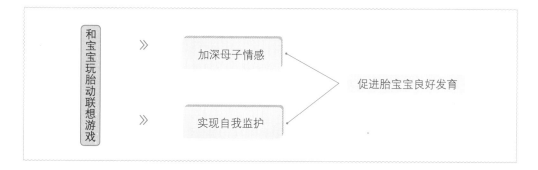

和宝宝玩胎动联想游戏

》 加深母子情感

》 实现自我监护

促进胎宝宝良好发育

经常与宝宝进行语言交流

这个月时，胎儿对声音感应的神经系统已经接近完成阶段，这时胎儿越来越大，几乎要碰到子宫壁，由于母亲腹壁变薄，所以胎儿可以听到外界的各种声音。此时的语言胎教不仅是同胎儿讲话，还要在此基础上给胎儿讲故事，教胎儿学习语言和文字。

母亲可以制作一些卡片，把数字和一些笔画简单、容易记忆的字制成颜色鲜艳的卡片，卡片的底色与卡片上的字分别采用对比度鲜明的不同颜色，如黑和白、红和绿等。总之，应鲜艳醒目，使人一目了然。

训练时母亲应精力集中，全神贯注，两眼平视卡片上的文字，一边念，一边用手沿着字的轮廓反复描画。每天抽出一定的时间定时进行，不断重复，反复强化。久而久之，将有助于条件反射的形成，对胎儿有益。

当然，也可以由准爸爸来跟胎儿说话，胎儿的听觉容易接收低频音，因而也容易听到爸爸的声音。准爸爸如果能定时特别是在上床睡觉前和妻子一起给胎儿抚摸、哼曲、呼唤、对话，尽育父爱的义务，对胎儿的正常发育很有裨益。

如美国波士顿有个叫大卫的神童，9岁时智商高达159，记者问大卫的母亲莉特太太，怎样才能生育智商高的孩子？太太说：秘密在于孕育期间，她和丈夫悦声朗读了不少有趣的文章。

经过这些训练的孕妈妈生出的婴儿格外活泼，富于好奇心，对文字、音乐表现出异常的兴趣，这类婴儿情绪饱满，很少哭闹。经过对孕妈妈产后的随访调查，做过胎教的婴儿智能指数确实较高。

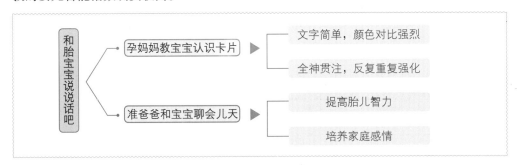

交流的话题要以快乐为主

胎儿是具有一定的感知力的，如果孕妈妈将快乐传递给他，胎儿也会感到很快乐，如果孕妈妈将愤怒传递给他，他就会感到烦躁不安。因此，当孕妈妈在和胎儿交流快乐的话题时，胎儿也会感到十分愉悦，这样有利于胎儿的生长发育。

在和胎儿交流的时候，孕妈妈要发自内心来交流，不要出现不耐烦的情绪，否则胎儿是可以感受到的。妈妈在说话的时候也尽量将声音放大一些，否则胎儿很难感受到。快乐的传递是需要时间的，因此，孕妈妈要坚持，时间久了，胎儿就会将快乐深深印在脑海中。

做柔和的光照胎教

到妊娠7个月时，胎儿的视网膜才具有感光的功能，对光开始有了反应。孕妈妈可以在此时适当地给予光刺激，促进胎儿视网膜光感受细胞的功能尽早完善。孕妈妈不必担心光刺激会对胎儿的视网膜或者视神经造成损害，此时的光照胎教对促进胎儿的视网膜发育反而是有好处的。而且，在医生利用彩超观察胎儿的时候，发现胎儿会对来自外界的光照采取转头避光的动作，同时心率也有所增加。这表明，此时胎儿已经可以看到射入妈妈子宫中的光亮了。

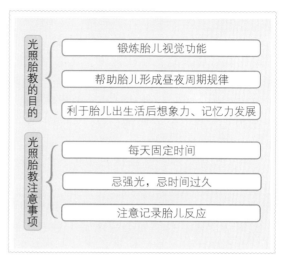

光照胎教的目的	锻炼胎儿视觉功能
	帮助胎儿形成昼夜周期规律
	利于胎儿出生活后想象力、记忆力发展
光照胎教注意事项	每天固定时间
	忌强光，忌时间过久
	注意记录胎儿反应

其实，胎儿在怀孕第13周开始就已经形成了，孕25周前和32周后总把小眼睛紧紧地闭着。从怀孕24周后，将光射进子宫内或用强光多次在母亲腹部照射，这样，可促进胎儿视觉功能发育，对日后视觉敏锐、协调、专注和阅读都会产生良好的影响。

具体的光照胎教的方法是：孕妈妈每天用手电筒紧贴腹壁照射胎头部位，每次持续5分钟左右。结束时，可以反复关闭、开启手电筒数次。胎教实施中，孕妈妈要注意自身的感受并详细记录下来，如胎动的变化是增加还是减少，是大动还是小动，是肢体动还是躯体动。通过一段时间的训练和记录，孕妈妈就可以总结出胎儿对刺激是否建立起特定的反应或规律。需要注意的是，必须在有胎动的时候进行胎教，而不要在胎儿睡觉的时候施行光照胎教，这样会影响胎儿正常的生理周期，造成胎儿的反感情绪；更切忌用强光照射，时间也不宜过长。此外，光照时可以配合对话，综合的良性刺激可能对胎儿更有益。

最后需要指出的是，孕妈妈绝对不要认为只要进行了胎教，孩子就一定会成为神童。胎教只是将人生的教育提早到胎儿期，而且只是通过开发胎儿感觉功能的潜力，以便为宝宝出生后的早期教育奠定下良好基础。

 光照胎教要有规律

切记不可以在胎儿睡觉的时候进行光照胎教，要在有胎动的时候进行，否则就会打破胎儿的生理周期和规律。胎教时，孕妈妈记得将胎教时候的动向记录下来，如胎动次数、胎动大小以及自己的感受等。记录一段时间后，孕妈妈不妨总结一下，如果从记录中可以看出胎儿对光照已经形成了规律，就说明光照胎教的效果还是不错的。

在古典音乐陶冶中提高

根据欧美及中国内地的学者研究指出，古典音乐能提供胎儿良性的听觉刺激，对胎教有相称的助益。甚至有学者指出，古典音乐中特别是巴洛克时期的音乐，会促进大脑形成α波，使精神较易安定。研究显示，胎儿自怀孕4~5个月开始即初具听觉能力，此后，对胎儿按期实施声音的刺激，如古典音乐和父母亲的轻声细语等，可以促进胎儿感觉神经和大脑皮层感觉中枢的发育；反复用相同的声音刺激，可在胎儿大脑中形成粗浅记忆，使得胎儿出生后听觉较为敏捷，奠定智能开发的基础。

另一方面，孕妇的精神和情绪除了影响其本人之外，也会影响胎儿。动听的胎教音乐除了对胎儿有直接的影响外，亦可让孕妇的情绪处于不乱的状态，保持轻松痛快的心情，使身体内分泌系统协调，帮助胎儿在最佳环境中生长发育。孕妇若常常情绪紧张，身体便会释出肾上腺素，经过血液通过胎盘对胎儿造成不良的影响。有实验证实，孕妇如果长期处在嘈杂不安的环境中，所生下的婴儿便可能体重较轻。

另外，孕妈妈在选择音乐时，注意音乐的节奏不要太快，音量不要太大，不要突然地发出巨响；音乐的长度要适中，不能太长，音域也不宜过高；应带有明朗愉快的情绪和和谐的乐声。这样优质的古典音乐，才能够为胎儿和孕妈妈带来最大限度的好处。

人类的大脑中存在着许多与学习相关的联系，在胎儿和婴幼儿时期，都可以利用古典音乐来激发。古典音乐的复杂和其模式有利于培养婴幼儿的认知能力，对于他们随着年龄增长而学习其他方面的知识有着极大的帮助；在钢琴和交响乐中成长的胎儿，具有比常人强烈的空间认知感和时间感，因为音乐的节奏和音调能够增强孩子的表达能力，这将有利于开发青少年在智力方面的潜力，更能锻炼婴儿的语言能力。

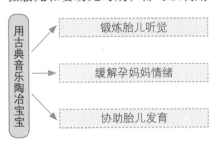

用古典音乐陶冶宝宝 → 锻炼胎儿听觉

用古典音乐陶冶宝宝 → 缓解孕妈妈情绪

用古典音乐陶冶宝宝 → 协助胎儿发育

挑选音乐要注意

准妈妈选胎教音乐最重要的一点：自己喜欢。如果别人说莫扎特的音乐对胎儿有多好多么好，但只要你听了心烦，就不用犹豫，把CD放在一旁或干脆扔了它，强迫自己听可就是大错特错了。

其次，所选择的曲子还应该有助于胎儿发育。那些听了之后就令人慷慨激昂或满腔愁绪的曲目都免了吧，只留下那些优美、宁静的，如轻风抚过你心头的。

最后，最适合胎教的音乐，自然是宝宝最喜欢的曲子了。宝宝喜欢听熟悉的曲子，相比有复杂歌词的歌曲来说，胎宝宝更喜欢单纯、优美的旋律。因此，选择胎教音乐时，尽量多选一些短但旋律优美的曲子，并且多听几遍。

享受一次"音乐浴"

音乐浴是把音乐、静坐融为一体，对解除孕妈妈疲乏、心胸郁闷、头昏、头痛有立竿见影的效果，同时也让胎宝宝得到一次音乐的洗礼。

享受"音乐浴"要求环境安静，头脑力求安宁，感受放在音乐的节奏上。播放机以及其他音响以正对孕妈妈为好，使两耳平衡感受音乐。

孕妈妈可以坐在带靠背的沙发、椅子或躺椅上，双腿放在前面比坐椅稍高的凳子上，双手放在双腿两侧，闭上眼睛，全身放松。播放机放置在一定距离的地方，音量开到适中，音乐以自己喜爱的为主，节奏较明快为好，太快或太慢影响效果，若先舒缓，后明快，再激进也可以。音乐要连续播放10分钟左右。

随着音乐的奏起，全身自然放松，头脑开始感受。首先感受到音乐如波浪般一次一次有节奏地冲来，冲走了疲乏，冲醒了头脑，血液在全身正随着音乐节奏流动（时间控制在3分钟或一首乐曲为限）。其次，想象音乐如温热的水流自头顶向下流动，血液也在从头到脚来回有节奏地流动（时间约5分钟或以一首乐曲为限）。最后睁开眼，随着音乐的节奏，头微微地摇动（注意不可大动），手、脚、腰身也在有节奏地颤动（时间约2分钟或以一首乐曲为限）。

音乐停止后，关掉播放机，起身走动走动。也可不关播放机，再随音乐轻轻摇动。

享受完音乐浴，一般头脑的昏沉感和身体的疲乏感会一扫而光，变得头脑清醒，神采奕奕，好像换了一个人。

音乐能够调节大脑功能，培养胎儿的思维能力和想象能力。日本的科学家曾经做过试验：一些刚出生的婴儿，容貌、神情都和正常的婴儿一样，然而当他们听了4个月的莫扎特小夜曲以后，其表情和动作都明显要比其他孩子活泼一点，眼神也更加明亮有神。而经常进行音乐熏陶的婴幼儿会有以下的特点：总是笑眯眯的，不畏惧和陌生人相处，说话要比一般婴儿早，脸蛋会显得更加可爱，左脑和右脑会均衡发展，长大以后，智商和情商都会比一般的孩子高。

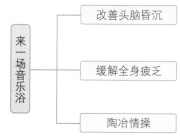

来一场音乐浴
- 改善头脑昏沉
- 缓解全身疲乏
- 陶冶情操

舒舒服服音乐浴

在进行音乐浴时，首先要保持环境安静，孕妈妈精神要集中，要和胎儿一起投入，注意听音乐，加深理解，丰富联想，这样做才能收到预期效果。如音乐熏陶法、器物传声法等。如果使用录音机放音乐，可将录音机放在距离自己身体1米的位置，让扬声器对着腹部，声音可稍强但不可太大，应为65～75分贝。

一针一线，母亲的爱

为了迎接小生命的降临，这个阶段的孕妈妈也该有所行动了。除了一些婴儿用品之外，孕妈妈也可以利用每天的零碎时间，为宝宝缝制小鞋子、小袜子、小衣服、小帽子。一边一针针缝入母亲的爱心，一边温柔地和胎儿说话，这种心情是到婴儿用品店购物所体会不到的，虽然并非所有的母亲都能替宝宝做衣服，可是一边和宝宝说话，一边编织小帽子、小袜子或在衣服上绣图案，均能表现出母亲的爱心。这时，丈夫如果也能陪在妻子身旁，夫妻一起为将来的生活制订计划，谈论有关孩子的话题，可使胎儿感受到父母的关爱，更加有利于胎儿的健康发育。

孕妈妈做针线活要注意

初学的孕妈妈可以买一些书，按照书上的步骤，从简单到复杂地慢慢学习。也可以向周围的朋友或者长辈请教，再结合自己的想法和创造，编制出个性的衣物。

在缝制衣物的时候，一定要去购买儿童专用的毛线。这种毛线绒毛细小、柔软、保暖好，避免了引起宝宝皮肤过敏的可能。另外，购买时要选择那些颜色浅的毛线，以免深色毛线的染料引起宝宝不适；不要选择含马海毛的毛线，这样的毛线容易脱毛，被宝宝吸入呼吸道会引起疾病。

和胎宝宝一起朗诵儿童诗词

儿童诗词语言精练、内容生动、想象力丰富，有优美的节奏和韵律，易懂易记，非常适合胎教使用。朗诵的时候，准父母要注意发音准确，节奏鲜明，声音有缓有快、有高有低、有停顿，引导胎宝宝进入诗歌优美的境界中。如果能够在音乐伴奏与歌曲伴唱的同时，朗读诗或词以抒发感情，那就更好了。这是现代的胎教音乐发展的一个方向。

适合宝宝朗诵的儿歌有很多，父母可以选择其中的一些和宝宝一起朗诵，如：《静夜思》《春晓》《咏鹅》《赋得古原草送别》《悯农》等。

另外，配合音乐，给胎宝宝朗读一段自己喜欢的优美散文，也是很好的一种胎教。

静夜思	赋得古原草送别	春晓
李白	白居易	孟浩然
床前明月光，疑是地上霜。举头望明月，低头思故乡。	离离原上草，一岁一枯荣。野火烧不尽，春风吹又生。	春眠不觉晓，处处闻啼鸟。夜来风雨声，花落知多少。

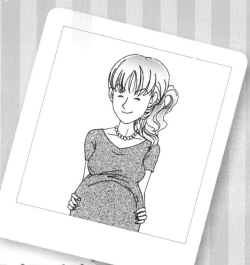

第 9 章

怀孕八个月保健
要点及胎教方案

孕 8 月，胎儿基本已经发育完全，此时若降生的话是可以成活的。随着胎儿的成长，孕妈妈的体态进一步发生变化，会感到非常辛苦。因此，孕妈妈应当停下手头的工作，静等宝宝的到来。

孕8月母婴基本指标及营养要求

孕8月，胎儿成长很快，母亲的不适感也越发明显，妊娠反应再起，堪称第二个"早孕反应"期，孕妈妈应更加注意安全保健，避免早产。

胎儿的成长

从这时起，羊水量不再像以前那样增加了。迅速成长的胎儿身体，紧靠着子宫。一直自由转动的胎儿，这个时期位置也固定了。由于头重，一般头部自然朝下。这段时期胎儿已基本具备了生活在子宫外的能力，但孕妇仍须特别小心。

怀孕8个月的时候，胎儿区别声音强弱的神经已经完成，能敏感地感受到母亲的音调。因此，孕妇应随时调整心态，保持愉快、轻松的心情，以传达给胎儿良好的信息。

孕8月胎儿特征

★ 眼睛会闭合了，会眨眼睛，可以分辨、跟踪光源。

★ 四肢继续成长，手指甲清晰可见。

★ 男孩的睾丸沿着腹沟向阴囊下降，女孩阴蒂突出来。

★ 肺接近成熟，有了呼吸能力。

★ 胃肠功能基本发育完全，可以分泌消化液了。

★ 胎动次数减少，胎位基本固定。

孕妈妈身体特征

母亲在这一时期腹部突出，动作迟缓，因应身体的要求，想睡就睡，可说是"懒散"的时期。但早晨一定要先起床和丈夫一起吃过早餐、送丈夫出门后再回去休息，或做一些不会造成腹部负担的扫除和轻松的体操，轻微活动身体，必然有助于生产。

孕8月孕妇特征		
体型		孕妇身体完全变形，肥胖、臃肿，身体的每个部位几乎都胖了起来
身体变化	子 宫	宫高基本可达剑突下5指，孕妇会感到轻微不规律的无痛子宫收缩
	皮 肤	孕妇皮肤会变得越来越差，妊娠纹会加重
	体 重	整个月体重可能会增加1300~1800克
	乳 房	乳房已经高高隆起，或许还会出现妊娠纹，乳晕颜色越来越深
	骨 骼	孕妇的关节、韧带会出现松弛现象，引起关节炎、关节疼痛等
情绪		情绪容易低落，时常会焦虑不安，更加敏感脆弱、容易发怒
妊娠反应		孕妇的身体变得愈加沉重，不愿意活动，胃口可能也会变差

营养搭配要求

此时胎儿发育大体完成。由于胎儿的推挤，孕妇内脏全部上移，胃部也有受压迫感，所以会感到食欲不振。这段时间极易患上妊娠高血压综合征，因此尽量少吃含盐多的食品。除此之外，这个月的饮食安排还应以含钙质丰富的食物为主，同时应多吃含纤维素多的蔬菜、水果，少吃辛辣食物，以减轻便秘和痔疮的症状。

孕妇可遵循以下食谱来安排一天的饮食：

早餐

主食：麦片粥1小碗，蟹黄包2个（量约100克）。

副食：各类清淡炝菜，清炒鸡蛋或瘦肉类，餐后水果可吃猕猴桃2个（约200克）。

午餐

主食：米饭2小碗或两掺面小馒头2个（量约150克）。

副食：竹笋炒肉（猪瘦肉50克、鲜竹笋或水发竹笋250克），清炖羊肉（羊肉250克），萝卜大骨汤2小碗，餐后水果香蕉2个（约200克）。

晚餐

主食：米饭2小碗，或鸡蛋骨汤面2小碗（量均约150克）。

副食：肉片花椰菜（花椰菜150克、青椒50克、瘦肉100克），绿豆芽炒肉丝（瘦肉50克、绿豆芽100克），虾仁炒冬瓜（冬瓜200克、鲜虾仁100克），紫菜鸡汤或营养粥2小碗，餐后水果品种可根据自己的口味选择（量约200克）。

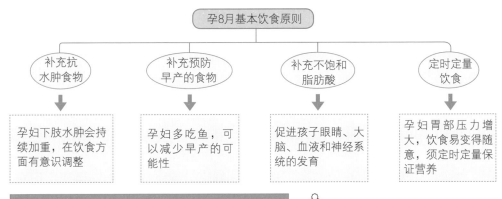

适合孕8月的食物	
抗水肿食物	肉类、鱼虾、蛋、奶、豆类、水果、蔬菜等
预防早产食物	深海鱼
富含不饱和脂肪酸食物	鱼、坚果、绿叶蔬菜、葵花子油、亚麻子油等

孕妇应及时补充优质蛋白质

孕妇每天的饮食都要包含有肉类、鱼虾、蛋、奶、豆类等。这些食物富含优质蛋白质，可以有效缓解水肿。

孕8月保健要点

离胎宝宝降生的日子越来越近了，准妈妈也该着手准备产后事宜了，例如产后的哺乳。妊娠晚期，保护好乳房，就是保护好宝宝的"饭碗"，为孩子的健康成长提供保证。

孕期面部保健按摩

在孕期经常进行面部按摩，能够促进面部血液循环，使脸色红润有光泽。步骤如下：

1.用两手的拇指微用力按下腭部进行按摩。2.对齐食指和中指，从下腭到耳朵下方进行滑动式按摩。3.中指稍用力按在耳朵后面的凹陷处进行按摩。4.食指和中指并拢，从嘴角两侧到耳朵前方进行滑动式按摩。5.食指和中指对齐按在鼻翼两侧进行按摩。6.食指从鼻翼两侧到耳朵上方进行按摩。7.两手无名指从眉心沿眉毛滑向太阳穴。8.两手食指、中指、无名指并拢，用指面或指肚从额头正中滑向太阳穴。9.食指和中指从眼内侧轻轻敲向眼角。以上每个动作进行30秒钟，每天1次。

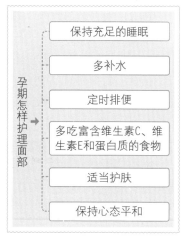

孕期怎样护理面部

- 保持充足的睡眠
- 多补水
- 定时排便
- 多吃富含维生素C、维生素E和蛋白质的食物
- 适当护肤
- 保持心态平和

加强乳房护理

乳房是女性第二性器官，也是哺育后代的"粮库"，所以，必须加强对乳房的保护。

孕妇的皮脂腺分泌旺盛，乳头上常有积垢和痂皮，不要生硬地将其取掉，应先用植物油（麻油、花生油或豆油）涂敷，使之变软后再清除。也可在入睡前在乳头上覆盖一块涂满油脂的纱布，次日早晨起床后擦掉。

把内陷的乳头擦洗干净后，用双手手指置乳头根部上下或两侧同时下压，可使乳头突出。乳头短小或扁平者则可用一只手压紧乳晕，另一只手自乳头根部轻轻向外牵（有早产倾向者不宜使用此法）。这些都是简便易行的纠正方法，每日可进行10～20次，数月后，就可见到成效。

妊娠期内衣选购要素

★ 应选择专为孕妇设计的胸罩。

★ 内衣尺码宜随着乳房的变化随时更换。

★ 最好穿软钢托的胸罩。

★ 宜选用穿着舒适、肤触柔软的胸罩。

★ 怀孕后期，宜选用乳垫来保护乳头。

妊娠期乳房保健

母乳是婴儿的理想食品。因此，在孕期必须对乳房进行很好的保健工作。

切不可挤压乳房。睡眠时不要俯卧，因为俯卧会使乳房受到挤压。

不宜穿过紧的衣服。妇女怀孕后，乳房进一步发育长大，孕期不宜穿过紧的衣服，更不要束胸，以免由于压迫乳房而妨碍其发育或者造成乳腺管的堵塞，使产后乳汁排出不畅，造成乳腺炎。

勤洗澡，勤换内衣，保持乳房清洁。妊娠期要经常用温开水清洗乳头，用毛巾轻轻将乳头擦洗干净，内衣要勤换勤洗。

如果在孕期乳房出现异样疼痛和外形改变，应及时就诊。

禁用丰乳霜或减肥霜。丰乳霜和减肥霜都含有一定的激素或药物成分，无端使用会使乳房的正常发育受到影响。

防止出现大小乳房。怀孕期间，由于雌激素增多，乳腺导管出现增生，血液供应增加，乳房内基质增多，脂肪沉积，乳房此时的体积和重量都会增大。此时，睡觉时尽可能不要经常性地侧向固定的一边，要均匀地两边侧睡，以免产后乳房变成一边大一边小，也可适当多按摩一下小的乳房。

使乳房结实。由于怀孕期间脂肪的沉积、乳房的增大，容易造成产后乳房下垂。为减少其松垂，在怀孕期间可每星期做一次胸膜，就是用面膜膏涂于乳房及胸肌上，令乳房和胸肌增强收缩力，但应先咨询医生后再进行。

采取以上措施后，对于保持形体美和哺乳都是有帮助的。

母乳喂养的孕妈妈应做的准备

★ 在孕期要注意营养的全面和均衡。
★ 定期产检。
★ 注意乳房的保养。
★ 学习一些母乳喂养的知识。
★ 孕妈妈要树立分泌足够乳汁的信心。

孕期怎样护理乳房

洗澡后护理	→	在乳头上涂上油脂，用拇指和食指轻抚乳头及其周围部位
日常护理	→	应用干净的软毛巾擦拭，也可用上述方法按摩乳头
热敷	→	用温热毛巾敷在乳房上进行按摩
物理护理	→	用手指把乳晕周围挤压一下，使分泌物流出

乳头内陷怎么办

先擦洗乳房，然后将两个拇指平行放在乳头两侧，从中间向两侧的外方轻拉，使乳晕皮肤及皮下组织向外拉伸，促使乳头突出，每天数次。

孕8月注意事项

孕8月，这是妊娠后负担加重的时期，孕妇容易出现内外科疾病，出现一些并发症。为了胎宝宝和孕妈妈的健康，孕妇在日常生活中不应有任何大意。

怀孕后期腹痛的鉴别

怀孕后期，孕妇容易腹痛，要注意鉴别。

有些准妈妈下腹两侧经常会有抽痛的感觉，尤其在早晚下床之际，总会感到一阵抽痛，这种抽痛一般是由子宫韧带拉扯而引起的抽痛感，并不会造成什么危险。

如果下腹感觉到有规则的收缩痛，就要怀疑是不是由于子宫收缩引起的，应该尽快到医院就诊，检查是否出现早产情况。如果的确属于早产前兆，应在子宫口尚未打开前赶快到医院就诊，只要找出早产的原因，还是可以安胎的。

如果延误了就诊时机，等到子宫口已开了3厘米以上，想安胎就很难了。

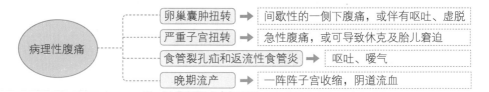

病理性腹痛	卵巢囊肿扭转 → 间歇性的一侧下腹痛，或伴有呕吐、虚脱
	严重子宫扭转 → 急性腹痛，或可导致休克及胎儿窘迫
	食管裂孔疝和返流性食管炎 → 呕吐、嗳气
	晚期流产 → 一阵阵子宫收缩，阴道流血

孕妇远行注意事项

孕妇到妊娠晚期不宜远行，主要是因为行程劳累，再加上车船远行的颠簸，很容易引发早产。在车船上分娩困难多，也很危险。如果是临近分娩期远行，最好是有医生陪伴才比较安全，否则还是就地分娩再回家坐月子的好。

另外，孕妇远行时，在登船和登机时，要与船、机工作人员取得联系，一是能得到合理照顾，二是可以使船、机工作人员有所准备。

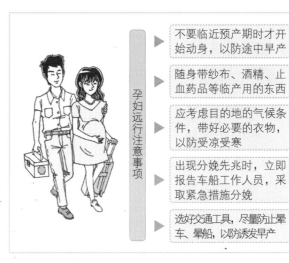

孕妇远行注意事项

▶ 不要临近预产期时才开始动身，以防途中早产

▶ 随身带纱布、酒精、止血药品等临产用的东西

▶ 应考虑目的地的气候条件，带好必要的衣物，以防受凉受寒

▶ 出现分娩先兆时，立即报告车船工作人员，采取紧急措施分娩

▶ 选好交通工具，尽量防止晕车、晕船，以防诱发早产

如何预防早产

早产，是以妊娠在28足周后37足周前之间而发生的妊娠中断现象。早产娩出的新生儿发育尚未成熟，体重多在2500克以下。早产占所有分娩的5%～15%。一般来说，早产月份越小，新生儿体重越轻，生命力也越弱。因此，孕妈妈一定要预防早产。

早产是新生儿死亡的重要原因之一，早产儿中约有15%在出生后1个月内死亡，另有8%的早产儿虽能存活，但留有智力障碍或神经系统的后遗症。

早产儿由于各器官系统尚未发育成熟，抵抗力较差，容易感染一些疾病，如肺部疾病、颅内出血、感染等。部分早产儿需要用暖箱保育，给予特殊护理。

早产是一个复杂问题，它的发生机制尚不清楚，某些治疗方法的效果不够理想，仍是目前新生儿死亡的主要因素之一。早产应从预防着手。

孕妇预防早产要注意起居饮食，适当增加营养，不吃有刺激性的食物，如浓茶、咖啡、辛辣食品，以及戒酒、烟等。平时要注意劳逸结合，既适当参加劳动，又要避免繁重的体力劳动，不使身体过于疲劳，尤其要注意避免腹部撞击。

到妊娠最后一两个月时，要适当增加休息时间，特别要防止妊娠高血压综合征和贫血等疾病的发生，禁止房事，不外出旅行。一旦有了早产的征兆，应立即去医院治疗。

易诱发早产的情况	
子宫异常	双角子宫、子宫颈长度过短、纵隔子宫、子宫颈松弛、子宫肌瘤等
发生疾病	如病毒性肝炎、病毒性肺炎、心脏病、高血压、糖尿病、贫血等
受刺激	腹部受撞，或精神受到严重刺激等
胎儿异常	胎儿畸形、死胎、胎位异常
遗传异常	遗传或染色体异常
子宫环境异常	前置胎盘、胎盘早期剥离、羊水过多或过少
劳累	休息不足、过度疲劳，或者妊娠晚期性交
其他	双胞胎、多胞胎，孕妇吸烟、吸毒、重度营养不良

怎样预防早产

★ 孕期增加营养。

★ 减少或禁止性交，防止感染。

★ 注意身心健康，尽量避免精神创伤。

★ 避免过度劳累及从事过重的体力劳动。

★ 要积极治疗妊娠期并发症。

★ 宫颈内口松弛者应于怀孕16周左右做宫颈内口缝合术。

★ 一旦出现早产征兆，在医生指导下采取必要的保胎措施。

★ 有心、肾疾患或高血压的患者在妊娠前就应到医院检查。

早产儿易出现的问题：

- 呼吸暂停
- 动脉导管未闭
- 黄疸病
- 低血压
- 肺部发育不良
- 贫血症
- 视网膜发育不成熟

孕妇鼻塞和鼻出血的处理

大约有20%的孕妇在妊娠期鼻子不畅和鼻出血，这是妊娠期鼻堵塞，其中大部分是由于内分泌系统的多种激素刺激鼻黏膜，使鼻黏膜血管充血肿胀所致。此现象常在分娩后消失，不会留下后遗症。因此，孕妇不用紧张，否则会加重鼻塞的症状。

孕妇在鼻子不通气、流涕时，可用热毛巾敷鼻，或用热蒸气熏鼻部，这样可以缓解症状。孕妇不要擅自使用滴鼻药物，特别是血压高的孕妇，使用麻黄碱类的药物会加剧血压升高。

若是鼻出血较多或经常反复出现，孕妇应及时去医院做检查，因为这种情况大多会伴有妊娠血管瘤等疾病，如能早期诊断和治疗，则可预防孕妇和胎儿发生严重的不良后果。

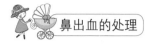

鼻出血的处理

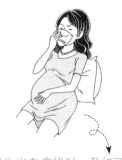

发生出血症状时，孕妇可用手捏鼻翼，便能很快止住血。如果仍未能止住，可在鼻孔中塞一小团清洁棉球5~10分钟，并捂住鼻梁。

准备中止性生活

在怀孕期间，准爸爸准妈妈是可以进行正常的性生活的，但是需要注意的是，在怀孕的前3个月和后3个月，最好停止性生活，以防对胎儿造成伤害。在性交的时候，准爸爸准妈妈也要特别注意，如果有下列情况发生，必须马上停止性生活：

曾经有流产经历的孕妇；性生活后出现阴道流血、小腹疼痛的情况，且到医院进行检查，以防出现流产现象；准妈妈如果患有阴道炎，则不应进行性生活；准爸爸如果患有性病、尿道炎等疾病，则不应该进行性生活；如果孕妈妈出现了前置胎盘、胎盘和子宫的连接不紧密等情况，应当立刻停止性生活，否则很容易引起流产；如果孕妇有子宫闭锁不全的症状，应当立刻停止性生活，否则会引起流产；如果子宫收缩得非常频繁，那么，孕妇应当避免性生活，否则可能会出现流产、早产现象。

孕晚期性交的危害

★ 容易造成子宫细菌感染。
★ 子宫在性高潮时会产生宫缩，易流产。

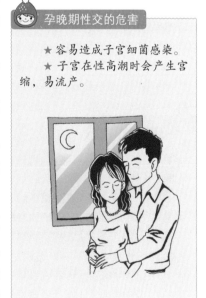

适合孕8月的胎教

在怀孕的第8个月，胎宝宝已经能够记忆他每天听到的声音——母体的血液声、肠鸣音、妈妈说话的声音等。所以，孕妈妈此时可不要放松胎教，可以继续和宝宝玩踢肚游戏，继续音乐胎教和阅读胎教。

 ## 和胎宝宝多说话

到了怀孕的第8个月，孕妈妈腹中的胎儿已经是一个能听、能看、能"听懂"话、有思想、有感情的人了。此时，母亲与胎儿的对话应以一些形象性的语言为主，兼以讲故事或诗歌。注意说话语气要和蔼、温柔。

比如可以告诉胎儿："我是妈妈，妈妈好盼望和你见面，你也很想见妈妈，对吧？"或者与丈夫一起对胎儿说："爸爸、妈妈为了迎接你的诞生，已经准备了很长时间，外面的世界很精彩，你一定会喜欢的。"

另外，孕妈妈还可以继续给宝宝讲故事。讲故事时，妈妈最好取半卧位，讲故事的时间要选在胎儿醒着时，每次开讲前，先用手轻轻拍一拍胎儿，以确保胎儿清醒，然后告诉他："妈妈现在给你讲故事了，你要仔细听哦！"然后妈妈就可以一边抚摸着腹部，一边讲起动听的故事。讲述时精力要集中，全身肌肉放松，语速缓慢、柔和、吐字清晰。

每次讲故事时间不要太长，5分钟左右即可，以免胎儿疲劳；而且，周围环境一定要安静。讲故事的时候要注意不能枯燥地照着书来念，而是要绘声绘色地讲述，还要注意声音的变化，也可以配合表情，让胎儿感受到你的喜怒哀乐。只有起伏变幻的故事和声音，才能引起胎儿更大的注意力。

此外，孕妈妈也可以挑选一些好的书读给宝宝听，而且一定要读好书。为什么要强调读好书呢？因为胎教是宝宝对这个世界首先的认知，如果你传递给他的是丑恶罪过，那么，他就会认为这个世界是丑陋的；如果你传递给他的是真善美，那么，他就会认为这个世界是美好的。所以，孕妈妈要多给宝宝读好书，给他传递一些美好的思想，让孩子能够在一个优美的环境中成长出生。

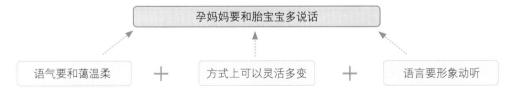

摸摸胎宝宝

8个月的胎儿活动有力，反应灵敏。这时可以温柔地抚摸或轻拍胎儿，和胎儿玩游戏。动作可较以前大一些。孕妈妈仰卧或侧卧在床上，呼吸均匀，全身放松，眼睛凝视着正前方。孕妈妈可用双手从不同的方向抚摸胎儿，左手轻轻压，右手轻轻放，右手轻轻压，左手轻轻放；或者用双手手心紧贴腹壁，轻轻地做旋转动作，可以左旋转，也可以右旋转，这时胎儿就会做出一些反应，如伸胳膊、蹬腿等。

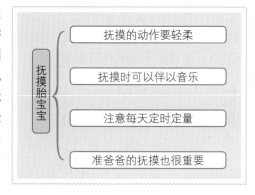

抚摸胎宝宝

- 抚摸的动作要轻柔
- 抚摸时可以伴以音乐
- 注意每天定时定量
- 准爸爸的抚摸也很重要

这种帮助胎儿运动的做法坚持一段时间后，胎儿就习惯了，能够形成条件反射，只要母亲用手刺激，胎儿便很快进入运动状态。这种训练一般在晚上8点左右进行最好，每次时间不超过10分钟。训练时可用音乐伴奏，效果会更好。

此外，准爸爸也可以通过抚摸的方式来加深父子（女）之间的感情。准爸爸通过抚摸准妈妈腹部，能够使腹中的宝宝清晰地感觉到爸爸的存在，且宝宝会做出反应。首先，准爸爸的抚摸要坚持一定的规律。准爸爸要在相同的时间、相同的次数（每天2次，每次5～10分钟）抚摸胎宝宝，以便胎宝宝熟悉这种胎教并做出一定的回应。其次，当准爸爸抚摸胎宝宝时，准妈妈也需要注意一些细节。在准爸爸抚摸腹部之前，准妈妈应将尿液排净。同时，当准妈妈心情不佳时，不宜进行抚摸。因此，准爸爸要在准妈妈情绪稳定、轻松愉悦、心平气和的时候抚摸胎宝宝。

抚摸胎教能够锻炼胎宝宝的触觉，从而促进胎宝宝大脑细胞的发育，促进其智力发展；还能增加胎宝宝活动的积极性，促进运动神经发育，受到抚摸的胎宝宝在出生后对外界的反应也比较迅速，各种运动功能的发育都会大大提前。

在抚摸胎宝宝的时候，孕妈妈要格外注意。一般孕早期和临近预产期的孕妈妈不适宜进行抚摸胎教；有过不规则子宫收缩、腹痛、先兆流产或先兆早产的孕妈妈也不要随意进行抚摸；有过流产、早产以及产前出血等不良症状的孕妈妈，也避免进行抚摸胎教，以免引起意外发生。可以使用其他胎教方法替代。

 孕妈妈要等待宝宝适应抚摸

在刚刚开始抚摸的时候，胎儿可能还不习惯，会表现出反抗，会用力挣脱或蹬腿反射。如果是这样，就应该立刻停止抚摸。慢慢地进行训练，等胎儿逐渐适应了母亲的手法之后，可以重新开始。这时候母亲的手在抚摸时，胎儿会主动地迎合。

每周举办一次"胎教音乐会"

可以每星期举办一次"胎教音乐会",让准妈妈听电子琴演奏,每次听40分钟,然后测量胎动,看心跳数有何变化,但应当注意有些曲子会引起剧烈的胎动。

音乐的三要素为旋律、节奏、和音。胎儿虽然能听见声音,但这时只能听懂"节奏",只有在出生3个月后,才能听懂"旋律"与"和音"。跟妈妈心脏节奏相似的莫扎特的曲子,可以让胎儿有安全感,放莫扎特或爵士乐时,有些胎儿也会跟着活动;不论莫扎特或爵士乐,只要孕妈妈喜欢,又能引起胎儿共鸣,就是一种良好的胎教。

除了听音乐外,父母还可以给胎儿唱歌,这种形式的音乐胎教效果更好,是任何形式的音乐所无法取代的。歌曲可选择《妈妈的吻》《早操歌》《小宝宝快睡觉》等这类歌,唱这些歌曲时可边唱边加以描述,将自己对歌曲的理解描述给胎宝宝听。

在唱歌的时候,孕妈妈要注意:首先不要毫无顾忌地放声大唱,以免对自己和胎儿都造成不利的影响;孕妈妈唱歌的时候可以随着音乐旋律轻轻地摆动,但要注意动作不能太剧烈。

准爸爸也不能掉以轻心:唱歌的时候要声情并茂,但要注意不要因为太过投入而走调;在选择曲目的时候,注意不要选择男人喜欢的重金属音乐,胎宝宝不喜欢这么刺激的音乐;最后,准爸爸在唱歌的时候可以毫无顾忌地跳起来,虽然宝宝看不到,但是他一定感受得到。

除了在自己家里开"家庭音乐会",孕妈妈还可以和宝宝一起去剧院听音乐会,亲临现场会更能激发孕妈妈的音乐情感,对胎宝宝大有益处,但要注意应选择曼妙悠扬的音乐会,而且时间最好不要超过1个小时;或者孕妈妈也可以在一个风和日丽的日子里和胎宝宝一起去户外,静心聆听来自大自然的天籁之音。

另外,还可以教胎儿唱歌,虽然胎儿不能真正地唱歌,但毕竟有听觉,母亲应充分发挥自己的想象力,让腹中的胎儿随着母亲的音律和谐地唱起来。母亲可先练音符发音或简单的乐谱,每次唱歌都留出复唱时间,想象胎儿在跟着唱。

不要选用不利于胎教的音乐

不少年轻的女性比较偏爱交响乐、摇滚乐以及爵士乐等类型的乐曲,对于准妈妈来讲是极不适宜的。这类音乐音量较大,节奏紧张激烈,可使胎儿躁动不安,可引起其神经系统及消化系统的不良反应,并可促使母体分泌一些有害的物质,危及孕妇和胎儿。因此,孕妈妈在进行音乐胎教的时候,要尽量避免这类音乐出现。

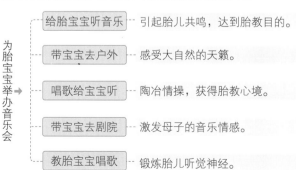

为胎宝宝举办音乐会
- 给胎宝宝听音乐 —— 引起胎儿共鸣,达到胎教目的。
- 带宝宝去户外 —— 感受大自然的天籁。
- 唱歌给宝宝听 —— 陶冶情操,获得胎教心境。
- 带宝宝去剧院 —— 激发母子的音乐情感。
- 教胎宝宝唱歌 —— 锻炼胎儿听觉神经。

多想想腹中的胎儿

这个月的孕妈妈，在闲暇之余，应多想想腹中的胎儿。孕妈妈可以悠闲地躺在躺椅上，想象孩子在各种环境下的神态动作，还可以想象孩子长大后会成一个什么样子，个儿高还是个儿矮，是胖一些还是瘦一点儿，是活泼好动还是文静，等等。这样久而久之，母亲的意念就会无形中传递给胎儿，从而塑造出心目中完美的宝宝。不仅如此，孕妈妈还能通过这种方式向胎宝宝传达自己深沉的爱意，给胎宝宝最好的安全感，让胎宝宝安心、放心地进行最后的发育和生长。

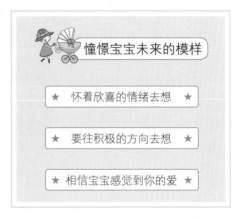

憧憬宝宝未来的模样

★ 怀着欣喜的情绪去想 ★

★ 要往积极的方向去想 ★

★ 相信宝宝感觉到你的爱 ★

开展味觉胎教

孕后30周左右时，胎宝宝已经能够分辨出羊水的味道。这时，孕妈妈要及时加强对胎宝宝的味觉胎教。味觉胎教不在于孕妈妈摄取的食物有多么美味，而在于需要怀着喜悦的心情进食，把每一次进食都当作一次乐趣。孕妈妈应认识到只有自己吃得香，胎宝宝才能吃得香。如果孕妈妈怀着厌恶的心情进食，或者挑食厌食，就会给胎宝宝传达错误的信息：这些食物并不好吃，或者让胎宝宝觉得这些食物不安全。这就容易造成宝宝对食物的反感。

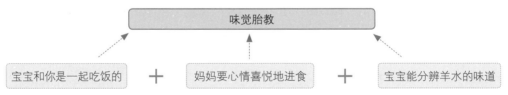

味觉胎教

宝宝和你是一起吃饭的　＋　妈妈要心情喜悦地进食　＋　宝宝能分辨羊水的味道

对做母亲充满自信

此时的孕妈妈由于乳房肿胀、尿频、便秘、偏食等不适症状，常常感到疲劳和烦躁，再加上孕妈妈对分娩的恐惧心理，很容易造成情绪的波动。所以，此时的孕妈妈一定注意，要保持良好的心态，要对做母亲充满自信，这是产后母乳喂养成功的基本保证。

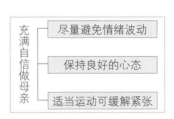

充满自信做母亲

尽量避免情绪波动

保持良好的心态

适当运动可缓解紧张

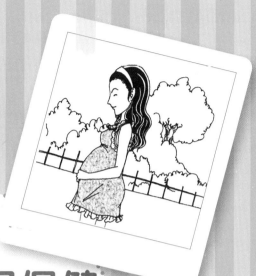

第10章

怀孕九个月保健
要点及胎教方案

孕9月，胎宝宝开始入盆，孕妈妈
的不适可能会有所缓解，但是腰部和盆
骨的压力相对会增大。胎儿随时都有可
能出生。孕妈妈需要补充营养，为生产
积蓄力量，并且树立起顺利生产的信心。

孕9月母婴基本指标及营养要求

孕9月，胎儿进一步发育，将近临产，孕妈妈的身体越发不适。为了避免孕妈妈产生这样或那样的担心，家人要帮其做好产前疏导工作，了解本时期母婴身体特征对她来说也是一个认识的手段。

胎儿的成长

胎儿的身长为47～48厘米，体重2400～2700克。可见完整的皮下脂肪，身体圆滚滚的。脸、胸、腹、手、足等处的胎毛逐渐稀疏，皮肤呈粉红色，皱纹消失，指甲也长至指尖处。男婴的睾丸下降至阴囊中，女婴的大阴唇开始发育，也就是说，生殖器几乎已完备。

到这时，胎儿肺和胃也都很发达。已具备呼吸能力，胎儿喝进羊水，能分泌少量的消化液。尿也排泄在羊水中。因此，胎儿若在这个时期娩出，有在暖箱中生长的能力。

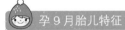
孕9月胎儿特征

★ 皮下脂肪发育，皮肤呈淡红色，不再皱巴巴的。
★ 可以从孕妇的肚子上清楚地判断胎儿手肘、脚丫、头部的位置。
★ 肾脏发育完全，肝脏也有了一定的代谢功能。
★ 性器官发育完全。
★ 胎位开始固定，头部会进入骨盆，为出生做准备。

孕妈妈身体特征

该月末，孕妇子宫底高30～32厘米，上升到心脏和胃的位置，会引起心跳、气喘，孕妇感觉胃胀，没有食欲。分泌物增多，排尿次数也更加频繁，而且排尿后仍会有尿意。孕妇体重持续增加，全身倦怠，腰腿容易疲劳，阴道和子宫下部逐渐变软，白带增多，乳头有时会泌出稀薄的乳汁。

孕9月孕妇特征		
体型		体型越来越臃肿，肚子会越来越大
身体变化	子 宫	子宫底差不多会升到心口窝处
	水 肿	孕妇会出现严重的水肿，甚至有些胳膊和脸都会出现水肿
	体 重	孕妇的体重依旧在增加
情绪		孕妇可能会产生恐惧和紧张的情绪，会患得患失、烦躁不安
妊娠反应		胃口会变得很差，食欲不振，吃一点就会觉得很饱

营养搭配要求

由于胎儿在腹内的占位，孕妇胃部的压迫感更加强烈，再加上胎儿的重量，孕妇会倍感疲惫，胃口大减。因此，在饮食上应以少食多餐、清淡营养为原则。由于胎儿最后发育的需要，在这一时期内，孕妇的营养应以丰富的钙、磷、铁、碘、蛋白质、多种维生素（如维生素E、维生素B类）为主，同时应进食含植物纤维素较多的蔬菜和水果，以缓解便秘和痔疮。

孕妇可遵循以下食谱来安排一天的饮食：

早餐

主食：各种米粥2小碗，豆沙包1~2个（量约100克）。

副食：各种清淡拌菜1盘，鸡蛋1个，酱牛肉100克。餐后水果以开胃为首选，如桃、梨子等。

午餐

主食：米饭1小碗，或馒头2个（量均约150克）。

副食：粉丝煨牛肉丝（牛肉150克、粉丝150克），蒜薹烧肉（瘦肉50克、蒜薹150克），骨汤类的汤羹2小碗。餐后香蕉2个。

晚餐

主食：白米饭2小碗，或挂面1碗（量约150克）。

副食：虾仁豆腐（豆腐100克、瘦肉50克、虾仁20克、青蒜50克），豌豆苗炒肉（瘦肉50克、虾仁25克、豌豆苗150克），豆腐草鱼汤2小碗。水果可根据自己的口味选择。

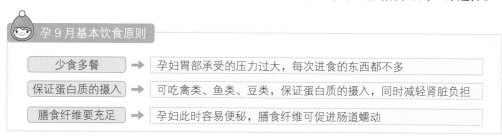

孕9月基本饮食原则

少食多餐	→	孕妇胃部承受的压力过大，每次进食的东西都不多
保证蛋白质的摄入	→	可吃禽类、鱼类、豆类，保证蛋白质的摄入，同时减轻肾脏负担
膳食纤维要充足	→	孕妇此时容易便秘，膳食纤维可促进肠道蠕动

适合孕9月的食物	
富含钙的食物	小鱼、芝麻酱、海带、紫菜、牛奶、豆制品、奶制品、虾米
富含维生素B_1的食物	酵母、全麦、花生、猪肉、牛奶、蛋类、小米、玉米、葵花子以及大部分蔬菜
富含维生素K的食物	菜花、莴苣、番茄、白菜、菠菜、瘦肉、肝脏等
富含膳食纤维的食物	全麦、胡萝卜、芹菜、红薯、土豆、豆芽、花椰菜等食物

孕9月保健要点

　　孕9月的保健，应围绕了解分娩知识展开，为分娩做好一切准备，如心理准备、体力准备、姿势准备等，准备得越充分，孕妈妈生产前的紧张感就越低。

孕妇多散步有利于胎儿健康成长

　　孕妇在怀孕期间，由于不适宜做剧烈运动，因此散步是孕期最佳运动之一，它有利于母亲和胎儿的身体健康。孕妇散步时应注意以下三点：

散步的天气

　　孕妇散步应选择风和日丽的天气，避开有雾、雨、风的天气及天气骤变的情况。

散步的地点

　　在道路平坦、环境优美、花草茂盛、空气清新的公园或街道散步，可使孕妇心情愉快，头脑清醒，有利于消除疲劳，促进胎儿健康成长。医学研究表明，孕妇愉悦的情绪可促使孕妇血压、脉搏、呼吸、消化液的分泌均处于相互协调的最佳状态，有利于孕妇身心健康，同时能改善胎盘供血量，促进胎儿健康发育。

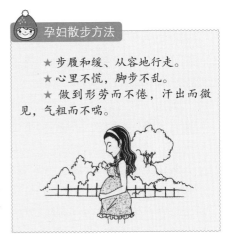

孕妇散步方法

★ 步履和缓、从容地行走。
★ 心里不慌，脚步不乱。
★ 做到形劳而不倦，汗出而微见，气粗而不喘。

散步的时间

　　孕妇可根据工作和生活情况安排散步时间，但最好选择早晨。孕妇坚持每天早晨散步，呼吸新鲜空气，这样可在大脑皮层的调节下，改善机体神经系统和肺部换气功能，加速组织氧化还原过程，促进人体新陈代谢，提高机体免疫力等。同时，可增加胎儿的血氧，有利于优生。

孕妇散步的好处
- 对身体细胞、心肌营养较好
- 增强神经系统和心肺功能，促进新陈代谢
- 使腿肌、腹壁肌、心肌加强活动

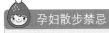

孕妇散步禁忌

　　孕妇散步锻炼不宜在饭后马上进行，更不能选择在雨后、下雪后锻炼，以免滑倒、摔伤。

孕妇实用体操

盘腿坐运动

这项运动可以松弛腰关节，伸展骨盆的肌肉，使未来顺利生产。

盘腿坐好，集中精神，把背部挺直，收下颌，两手轻轻放在膝盖上（双手交叉按膝盖也可以），每呼吸1次，手就按压1次，反复进行。按压时要用手腕按膝盖，一点儿一点儿用力，尽量让膝盖一点点接近床面。

运动时间可选在早晨起床前、白天休息时或晚上睡觉前，每次各做5分钟左右。

扭转骨盆运动

这项运动能够加强骨盆关节和腰部肌肉的柔软性。

仰卧，双肩要紧靠在床上。屈膝，双膝并拢，带动大小腿向左右摆动，要慢慢有节奏地运动。接着，左脚伸直，右膝屈起，右脚平放在床上。右腿的膝盖慢慢地向左侧倾倒。待膝盖从左侧恢复原位后，再向右侧倾倒，之后左右腿交替进行。

最好在早晨、中午、晚上各做5～10次。

骨盆运动

该项运动除了能松弛骨盆和腰部关节外，还可使产道出口肌肉柔软，并强健下腹部肌肉。

先仰卧床上，后背紧靠床面上，屈双膝，脚掌和手掌平放在床上。腹部呈弓形向上凸起，默数10下左右，再恢复原来体位。

然后四肢着地，低头弓背，使背部呈圆形。抬头挺腰，背部后仰。上半身缓慢向前方移动，重心前后维持不变，一呼一吸后复原。早晚各做5～10次。

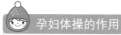
脚步运动

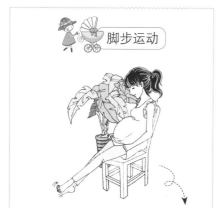

坐在椅子上，两脚并拢，脚掌平放，脚尖使劲向上翘，呼吸1次后恢复原状。一条腿放在另一条腿上，上侧脚尖缓慢上下活动，两分钟后两腿位置互换重复。

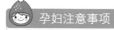
孕妇体操的作用

★ 预防水肿。
★ 促进血液循环，预防静脉血栓。
★ 强化肌肉力量，预防早产。
★ 防止腰、背部的疼痛与不适。
★ 帮助孕妇在分娩时更好地把握生产要领。
★ 解除疲劳，愉悦心情。

孕妇注意事项

孕妇应谨记，不要做一些跳跃、扭曲或旋转之类的运动，否则会对胎儿和母体造成不利影响。

孕9月注意事项

对孕妇来说，本月是怀孕后负担最重的月份，容易出现这样或那样的问题，孕妈妈要有一定的防范病情意识，了解当月可能出现的异常，注意预防，更加学会关怀自己。

孕妇皮肤痒疹的治疗

有些正常孕妇在妊娠最后3个月，会出现皮肤痒疹的现象，在身体的胸部、腹部、足部及外阴部出现红色小皮疹，伴有痒感，但皮肤没有病变，这在医学上称之为妊娠期肝内胆汁淤积症。孕妇发生皮肤痒疹可采用以下方法治疗：

用炉甘石洗液，或5%～20%黑豆馏油，或用10%～20%中药蛇床子溶液，或用75%酒精涂擦局部止痒。

要尽量避免用手去抓搔痒处，以防抓破皮肤后引起细菌感染。

忌用肥皂水擦洗。

在医生指导下可适当用些镇静药和抗过敏药，如口服三溴合剂、非那根（即异丙嗪）、氯苯那敏、赛庚啶等。假如再加服B族维生素、维生素C和静脉注射10%葡萄糖酸钙等，止痒效果会更好。

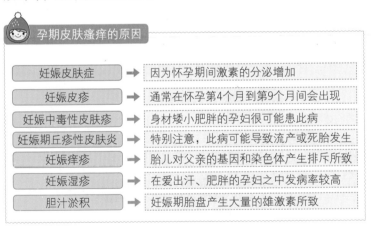

孕期皮肤瘙痒的原因	
妊娠皮肤症 ➡	因为怀孕期间激素的分泌增加
妊娠皮疹 ➡	通常在怀孕第4个月到第9个月间会出现
妊娠中毒性皮肤疹 ➡	身材矮小肥胖的孕妇很可能患此病
妊娠期丘疹性皮肤炎 ➡	特别注意，此病可能导致流产或死胎发生
妊娠痒疹 ➡	胎儿对父亲的基因和染色体产生排斥所致
妊娠湿疹 ➡	在爱出汗、肥胖的孕妇之中发病率较高
胆汁淤积 ➡	妊娠期胎盘产生大量的雄激素所致

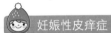

妊娠性皮痒症

15%以上的孕妇可能会碰到妊娠性皮痒症，不要用指甲瘙痒，以免引起感染。一般痒感在产后会很快消失，当痒到无法成眠或影响身心时，可以到医院进行确诊和治疗。

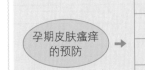

孕期皮肤瘙痒的预防 ➡

- 避免出汗，出汗后应及时擦干，换上干净衣物
- 尽量穿着棉质宽松的衣物
- 避免使用沐浴露和香皂来清洗皮肤
- 在干燥的皮肤上涂抹一些炉甘石液能消除痒感
- 出现皮肤瘙痒时，不要用热水敷

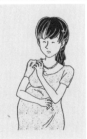

防治孕妇静脉曲张

妊娠晚期，由于静脉回流受阻，有些孕妇小腿、大腿及外阴处静脉扩张突出，宛如蚯蚓样伏在皮肤上，这就是静脉曲张。一般而言，准妈妈在分娩后，静脉曲张就会消失。

怎样预防静脉曲张

★ 避免长时间站立。

★ 休息时应把双腿垫高。

★ 在无法躺卧的时候，选择最为舒适和轻松的姿势坐着。

★ 准妈妈应在腿部裹上护腿带，或选穿弹性较好的长筒袜。

★ 睡觉时用枕头之类的柔软物品将脚垫高。

孕妇之所以容易静脉曲张，是因为孕妇骨盆内会有一些瘀血，随着子宫的逐渐增大以及孕激素的分泌，这些因素都会对血管形成压迫。而且，受到子宫压迫的影响，孕妇下半身的血液回流就会受到阻碍，从而导致静脉内积血，最终出现瘤样突起，形成静脉曲张。

静脉曲张常发生于孕妇的外阴、下腹部、阴道、腿肚、大腿、下肢、肛门等部位，症状轻的时候，孕妇不会感觉到不适感。症状严重的时候，孕妇会发生下肢沉重、疼痛、痉挛等现象，甚至行走也会变得不便起来。

孕妇避免单独外出

孕9月，孕妇的身体越来越笨重，肚子越来越大，此时孕妇如果外出，尽量要有人陪伴，避免单独外出。

随着预产期的临近，胎儿越来越成熟，本月开始，早产的概率增大，胎儿随时都有可能降生，孕妈妈单独外出，若万一有异常情况，身边无人帮助，就容易发生意外。

到了本月末的时候，孕妇不仅不要单独外出，最好一天24小时都有人陪伴，即使在家中，孕妇也不要独自一人留守。因为在孕晚期，孕妇可能会有很多意想不到的意外发生，一旦羊水破裂，孕妇独自一人是无法去医院的，一旦延迟可能会出现危险。

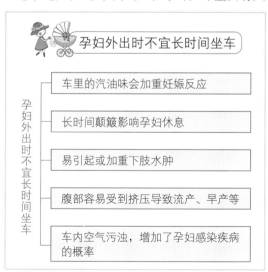

孕妇外出时不宜长时间坐车

孕妇外出时不宜长时间坐车

- 车里的汽油味会加重妊娠反应
- 长时间颠簸影响孕妇休息
- 易引起或加重下肢水肿
- 腹部容易受到挤压导致流产、早产等
- 车内空气污浊，增加了孕妇感染疾病的概率

如何预防痔疮

痔疮是由于肛管和直肠的静脉血回流受阻造成的，也是孕妇常见的一种问题，在孕妇中的发生率高达66%。

预防痔疮的方法之一，应是避免便秘。孕妇除了注意食物中营养成分齐全、数量充足外，还应适当多吃些纤维素较多的蔬菜，如芹菜、丝瓜、白菜、菠菜、莴苣等，以增加肠蠕动，并注意多喝水。

运动太少也是导致便秘的原因之一。孕妇应避免久坐久站，应适当参加一些体育活动。最好养成每天早上定时排便的习惯，有排便感时不要忍着。大便干结难以排出时，吃些蜂蜜、麻油、香蕉或口服液状石蜡等润肠药物，不可用芒硝、大黄、番泻叶等攻下的药物，以防引起流产。

还要采取措施，促进肛门部位的血液循环，帮助静脉血回流。每日用温热的1：5000高锰酸钾（PP粉）溶液坐浴，并可进行提肛锻炼，方法是做忍大便的动作，将肛门括约肌往上提，吸气，肚脐内收；再放松肛门括约肌，呼气，一切复原。如此反复，每次做30回，早晚各锻炼1次。早上最好在起床前，仰卧在床上进行，这样效果较好。

此外，还要避免对直肠、肛门的不良刺激，及时治疗肠道炎症和肛门其他疾患；不要饮酒，不吃辣椒、胡椒、芥末等刺激性食物；手纸宜柔软洁净；内裤常洗、常换，保持干净。

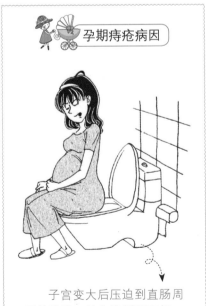

孕期痔疮病因

子宫变大后压迫到直肠周围的静脉，使血液循环不好，久而久之就演变成痔疮。

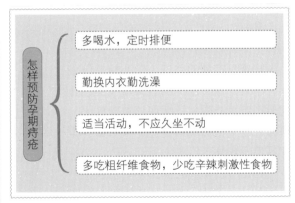

怎样预防孕期痔疮

多喝水，定时排便

勤换内衣勤洗澡

适当活动，不应久坐不动

多吃粗纤维食物，少吃辛辣刺激性食物

痔疮应及早防治

痔疮本身不会影响到孕妇和胎儿，但是随着后期痔疮病情的加重，给治疗和后来的生产带来困难，因此最好提前对痔疮进行治疗或防治。

孕妇患妊娠中毒症怎么办

妊娠中毒症是怀孕后期的疾病中最容易得、最可怕的疾病。

发生妊娠中毒症的确切原因目前尚不十分明确，有子宫胎盘缺血、家族遗传因素、免疫学说、血流动力学的改变、血液黏稠度的改变等说法。子宫胎盘缺血可能是引起妊娠中毒症的重要原因之一。因为妊娠中毒症多见于初产妇、多胎妊娠、羊水过多、葡萄胎或伴有慢性血管及肾脏疾病的孕妇。

孕妇下肢容易水肿，长时间站立更容易水肿。如果是正常状

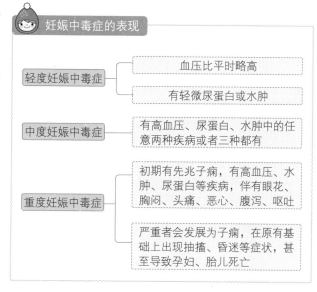

态，夜里睡眠时即可消失；但如果在早晨起床时水肿并不消失，而且不只是下肢，连手、脸、腹部等处都看得出有水肿现象，就有可能是妊娠中毒症。

由于血液的循环障碍，会引起高血压。一般高压在140毫米汞柱以上，低压在90毫米汞柱以上时，就要注意了。有高血压时，胎盘血管容易破裂，引起早期剥离，因此必须多加注意。

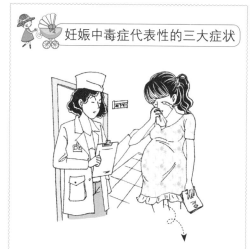

水肿、高血压、蛋白尿症状的表现因人而异，有三种症状同时表现出来的，也有只表现一种的。

由于怀孕中肾脏的活动不充分，即使不是妊娠中毒症也会出现蛋白尿现象。如果是妊娠中毒症，尿中会排出大量的蛋白质，根据验尿可以做出明确的判断。另外，体重骤增的症状，也可判明是妊娠中毒症，这叫作潜在水肿，因为这多半显示出体内水分正处于积蓄的状态。

罹患妊娠中毒症的孕妇一般在3/1000左右。患妊娠中毒症的孕妇如果立刻治疗，大部分都可平安地生下活泼的婴儿，而且分娩后也不会留下肾脏功能方面的后遗症。倘若没有接受妊娠检查，不知道患了这种疾病，往往会因此导致死亡，因此怀孕中后期要注意定时产检，做到早预防早治疗。

适合孕9月的胎教

在怀孕的第9个月，胎宝宝已经基本发育成熟了，所以此时可以将各种胎教适度地轮流实施，也可以抽空复习一下以前的知识。胎教的时间可以适当地延长一些，内容也可以适度地增加。

摸一摸胎宝宝

此月应继续做抚摸胎教，最好每晚临睡前由父母共同参与，每次抚摸以5～10分钟为宜。如果胎儿对抚摸的刺激不高兴，就会用力挣脱或者用蹬腿来表示反抗。这时，父母应该停止抚摸。如果胎儿受到抚摸后，过了一会儿才以轻轻地蠕动做出反应，这种情况可继续抚摸。抚摸顺序可由头部开始，然后沿背部到臀部至肢体，动作要轻柔有序，有利于胎宝宝感觉系统、神经系统及大脑的发育。

由于胎宝宝对男性低沉的声音较为敏感，因此，准爸爸在胎教过程中起着举足轻重的作用，孕妈妈可以让丈夫抚摸着自己的肚子，和胎宝宝说说话，让未来的胎宝宝也熟悉一下爸爸的声音。比如，准爸爸说："哟，小宝宝，爸爸来啦。这是小脚丫，这是小手，让爸爸摸摸。啊！会蹬腿了，再来一个……"

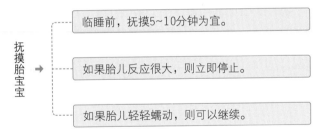

抚摸胎宝宝 →

临睡前，抚摸5～10分钟为宜。

如果胎儿反应很大，则立即停止。

如果胎儿轻轻蠕动，则可以继续。

音乐就在身边

孕9月音乐胎教和以前一样，在安静的环境中，孕妈妈集中精力，应用丰富的联想，和胎儿一起听音乐。孕9月孕妈妈因为临近分娩，可能会产生烦躁不安、情绪紧张的心理状态。因此应尽量选择柔和、节奏舒缓、优美动听的音乐，可以是古典音乐，也可以是流行歌曲。

最好使用专用传声器，也可用耳机或外接扬声器，把传声器放置在腹部正上方，用带子固定更好，声音在60分贝左右，相当于收音机中等声音。如使用CD放音乐，CD可放在离孕妈妈1米左右的位置，扬声器对着腹部，腹部最好无衣服遮盖，声音稍强但不可太大，可在65～75分贝。

给胎宝宝讲故事

9个月的胎儿虽说已具有听力，但还不是通过耳朵而是通过大脑来接收语言的，此时，父母与胎儿的对话内容应以理解性和系统性语言为主。这一类词难度较大，如眼、耳、热、冷、香等一个字一个字地说，只要爸爸、妈妈有兴趣，并且能耐心地教，胎儿就会愉快地接受。

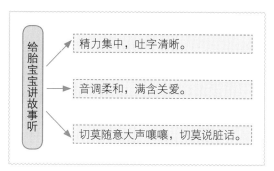

给胎宝宝讲故事听

- 精力集中，吐字清晰。
- 音调柔和，满含关爱。
- 切莫随意大声嚷嚷，切莫说脏话。

父母仍然可以给胎儿讲故事。不要以为他听不懂，这种胎教形式已经被反复证实很有效。讲故事的方式有两种，第一种，孕妈妈可以自由发挥，随意讲自己编就的故事，讲到哪里是哪里；第二种，孕妈妈可以读故事书，最好是图文并茂的儿童读物，内容短小而轻快的那种。比较容易引起伤感和恐惧，让人觉得压抑的故事就不宜选用。

在讲故事的时候，孕妈妈要选择一个让自己觉得最舒适的姿势，精力要集中，吐字要清楚，声音要缓慢柔和。同时要注意，给自己的宝贝讲故事不是读书，不能平淡乏味地读出书上的每一个字，而是要带有兴趣绘声绘色地讲述故事内容，通过语气声调的变化使胎儿了解故事是怎样展开的。另外，尽量把声音放柔和一些，充分体现关心和爱抚，以引起胎宝宝的注意和兴趣（表现在胎动上），每天可以给胎宝宝讲一个好听的故事，一方面锻炼自己以后给幼儿讲故事的能力，另一方面也让胎宝宝接受文学故事的熏陶。故事的内容应该丰富多彩，只要是适合胎儿成长的主题都可采用。

另外，父母也可以选些浅显的古诗、纯真的儿歌、动人的经历讲述给胎儿听。这对胎儿来讲，都是有益处的。

需要注意的是，常言道"言为心声"，孕晚期生活中应避免讲脏话和吵架，因为现在胎宝宝已经是"小大人"了。应增加语言、文学的修养，以优美的语言充实、丰富、美化自己的生活。

熟悉常用招呼用语

培养礼貌宝宝要从日常生活中的一点一滴做起，坚持不懈。妈妈早晨起床，跟胎宝宝说声："早上好！"爸爸出门时跟胎宝宝说声："再见！"晚上睡觉前跟胎宝宝说声："晚安！"这些都对胎宝宝有潜移默化的作用。此外，妈妈还可以将礼貌用语和日常招呼语穿插进故事中，教胎宝宝学习。

缓解激动的心情

孕妈妈情绪不安时，会引起胎儿胎动次数增加数倍，如胎儿长期不安，则体力消耗过度，出生时的体重往往比一般婴儿轻0.5～1千克，还会引起婴儿行为、性格异常。所以，为了胎儿的健康成长和智力发育，孕妈妈一定要保持良好的心态度过这最后的时期。

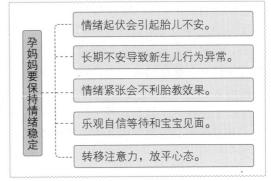

孕妈妈要保持情绪稳定

- 情绪起伏会引起胎儿不安。
- 长期不安导致新生儿行为异常。
- 情绪紧张会不利胎教效果。
- 乐观自信等待和宝宝见面。
- 转移注意力，放平心态。

这个时期，一些孕妈妈往往忧虑胎儿是否健康，能否顺利分娩。如果情绪高度紧张，容易导致心理上的不平衡，甚至使整个养胎与胎教的过程功亏一篑。因此要求孕妈妈保持乐观的精神状态，全身心地期盼着与小宝宝见面。

如果孕妈妈有焦虑、紧张等不良情绪时，试着去做自己感兴趣的事情，如散步、听音乐等，可以转移自己的注意力。

继续进行光照胎教

这个月也要坚持对胎儿继续进行光照胎教，当胎儿醒着（胎动）时，用手电筒的微光一闪一灭地照射孕妈妈腹部，以训练胎儿昼夜节律，即夜间睡眠、白天觉醒，促进胎儿视觉功能及脑的健康发育。

光照胎教可选择在每天早晨起床前与每晚看完新闻联播及天气预报之后进行，以便日后养成孩子早起床、晚学习的好习惯。

此时，进行光照胎教要选用弱光而不是强光。孕妈妈若用强光照射肚子，胎儿常常会因为躲避强光的刺激而把脸转向一边，或者干脆闭上眼睛。孕妈妈若改用相对弱的光照射肚子，胎儿往往会非常好奇地眨眼，甚至脸朝向发出光的地方。总之，进行光照胎教时，孕妈妈应选用刺激性较弱的光线，这种光线能够对宝宝的脑部产生很好的刺激。孕妈妈可以在天气晴朗时，到稀疏的树木中散步，以便让胎儿感受光线强弱之间的变化。

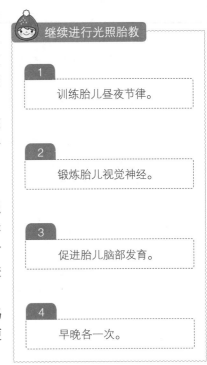

继续进行光照胎教

1 训练胎儿昼夜节律。

2 锻炼胎儿视觉神经。

3 促进胎儿脑部发育。

4 早晚各一次。

不遗余力地继续想象

孕妈妈在这个月时，仍要不遗余力地想象将要出生的婴儿的形象。进行联想时，孕妈妈要保证联想的内容是美好的、积极的，切忌联想一些负面的、消极的内容，否则会给胎儿带来诸多不良影响，造成胎儿情绪不稳定。

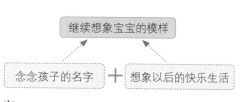

很多孕妈妈都想知道胎儿的模样，希望有一个漂亮可爱的孩子，这个时候，孕妈妈也不妨进行充分的想象。孕妈妈可以经常看漂亮宝宝的图画、照片，或在心里想象孩子的具体形象。孕妈妈的想象要具体，如高鼻子、大眼睛、浓眉毛等，还可以将自己对孩子模样的想象告诉孩子，常常对孩子说"你一定非常漂亮"等话。这样做，可以将信息传递给胎儿，即使是相貌普通的父母，也有可能生出一个漂亮的孩子。

此外，孕妈妈还可以想象着和孩子一起做游戏的情景，如嘴里念念有词，喊着胎儿的名字和他一起搭积木，设计瑰丽多态的建筑造型，建造理想中的儿童乐园。也可以将布娃娃当作自己的孩子，想象着与孩子一起唱歌、跳舞、捉迷藏，玩得相当开心。

和胎宝宝做游戏

胎宝宝喜欢玩游戏，所以，孕妈妈和准爸爸要尽量满足胎宝宝的需要。这种通过动作刺激来达到胎教目的的方式是值得采用的。

为了提高趣味性，准父母可以从简单的抚摸与拍打提升为有内容的游戏，比如藏猫猫游戏：让准父母轻轻拍打胎宝宝，然后对胎宝宝说："爸爸要藏起来了，小宝宝找找看。"然后把脸贴在另一边的腹壁上，让宝宝寻找。如果胎宝宝正好踢到爸爸的脸颊，一定要对宝宝给予表扬。如果宝宝没有找到，也要耐心轻抚宝宝，鼓励他继续。相信通过这样的游戏，胎宝宝肯定会对爸爸妈妈记忆深刻的。这种游戏胎教训练，不但增进了胎儿活动的积极性，而且有利于胎儿智力的发育。

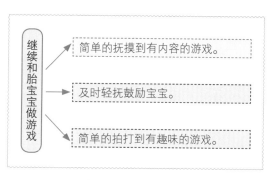

产前智能提升

20世纪70年代，美国加州柏克莱大学的解剖学教授黛亚门博士做了一连串的动物实验，研究产前智能提升会不会影响下一代的大脑。在实验中，黛亚门博士把两组怀孕的老鼠分开，一组用迷宫觅食与环境刺激法做产前智能提升，一组则让它们和平时一样饮食起居。结果，两组孕鼠生了宝宝之后，她发现做过产前智能提升的母鼠所生的鼠宝宝，体重在出生时就比普通的新生鼠重6％，而且大脑皮质也较厚。

其实，人也和动物一样，如果在产前为妈妈做智能提升，所生的宝宝都会受影响而变得更聪明。从1988年6月起，中国台湾地区做过产前智能提升的宝宝已有数百人，大部分婴儿在初生时能力就已远超同龄儿，在两岁之内更有许多令人惊异的能力表现。有的两个月大就能爬，9个月就能走，11个月就能自己正面下楼梯，14个月大就能阅读。这些宝宝的学习能力特别强，具体的新知识都是一学就会。

产前智能提升主要有以下几种方法：

产前智能提升营养素强脑保胎：目前已经证明能使大脑更聪明的营养素有20种左右，大多是"最佳营养量"的维生素和无机盐。这些智能提升营养素，不但能使怀孕妈妈本身智能进步，也能使宝宝的大脑在形成期中得到最好的营养。

孕妇自身也做智能提升训练：在产前为自己做智能提升的孕妇，体内因怀孕而增多的雌性荷尔蒙，会更容易、更迅速地穿越胎盘进入胎儿脑部，促使胎儿脑皮层长得更快更好。在男宝宝身上的效果更为显著。

有助于宝宝聪明的其他方法

1 孕妈妈开心的笑声

孕妈妈开心、爽朗的笑声或歌声，可以吸引胎儿的注意力，让胎儿变得兴奋起来。长期受到笑声的感染，胎儿会记住妈妈的声音，同时也利于胎儿心理与智力的健康发育。

2 轻柔的抚摸

孕妈妈轻轻地抚摸或拍打肚子，能够对胎儿的触觉形成良好刺激，有助于胎儿大脑的发育。这样，胎儿出生后对触觉的反应也会比较敏捷。另外，准爸爸如果参与其中，效果会更好。

3 适当的音乐刺激

孕妈妈妊娠6个月后，就可以适时地对胎儿进行音乐刺激，能够对胎儿大脑皮质层形成良性刺激，进而有利于胎儿大脑神经元的发育。

4 补充营养

陪伴妻子参加孕晚期的运动，如提升胎儿智能，最主要的是要促进胎儿大脑的发育。而自从妊娠起，孕妈妈就应多吃有益胎儿大脑发育的食物，及时补充营养。

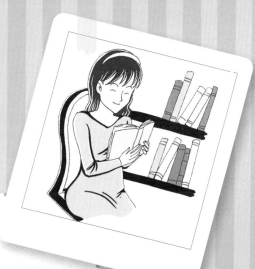

第11章

怀孕十个月保健要点及胎教方案

孕10月，激动人心的时刻随时都有可能来临，胎宝宝已经做好了出生的充分准备。为了圆满完成分娩，准妈妈也要做好身心准备，注意休息，同时合理安排饮食，为分娩储备足够的精力。

孕10月母婴基本指标及营养要求

在怀孕的最后一个月，胎宝宝和孕妈妈又会发生什么变化呢？此时胎儿已经有了明显的好恶情绪，奇迹随时都会发生，准父母更要及时发现母婴变化，随时做好迎接新生命的准备。

 ## 胎儿的成长

这一阶段的胎儿身长50～51厘米，体重2900～3400克。皮下脂肪继续增厚，体形圆润。皮肤没有皱纹，呈淡红色。骨骼结实，头盖骨变硬，指甲也长到超出手指尖，头发长出2～3厘米，细毛几乎看不见了，内脏、肌肉、神经等都非常发达，已完全具备了生活在母体之外的条件。胎儿的身长约为头的4倍，正常情况下头部嵌于母体骨盆之内，活动力比较受限。

 孕10月胎儿特征

★ 头发已经3～4厘米长。
★ 手脚肌肉发育完善，骨骼变硬。
★ 身体各部分器官发育完成，肺部器官渐趋完善。
★ 胎动次数减少。

 ## 孕妈妈身体特征

孕妇子宫底高30～35厘米。由于胎儿下降，腹部凸出部分有稍减的感觉，胃和心脏的压迫感减轻，但因为下降的子宫压迫膀胱，尿频更为明显，而且阴道分泌物也增多起来。由于肚皮胀得鼓鼓的，肚脐眼也消失了，成了平平的一片。

胎儿压迫胃的程度减小，胃舒服了，食欲也增加了。而且，常感到肚子发胀，子宫出现收缩的情况。这种情况如果每日反复出现数次，就是临产的前兆。子宫收缩时，把手放在肚子上，会感到肚子发硬。

	孕10月孕妇特征					
体重	身体变化					妊娠反应
	呼吸变化	乳房变化	排尿变化	阴道分泌物	胀气、便秘	
达到体重增加的最高峰	呼吸较为轻松	从乳房中溢出的乳汁增多	容易尿频、尿急，并产生排尿不干净的感觉	增多	便秘现象尤为明显	会出现不规则的阵痛、宫缩，随时会生产

营养搭配要求

由于临产期越来越近，胎儿进入母体的骨盆中，孕妇上腹部的挤压感明显减轻。由于感到胃比以前舒适了，因此食欲将比以前有所增加。这一时期，孕妇为了保证生产时的体力，饮食除注意增加营养外，仍要以富含纤维素的蔬菜、水果为主，同时保证摄取足量的蛋白质、糖，以及钠、钾、钙、铁和磷等营养元素。

孕妇可遵循以下食谱来安排一天的饮食：

早餐

主食：牛奶250克，奶油包2个（约150克）。

副食：各种新鲜炝菜，鸡蛋1个，肉类50克。餐后水果香蕉2个或苹果1个。

午餐

主食：米饭2小碗，或小花卷2个（量约150克）。

副食：炒三丁（鲜笋200克、胡萝卜100克、鸡肉100克），番茄里脊片（番茄酱100克、猪里脊肉100克），羊肉丸子白菜汤2小碗。餐后葡萄约200克。

晚餐

主食：米饭2小碗，或馒头2～3个（面粉约50克）。

副食：香菇花椰菜（花椰菜250克），红焖牛肉土豆（牛肉250克、土豆200克），菠菜豆腐排骨汤2小碗，餐后水果品种可根据自己的口味选择。

孕10月基本饮食原则

少食多餐 →	子宫增大，准妈妈胃部不舒服或者有饱腹感，为了体力又不能不进食
补充营养价值高的食物 →	不要再吃体积大且没有营养价值的食物，多吃体积小而营养丰富的食物
限制脂肪、碳水化合物 →	避免胎儿体重过重

适合孕10月的食物	
富含优质蛋白的食物	肉、蛋、牛奶、豆制品、鱼虾等
富含DHA的食物	核桃仁、海鱼
预防便秘的食物	纤维质丰富的蔬菜、海藻类等

孕10月禁服钙剂

此时应停止服用钙剂，否则会加重母体新陈代谢的负担，也不利于胎儿出生后的健康。

孕10月保健要点

孕10月，眼看激动人心的时刻就要到了，很多孕妈妈会因此紧张，焦急，心情烦躁，但千万不能大意。最后的日子，孕妇的身体越来越沉重，更要注意小心活动，随时做好临产的准备。

先熟悉产房环境

孕妈妈在产前出现紧张的情绪，很多时候都是因为不熟悉产房的环境造成的，所以在生产之前，孕妇不妨到医院了解一下产房的环境，不仅是为生产做准备，还可以消除紧张、恐惧的心理。产房中所拥有的设备和仪器：

产床

产床，是孕妇生产时所躺的地方，上面有帮助孕妇生产的支架，产床上有些部位可以抬高或者降低，床的尾部也可以去掉。

胎儿监护仪

监护仪主要用来记录宫缩和胎心，可以及时了解胎儿的情况。在生产的时候，都会对胎儿进行监护，一旦发生危险情况，可以采取手术分娩。

吸氧器

在孕妇进行分娩的时候，可能会因为宫缩而导致胎儿的氧气供应不足的现象，吸氧器可以增加孕妇的氧气吸入量和储备量，不会导致胎儿和孕妇出现缺氧的现象，对生产也有利。

吸引器

这是为新生儿准备的，当胎儿出生的时候，口腔和肺部会有一定的羊水。但是，大多数的新生儿都会在经过产道时，将其挤压出去，不过也有少部分新生儿会出现滞留现象，此时就需要吸引器将其吸出，以防造成肺部感染。

保温箱

孩子出生后，刚刚离开母体，一时会不适应外界的温度，而本身的热量容易失去，放入保温箱中可以防止体温降低。

消除孕妇分娩焦虑的方法
★ 多阅读一些有关分娩的书刊。
★ 了解分娩的过程，做到心中有数。
★ 丈夫应该给孕妇充分的关怀和爱护。
★ 亲朋好友及医务人员也必须给予产妇以支持和帮助。

产前准备丈夫也要参与

丈夫应事先全面了解妻子生产的医院地址、交通、住院部的位置、产房的位置、交费处等。

避免产前焦虑症

有些孕妇过了预产期还没生，就显得急躁不安，甚至影响工作和休息，恨不得立即去医院引产或剖宫产，其实过了预产期就要住院分娩或手术是没有必要的，只要加强产前检查（每3天检查一次），自己观察胎动是否正常，做胎心监护了解胎儿在宫内的情况，B超监测羊水量等均正常，则可以到过预产期1周再住院，如果平时月经周期长（＞30天），还可适当延长几天再住院。

胎儿在母体内发育平均需要266天。鉴于排卵日期可能提前或滞后，胎儿的成熟及分娩又存在一定的个体差异，实际上只有5%的孕妇恰好在预产期那天分娩，而75%左右的孕妇则会在预产期前3周内及其后两周内临产。故妊娠37~42周间分娩，均属于足月产。超过预产期分娩，是常见的情况，不属异常，对此不必过分焦虑。

超过预产期两周或两周以上仍不临产者为过期妊娠。存在着如胎儿过大或胎头过硬、分娩时胎儿不容易通过产道等难题。还有，过期产易导致胎盘老化或功能减退以及羊水减少，致使胎儿不能耐受产程中强烈的子宫收缩，从而易发生宫内缺氧等高危因素，对胎儿安全娩出不利。所以，应尽量设法避免过期妊娠。

超过预产期的孕妇，仍应按时进行产前检查。经医生核对预产期，确定已过1周时，应遵照医生要求及时入院，并接受适当的引产措施，以保证在妊娠42周内顺利分娩。

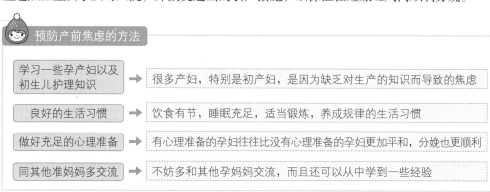

预防产前焦虑的方法

学习一些孕产妇以及初生儿护理知识	➡	很多产妇，特别是初产妇，是因为缺乏对生产的知识而导致的焦虑
良好的生活习惯	➡	饮食有节，睡眠充足，适当锻炼，养成规律的生活习惯
做好充足的心理准备	➡	有心理准备的孕妇往往比没有心理准备的孕妇更加平和，分娩也更顺利
同其他准妈妈多交流	➡	不妨多和其他孕妈妈交流，而且还可以从中学到一些经验

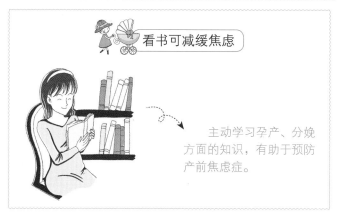

看书可减缓焦虑

主动学习孕产、分娩方面的知识，有助于预防产前焦虑症。

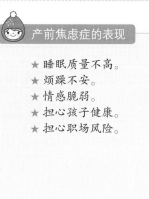

产前焦虑症的表现

★ 睡眠质量不高。
★ 烦躁不安。
★ 情感脆弱。
★ 担心孩子健康。
★ 担心职场风险。

孕10月注意事项

进入妊娠最后一个月，孕妇的一切举动都要更加小心，因为随时都有可能破水、阵痛而分娩。为了避免引起不必要的麻烦，家人也要时刻伺候在侧。

临产前不宜吃黄芪炖鸡

一些孕妇在临产前，由于吃了黄芪炖鸡，不少人发生了过期妊娠情况，结果不得不进行会阴侧切、产钳助产，甚至采用剖宫产分娩。孕妇吃黄芪炖鸡造成难产的原因有：

1.黄芪有益气、升提、固涩的作用，干扰了妊娠晚期胎儿正常下降的生理规律。

2.黄芪有助气壮筋骨、长肉补血的功用，加上母鸡肉本身是高蛋白食品，两者同起滋补作用，使胎儿骨肉发育势头过猛，造成难产。

3.黄芪有利尿作用，通过利尿，羊水相应减少，以至于延长产程。

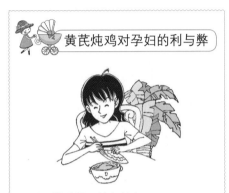

黄芪炖鸡对孕妇的利与弊

利：健脾胃，补气益血。
弊：胎儿发育大，难产、延长产程。

过期妊娠

妊娠超过42周（即超过预产期两周）称为过期妊娠，可能会造成下列情况：

1.胎儿有可能会出现体形过大，形成巨大儿，增加产妇出现难产的概率。

2.胎儿颅骨变硬、形状异常，无法适应产道，也会增加难产的概率。

3.胎儿在围产期的死亡率增加，是正常妊娠者的4倍。

4.容易导致胎儿出现宫内窘迫、出生后窒息、新生儿胎粪吸入综合征、低血糖、产伤等情况。

5.难产概率增加，也增加了母体受损、产妇感染的概率。

凡原本月经规则、28天为一周期的孕妇，预产期一旦过了10天还不分娩的，应及时看医生。医生会根据实际情况决定终止妊娠的方案，如引产或剖宫产等。

过期妊娠的预防

★ 按期做孕期保健检查。

★ 核对末次月经及以往月经周期是否规律，以准确计算胎龄。

★ 凡预产期超过10天，应入院做好引产准备，计划分娩。

★ 在条件允许的前提下，采取引产措施，勿使妊娠超过42周。

胎儿宫内发育迟缓的防治

胎儿宫内发育迟缓是指怀孕37周后，胎儿体重低于2500克，或低于同孕龄正常平均体重的两个标准差，或低于同孕龄正常平均体重的10个百分点。

避免发生胎儿宫内发育迟缓的情形，首先应从孕前开始，如毒物和放射性物质应避免接触，勿吸烟酗酒等。在妊娠后应避免病毒感染，忌乱服药。从妊娠3个月起，应特别注意增加蛋白质、维生素、铁、钙的摄入。注意防治"妊高征"、肾炎等内科并发症，避免影响子宫胎盘供血。当胎儿宫内发育迟缓已被确诊时，可采取以下措施进行治疗：

注射葡萄糖或麦芽糖

用复方氨基酸静注或羊膜腔内注射，补充维生素，可促进胎儿生长发育。如能早期发现，早期补给锌、叶酸，就有利于胎儿的生长发育。间断吸氧和采用子宫绒毛间隙供血方式也很有效，为达到后一目的，常用沙丁胺醇2.4~4.8毫克注射，每日3~4次，其已被证明效果良好。当然，这个过程要在医生的指导下进行。

产科处理

主要考虑是否终止妊娠。能继续妊娠的为：如IUGR被纠正，而且没有并发症；胎盘功能及胎儿宫内情况良好。须终止妊娠的为：有并发症，并于治疗中加重的；治疗后未好转，胎儿已成熟、未成熟促其成熟者；胎盘功能不佳，继续妊娠危险者。

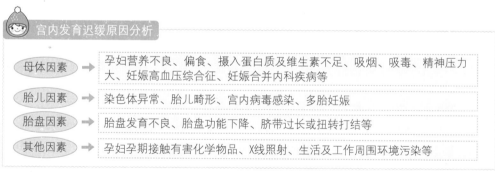

宫内发育迟缓原因分析

母体因素 →	孕妇营养不良、偏食、摄入蛋白质及维生素不足、吸烟、吸毒、精神压力大、妊娠高血压综合征、妊娠合并内科疾病等
胎儿因素 →	染色体异常、胎儿畸形、宫内病毒感染、多胎妊娠
胎盘因素 →	胎盘发育不良、胎盘功能下降、脐带过长或扭转打结等
其他因素 →	孕妇孕期接触有害化学物品、X线照射、生活及工作周围环境污染等

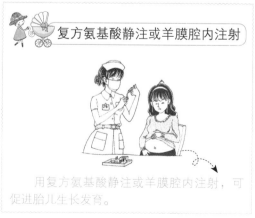

复方氨基酸静注或羊膜腔内注射

用复方氨基酸静注或羊膜腔内注射，可促进胎儿生长发育。

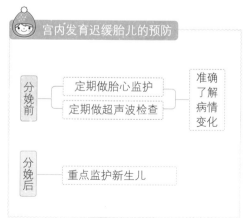

宫内发育迟缓胎儿的预防

分娩前 — 定期做胎心监护 / 定期做超声波检查 — 准确了解病情变化

分娩后 — 重点监护新生儿

适合孕10月的胎教

孕期的最后1个月，胎宝宝的大多数功能都开始正常发挥作用，所以孕妈妈一定要特别注意这个月自己的情绪。准爸爸要多陪孕妈妈，并经常抚摸宝宝，让母子二人都能够感觉到来自爸爸的关爱。

持之以恒做胎教

到了怀胎10月，就面临分娩。在这万事俱备的时刻，只等待"一朝分娩"了。胎儿马上就要降世与孕妈妈见面，这是多么令人喜悦、使人振奋的事情啊！

可随着产期的临近，孕妈妈也往往越发心里不安，有许多这样那样的忧虑。这时孕妈妈应该知道，只要胎儿还没有降生，你肩负的胎教任务就还没有完成，一定要精神振奋，全身心地做完最后一段时间的胎教。如果孕妈妈怕坚持不下来，可请准爸爸帮忙，让准爸爸时时提醒自己，鼓励自己。

在妊娠后期，孕妈妈盼望孩子早日降生的心情越来越急迫，随着妊娠天数的一天天增加，孕妈妈的这种心理会越来越强烈。临到预产期的时候，有些孕妈妈往往会变得急不可待。是啊，熬过了漫长的10个月，每个月都尽心尽力地教导胎宝宝，真想看看自己的孩子是什么样子的。这种心情是可以理解的，但是并不可取。因为，新生的婴儿所具有的一切功能，产前的胎宝宝已经完全具备了，一条脐带连着的是孕妈妈和胎宝宝两颗心。无论在品行上，还是在情感上，母亲都会影响到胎儿心智的发育。母亲整日着急，焦躁不安，心境不好，胎儿也会受到影响，在最后一段的子宫生活中生活得不安宁，这实在是要不得的。

在这最后的一段日子里，孕妈妈不妨放下心来，耐心地教一教胎宝宝出生后应该做的事情，给他讲一讲他即将要看到的这个大千世界，告诉宝宝，爸爸妈妈都很爱他，会保护他，给他安全和保障，让他知道爸爸妈妈在热切地等待着他安全健康的降临。孕妈妈通过这种方式给宝宝传达信息，让宝宝能够快乐地度过自己最后的子宫生活，并愉快地降生。而在此过程中，孕妈妈对分娩的信心也会增强，有助于最后分娩的进行。

妊娠晚期，胎儿的视、听、触、味等感觉已健全，此时可以将各种胎教方法综合进行，灵活使用。通常的做法是：每天清晨起床，都要拍着腹中的胎儿对其说一些关于天气或问候的话语；然后到户外散步，可以边散步边对胎儿进行抚摸和说话；晚上睡觉前则进行音乐胎教，一边听音乐，一边抚摸胎儿。

当然，每个孕妈妈可以根据自己的实际情况来选择适合自己的胎教方法，只要是对胎儿有益的都可进行。

继续散步

孕10月，孕妈妈身体非常笨重，散步是孕妈妈最适宜的运动。散步对母婴都有好处，但要注意这时的孕妈妈在散步时，应该抬头、挺直后背、伸直脖子、收紧臀部，保持全身平衡，稳步行走。

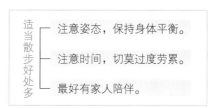

适当散步好处多
- 注意姿态，保持身体平衡。
- 注意时间，切莫过度劳累。
- 最好有家人陪伴。

光敏感训练

这个月，孕妈妈的腹壁、子宫壁已变得较薄，光线易于透过，因此还应对胎儿进行视觉胎教。用不刺眼的柔和光线可以增加胎儿对于明暗的感觉和节奏，以

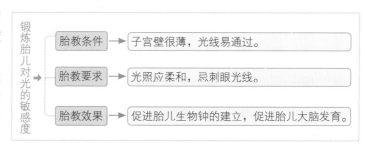

锻炼胎儿对光的敏感度
- 胎教条件 → 子宫壁很薄，光线易通过。
- 胎教要求 → 光照应柔和，忌刺眼光线。
- 胎教效果 → 促进胎儿生物钟的建立，促进胎儿大脑发育。

此提高胎儿对光的敏感度，初步促进生物钟的建立，对大脑的发育和成熟有利。

这个月的视觉胎教的做法是：在每晚听音乐之前和之后，把手电筒玻璃光罩直贴在腹壁上，约在宫底以下3横指处对胎儿进行照射，每次照射2～3分钟。

想象宝宝出生时的模样

母亲与胎儿之间是存在情感沟通渠道的，母亲的情感状态和心理状态可通过神秘的途径传递给胎儿，进而对胎儿产生潜移默化、由量变到质变的影响。

面对分娩即将来临，孕妈妈要主动和胎宝宝进行沟通。比如可以告诉胎儿："我的小宝宝，不久以后你就要出来了，妈妈好盼望这一天。你一定很想和妈妈见面了，是吗？"或者与丈夫一起对胎儿说："爸爸妈妈为了迎接你的诞生，已经准备了整整10个月。外面的世界很美丽，你一定喜欢。"等等，以促进情感的建立和心灵的沟通。

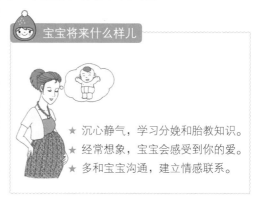

宝宝将来什么样儿

★ 沉心静气，学习分娩和胎教知识。
★ 经常想象，宝宝会感受到你的爱。
★ 多和宝宝沟通，建立情感联系。

借助音乐实现心灵沟通

在妊娠末期，胎儿的神经系统发育已基本完善，而孕妈妈肯定会面临紧张的心情。所以，此时孕妈妈可多种方法综合使用对胎儿进行胎教，以利于胎儿大脑的发育。在这个阶段，音乐可以选择一些平和柔缓的弦乐，但要注意选用声波成分中不含声压很强的高频声波以及舒缓优美、节奏不强、力度不大的音乐。

推荐音乐曲目

I Wish You Love
Les Roses De L'Exil
Liebesleid（Kreisler）爱的忧伤（克莱斯勒）
Love's Dream After The Ball
达坂城的姑娘（女子十二乐坊）
茉莉花（女子十二乐坊）
奇迹（女子十二乐坊）
钢琴曲——月光
幽默曲——钢琴曲（德沃夏克）

每天晚餐后两小时，胎儿醒着时听10~12分钟。在听音乐的时候，孕妈妈要用心去领略音乐的美妙语言，有意识地产生联想。联想大自然充满生机的美，联想美好的明天，联想一切美好的事物。如，一曲优美的"摇篮曲"，仿佛摇篮轻摆，充满你对孩子未来的热诚，亲切的祝福。

此外，母亲还可利用母教子"唱"法进行胎教。虽然胎儿不能唱，不过方法如此，会收到效益的。母亲可先练音符的发音或较简单的乐谱，这样就可易学易记，如"1、2、3、4、5、6、7；7、6、5、4、3、2、1"，反复轻唱若干遍，每唱完一个音符，停几秒钟，正好是胎儿复唱的时间。

完成最后的胎内对话

在怀孕的最后1个月，胎儿视、听、触、味等感觉已健全，出现明显的好恶情绪。孕妈妈可给胎儿讲简单的童话或唱儿歌，向胎儿介绍他将面临的这个家庭。

孕妈妈可以带着愉快的心情朗读一些散文或者诗歌，讲一些故事给宝宝听，也许在宝宝出生以后，这些故事会成为他最喜欢听的语言呢。科学证明，新生的宝宝在哭闹的时候，给他讲故事他就会慢慢平静下来。

给宝宝讲童话听

给宝宝讲故事

给宝宝唱儿歌

你能做什么

和宝宝玩认识动物的游戏

自己动手教宝宝认识物体

早上起床的时候，孕妈妈可以和宝宝问声好，说"早上好，宝宝。"也可以多多赞美宝宝，如"宝宝，你真是个聪明的宝宝。""宝宝好乖啊。"等等。孕妈妈多多思考、勤快学习，多和宝宝说话，在对话或朗诵的同时，如果能够配上一些背景音乐，或者同时让宝宝听一些旋律明快的乐曲，也会起到不错的效果。

每天进行30分钟的氧气胎教

新鲜氧气的供给对于人们来说是很重要的，尤其是孕妇和胎儿。新鲜的空气能够促进胎儿大脑的发育，如果将胎儿脑部的氧气供给中断10秒钟的时间，就会给胎儿的大脑带来致命的影响。所以，孕妈妈一定要注意给胎宝宝提供充足的氧气。

让宝宝呼吸新鲜空气 →
- 保持居室通风、清洁。
- 禁止家人和客人在室内抽烟。
- 孕妈妈不要去人多拥挤的地方。
- 忌长时间使用空调。

南非哈印兹教授认为，孕妈妈在妊娠的最后10天，每天只要进行30分钟的氧气添加法，就可对胎儿智力产生影响。具体做法是：把孕妈妈的身体放入到樽形装置中，使孕妈妈腹部周围的空气减压，为大气压的1/5，从而减少腹壁给胎儿的压迫，这样使流入胎儿脑部的血液量增加。由于血流量增加，供给胎儿的氧气也就充足了。当然这种方法必须与其他胎教方法相结合更容易取得良好效果。可见，氧气对胎儿是很重要的，因此，孕妈妈应有意识地净化生活周围的环境，具体要求如下：

◇居室不要求豪华漂亮，必须要有良好的通风设施，室内应整齐清洁，舒适安静。

◇家人及客人在室内不要抽烟。室内每天早晚应及时开窗换空气，晚上尽量开窗睡觉；如在冬季必须关窗时，可于清晨起床后打开窗户换换空气。

◇尽量避免去人多拥挤的地方，如商场、农贸市场等公共场所。这些场所人流量大，空气混浊，二氧化碳多而氧气少。长时间处在这种环境中，孕妈妈吸入混浊的空气会感到胸闷、气短，也影响到胎儿的氧气供应。

◇切忌长时间在密闭门窗的条件下连续使用空调器制冷或取暖。

保持好心情到最后

孕期的最后几周，孕妈妈情绪紧张，心理压力大。从胎教的角度出发，胎宝宝在孕妈妈肚子里的最后时期，情绪胎教更不可放松。

孕妈妈要保持自己坚强独立的人格，以及快乐的精神状态，从心理素质和人格特征上都要进行调整，学会自我调节，喜、怒、哀、乐都不要太过。遇到不尽如人意的事情之时，不要怨天尤人、抱怨连连，要用乐观积极的心态去面对问题。对家人或对丈夫都要心怀宽容和谅解，处理好家庭关系，拥有一个良好的家庭氛围，才能够带来好的心情。

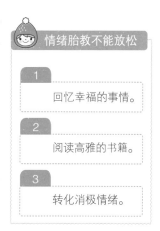

情绪胎教不能放松
1 回忆幸福的事情。
2 阅读高雅的书籍。
3 转化消极情绪。

做好胎教与早教的衔接

孩子的出生并不意味着胎教就结束了，必须与婴儿的早期教育相连贯，这样才不会使胎教前功尽弃。专家们认为，孩子出生后如果不进行早期育教，胎教的作用就只能维持7~8个月。

宝宝出生后的第一年，是个很重要的时期。如果在这段时间内让孩子继续听胎教音乐，就可以逐渐培养宝宝对音乐的兴趣；不然的话，胎教期间宝宝好不容易形成的对音乐的感受就可能会消失。

宝宝在出生前，妈妈已经给了他足够的语言、音乐、触觉等方面的胎教刺激，胎儿的大脑已经接受并且存储了一定数量的信息，这些信息会对宝宝的大脑和感觉器官产生影响，促进神经结构的形成。

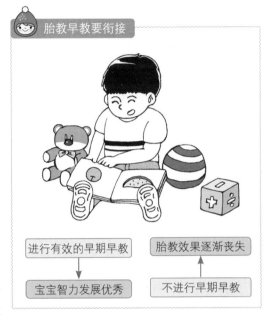

胎宝宝从出生到6个月，是胎儿大脑细胞增殖的另一个高峰期。所以，新生儿和胎儿一样，必须给予足够的营养，并继续给予适当的刺激，这样才能进一步促进神经系统的发展。因此，即使宝宝出生了，胎教也要持续一段时间，直到和早教衔接上。

胎儿出生的时候，其大脑只有成人的1/3大小，神经细胞都还不是很成熟，神经纤维也没有发育完全，相互之间的联系几乎都还没有开始形成。所以，对于刚出生的宝宝，只有给予其大量的感觉器官、声音、语言等的刺激，传达给宝宝的大脑，才能有力地促进宝宝神经细胞的成熟。

有的孩子出生后，家长忙于工作，或因条件所限，没有对孩子进行适时的早期教育，孩子的智能发展就受到很大的影响。有的孩子出生时早产或窒息，但家长对孩子进行了有针对性的早期教育，孩子的智力发展正常甚至优秀。所以，父母应根据自己的情况，对婴儿进行早期教育。

 准爸爸此时能干什么

准爸爸可以说参与了整个胎教的全过程，此时，要想做好胎教与早教的衔接，更离不开准爸爸的帮忙。否则，孕妈妈坐月子什么事儿都不方便，如果准爸爸再掉以轻心，很可能造成胎宝宝的胎教没有结束，早教也没有跟上，对胎儿的发展造成无法弥补的损失。

所以，在宝宝出生前，准爸爸要及时做好准备。比如，和孕妈妈一起商量制订早教计划，购置早教的用品，如音响、玩具、卡通画册、彩色挂图等。

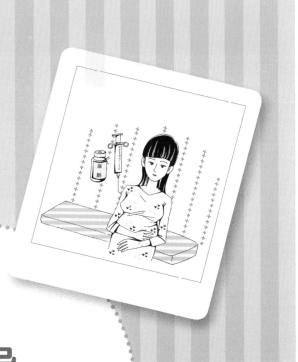

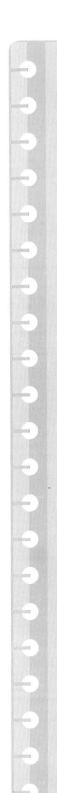

第12章

分娩指导

为了轻松应对分娩，准妈妈应及时调整好自己的精神状态，以充沛的体力、饱满的精神迎接宝宝。而准爸爸更不能闲着，应准备各种分娩物品，辅助妻子做产前练习，迎接新生命的到来。

产前身心准备

分娩是生命中一场特殊的活动，事先必须做好充分的物质和精神准备，唯其如此，才能顺利诞下新生命，迎接一个健康可爱的宝宝。反之，准备不足，临阵不免手忙脚乱。

 ## 产前身体准备

分娩前两周，孕妇需要保持正常的生活和睡眠，吃些营养丰富、容易消化的食物，如牛奶、鸡蛋等，为分娩准备充足的体力。

生活安排。尽量不外出和旅行，但也不要整天卧床休息，做一些力所能及的轻微运动还是有好处的。

性生活。临产前应绝对禁止性生活，免得引起胎膜早破和产时感染。

洗澡。由于产后不能马上洗澡，因此住院之前应洗澡，以保持身体的清洁。若到公共浴室洗澡，必须有人陪伴，以防止湿热的水蒸气引起孕妇的昏厥。

家属照顾。妻子临产期间，丈夫尽量不要外出，夜间要在妻子身边陪护。

 ## 产前物质准备

孕妇可在妊娠第7个月开始，着手准备入院分娩应带的用品，怀孕第10个月时，要把这些东西归纳在一起，放在家属都知道的地方。这些物品包括：

入院应带的东西			
产妇的用品		**婴儿的用品**	
证件	医疗证、挂号证、医疗保险证	婴儿食品	配方奶粉；补钙用品
衣服	睡衣至少两件；棉质内裤4~6件；棉质、前面或侧面可拉开的胸罩2~3件；棉、单鞋两双	床上用品	活动床或摇篮；一条小毛毯或被子；带栏杆的婴儿床；数条棉质床单；小玩具
日用品	洗脸、脚、下身毛巾；洗下身专用盆；洗漱用具1套；卫生巾、卫生纸	洗澡用品	婴儿专用洗浴用品；两条软毛巾；浴盆；消毒棉球或纱布
母乳喂养品	手动吸奶器1个；乳头保护天然油脂适量；消毒湿巾1条；乳头保护罩1个	人工喂养用品	奶瓶2个；普通奶嘴、防塌陷奶嘴；奶嘴消毒器；漏斗；奶瓶刷
其他	餐具1套；饼干筒1个；纸、笔、电话等	日常用品	棉质尿布或纸尿裤；纯棉质婴儿服装
		特殊用品	体温计；75%酒精

产前饮食准备

在分娩前，产妇一定要重视饮食营养，很多产妇在监控分娩时因子宫阵阵收缩带来疼痛而不愿进食，甚至还会呕吐，这对于分娩是非常不利的。

正确的方法是应该尽量少食多餐，吃些容易消化、高热量、低脂肪的食物，如稀饭、面条、牛奶、鸡蛋等，以增加体力。为有利于分娩，还要注意补充足够的水分，多喝糖水或含铁元素多的稀汤，为分娩时失去过多的水分做准备。

分娩前的食物种类和食谱：临产前可准备1~2千克优质羊肉（或猪肉）、250克红枣、250克红糖、50克黄芪、50克当归。待临产前3天，每天取以上原料的1/3，洗净（除红糖外），加入1升水，同放入锅中煮汤，待煮熟后取出，分为两份，早、晚各1次，服至分娩时为止。这既可增加孕妇的体力，有利分娩，还可以安神，并可防止产后恶露不尽，有益产后体力的恢复。

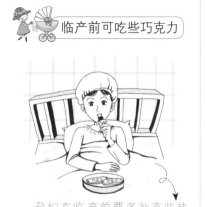

临产前可吃些巧克力

孕妇在临产前要多补充些热量，以保证有足够的力量分娩。很多营养学家和医生都推崇巧克力，认为它可以充当"助产大力士"。

产前丈夫的准备

清扫布置房间

在妻子产前应将房子清扫布置好，要保证房间的采光和通风情况良好，让妻子愉快地度过产期，让母子生活在一个清洁、安全、舒适的环境里。

拆洗被褥和衣服

在孕晚期，妻子行动已经不方便了，丈夫应主动将家中的衣物、被褥、床单、枕巾、枕头拆洗干净，并在阳光下暴晒消毒，以便备用。

购置食品

购置挂面或龙须面、小米、大米、红枣、面粉、红糖，这是产妇必需的食品。还要准备鲜鸡蛋、食用油、虾皮、黄花菜、木耳、花生米、芝麻、黑米、海带、核桃等。

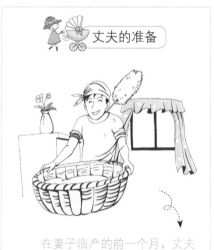

丈夫的准备

在妻子临产的前一个月，丈夫就要开始忙碌了，做好妻子产前的各项准备，迎接小宝宝的诞生。

住院待产的时间选择

一般来说，分娩不是突然开始的。母体和胎儿在一步一步地做好分娩的准备以后，才送来信号。

如果平时月经规律，基本上是在预产期前后分娩。临近预产期时，就要做好入院的准备工作。但当你的身体出现以下症状时，说明你的产期越来越近了，分娩可能随时发生，就需要住院待产了。

宫底下降。胎头入盆，子宫开始下降，减轻了对横膈膜的压迫，孕妇会感到呼吸困难有所缓解，胃的压迫感消失。

下腹部疼痛、腹胀。到了怀孕晚期，会感到一日数次肚子发硬、发胀。有的人还会感到疼痛。这是因为子宫在不规则地收缩，要将之与临产时的宫缩区别开，这是假临产现象，是临产先兆之一。这种子宫收缩如以15分钟左右的间隔有规律地进行的话，就是临产信号——真正的宫缩了。有的孕妇感觉不到假临产，就开始了真正的宫缩。

大、小便次数增多。胎头下降会压迫膀胱和直肠，使得小便之后仍有尿意，大便之后也不觉舒畅痛快。

分泌物增多。为准备生产，子宫颈管张开，因此阴道分泌物增多，是透明的或是白色有黏性的分泌物。如果出现茶色带血的分泌物，就该住院了。因此，在怀孕晚期，必须经常注意分泌物的颜色。

胎动减少。这是由于胎位已相对固定的缘故。但如持续12小时仍感觉不到胎动，应马上接受医生诊断。

体重增加停止。有时还有体重减轻的现象，这标志着胎儿已发育成熟。

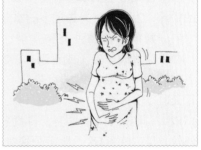

应提前入院的情况

★ 孕妇患有心脏病、高血压等内科疾病。

★ 经医生检查确定骨盆及产道有明显异常者。

★ 胎位不正者。

★ 有急产史的产妇。

★ 前置胎盘或过期妊娠者。

立刻入院的情况

根据宫缩来断定	见红后出现数次宫缩，当宫缩产生阵痛时，应马上入院
根据破水来断定	若产妇阴道中流出白色或淡黄色的水，就应立刻入院
根据产妇其他情况来断定	宫缩间隔时间变短，立刻入院待产

产前宜进行盆底肌肉、呼吸锻炼

盆底能支撑盆腔器官于正常位置。盆腔肌肉控制着膀胱和直肠功能，其断裂或功能不良就可引起疾病，如引起张力性尿失禁。盆腔肌肉的收缩也是构成产力的一部分，在分娩过程中其不仅能协助宝宝运动，而且也有助于孕妇产后盆底组织的恢复。它的功能减弱也可能导致难产，所以盆腔肌肉的锻炼就显得十分重要了。

那么如何进行盆底肌肉的锻炼呢？收缩和放松直肠、阴道和尿道，做类似排尿→憋尿→排尿的动作，上提肛门→放松→上提，这样反复练习。练习方法分为快速运动和慢速运动。快速运动就是在几秒钟内迅速收缩和放松，慢速运动是缓慢收缩和尽可能保持，或可以默数到10，然后放松休息几分钟后再重复。

每天锻炼数次，越接近分娩期越要增加锻炼次数，收缩保持的时间也逐渐延长，要坚持到产褥期。

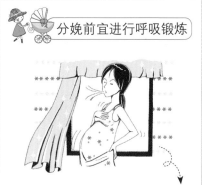

分娩前宜进行呼吸锻炼

呼吸运动减轻产痛是分娩中最常用的方法，但呼吸练习也要有技巧，学会浅呼吸、深呼吸和短促呼吸。

怎样避免产前紧张

初为产妇时往往缺乏心理准备，对生产既感到神秘，又有些惧怕。有的孕妇往往会想象分娩时的疼痛，担心分娩不顺利，忧虑胎儿是否正常及胎儿的性别和长相是否理想等。

孕妇必须从思想上消除对分娩的恐惧心理障碍，保持平静的心情，分娩时也就不会感觉太疼痛了。

要试着消除精神紧张情绪。精神越紧张，就会觉得越痛。心情越紧张，肌肉就会绷得越紧，产道不容易撑开，婴儿不能顺利出来，不但疼痛会更厉害，而且还会造成难产、滞产情形。相反，心情舒展，让肌肉和骨盆放松，婴儿才能顺利通过。

总之，持着"既来之，则安之"的态度，事先对分娩的过程有详细地了解，做好配合助产人员的准备，这种心理状态能很好地帮助产妇克服产前的种种不适和产后的尽快恢复。

缓解产前紧张的办法

★ 定期进行孕期保健、定期检查，确保宝宝的安全，消除担心。

★ 参加孕妇学校的课程，了解生产的过程和引起疼痛的原因。

★ 学习和练习分娩镇痛的呼吸和按摩方法。

★ 接受丈夫和家人的体贴关怀，消除孤独感。

★ 注意营养与休息，尽可能地放松自己。

分娩方式选择

现代医疗条件发达，人们有各种分娩方式可以选择。哪一种生产方式是适合自己的呢？应该从哪些方面考虑自己的选择呢？各种分娩方式各有利弊，应综合衡量选择适合自己的。

 ## 自然分娩

对于多数孕妇来讲，最好的分娩方式还是选择自然分娩，因为剖宫产并不是十全十美的。自然分娩对产妇来说，没有手术可能出现的并发症和创伤，分娩后活动自如，身体恢复快，子宫上不留瘢痕，如果再次分娩较有瘢痕子宫的产妇危险性小。

胎儿自然分娩，子宫有节律地收缩使胎儿胸部受到相应的挤压和扩张，从而刺激胎儿肺泡表面活性物质加速产生，使胎儿出生后肺泡富有弹性，容易扩散。在经过产道时，胎儿胸廓受压，娩出后，胸腔突然扩大，产生负压，有利于气体吸入，另外，自然分娩不会出现手术生产时器械损伤新生儿的危险。

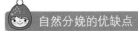
自然分娩的优缺点

优点
★ 对孩子感官系统的发育有益。
★ 减少娩出后窒息发生的危险。
★ 母亲身体恢复得比较快、比较好。
★ 对人体造成的不良影响小。

缺点
★ 胎儿在子宫内可能发生意外。
★ 可能毫无预警地发生羊水栓塞。
★ 母体精力耗尽时，对胎儿不利。
★ 胎儿过大时易难产，对胎儿不利。

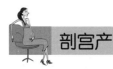 ## 剖宫产

剖宫产是产妇在分娩过程中，由于产妇及胎儿的原因无法使胎儿自然娩出而由医生采用的经腹切开子宫取出胎儿及其附属物的过程。

剖宫产手术降低了孕产妇及围产儿的死亡率，使产钳及困难的臀位产造成的创伤及新生儿并发症也明显减少。但剖宫产有利也有弊，实施中应谨慎对待。

剖宫产的方法按照手术方式分类，可以分成子宫下段剖宫产术、古典式剖宫产术、腹膜外剖宫产术、新式剖宫产术4种，再加上目前的新式剖宫产术（以色列式），共计5种。对每一位产妇须根据具体的情况选择不同的方式。

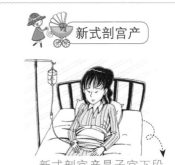
新式剖宫产

新式剖宫产是子宫下段剖宫产的一个改良术式，有助于减轻损伤，并能使宝宝顺利娩出。

剖宫产的优缺点

通过剖宫产生下的孩子，因为没有经过产道挤压的过程，并发症会比自然分娩的孩子高。剖宫产婴儿患羊水吸入性肺炎和湿肺的可能性极大，严重时可危及新生儿的生命。

与自然分娩的孩子相比，剖宫产孩子由于缺乏分娩过程中的应激反应，更易得小儿多动症和小脑不平衡综合征。

此外，研究表明，剖宫产孩子抗感染能力也比较差。进行剖宫产手术的孕妇，不但在手术中出血多，产后不易恢复，母乳喂养困难，而且因手术带来的瘢痕、腹腔粘连都可对产妇造成长期影响。因此，孕妇进行剖宫产手术一定要有手术指征。

 剖宫产优缺点对比

优点
★ 宫缩未开始前剖宫，免受镇痛之苦。
★ 可一并处理产妇腹腔内其他疾病。
★ 减少并发症对母婴的影响。
★ 阴道分娩不可能时，剖宫产可挽救母婴生命。

缺点
★ 婴儿因未经产道挤压，不易适应外界环境的骤变。
★ 手术时可能大出血或损伤其他器官。
★ 术后可能发生泌尿、心血管、呼吸等系统的并发症。

剖宫产应选哪种麻醉方式

每一位即将接受剖宫产术的产妇，都非常关心手术采取的麻醉方法、术中是否会感到疼痛以及药物对自己及胎儿有无影响等问题。

剖宫产术既要求镇痛完善、肌肉松弛满意、对产妇的生理功能影响轻微，又要保证子宫、胎盘血流灌注不受影响，避免母体用药对胎儿产生不良影响。

剖宫产最常用的麻醉方法是硬膜外阻滞，其次是蛛网膜下隙阻滞，要从腰部穿刺、置管、注药，使手术区域无痛感而产妇处于清醒状态。全身麻醉使全身肌肉松弛，呼吸受到抑制，产妇失去意识，胃内容物有可能反流造成误吸，一般不作为首选麻醉方法。局部浸润麻醉操作简单，发挥作用快，但效果较差，镇痛不完善，肌肉不松弛，产妇痛苦大，仅在急症禁食时间不足时应用。

麻醉选择

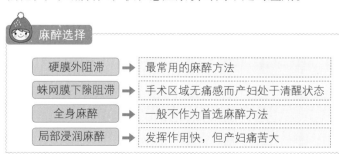

硬膜外阻滞	→	最常用的麻醉方法
蛛网膜下隙阻滞	→	手术区域无痛感而产妇处于清醒状态
全身麻醉	→	一般不作为首选麻醉方法
局部浸润麻醉	→	发挥作用快，但产妇痛苦大

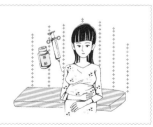

什么情况下选择剖宫产

不少孕妇觉得和自己辛苦分娩相比，剖宫产只是切开一个小小的刀口，是一种轻松便捷且便于产后恢复的分娩方式。因此，不管自己身体状况如何，都会选择剖宫产。这些要看情况，不能盲目。

什么情况下选择剖宫产	
母体方面	胎儿方面
产前已发现明显异常，如骨盆狭窄或畸形	胎位不正
年龄35岁以上的高龄初产妇	胎儿过大
孕妇生殖道受到感染	胎儿窘迫，胎心监护提示胎儿缺氧
孕妇有两次以上不良产科病史	胎儿过重
孕妇以前接受过永久性缝合手术者	胎儿预估体重小于1500克
孕妇以前曾做过子宫手术	多胞胎怀孕
孕妇患有高血压且催生不成功者	胎儿畸形，或胎儿长肿瘤、连体儿
产程停滞处理无效	自然分娩过程中发生问题
孕妇外伤，可能伤及胎儿。孕妇有严重的内科疾病	

无痛分娩

无痛分娩是自然分娩的一种，是在分娩过程中对产妇施行心理或药物麻醉，使产妇感觉不到剧烈的疼痛（疼痛仍会有，只是减轻），胎儿从产道娩出。

大部分孕妇期望自然分娩，但却担心分娩疼痛和胎儿的安全。所以，很多产妇选择了剖宫产。

专家指出，剖宫产是处理高危妊娠和难产的有效方法，但有可能对新生儿和产妇自身造成不必要的损伤。自然分娩的产妇产后恢复快，自然分娩的婴儿有经过产道挤压的过程，因此在呼吸系统等方面的发育也较好。两者利弊显而易见，无痛分娩为害怕生产疼痛的产妇提供了自然分娩的机会。

无痛分娩的优缺点

优点
★ 生产时疼痛减轻。
★ 宫缩对胎儿按摩，对日后孩子的感觉系统发育有益。
★ 减少娩出后窒息发生的危险。
缺点
★ 产妇不能有效配合宫缩用力。
★ 产程可能延长。
★ 麻醉对产妇有一定影响。
★ 麻醉药物可能对母乳有影响。

产钳与胎头吸引分娩

在怀孕期的检查中，知道有某种程度的异常，分娩时胎儿突然窘迫假死；或产妇在怀孕过程中什么问题也没有，在分娩时却突然发生子痫；还有，就是胎盘早剥，在婴儿还不具备出生条件时，胎盘就剥离了，如果不能及时发现，胎儿会死亡，有时还会对母体产生影响。

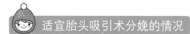

适宜胎头吸引术分娩的情况

★ 第二产程延长。
★ 有剖宫史或子宫有疤痕者。
★ 宫口已全开或接近全开，胎膜已破，胎儿已经达坐骨棘水平以下者。

发现这些异常时，必须尽快从体内将胎儿取出。为此，要施行产科手术。例如，如果头已进到出口，可施行阴道胎头吸引分娩法或产钳分娩法。

胎头吸引术，是用一种软质材料制成的吸引器利用真空吸力帮助吸出胎头的方法。

还有产钳分娩，用钳子将婴儿的头也就是将双侧颞骨夹住、用力拉出的分娩法。

过去由于产钳分娩引起了颅内出血或死亡，或引起智能障碍，或引起手脚麻痹，其后果是很不好的，所以现在不轻易使用产钳分娩。

怎样选择分娩方式

目前，医院一般采用的有三种分娩方式，即自然分娩、无痛分娩和剖宫产。既然分娩有三种方式，不同的分娩方式是由什么来决定的？待产的孕妇应该怎样进行选择呢？

医院会对产妇作详细的全身检查和产科检查，检查胎位是否正常，估计分娩时胎儿有多大，测量骨盆大小是否正常等，如果一切正常，就采取自然分娩的方式。

如果有问题，则采取剖宫产。无痛分娩是由产妇来决定的，不想忍受产程剧痛又能自然分娩的人可选择无痛分娩。

常见分娩方式的优势对比			
	自然分娩	剖宫产	无痛分娩
母体方面	对母亲伤害最小	1.免受镇痛之苦 2.产后阴道不松弛	对母亲影响小
胎儿方面	1.对婴儿感官系统的形成有帮助 2.降低发生娩出后窒息的概率	免受娩出之苦	对胎儿影响小

分娩过程

很多产妇在产前容易紧张，充满种种顾虑，心理压力很大，这样是不利于分娩的。了解有关分娩过程的知识，有助于减轻产妇的心理负担。

三个产程

胎儿离开母体要经过3个产程：

第一产程从有规律的子宫收缩（5～6分钟一次），到子宫口开全。初产妇大约需要11～12小时，经产妇需要6～8小时。

第二产程从子宫颈开全到宝宝娩出。初产妇需要1～2小时，经产妇一般数分钟即可分娩，最多不超过1小时。

第三产程从宝宝出生到胎盘娩出，需要5～15分钟，不超过30分钟。

所以，整个分娩过程大概需要12～14小时。

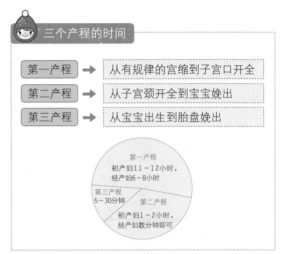

三个产程的时间

第一产程	➡	从有规律的宫缩到子宫口开全
第二产程	➡	从子宫颈开全到宝宝娩出
第三产程	➡	从宝宝出生到胎盘娩出

第一产程
初产妇11～12小时，
经产妇6～8小时

第三产程
5～30分钟

第二产程
初产妇1～2小时，
经产妇数分钟即可

三个产程中，产妇应该做什么

第一产程又称为宫口扩张期。开始时，子宫每隔10多分钟收缩一次，后来，子宫收缩得越来越频繁，每隔1～2分钟就要收缩一次，每次持续1分钟左右。

第二产程又称为胎儿娩出期。产妇随一阵阵宫缩会屏气用力，在非自主性子宫收缩力和可受产妇主动调控的腹肌、肛提肌收缩力的协同作用下，胎儿被推出母体。

第三产程，胎宝宝已经成功娩出，产妇的宫缩会暂停一会儿，然后又重新开始。胎盘会从子宫壁剥落，转而向子宫口偏移。产妇应再次用力，胎盘就会顺利娩出。

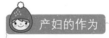
产妇的作为

第一产程

选择舒适的体位，保存体力，及时补充高能量的营养食物

第二产程

躺在产床上等候，配合助产人员分娩，该用力时用力，不该用力时好好休息

第三产程

听从医生的安排，娩出胎盘

分娩时的饮食

生产就好比是一次重体力劳动，产妇必须有足够的能量供给，才能有良好的子宫收缩力，宫颈口开全后，才能将孩子娩出。

在第一产程中，由于不需要产妇用力，所以产妇可以尽可能多吃些东西，以备在第二产程时有力气分娩。所吃的食物应以碳水化合物性的食物为主，因为它们在体内的供能速度快，在胃中停留时间比蛋白质和脂肪短，不会在宫缩紧张时引起产妇的不适或恶心、呕吐。食物应稀软、清淡、易消化，如蛋糕、挂面、糖粥等。

在第二产程中，多数产妇不愿进食，此时可适当喝点果汁或菜汤，以补充因出汗而丧失的水分。由于第二产程需要产妇不断用力，产妇应进食高能量、易消化的食物，如牛奶、糖粥、巧克力等。如果实在无法进食，也可通过输入葡萄糖、维生素来补充能量。

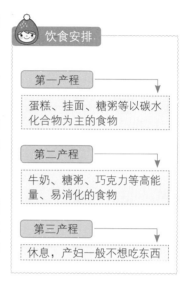

饮食安排

第一产程
蛋糕、挂面、糖粥等以碳水化合物为主的食物

第二产程
牛奶、糖粥、巧克力等高能量、易消化的食物

第三产程
休息，产妇一般不想吃东西

产妇临产时要灌肠

孕妇由于便秘经常有粪便堆积。乙状结肠位于小骨盆腔的左后方，肠内如果有大量粪便的堆积，分娩时往往影响胎头的顺利下降及旋转，以致妨碍产程的进展。产妇入院后，如果没有什么禁忌，初产妇可在宫口开大不到4厘米时，经产妇宫口开大不到两厘米时，用温肥皂水灌肠。

灌肠能清除粪便，避免在分娩时肛门放松，粪便排出污染产床及消毒物品，避免会阴侧切口、会阴伤口、产道及新生儿被粪便污染，防止发生产后感染。同时，又能通过反射作用刺激宫缩，加速产程进展。产妇临床的灌肠，对分娩非常有益。

无痛分娩的适用情形

★ 胎膜早破。
★ 胎儿先露部尚未衔接、胎位不正者。
★ 以往有剖宫产史、子宫收缩较强者。
★ 有急产史。
★ 患有心脏病或产前出血等妊娠并发症者。
★ 有Ⅲ度会阴撕裂或有直肠阴道瘘管者。

产妇不宜大喊大叫

产妇在分娩时大声喊叫既消耗体力，又会使肠管胀气，以致不能正常进食，随之脱水、呕吐、排尿困难等情况接踵而来。

由于腹胀及排尿困难时有憋胀感，宫缩时又要向下用力屏气。接生人员如不加以劝慰或做适当处理，产妇便会筋疲力尽，子宫收缩也逐渐变得不协调，有时因宫缩乏力，宫口迟迟不能开大，产程停滞。有时宫颈因压迫时间过长而发生水肿。

有时即使宫口已经开全，进入第二产程，产妇没有足够的力量来增加腹压，结果本来可以顺利分娩，最终变成了难产，胎儿也易因此而受到损害，胎儿娩出后，在第三产程还有可能发生产后出血。

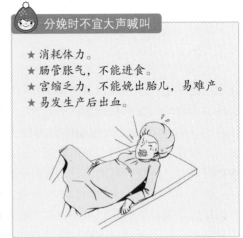

分娩时不宜大声喊叫

★ 消耗体力。
★ 肠管胀气，不能进食。
★ 宫缩乏力，不能娩出胎儿，易难产。
★ 易发生产后出血。

分娩时正确的用力方法

当子宫口开全时，此时如果加上用力的动作，可促进分娩，并缓和子宫收缩所引起的强烈刺激，使产妇轻松地度过这段时期。

所谓的"用力"，主要是指头用力形成的腹压应当顺着产道的方向。简单地说，就是必须和排便时的用力方法相同。或许有人会认为"那太容易了"，但分娩时是躺着而非蹲着的，所以用力并不那么简单，而且容易使人焦躁不安。

练习用力的方法，最好从怀孕第10个月初开始。一天练习两三次，如果只是达到早晚试做的程度，就不必担心会引起早产或破水。但如果出现早产的征兆时，要等情况稳定后再继续练习。

当分娩进展顺利、开始消毒外阴部时，为了保护会阴，助产者会要求产妇改以"仰卧式"的用力方法。如果以这种姿势无法有效用力时，可以利用仰卧抱起双脚的方法，没问题后，再换回收双脚的"仰卧式"用力法。

用力方法	
种类	方法
仰卧用力	两腿充分张开，膝盖弯曲，后脚跟尽量靠近臀部。两手向后举，同时充分吸气，紧闭嘴唇，慢慢地像要排便一样逐渐用力，直至吐气完毕
侧卧用力	用力姿势好像排便时采用侧卧一样，任何人都能轻易做到
仰卧时抱住双脚用力	举起双腿，双手从外侧抱住膝盖内侧。双脚尽量靠近下腹部的两侧，并充分地张开，注意深吸气慢呼气

减轻分娩疼痛的方法

分娩的主要动力是子宫收缩。随着产程进展、宫缩的力量加强，宫缩使了宫壁组织暂时缺血并发生化学变化，刺激神经，加之胎头随宫颈口开大而下降压迫腰骶部、盆底组织和直肠，使产妇感到腰、腹酸胀，坠痛。

产程开始初期，产妇无明显不适，可在室内活动。随着产程的进展，宫缩加强，产妇会因子宫收缩感到疼痛。可以运用下述助产动作以减轻腹痛，加速分娩。

腹式呼吸

在第一产程中，可于宫缩开始前做好腹式呼吸准备，坚持重复腹式呼吸动作，宫缩稍过后恢复一般呼吸，切忌喊叫。这样可以增加氧气的吸入，减轻肌肉的疲劳和腹肌对子宫的压力，同时可转移产妇的注意力，使宫缩得以协调，宫颈口顺利开大。

体位

分娩的疼痛在一定程度上是可调整的，如感觉背部剧烈疼痛。这个信号表示该改变姿势了，直到疼痛有所缓解为止。宫缩时随机变换体位姿势，找到比较不痛的体位。

胸式呼吸（屏气）

当宫颈口开全进入第二产程时，产妇自觉有排便感。此时产妇双手握紧产床扶手，两腿屈曲分开，臀部紧贴产床，于宫缩时以胸式呼吸深吸一口气屏住，如解大便样往下用力，持续时间尽量长，然后重复以上动作，直至该次宫缩过去。

宫缩过后，休息片刻，下次宫缩时重复以上动作。在胎儿即将娩出时，要听从接生人员吩咐，做短促呼吸（张口做短暂、反复吸气和呼气动作），臀部保持不动，以免会阴重度撕裂。

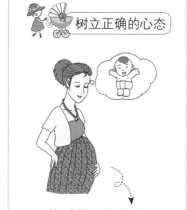

树立正确的心态

绝对的无痛分娩是没有的，减轻分娩疼痛和缩短产程的关键在于学会保存体力，减轻思想压力。

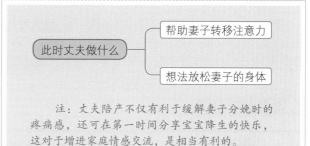

此时丈夫做什么 —— 帮助妻子转移注意力

想法放松妻子的身体

注：丈夫陪产不仅有利于缓解妻子分娩时的疼痛感，还可在第一时间分享宝宝降生的快乐，这对于增进家庭情感交流，是相当有利的。

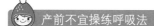

产前不宜操练呼吸法

可于妊娠晚期开始练习腹式呼吸、胸式呼吸，产前只需熟悉做法，不要操练，否则可能发生早产。

产妇如何配合接生

为了顺利产下宝宝，产妇应从以下方面积极配合医生。产妇应平静地待产，以充足的精力进入分娩，并学习分娩呼吸方法。具体而言，产妇在每个产程的配合方案又有所不同：

第一产程

当分娩处于第一产程时，宫颈口还没有完全打开，产妇无须用力，用力过早会影响宫颈口的打开。此时，产妇应这样配合医生：

避免焦急心理，保持思想放松。

选择合适的时机，补充适量营养和水分。

只有当医生特别要求时，才采用某些特殊分娩体位。除此之外，应选用使自己舒适的分娩体位。

每两个小时排尿一次，有助于胎头下降。

在胎膜还没破裂的时候，在医生的许可下，可以适当在待产室内走走。

在子宫收缩的时候，可以适当地做一些有助于减轻疼痛的动作。

第二产程

产妇的产力在第二产程中是十分重要的，应这样配合医生：

当子宫收缩或肚子痛时，应深深吸气，增加腹压并用力向下屏气。在子宫收缩的间隔期间，应适当休息，均匀呼吸，以备在下次宫缩时用力。

在胎头即将娩出时，应遵从医生安排，不要太用力，应放轻松并用嘴哈气，直至胎头娩出。然后，不要继续采用屏气用力的方式，以免导致产道裂伤。

第三产程

产妇应稳定好情绪，在医生的指导下，轻微地用力就可以将胎盘娩出。

在分娩后的两个小时内，产妇应注意休息，吃一些半流质性的食物，及时补充耗去的能量。一旦出现肛门胀坠、头晕、胸闷、眼花等症状时，应马上告诉医生。

顺产必备要素

★ 思想放松，精神愉快。

★ 保存体力，注意休息。

★ 采取最佳的体位。

★ 补充营养和水分。

★ 勤排小便。

★ 用力要舒缓。

★ 密切配合助产人员。

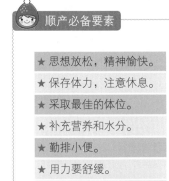

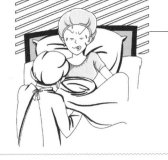

产妇分娩需要医生或助产人员帮忙，同时产妇也需要积极的配合才能使产程更顺利。

分娩过程中的会阴保护

会阴在分娩过程中是需要保护的。分娩时产妇躺在床上一般采取膀胱截距位，即两条腿分开放在固定腿架上，医护人员站在右侧，随着分娩的进展，胎头进入阴道内会对会阴部产生很大的压力。

分娩可能会对会阴造成的伤害

★ 会阴裂伤，产后疼痛。
★ 严重时可造成直肠裂伤。
★ 产后大便失禁。
★ 阴道松弛。

此时如果不对会阴进行保护，胎头突然娩出则有可能造成会阴的裂伤，严重时可造成直肠裂伤。过去产妇大多在家中分娩，有人产后大便失禁就是这个原因。

在胎头将要娩出时，助产人员用一只手托压会阴部，另一只手下压胎头使胎头以最小的径线通过阴道，这样使胎儿的头缓慢下降，阴道壁慢慢扩张，这种做法叫作会阴保护。

在进行会阴保护的同时，助产人员还要指导产妇用力。这时需要产妇积极配合，臀部不要随便移动。产妇与助产护士配合好可以减少会阴裂伤的发生，有利于胎儿顺利娩出。

分娩会阴侧切

会阴侧切手术是产科常见的手术，是医生为避免阴道或肛门严重损伤而主动做的手术。

对于会阴侧切，不少产妇会感到恐惧，也有的产妇和家属不愿做会阴侧切手术。其实，进行会阴侧切对产妇和胎儿有时是必需的。

会阴切开术，能使已处在缺氧状态下的胎儿迅速娩出，脱离危险；能使产道出口扩大，防止早产儿颅内出

需要会阴侧切的情况

★ 胎儿过大。
★ 第二产程延长，胎儿出现宫内窘迫情形。
★ 施用产钳术、胎头吸引术、足月臀位或牵引术时。
★ 产妇患有严禁加大腹压的心肺疾病。
★ 产妇曾做过阴道损伤修补术。
★ 会阴发育不良者。
★ 会阴紧，不切开将发生会阴严重撕裂者。
★ 早产或胎儿须迅速娩出者。

血；使第二产程缩短，预防"妊高征"产妇发生"抽风"等。而且会阴切口整齐，易于缝合和愈合，一般3～5天可愈合，瘢痕小，恢复得好，不留后遗症，不影响性生活。

在做侧切手术时，一般要用少量麻醉药，产妇无痛觉。胎儿娩出后，将侧切部分对齐缝好，5天后拆线，便可恢复原样。

产妇产后可做什么

刚生完孩子后，产妇往往有完全放松感，还有一点点失落感，同时又想做一些事来表示对下一代的关心，但看着软软的宝宝却不知从何着手。

其实产妇经过艰难的分娩后，身体非常疲惫，不必做很多的事。首先，自己要放松一下筋骨，按摩子宫以减少出血，稍事休息（10～15分钟）后清洗乳头，护士处理完宝宝后，产妇就能抱他（她）了，进行早期皮肤接触（半个小时）、吸吮乳头。宝宝吃饱后，自己睡上一觉，以恢复体力。

此外，准妈妈还应听从医师指导，暂时留在产房中。然后，医师会检查子宫有没有大出血，并对产妇的脉搏和血压进行测量，确认一切正常后方可回产妇休息室。

分娩后两个小时内产妇的活动

★ 卧床休息。
★ 若排小便，请护士帮助扶持。
★ 进食半流质食物补充消耗的能量。
★ 如有头晕、眼花或胸闷之感均要告诉医生。
★ 出产房前最好排1次小便。

丈夫是最佳的生产陪护人

丈夫陪伴在妻子身边，可以帮助妻子克服紧张心理，丈夫温柔体贴的话语可以使妻子得到精神上的安慰，丈夫的鼓励和支持可以增强妻子顺利分娩的信心。

有所信任的配偶在场，产妇感觉自己有了强大的支撑力。丈夫可以分担妻子的痛苦，也可以分享婴儿安全降生的快乐，这对于增进夫妻感情来说，也是至关重要的。

丈夫还可以在妻子产前学一套缓解妻子痛苦的方法。如用话语为妻子树立顺利生产的信心，或为妻子轻轻揉摸背部、腰部、腹部等部位。在阵痛间隙，可以和妻子一起想象宝宝的模样，讲讲将来怎样培养他（她）、生活会如何精彩等，努力制造轻松气氛。

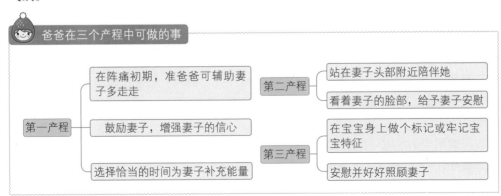

剖宫产前后"四不宜"

术前不宜进补人参。人参中含有人参甙，有强心、兴奋等作用，会使产妇大脑兴奋，影响手术的顺利进行。而且会使产妇伤口渗血的时间延长，有碍伤口愈合。

术后不宜过多进食。因为剖宫产手术时肠管受到刺激，胃肠道正常功能被抑制，肠蠕动相对减慢，如进食过多，肠道负担加重，不仅会造成便秘，而且产气增多，腹压增高，不利于康复。所以，术后6小时内应禁食，6小时后也要少进食。

剖宫产应注意的事项

★ 手术前应排空大小便。

★ 手术时要听从医生的指挥。

★ 局部麻醉后有什么不适感，及时告诉医生。

★ 术后应采用去枕平卧位休息。

★ 手术后第一、二天可吃少量流质食物。

★ 排气后可进食半流质食物，术后5天恢复正常饮食。

术后不宜食产气多的食物。产气多的食物有黄豆、豆制品、红薯等，食后其易在腹内发酵，在肠道内产生大量气体而引发腹胀。

术后不宜多吃鱼类食品。鱼类食物中的"EPA"有机酸物质，有抑制血小板凝集的作用，妨碍术后的止血及伤口愈合。

分娩结束产妇仍须留在产房内观察

当胎盘娩出后，分娩结束，但医生并不马上将产妇送回产后休息室，而是将其留在产房观察两小时。

这是因为，产后两小时内是产后严重并发症最易发生的时期，产后出血、产道血肿、心衰、产后子痫等常发生在产后两小时内，故也有将产后的两小时称为第四产程的。

另外，经历了漫长的分娩过程，产妇已很疲劳，有可能发生产后子宫收缩乏力致子宫胎盘剥离、创面血窦开放等情况，并发生产后出血。产后出血是威胁产妇生命的常见并发症之一，是导致产妇死亡的首要原因。通常如能及时发现产后出血，针对原因处理，效果良好。

基于以上原因，产妇在分娩结束后要保持情绪平稳，此时若因生男生女或新生儿情况不佳而沮丧，常常会诱发产后严重并发症。

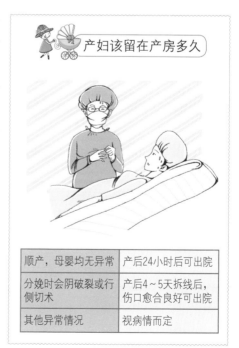

产妇该留在产房多久

顺产，母婴均无异常	产后24小时后可出院
分娩时会阴破裂或行侧切术	产后4～5天拆线后，伤口愈合良好可出院
其他异常情况	视病情而定

异常分娩的防治

分娩过程中有很多未知的事情，产妇除了积极协助医务人员分娩，还应更多地了解分娩知识，为各种可能出现的异常情况做好准备。一旦遇到异常分娩，更要积极配合，树立积极的心态。

如何避免难产

难产是指分娩时间长、出血过多、母体和胎儿有生命危险的情况。

过强的宫缩可影响胎盘和胎儿的血液供应，使胎儿缺氧，出现胎儿窘迫征象，导致难产。另外，当在产程中出现胎儿心率异常、胎儿先露部下降受阻时，也应警惕难产的发生。要避免难产的发生，应从以下几个方面着手：

孕期

定期接受产前检查，对于妊娠贫血、高血压、胎儿体重异常、胎位不正等妊娠异常情况，应及时处理，避免成为影响分娩正常进行的潜在异常因素。

做好分娩准备

分娩是一项耗时耗体力的劳动，既需要良好的机体状况，也少不了对分娩过程的足够了解、充分的心理准备作为基础。作为产妇本人应了解在这期间怎样能有所作为，掌握一些有助产程进展、缓解分娩阵痛的技巧。产妇对分娩理解越透，准备越充分，信心越足，分娩成功的可能性就越大。

产时

凭着充分的信心和准备，做好应该和能够做的事，对左右不了的事，交给医生解决。不要无谓地焦虑，只要尽你所能主动参与分娩，发挥你的主观因素，对分娩施与积极影响，即放松、保证良好的休息与进食，运用你已学习到的助产和镇痛技巧，你就为分娩成功增添了一份保障。

难产的预防	
妊娠期	定时产检
	发现异常及时处理
	保持良好的孕期
产前	休息充分，保存体力
	信心充足
	尽可能多地了解分娩过程
分娩时	配合医务人员，不焦虑
	了解镇痛技巧
	保证进食、休息良好

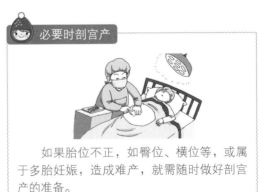

必要时剖宫产

如果胎位不正，如臀位、横位等，或属于多胎妊娠，造成难产，就需随时做好剖宫产的准备。

胎位发生变化如何应对

有些产妇在门诊产前检查被告知胎位是正的，而生产过程中却被告知胎位不正。这是因为，在门诊检查时，只要胎头向下时，就认为胎位是正的，但是因胎头（枕部）的朝向和俯屈不同仍有胎位不正的存在，这种胎位不正只有在临产时才能被检查出来。

遇到这种情况时，产妇要有自信心，这一点很重要，它是决定顺产的一个因素。然后，按照医嘱做以下事项：

在医生的指导下，进行适当的运动，如行走、下蹲、俯卧等。

按照医生的要求取侧卧、屈腿等。

不要随意使用腹压，同时及时排大小便。

向医生了解产钳和剖宫产的利弊，以选择最有利的分娩方式。

要保持一个正确的心态，相信医生、护士和你是一样的心理，都希望你们母婴健康，尽可能采纳医生的建议。

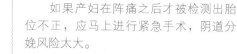
胎位不正时尽量避免阴道分娩

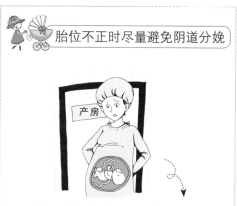

如果产妇在阵痛之后才被检测出胎位不正，应马上进行紧急手术，阴道分娩风险太大。

脐带绕颈怎么办

脐带围绕胎儿颈部、四肢或躯干称为脐带缠绕，其中约90％为脐带绕颈，占分娩总数的20％左右。

脐带绕颈的发生与脐带长度有关，脐带长者发生绕颈的机会多，脐带越长绕颈的周数也越多，脐带短于30厘米者不会发生绕颈。

绝大部分脐带绕颈在妊娠期不会对胎儿产生大的危害，只要监测胎动和按时进行产前检查就可以了，如果胎动突然特别频繁或胎动明显减少，甚至不动，要及时到医院就诊。

在分娩时，脐带绕颈可能会引起胎头衔接困难、下降缓慢、胎儿缺氧等情况，所以有脐带绕颈的产妇，在分娩时要加强监护，及时发现异常，及时正确处理。

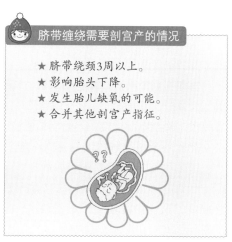

脐带缠绕需要剖宫产的情况

★ 脐带绕颈3周以上。
★ 影响胎头下降。
★ 发生胎儿缺氧的可能。
★ 合并其他剖宫产指征。

如何预防滞产

在分娩过程中，如果因为某种原因使产程延长，超过24小时，则称为滞产。

造成滞产的直接原因是子宫收缩乏力。由于临产时间过长，子宫收缩乏力，产妇疲劳，体力消耗，以致肠胀气、排尿困难、脱水，甚至酸中毒，容易造成产后出血及感染。胎儿长时间承受子宫收缩的压力，可造成胎儿缺氧、新生儿窒息，由此增加了手术分娩机会（剖宫产、产钳、胎头吸引术），从而使胎儿产伤、宫内感染的机会也随之增加，出生后容易发生并发症。

预防滞产，产妇要树立良好的心态，了解怀孕、生孩子是妇女的生理过程，打消顾虑，积极配合医生，做好自己能做好的一切。

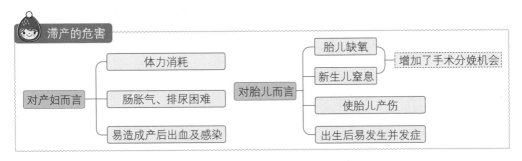

滞产的危害

对产妇而言：体力消耗；肠胀气、排尿困难；易造成产后出血及感染

对胎儿而言：胎儿缺氧、新生儿窒息——增加了手术分娩机会；使胎儿产伤；出生后易发生并发症

羊水栓塞的防治

羊水栓塞是指在分娩过程中羊水进入血液循环之中，引起肺栓塞、休克和弥散性血管内凝血所致的难以控制的出血等一系列严重症状的综合征。它是产科领域中极为严重的并发症，死亡率极高。

发生羊水栓塞的原因有下面这些：

羊水栓塞可见于宫缩过强甚至成强直性宫缩者，亦可由于缩宫素应用不当引起。

凡能引起子宫血管开放的因素，均有可能导致羊水栓塞症，如宫颈裂伤、子宫破裂、剖宫产、前置胎盘、胎盘早剥、大月份流产钳刮术等。

死胎不下可增加羊水栓塞的发病率，这是由于羊膜强度减弱而其渗透性显著增加所致。

巨大儿、滞产及过期妊娠等也较易诱发羊水栓塞症，这与产程较长，难产较多，羊水浑浊、刺激性强有一定关系。

怎样预防羊水栓塞

★ 定期产检。

★ 孕期5个月后仍未胎动，立即到医院检查。

★ 孕期超过4个月又不想要此孩子，建议行引产术。

★ 记好预产期，避免过期妊娠。

★ 孕期较长的产妇尽量避免做大月份钳刮术。

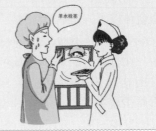

子宫破裂的预防

子宫破裂是在妊娠晚期或分娩中，子宫破了一个洞，但此时胎儿已能成活，不包括妊娠早期子宫穿孔或子宫残角妊娠破裂等早期妊娠并发症。它是产科中极严重的并发症之一，最常见的是羊水经破口流入腹腔，造成腹腔感染，甚至引起感染性休克。

当子宫破裂已被确诊时，不论胎儿存活与否，也不论胎儿在子宫内是否已进入腹腔，一律不要再考虑从阴道分娩，因为此时处于危重状态，多一次不必要的手术操作，徒然增加手术创伤、出血量及感染扩散的机会。

在基层医院，凡临产超过24小时的产妇，不论其原因如何，都应及时转往县级以上的医院，查清原因，正确处理。有过剖宫产或肌瘤剔除术者应提前入院，弄清前次剖宫产原因及剖宫产术式等，作为此次处理的参考。另外，尽量减少不必要的剖宫产，也是预防子宫破裂的重要措施之一。

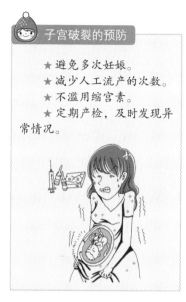

子宫破裂的预防

★ 避免多次妊娠。
★ 减少人工流产的次数。
★ 不滥用缩宫素。
★ 定期产检，及时发现异常情况。

胎儿窘迫的预防

胎儿窘迫是指胎儿在宫腔内缺氧而引起的一系列症状。常因为母体血液中含氧量不足、胎盘功能不全或胎儿血循环受阻（脐带受压）所致。从发生的速度可分为急性和慢性两类。

慢性胎儿窘迫常发生于产前阶段，多见于孕妇在怀孕前已有的全身性疾病，如贫血、肾病等；急性则多发生于临产阶段，常见于怀孕后所并发的疾病，如前置胎盘、羊水过多或过少等。

妊娠晚期，准妈妈应按时到医院做产前检查、胎心监测等，并随时观察胎动情况。胎儿窘迫是胎儿娩出时发生窒息甚至死亡的直接原因。因此，产妇应提高警惕，知道在什么情况下可能发生这种情况，并做好预防工作。

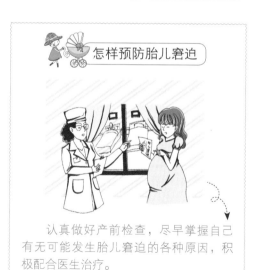

怎样预防胎儿窘迫

认真做好产前检查，尽早掌握自己有无可能发生胎儿窘迫的各种原因，积极配合医生治疗。

产后出血的预防

在胎儿娩出后24小时内，阴道出血量达到或超过500毫升者，称为产后出血。产后出血是引起产妇死亡的重要原因之一，也是产科常见而又严重的并发症之一，发生率占分娩总数的1%~2%，因此必须积极防治产后出血。

首要的预防方法是做好计划生育工作，响应号召，每对夫妇只生一个孩子，避免生育过多、过密或多次人工流产、刮宫，从根本上预防产后出血。预防产后出血应从妊娠、临产及产后各个时期都加以注意，采取相应的措施方能达到预防目的。

妊娠期时，应注意孕妇的一般健康情况，如有无贫血、血压系统疾病或其他异常情况，如发现异常应及时纠正。对有可能发生产后出血的孕妇，如多胎妊娠、羊水过多、"妊高征"或以往有产后出血史者均应做系统产前检查，并应住院分娩，分娩前检查血型及血Rh因子，做好输血准备。

临产期注意饮食和睡眠，消除产妇的思想顾虑，防止产程延长，避免消耗体力。

第二产程中应指导产妇适时运用腹压以自然娩出胎儿。分娩时不可用力牵拉胎儿，避免软产道损伤及妨碍子宫的正常收缩，适时进行会阴切开以免发生重度会阴裂伤引起出血。对于有出血可能的产妇，应于胎儿前肩娩出后，立即向静脉或肌内注射子宫收缩剂以促进子宫收缩减少出血量。

在产程过程中产妇要听从医生的指导，不要紧张，不要大声喊叫而浪费体力，要积极进食，注意休息，保持体力。对有可能出现子宫收缩乏力的，在胎儿娩出后立即注射缩宫素，促进子宫收缩。

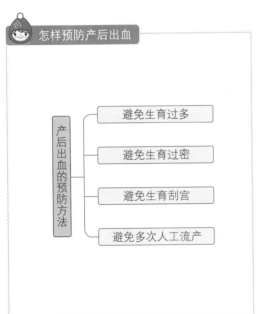

怎样预防产后出血

产后出血的预防方法
- 避免生育过多
- 避免生育过密
- 避免生育刮宫
- 避免多次人工流产

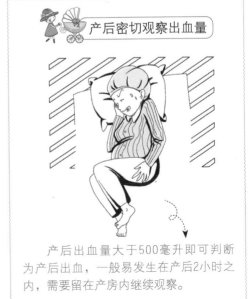

产后密切观察出血量

产后出血量大于500毫升即可判断为产后出血，一般易发生在产后2小时之内，需要留在产房内继续观察。

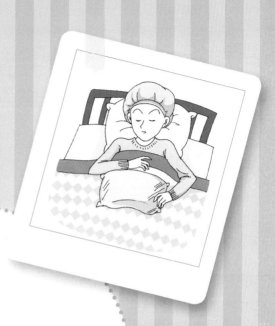

第13章

产褥期保健

　　在这一个月中，产妇的生理、心理都异于常人，尤其是生理方面，身体虚弱，抵抗力差，同时还要担负起哺乳和照顾孩子的责任，所承受的也更多，因此家人要更细心、体贴地照顾孕妇，帮助她尽快恢复健康。

产妇身体特征

产褥期，新妈妈有很多身体方面的不适，身体也很虚弱。产妇要树立良好的心态，明白这是正常的生理过程，不必过于焦虑。度过这一段难熬的时期之后，近一年的不适将全部结束。

产褥期及其特征

胎儿出生后，产妇的身体需要经过一段时间才能复原。从胎盘娩出到全身各器官（除乳房外）恢复或接近未孕状态的时间需要大约42天，医学上就把这段时间叫作产褥期，俗称"月子"。月子坐得好不好，对女性的一生都是至关重要的。

在产后的3～4天，产妇乳房开始充盈，血管扩张，产妇会感觉胀痛，局部皮肤发热，也会引起体温短时间内升高，但一般不超过38℃，且24小时内恢复正常。如果产妇的体温超过38℃或出现持续低热，应请医生检查一下。

产后由于胎盘循环的停止、子宫缩小，再加上卧床休息、活动少，以及分娩后的情绪放松等原因，脉搏往往比较缓慢，但很有规律，每分钟大约60～70次，于产后1周左右逐渐恢复正常。

产后子宫圆而硬，宫底在腹部脐下一指，在腹部可触摸到子宫体，以后逐渐恢复到非妊娠期的大小。子宫复旧的同时，会伴有阵发性的腹痛，尤其在最初的3～4天内。经产妇腹痛比较明显，此为生理现象，一般持续3～4天自然消失，不需特殊处理。重者可做下腹部热敷、按摩，也可应用适量的镇静止痛药物，但必须排除胎盘、胎膜残留或其他疾病。

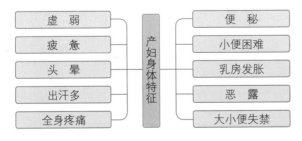

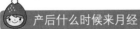

产后什么时候来月经

非母乳喂养的妈妈：产后2～3个月就来正常月经。

哺乳妈妈：产后2～3个月，或产后4～6个月来月经。

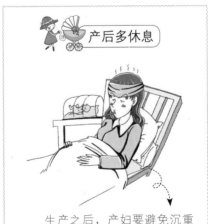

产后多休息

生产之后，产妇要避免沉重的家务，让疲劳的自己得到充分的休息。

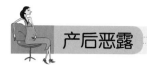

产后恶露

产褥期间的阴道排出物叫恶露。恶露中含有血液、坏死胎膜组织、细菌及黏液等。

正常情况下，产后三四天内恶露量多，且颜色鲜红（血性恶露）；一周后，恶露颜色慢慢变淡（浆性恶露）；两周后，恶露变淡为黄色或白色（白恶露）；大约产后三周，恶露净止。

如果产后两周，恶露仍然为血性，可能子宫复原不佳或是子宫内有胎膜或胎盘组织残留。正常恶露有血腥味，但不会发臭。如有腐臭味，则是产生感染的征象。

恶露的处置应加以重视，如不注意卫生，会使阴道、子宫感染炎症。

恶露处置前应先洗手，要用消毒纸或药棉，容易过敏的人也可以自己制作。将脱脂棉剪成5厘米大小，经过煮沸消毒后浸泡在2%的硼酸水或来苏液中，或者浸泡在稀释1000倍的消毒皂液中。随之将消毒过的脱脂棉装入带盖的容器中，这样使用起来很方便。脱脂棉煮沸的时间只需要5分钟即可。

更换脱脂棉时应在排尿排便之后，一定要在洗过手之后进行。在擦拭便尿的时候，要由外阴部向肛门方向擦拭。如果相反进行的话，就会把肛门部位的杂菌带入分娩后留下的外阴部的伤口中，有引起感染的可能。如果阴道或会阴有伤口，应特别注意避免从伤口处擦拭。

注意，同一张纸或药棉不可使用两次，每擦一次要更换一块。要勤换卫生巾和内衣内裤，按医嘱服用子宫收缩剂和坐盆等，保持会阴的清洁。

正常恶露与异常恶露的区别	
正常恶露	异常恶露
产后三四天内恶露量多	产后两周仍然颜色鲜红
颜色鲜红，有血腥味	有腐臭味
一周后，颜色慢慢变淡	恶露时间长，颜色变为混浊、污秽的土褐色
两周后，恶露变淡为黄色或白色	伴有子宫底部轻度压痛
产后三周左右，恶露净止	

怎样处理产后恶露

★ 用消毒纸或药棉。
★ 药棉每擦一次要更换一块。
★ 更换脱脂棉时先洗手。
★ 擦拭便尿时，由外阴部向肛门方向擦拭。
★ 避免从伤口处擦拭。
★ 勤换卫生巾和内衣内裤。

不可忽视异常恶露

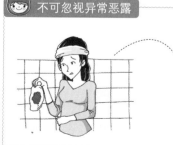

一旦出现恶露异常，应及时去医院诊治，不可疏忽或拖延，因随时都有大出血的可能。

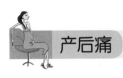

产后痛

产后痛是由于产后子宫强直性收缩，子宫本身相对缺血、缺氧所致，通常会持续2~3天。

产后子宫收缩的目的在于帮助子宫止血，并将子宫内残余的血块排出，促进子宫的恢复。通常初产妇由于子宫肌肉较为有力，能够持续收缩，故产后痛的感觉较不明显。而经产妇的子宫肌肉力量较差，无法持续性收缩，必须间歇性用力收缩，所以疼痛的感觉会较明显。而怀多胞胎或是羊水过多的产妇，由于肌肉较松弛，子宫不能持续收缩，也会有较明显的疼痛。

通常在生产之后，医师会开帮助子宫收缩的药物。哺喂母奶的产妇，由于宝宝在吸吮的时候会刺激妈妈的脑下垂体后叶分泌催产素，引起子宫收缩，故疼痛也会较厉害。

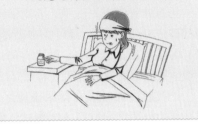

痛得很厉害怎么办

★ 告知医生，视情况停止使用子宫收缩药。
★ 请医生开镇静止痛药物。
★ 下床活动，帮助子宫排空。
★ 采用俯卧姿势，会减轻疼痛。
★ 避免吃刺激性或是冰冷的食物。

出汗多

产妇在分娩之后会经常出汗，尤其是在晚上和早晨刚睡醒的时候，在产后的前3天最明显，但是一周之后就会好转。

产后出汗是一种正常的生理现象，因为产妇在孕期积累了大量的水分，而分娩之后，产妇皮肤排泄功能比较旺盛，这些水分就通过皮肤以汗液的形式排出体外。如果产后多汗不必太担心，但是也要加强护理。注意室内的温度不要太高，适当地开窗通风，能减少产妇出汗。同时衣服不要穿得太厚，如果出汗较多，可以用毛巾擦干。爱出汗的产妇要坚持每天洗澡，换掉的衣物也要及时清洗干净。

一些民间的传统观念认为，在产褥期产妇要避风，其实这些说法是没有科学根据的。在夏天这样做只会让产妇更容易中暑，而产后出汗的产妇更会觉得不适。

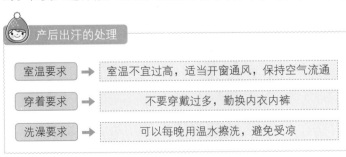

产后出汗的处理

室温要求	室温不宜过高，适当开窗通风，保持空气流通
穿着要求	不要穿戴过多，勤换内衣内裤
洗澡要求	可以每晚用温水擦洗，避免受凉

需要注意的是，当产妇汗多湿衣，并伴随有倦怠嗜睡、气短烦热、头晕耳鸣等症状时，这就成为病理性出汗了，应及时到医院就诊。

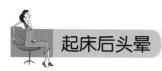

起床后头晕

产妇在下床活动时会出现头晕，这主要是因为头部一过性缺血造成的。

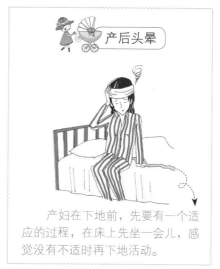

产后头晕

分娩之后，产妇的身体会很虚弱，而且长时间的卧床休养导致身体还不能马上适应直立的状态，就会出现头晕现象。如果在分娩中大量出血，就更容易出现头晕。所以，在产妇下床活动之前，要逐渐适应，不要一下子就下床。可以先在床上坐一会儿，等到不适感消失之后再下床活动。在产妇活动的过程中，家人要在旁边注意搀扶和保护，避免摔倒。一旦发生晕厥，不要惊慌，立即让产妇平躺，一会儿就可恢复，不需特别处理。

产妇在下地前，先要有一个适应的过程，在床上先坐一会儿，感觉没有不适时再下地活动。

除了产妇身体本身就比较虚弱外，还有可能是产妇产后气血亏虚所导致的头晕。产妇因气血不足引起贫血、血糖过低、血压过低。所以在这个时期，孕妇要注意补充营养，注意饮食健康。可多进食一点儿补益气血的食物，例如大枣、阿胶等，也可喝些补血的汤，如乌鸡汤、鸽子汤等。此外，产妇还要注意多休息，切不可过度劳累，对于身体的恢复锻炼也不可操之过急。

会阴疼痛

每天尽量保持会阴部清洁及干燥。会阴部有缝线者，应每天检查伤口周围有无红肿、硬结及分泌物，于产后3～5天拆线。若伤口有感染，应及早拆除缝线，创面每天应换药，并用红外线局部照射，尽量暴露伤口以保持表面干燥促进愈合。

会阴部肿胀者，可用50%硫酸镁温热敷或75%酒精湿敷，平卧时应卧向伤口的对侧，以免恶露流向伤口，增加感染的机会。会阴伤口完全愈合大约需2周，以后可以改为每天一次会阴擦洗。产后月经垫要用消毒后的卫生巾或其他卫生用品，卫生用具及内衣内裤要勤洗勤换，洗后应在阳光下暴晒以达到消毒的目的。

会阴疼痛时注意事项

★ 休息的时候尽量平躺。

★ 产妇可以侧躺在床上喂奶，但是不要久坐不起。

★ 在上厕所时，产妇可以采用半蹲或者身体向前倾的姿势。

★ 坚持做骨盆腔收缩运动。

★ 保持会阴部的卫生和干燥。

饮食保健

产后的膳食搭配非常重要，平常膳食要做到富有营养、易于消化、少食多餐、粗细夹杂、荤素搭配、多样变化。不宜食用生、冷、硬的食物，不宜过度、过快进补。

产褥期应保证营养充足

产妇在坐月子时，一般人都知道在这期间应该增强营养，以恢复分娩时消耗的体力，并且为宝宝提供高质量的乳汁，所以把好吃的东西统统拿出来，每顿都是蹄髈汤、鱼汤或大鱼大肉。

能量是保证泌乳量的前提，热能不足将导致泌乳量减少40%～50%，食物应以奶制品、蛋类、肉类、豆制品、谷类、蔬菜为主，配合适量的油脂、糖、水果。食物应清淡、易于消化，烹调时应少用油炸油煎的方法，每餐应干稀搭配、荤素结合，少吃甚至不吃生冷或凉拌的食物，以免损伤脾胃，影响消化功能。产后虽不用忌口，但要注意不食辛辣之物，如辣椒、大蒜、酒、茴香等，以免引起便秘或痔疮发作。

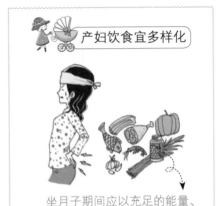

产妇饮食宜多样化

坐月子期间应以充足的能量、高蛋白质、适量的脂肪、丰富的无机盐、维生素以及充足的水分为原则。

还有就是应注意尽早活动锻炼，建议在产后24～48小时就开始适度的健身操锻炼，以免多吃少动而发生产后肥胖。同时，锻炼也可以促进食欲，保证所需营养量的摄入。

产妇应注意滋补

很多产妇为了恢复体形会刻意控制饮食，这是一种不好的饮食习惯，相反，产妇不但不能节食，反而要多摄入脂肪、热量，加强滋补，处于哺乳期的妇女尤其需要。

产后妇女的生殖器官将进行一系列退行性变化。分娩后，血容量逐渐减少，脉搏血压渐趋正常，妊娠晚期潴留于体内的水分逐渐排出，故排尿增加，产后1～2天，常常渴而多饮。产褥期卧床较多，缺少运动，腹肌及盆底肌肉松弛，肠蠕动减弱，易患便秘。

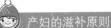

产妇的滋补原则

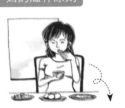

提倡产妇注意滋补，但也不宜滋补过量。滋补过量不仅是一种浪费，而且有损身体健康。

适合产妇食用的食物

产妇在月子里的食物主要有以下一些：

鸡蛋。鸡蛋为优质蛋白食物，蛋白质、氨基酸、无机盐含量比较高，消化吸收率高，蛋黄中的铁质对产妇贫血有疗效。鸡蛋可以做成煮鸡蛋、蛋花汤、蒸蛋羹或打在面汤里等。传统习俗中，产妇坐月子时，每天至少要吃8~10个鸡蛋，其实每日进食两三个即可，吃得太多吸收不了，不但浪费，而且容易引起消化不良。

小米粥。小米中的维生素B、胡萝卜素、铁、锌、核黄素含量比一般的米、面高，可单煮小米或将其与大米合煮，有很好的滋补效果。

芝麻。芝麻富含蛋白质、铁、钙、磷等营养成分，滋补身体，多吃可预防产后钙质流失及便秘，非常适合产妇食用。

蔬菜。蔬菜含有丰富的维生素C和各种无机盐，有助于消化和排泄，增进食欲。西芹纤维素含量很高，多吃可预防产妇便秘。胡萝卜含丰富的维生素A、维生素B、维生素C，是产妇的最佳菜肴。此外，黄豆芽中蛋白质、维生素C、纤维素等成分含量丰富；黄花菜营养丰富，味道鲜美，含有蛋白质及无机盐磷、铁、维生素A、维生素C及甾体化合物；莲藕营养丰富，清淡爽口，含有丰富的淀粉、维生素和无机盐，也都是很适合产妇食用的食物。

水果。各类水果都可以吃，但由于此时产妇的消化系统功能尚未完全恢复，不要吃得过多。冬天如果水果太凉，可以先在暖气上放一会儿或用热水烫一下再吃。

其他适合产妇食用的食物	
食物种类	作用
花生	养血止血
红枣、红小豆等红色食品	提高血色素，帮助产妇补血、祛寒
鱼	通脉催乳，促进食欲

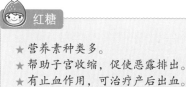

红糖

★ 营养素种类多。
★ 帮助子宫收缩，促使恶露排出。
★ 有止血作用，可治疗产后出血。

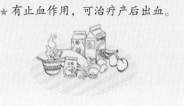

猪蹄炖黄豆汤

材料：猪蹄200克，黄豆200克，黄酒6克，葱、姜、蒜适量。

做法：1.黄豆提前泡水1小时，猪蹄烫水后除毛、去浮皮。
2.葱、姜、蒜切片，倒入清水中，和猪蹄同煮。
3.沸后撇沫，加黄酒、黄豆小火焖煮至半熟，加盐煮1小时即可。

适合产后补血的食物

如果产妇失血过多，久则气血亏虚，影响子宫复旧和身体康复，因此适当吃一些补血的食物，对产妇的身体很有好处。

金针菜。金针菜含铁质较多，还有利尿和健胃的作用。

龙眼肉。龙眼肉是民间熟知的补血食物，所含铁质丰富。龙眼汤、龙眼胶、龙眼酒等都是很好的补血食物，适合产后新妈妈食用。

咸萝卜干。萝卜干含有丰富的铁质，咸萝卜干吃起来特别有风味。

发菜。发菜色黑似发，质地粗而滑，内含铁质，常吃既能补血，又能使头发乌黑。妇女产后可用发菜煮汤。

胡萝卜。胡萝卜含有维生素B、维生素C，且含有一种特别的营养素——胡萝卜素。胡萝卜素对补血极有益，用胡萝卜煮汤是很好的补血汤饮。

面筋。面筋的铁质含量相当丰富，是一种值得提倡的美味食品。

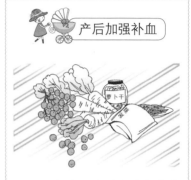

产后加强补血

孕妇在孕产过程中耗费大量气血，血气不足，若不加强补血，不但自身体质差，而且影响婴儿健康。

产妇应适量摄入食盐

在民间流传着一种说法，说产妇月子里要禁盐，认为母亲吃盐婴儿会得尿布疹。这样产妇吃的许多食物中都不放盐，结果使产妇倒了胃口，食欲不振，营养缺乏。

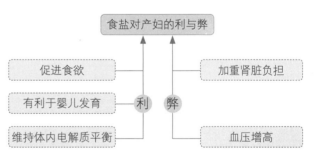

食盐对产妇的利与弊

促进食欲　　　加重肾脏负担

有利于婴儿发育　利　弊

维持体内电解质平衡　血压增高

盐吃多了不好，这是人们都知道的，但也不能不吃盐或吃盐过少。成人每天食盐量4.5～9克，这些盐食用后在消化道全部吸收。盐中含钠，钠是人体必需的物质，如果人体缺钠就会出现低血压、头昏眼花、恶心、呕吐、无食欲、乏力等现象。所以，在人体内应保证有一定量的钠。

如果乳母限制盐的摄入，影响了体内电解质的平衡，不但影响母亲的食欲，而且对婴儿的身体发育也不利。

另一方面，乳母食盐过多也不好，会加重肾脏负担，对肾不利，也会使血压增高。所以，乳母不应过量食盐，也不能忌食盐。

体弱、剖宫产产妇宜选择的食物

有的产妇身体虚弱，这时就应对照自己的身体情况选择合适的食物。

产妇阳气虚弱

若身体阳虚，常因产后伤气以致虚弱，主要表现为腰膝酸软、畏寒惧冷、下肢冷痛、头晕耳鸣、尿意频数等症状，或经医生诊断为阳气虚弱者，宜选温补壮阳的食物。

肉类：如羊肉、羊蹄、羊乳、鱼、虾、猪肝、鸡肉、鲫鱼、鳝鱼等。

糖类：宜选蔗糖、蜂蜜、砂糖等。

蔬菜类：宜选茼蒿、大蒜、蒜薹、蒜苗、洋葱、大豆、黄豆、木耳、黑豆、芝麻、油菜、白萝卜、大葱、南瓜等，都有温补作用。

水果类：宜选用胡桃、桂圆、大枣、荔枝、甘蔗、红橘、樱桃、杨梅等。

产妇阴虚火旺

若产妇流血过多，精血外泄，以致阴虚火旺，虚热内生，自觉头晕耳鸣、颧红、五心烦热、盗汗失眠、小便短赤、大便干燥等症，或经医生诊断为阴虚火旺者，除可以选择精血亏虚者的食物外，还可多选下列既有滋阴作用，又具清热作用的食物。

肉类：如兔肉、兔肝、猪肉、牡蛎肉等。

蔬菜类：如冬葵、芹菜、黄花、冬瓜、丝瓜、黄瓜、番茄、苦瓜、紫菜、海带、莲芯、荷叶、百合、白菜、茄子、青萝卜等。

水果类：如梨、西瓜、苹果、柿子等。

剖宫产产妇饮食原则

手术后	→	可先喝点萝卜汤
第一天	→	以稀粥、米粉、藕粉、果汁、鱼汤、肉汤等流质食物为主，分6~8次进食
第二天	→	吃些稀、软、烂的半流质食物，如肉末、鱼肉、蛋羹、烂面等，分4~5次进食
第三天后	→	可以食用普通饮食了，注意补充优质蛋白质、各种维生素和微量元素

精血亏虚产妇的饮食原则	
症状表现：头晕眼花、心悸少眠、四肢麻木、面色发白或萎黄、肌肤无光泽、口唇指甲淡白	
肉类	猪肉、猪蹄、猪心、猪肚、牡蛎肉、乌贼鱼、黄鳝、海参、鸭等
糖类	宜用饴糖、白糖、冰糖、各类水果糖
蔬菜类	豌豆、豆角、蚕豆、豆芽、木耳、藕、丝瓜、菠菜、银耳、胡萝卜、红萝卜、白萝卜、香菇、蘑菇、马铃薯、苋菜、莴苣、绿豆、黑豆等
水果类	葡萄、苹果、莲子、柚、橙、桃、菠萝、香蕉等

产后宜多吃鲤鱼

产妇多喜吃鲤鱼，但一般说不出吃鲤鱼的好处。

中医认为，凡营养丰富的饮食，都能提高子宫收缩力，帮助去瘀血。鱼类含丰富的蛋白质，能促进子宫收缩。

据中药食疗方书记载，鲤鱼性平味甘，有利消肿、利小便、解毒的功效；能治疗水肿胀满、肝硬化腹水、妇女血崩、产后无乳等病。如治妇女产后血崩不止，用活鲤鱼一尾，重约500克，黄酒煮熟吃下，或将鱼开膛，除内脏，焙干研末，每日早晚用黄酒送下。这些都是中医临床经验的成果，产后用之确有效果，可见鲤鱼确实有帮助子宫收缩的功效。

此外，鲤鱼还有生奶汁的作用。所以，产后多吃些鲤鱼是有道理的。

鲜奶炖鲤鱼

材料：鲜鲤鱼肉300克，鲜牛奶400克，调味料适量。

做法：将鱼肉洗净切大块，用生姜片、黄酒、盐腌入味。将鱼肉放入小盆，倒入牛奶，隔水炖2小时，加盐、胡椒粉调味即成。

功效：可下乳补虚、美容。

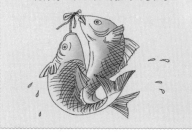

产后不宜多吃红糖

产妇分娩后，适量吃些红糖对母婴都有利，但如果吃红糖过多，则对健康不利。

红糖是尚未提纯的粗制食糖，它含有丰富的铁、钙、胡萝卜素等营养物质，具有温补性质。产妇产后食用红糖，可有效补充铁、钙、锰、锌等微量元素和蛋白质。红糖还含有"益母草"成分，可以促进子宫收缩，排出产后宫腔内瘀血，促使子宫早日复原。

产妇分娩后，元气大损，体质虚弱，吃些红糖有益气养血、健脾暖胃、驱散风寒、活血化瘀的功效。但是，产妇切不可因红糖有如此多的益处，就一味多吃。

红糖有活血化瘀的作用，但过多食用反而会引起恶露增多，造成继发性失血。过多饮用红糖水，还会损坏牙齿。红糖性温，如果产妇在夏季喝了过多的红糖水，必定加速出汗，使身体更加虚弱，甚至中暑。

红糖对产妇的利与弊

产妇吃红糖的时间不宜过长，产妇吃红糖以7~10天为宜。

利：		弊：	
补铁、补钙		引起恶露增多	
促进恶露排出		损坏牙齿	
止血		加速出汗	

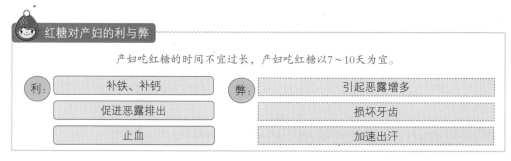

产后不宜过多吃鸡蛋

有的产妇为了加强营养，分娩后和坐月子期间，常以多吃鸡蛋来补充身体的亏损，甚至把鸡蛋当成主食来吃。其实，吃鸡蛋并非越多越好，吃鸡蛋过多是有害的。

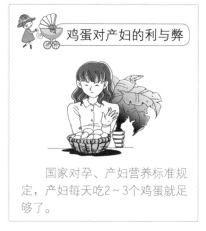

鸡蛋对产妇的利与弊

国家对孕、产妇营养标准规定，产妇每天吃2～3个鸡蛋就足够了。

医学研究表明，分娩后数小时内，最好不要吃鸡蛋。在分娩过程中，体力消耗大，出汗多，体液不足，消化能力也随之下降。若分娩后立即吃鸡蛋，就难以消化，增加胃肠负担。分娩后数小时内，应以半流质或流质饮食为宜。在整个产褥期间，根据国家对孕、产妇营养标准规定，每天需要蛋白质100克左右。因此，每天吃2～3个鸡蛋就足够了。

研究还表明，一个产妇或普通人，每天吃十几个鸡蛋与每天吃3个鸡蛋，身体所吸收的营养是一样的，吃多了并没有好处，还会带来坏处，增加肠胃负担，容易引起胃病。

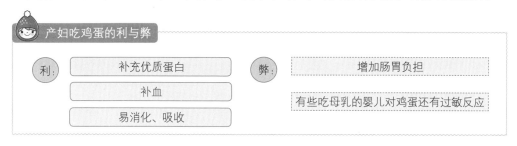

产妇吃鸡蛋的利与弊

利：补充优质蛋白　补血　易消化、吸收

弊：增加肠胃负担　有些吃母乳的婴儿对鸡蛋还有过敏反应

产妇不宜多喝茶

产妇分娩以后体力消耗很大，气血双虚，产后应卧床休息，以利于体力恢复。多进汤汁类饮食，可以增加乳汁的分泌，但产后不宜多喝茶。

这是因为茶中含有的高浓度的鞣酸会被黏膜吸收，而影响乳腺的血液循环，抑制乳汁的分泌，造成奶水分泌不足。同时，茶内的咖啡因还可通过乳汁进入婴儿体内，容易使婴儿发生肠痉挛和忽然无故啼哭的现象。

鞣酸可以与食物中的铁相结合，影响肠道对铁的吸收，从而引起贫血。茶水浓度越大，鞣酸含量越高，对铁的吸收影响越严重。茶叶中还含有咖啡因，饮用茶水后，人容易精神兴奋，不易入睡，会影响产妇休息，所以产妇不宜多喝茶。

产后不宜节食

很多产妇为了恢复苗条健美的身材，在分娩之后就开始节食，这样做不仅不利于身体的健康，也不利于母乳喂养。

分娩之后产妇仍然需要补充充足的营养，不必过于节食，因为产妇增加的体重主要是水和脂肪，喂养婴儿的过程中这些脂肪可能还不够，还要从产妇本身所储藏的脂肪中来获取哺乳所需要的营养。产妇每天至少要吸收11760焦耳的热量。如果产后盲目节食会使婴儿获取的营养不足，造成发育缓慢。

产后产妇要注意身体的调理，这是离不开各种营养的。如果产后立刻节食减肥会造成腹肌的紧张，腹腔的压强变大，压力增加，这样就会使得盆腔内的韧带加压，导致子宫脱垂、尿失禁、便秘等症状。而且这些症状会长期伴随产妇，10年之后会更加的明显，甚至会影响以后一辈子的健康。所以产后不要急于节食。

不易发胖的饮食方法	每天吃深绿色蔬菜
	不采用母乳喂养的产妇，保持和孕前相同的热量即可
	每天喝2杯牛奶
	每天吃的水果控制在300克以下
	少吃动物油、肥肉、蛋黄、动物内脏、甜食等

注：产妇产后立即节食不仅影响乳汁分泌，对身体也损害颇大。

怎样避免产后发胖

产后发胖是很多产妇都会担心的问题，但又不能过于节食，怎么把握这个度呢？这里有三种方法：

坚持母乳喂养。母乳喂养不仅能够促进婴儿的生长发育，还可以预防产后发胖。因为母乳喂养能够将体内多余的营养成分输送出来。

坚持合理的饮食。孕期和产后都需要补充很多营养，所以一日三餐，应养成良好的饮食习惯，以高蛋白、高维生素、低糖、低脂的食物为佳。荤素搭配，粗细结合，多吃蔬菜和水果。

坚持合理的活动。顺产后的第三天就可以下床做一些简单的活动，例如洗脸、倒开水等，一个月之后，随着身体的康复，可以每天坚持进行体操或者健美锻炼，减少脂肪的堆积。

生活起居细则

分娩时，产妇消耗了很多体力和精力，所以当婴儿出生之后，产妇就应尽可能地休息，促使身体快速复原。同时，由于产妇的身体比较虚弱且容易感染，在日常起居方面应注意更多事项。

产后应进行的检查

产妇在分娩之后，体内所产生的生理、内分泌以及解剖上的变化都要恢复到妊娠前的状态，为了了解产后产妇的身体恢复状况，应该在一周之后到医院进行妇科检查，目的就是为了检查产妇的生殖系统有无异常，并对产妇进行健康教育和避孕指导。

妇科检查的内容包括体重、血压、乳房和乳汁的分泌情况，观察会阴伤口的愈合情况、子宫的恢复情况，产后恶露和盆腔有无炎症、骨盆底肌肉的托力情况等。

孕期患有妊娠期高血压的产妇，在检查时要查看血压的恢复情况，如果还没有恢复正常，就应该进行治疗。孕期小便中有蛋白的产妇，则应该检查尿蛋白的恢复情况和肾脏功能。孕期患有贫血的产妇则应检查血色素。

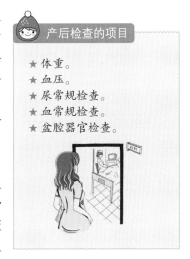

产后检查的项目

★ 体重。
★ 血压。
★ 尿常规检查。
★ 血常规检查。
★ 盆腔器官检查。

最重要的是盆腔器官的检查，检查内容包括：

会阴及产道的裂伤愈合情况、骨盆底肌肉组织张力恢复情况，以及阴道壁有无膨出。

阴道分泌物的量和颜色。如果是血性分泌物，颜色暗且量多，则表明子宫复旧不良或子宫内膜有炎症。

子宫颈有无糜烂，如有，可于3～4个月后再复查及治疗。

子宫大小是否正常和有无脱垂。如子宫位置靠后，则应采取侧卧睡眠，并且要每天以膝胸卧位来纠正。

附件及周围组织有无炎症及包块。

行剖宫产术后者，应注意检查腹部伤口愈合情况，以及子宫与腹部伤口有无粘连。

产妇应请医生帮助确定采取适宜的有效避孕措施，不要抱有侥幸心理，人工流产手术对正在恢复身体的产妇来说十分有害。

只有各项检查结果正常，产妇才可以恢复工作。

预防产后抑郁

由于心理、社会、内分泌变化和相互作用的原因，产后容易发生精神障碍。在出现明显的精神障碍之前，常可见有心情烦躁、容易激动、失眠、焦虑不安、情绪低落、忧郁爱哭等前驱症状。

这一时期，产妇首先要精神愉快。科学家研究发现，没有精神负担的病人，要比有精神压力的病人痊愈得快。女性本多慈、悲、爱、憎、忧虑之心，常不能自拔，产后血虚，血不养心，最易伤动七情，故在产褥期内必须保持精神愉快。

同时，产后还要清心寡欲，即思想清静，欲望不多，倘若产褥期内仍不忘其事业，过度思虑，则使产后气血损伤身体，伤之再伤。

此外，要避免各种刺激。对外界的刺激，要善于通过调节自己的感情去适应，如和喜怒、去忧悲、节思恐等方法，排除各种杂念，消除或减少不良情绪对心理和生理产生的影响。

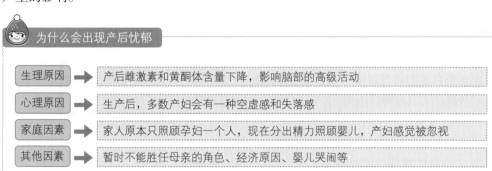

为什么会出现产后忧郁

生理原因	→	产后雌激素和黄酮体含量下降，影响脑部的高级活动
心理原因	→	生产后，多数产妇会有一种空虚感和失落感
家庭因素	→	家人原本只照顾孕妇一个人，现在分出精力照顾婴儿，产妇感觉被忽视
其他因素	→	暂时不能胜任母亲的角色、经济原因、婴儿哭闹等

产后不宜马上熟睡

在分娩中，产妇会消耗很大的体力和精力，所以当婴儿出生之后，产妇完全放松，就会出现产后疲劳症状，非常想大睡一觉来缓解疲劳。

但是生产之后不宜马上进入睡眠。应该首先闭目养神，用手轻轻地从上腹部向脐部抚摸。先在脐部进行旋转按揉，之后再轻揉小腹，时间要比停留脐部长。完成一下大约需要1分钟。

在完成10～15次之后，可以慢慢进入睡眠状态，这样做有助于恶露下行。避免、减轻产后的疼痛和产后出血，帮助子宫尽快复旧。在闭目养神一小时以内就可以进入睡眠。

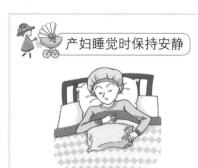

产妇睡觉时保持安静

在产妇入睡的时候，应该保持安静的环境，家人和医护人员应该细心照料产妇。

产妇休养环境要求

产妇在妊娠、分娩中付出了很大代价，产后应该有一个安静、舒适的环境。因此，应注意做到以下几点：

清洁卫生

在产妇出院之前，室内最好用3％的来苏水（200～300毫升/平方米）湿擦或喷洒地板、家具和2米以下的墙壁，2小时后通风。卧具、家具亦要消毒，在阳光下直射5小时可以达到消毒的目的。

此外，可在产妇室内燃烧卫生香，有助于调节室内空气，消毒抑菌。但注意一般一间屋内每次点燃一支卫生香即可，以防化学香精的烟雾引起中毒。

温度适宜

产妇居室以冬天温度18℃～25℃、湿度30％～50％，夏天温度23℃～28℃、湿度40％～60％为宜。产妇不宜住在敞、漏、湿的寝室里，因为产妇的体质和抗病力都较低下，居室更需要保温、舒适，否则容易生病。

卧室通风要根据四时气候和产妇的体质而定。产妇居室采光要明暗适中，随时调节。要选择阳光照射和朝向好的房间做寝室，这样，夏季可以避免过热、冬天又能得到最大限度的阳光照射，使居室温暖。

保持室内空气清新

空气清新有益于产妇精神与情绪愉快，有利于休息。不可为了庆贺而宾朋满座，设宴摆酒，室内烟雾弥漫，酒气熏人，污染空气。

也要注意避风寒湿邪，因为产妇的身体比较虚弱，抗风寒能力较差，尤其是各种疾病多是藏在产妇生殖器官里的致病菌，由于消毒不严格的产前检查或产妇不注意产褥卫生等而引起。如果室内空气不流通，卫生环境差，空气混浊，易使产妇和婴儿患呼吸系统疾病。

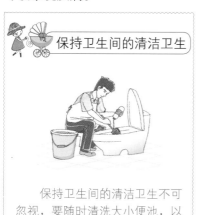

保持卫生间的清洁卫生

保持卫生间的清洁卫生不可忽视，要随时清洗大小便池，以免产生臭气，污染室内空气。

不宜将产妇房间门窗紧闭

民间认为，产妇怕风，认为风是"产后风"的祸首，因此将产妇房间的门窗紧闭，产妇裹头扎腿，这是不科学的。

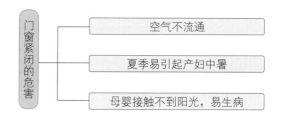

门窗紧闭的危害

- 空气不流通
- 夏季易引起产妇中暑
- 母婴接触不到阳光，易生病

产妇衣着的选择

产妇产后应选择宽大舒适、冷暖适宜的着装，不要穿紧身衣裤，也不要束胸，以免影响血液循环或乳汁分泌。产妇要注意随着四季天气的变化随时增减衣服。

夏季注意凉爽、排汗，冬季注意保暖。不要将身体捂得太严，否则会使汗液不能蒸发，影响体内散热，造成体温升高。尤其在炎热的夏天，捂得太严会造成中暑。夏天，产妇的衣着、被褥皆不宜过厚，穿着棉布单衣、单裤、单袜避风即可。被褥需用棉毛制品，才能吸汗祛暑湿，以不寒不热为佳。若汗湿衣衫，应及时更换，以防受湿。

冬天，产妇床上的铺盖和被盖要松软暖和，产妇最好穿棉衣或羽绒服，脚穿厚棉线袜或羊绒袜。后背和下体尤需保暖。

春秋季节，产妇衣着被褥应较常人稍厚，以无热感为好。可以选择适当的收腹带来收紧腹部，以防腹壁下垂，但不可过紧。

 产妇衣着选择原则

春秋注意保暖，衣服舒适、透气即可 | 冬 季 ➡ 穿棉衣或羽绒服，脚穿厚棉线袜或羊绒袜

夏 季 ➡ 棉布单衣、单裤、单袜避风即可

产后不宜束腰

一些产妇为了能使体形尽快恢复，往往在分娩后即用收腹带紧紧地束住腹部，待可下床活动时，又穿上健美紧身裤，以为这样有助于体形的恢复。其实这样做是不科学的。

产褥期束腰，不会有助于缓解腹壁松弛的状态。相反，由于腹壁外压力骤然增加，加上产后盆底支持组织和韧带对生殖器官的支撑力下降，易导致子宫下垂、子宫严重后倾后屈、阴道前后壁膨出等。

生殖器官正常位置改变后，盆腔血液运行不畅，局部乃至全身抵抗力减弱，容易引起盆腔炎、附件炎、盆腔瘀血综合征等妇科疾病，严重损害产妇的健康。

妊娠期间，孕妇机体代谢功能旺盛，除供给自身和胎儿所需外，还需蓄积5千克左右的脂肪分布于胸部、腹部和臀部，为妊娠晚期、分娩及哺乳期提供能量，这些脂肪并不会因为产褥期束腰而消失。

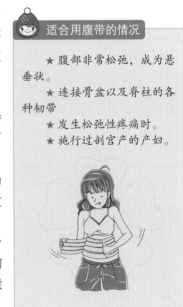

适合用腹带的情况

★腹部非常松弛，成为悬垂状。
★连接骨盆以及脊柱的各种韧带
★发生松弛性疼痛时。
★施行过剖宫产的产妇。

产妇内衣的选择

　　产妇由于特殊的生理状况，应选择合适的内衣，且内衣裤要勤洗勤换，最好每日更换。

　　另外，佩戴乳罩往往是产后女性最容易忽视的。她们认为哺乳期不必佩戴乳罩，主要是方便哺乳，另一方面可以增加乳汁的分泌，其实这种观点是错误的。

　　胸罩有支持和扶托乳房的作用，有利于乳房的血液循环。哺乳女性的乳房普遍增大很多，乳房中的韧带无法托住乳房，如果没有乳罩的帮助，几乎每个女性都会出现乳房下垂的现象，从此失去了使乳房挺拔的美感。其次，乳房下垂压迫了乳房内的血管，会影响血液循环和乳汁的分泌。

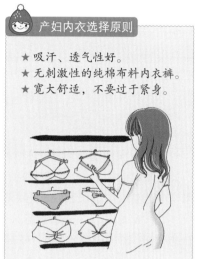

产妇内衣选择原则

★ 吸汗、透气性好。
★ 无刺激性的纯棉布料内衣裤。
★ 宽大舒适，不要过于紧身。

　　因此，产后女性应根据乳房大小调换胸罩的大小和罩杯形状，并保持吊带有一定拉力，将乳房向上托起。胸罩应选择透气性好的纯棉布料，可以穿着在胸前有开口的喂奶衫或专为哺乳期设计的胸罩。

产妇应采取的睡卧姿势

　　产妇以及家属，特别是有老人侍候月子时，都喜欢将婴儿放在产妇的身边，睡在同一个被窝里，以方便产妇哺乳，实际上这种方式是不妥当的。一方面影响产妇休息。产妇睡卧总是采取一种姿势，活动时总担心会不会压着孩子或者弄醒孩子，这样产妇睡觉时总是很紧张，影响休息；另一方面也不利于婴儿的清洁卫生。所以不要让婴儿和产妇同睡在一个被窝里。

　　可以将婴儿放在婴儿床上或放到产妇的床边，这样产妇睡卧时可以采取自由舒适的姿势。但产后不要总是仰卧，要经常侧卧及俯卧，以免导致子宫后倾，且有利于产后恶露的排出。哺乳时，用肘关节支撑的时间不宜过长，以免引起关节痛。

适宜产妇的睡卧姿势

　　为使子宫保持正常位置，产妇最好不要长时间仰卧。早晚可采取俯卧位，平时可采取侧卧位。

　　另外注意，产妇在睡卧的时候，不要挤压乳房，分娩后几天，早晚各做一次胸膝卧位，胸部与床紧贴，尽量抬高臀部，膝关节呈90°。

月子里不要完全卧床

一般产后第一天，产妇较疲劳，应当充分睡眠或休息好，使精神和体力恢复，但如果产妇身体条件许可，就应在24小时后下地活动，同时周围环境应保持安静，从各个方面给以护理照顾。

如果产妇觉得体力较差，可于下床前先在床上坐一会儿，若不觉得头晕、眼花，可由护士或家属协助下床活动，以后逐渐增加活动量，在走廊、卧室中慢慢行走，循序渐进地做几节产后保健操，活动活动身体，这样有利于加速血液循环、组织代谢和体力恢复。

及早下床活动可以使产妇的体力和精神得到较快恢复，并且随着活动量的加大，产妇可增加食欲，减少大小便的困难，促进腹壁、骨盆底部的肌肉恢复，预防产后容易发生的尿失禁、子宫脱垂等毛病，这对剖宫产的产妇是很重要的。

产后血流缓慢，容易形成血栓。及早下地活动可以促进血液循环与组织代谢，防止血栓形成，这对有心脏病及经剖宫产的产妇尤为重要。

肌肉的功能用进废退，产妇及早进行活动，可以加强腹壁肌肉的收缩力，使分娩后腹壁松弛的情况得到及时改善，有助于产妇早日恢复苗条的身材，防止发生生育性肥胖。

早期适量活动，还可使消化功能增强，以利恶露排出，避免褥疮、皮肤汗斑、便秘等产后疾病的发生，并能防止子宫后倾。长时间卧床还会造成产妇下肢静脉血栓。

所以，医生鼓励产妇产后不要完全卧床，要及早下地活动，单纯卧床休息对产妇来讲是有害无益的，只要运动不过量，就不会出现不良的副作用。

	促进恶露尽快排出
及早下床的好处	促进身体的恢复
	防止血栓形成
	促进消化
	防褥疮、皮肤汗斑、便秘等产后疾病
	防子宫后倾

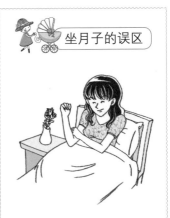

坐月子的误区

受传统观念的影响，有人认为"坐月子"就是要卧床休息一个月，过早下床活动就会伤身体，其实这是完全不必要的。

产后洗澡注意事项

民间认为，产妇分娩时失血，分娩后大量出汗，气血两虚，产后洗澡容易感受外邪，因此认为产后不能洗澡。其实这种认识是完全没有科学根据的。

产后汗腺很活跃，容易大量出汗，乳房还会淌乳汁，下身又有恶露，全身发黏，尤其是夏天，短时间内就会出现难闻的气味，这也为细菌的侵入创造了条件。所以，产妇就应比平时更讲卫生，保持全身清洁，预防乳腺炎和子宫内膜炎。按科学规律，产后完全可以照常洗澡、洗脚。

有资料表明：与不洗澡的产妇相比，产后洗澡者皮肤清洁，会阴部或其他部位感染炎症的概率明显降低。因为及时地洗澡可使全身血液循环增强，加快新陈代谢，保持汗腺通畅，有利于体内代谢产物通过汗液排出。还可调节自主神经，恢复体力，解除疲劳。淋浴还可促进乳腺分泌乳汁，提高乳汁的质量。

产后洗澡原则

★ 浴后要迅速擦干，穿好衣服，避免着凉。

★ 最好淋浴，若只能盆浴，禁忌坐在盆中。

★ 剖宫产、体质弱者要用温开水擦洗全身。

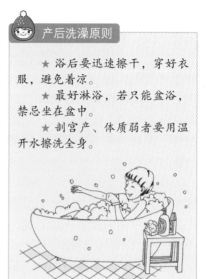

产妇月子里怎样刷牙漱口

产后月子里也可以照常刷牙，以保护牙齿健康。有人认为月子里不能刷牙，这是不对的。产后口腔仍是人体的一个门户，产妇在月子中需进食大量的糖类、高蛋白类食物，进食的次数也会增加，咽喉、牙齿等部位都有细菌停留，说话呼吸都会带出细菌。

产妇应该每天早晚各刷一次牙，刷牙时要用温水，牙刷不要太硬。刷牙时，不能横刷，要竖刷，即上牙应从上往下刷，下牙从下往上刷，而且里外都要刷到。

每次饭后应漱口，主张产后用手指漱口。方法是：将右手食指洗净，或用干净纱布裹住食指，再将牙膏挤于指上，犹如使用牙刷一样来回上下揩拭，然后按摩牙龈数遍。

产妇不刷牙的危害

★ 易引起龋齿、牙周炎和牙髓炎。

★ 易引起口臭和口腔溃疡。

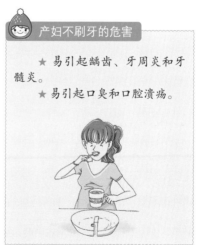

在月子里，这样漱口能防止牙龈炎、牙龈出血、牙齿松动等。也可采取盐水漱口、药液漱口等办法，如用陈皮6克、细辛1克，用沸水浸泡，待温后去渣含漱。

产妇宜常梳头

很多产妇在产后一段时间内不梳头，怕出现头痛、脱发等，其实这是错误的观点。

梳头不仅是美容的需要，可以去掉头发中的灰尘、污垢，还可刺激头皮，对头皮起到按摩作用，促进局部皮肤血液循环，以满足头发生长所需的营养物质，防止脱发、早白、发丝断裂、分杈等。另外，梳头还可使人神清气爽，面貌焕然一新。

在梳头的时候，产妇不要用新梳子，因为新梳子的齿儿比较尖，不小心会刺痛头皮。最好用牛角梳，可起到保健作用。梳头应早晚进行，不要等到头发很乱，甚至打结了才梳，这样容易损伤头发和头皮。头发打结时，从发梢梳起，可用梳子蘸75%的酒精梳理。最好产前把头发剪短，以便梳理。

因此，产后宜常梳头。

产妇常梳头的好处

★ 去除头发中的灰尘和污垢。
★ 刺激头皮，促进血液循环。
★ 按摩头皮，防止脱发。
★ 使人神清气爽。

产妇不宜多看电视

产妇在月子里注意休息非常重要，要适当控制看电视的时间，观看电视时间不可过长，最好不要超过1小时，否则眼睛会感觉疲劳。看电视过程中，可以适当闭上眼睛休息一会儿或站起来走动一下，以缓解眼睛的疲劳。

另外，电视机放置的高度要合适，最好略低于水平视线。产妇要与电视机保持一定距离，看电视时眼睛和电视屏幕的距离应该是电视机屏幕对角线的5倍，这样可以减轻眼睛的疲劳。

最好不要把电视机放在卧室内，不要边哺乳边看电视。因为这样会减少母亲和宝宝感情交流的机会，宝宝听到的是电视里发出的喧闹声，听不到母亲轻柔的话语，看不到母亲温馨的微笑，这对婴儿大脑的发育很不利。而且在观看电视时，母亲往往被电视情节所吸引，也会影响乳汁的分泌。

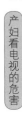

产妇看电视的危害

| 眼睛容易疲劳 |
| 不利于培养亲子感情 |
| 边哺乳边看电视还会影响乳汁分泌 |

注：产妇在月子里看电视，不宜看过于惊险的恐怖题材，还有特别伤感的电视节目，会扰乱产妇的情绪，对于哺乳期的产妇来讲是极不利的。

产妇避免直吹电风扇

夏季天气炎热，人体皮肤主要通过辐射、传导、对流、蒸发等方式散热，约散发人体总热量的80%。人体的体温调节中枢主要在下丘脑，它指挥着各系统完成散热任务。人体体温过高或过低，都会导致生理功能紊乱。

产妇在分娩后，汗腺分泌旺盛，产后体质下降，应该避免风直接吹到身上。特别是不要用电风扇直接给产妇降温。

但这并不是说产后一定不能使用电风扇。居室中如果使用电风扇给产妇降温，可以让电风扇吹出来的风刮向墙壁或者其他地方，利用空气对流或者返回的对流风来给产妇降温。同时，还要保持室内宽敞、整洁，开窗通风，降温防暑以保证产妇和婴儿不会发生中暑，顺利度过炎热的夏天。

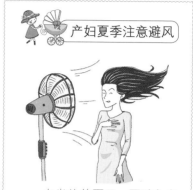

产妇夏季注意避风

在炎热的夏天，要避免空调和电风扇的冷风直吹，也不要长时间使用空调，早晚要定时开窗通风。

产妇不宜多看书或织毛衣

有的产妇想利用坐月子的时间看看书或织毛活，目的是想学点知识来打发寂寞的日子，这样做并不好。

因为坐月子期间，主要是休息和适当活动。长时间怀胎及分娩的劳累，加之产后哺乳，确实使产妇很累。所以，这期间应以休息、活动和增加营养为主。

而看书需要长时间盯着书本，会很容易忘记了劳累，时间一久就会出现看书眼痛的毛病。如果一定要看，一定要适量、适时，不要躺着或侧卧阅读，以免影响视力，看书也不能看得很晚，以免影响睡眠，否则睡眠不足会使乳汁分泌量减少。在书籍的选择上，不要看惊险或带有刺激性的书籍，以免造成精神紧张。

织毛衣也是如此，不但会使眼睛疲劳，而且由于长时间不变换姿势，对眼睛更不利，还易影响颈项、腰背部肌肉的恢复，引起腰背疼痛。

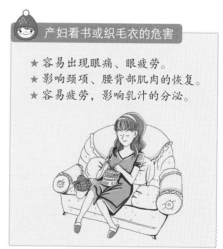

产妇看书或织毛衣的危害

★ 容易出现眼痛、眼疲劳。
★ 影响颈项、腰背部肌肉的恢复。
★ 容易疲劳，影响乳汁的分泌。

产后面部护理

在孕期出现的面部色素沉着称为黄褐斑，由于它在鼻尖和两个面颊最为常见，且对称分布，形状像蝴蝶，也称为蝴蝶斑。这是由于怀孕后胎盘分泌雌孕激素增多而产生的。在日常生活中，应注意以下几个方面，做到养护结合，逐步消除黄褐斑：

不急不躁不忧郁。保持平和的心态和愉快的情绪。产妇要保持向上的心态，把烦恼和不愉快的事情忘掉。只有保持愉快的心情，皮肤才会好。

每天要保证充足的睡眠。睡眠是女人最好的美容剂，要保证每天8小时以上的睡眠，学会利用空闲时间休息，只有保持良好的睡眠，才会有好的气色。

多喝开水。可补充面部皮肤的水分，加快体内毒素的排泄。

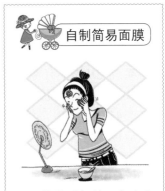

自制简易面膜

将黄瓜切片，加入1小匙奶粉和面粉，调匀敷面，15~20分钟后洗掉。

养成定时大便的习惯。如果一天不大便，肠道内的毒素就会被身体吸收，肤色就会变得灰暗，皮肤也会显得粗糙，容易形成黄褐斑、暗疮等。

选择适当的护肤品。选用天然成分及中药类的祛斑化妆品，可以用粉底霜或粉饼对色斑进行遮盖，选用的粉底应比肤色略深，这样才能缩小色斑与皮肤的色差，起到遮盖作用。避免日晒，根据季节的不同选择防晒系数不同的防晒品。

注意日常饮食。多食含维生素C、维生素E及蛋白质的食物，如西红柿、柠檬、鲜枣、芝麻、核桃、薏米、花生米、瘦肉、蛋类等。少食油腻、辛辣、刺激性食品，忌烟酒，不喝过浓的咖啡。

维生素C可抑制代谢废物转化成有色物质，从而减少黑色素的产生，美白皮肤。维生素E能促进血液循环，加快面部皮肤新陈代谢，防止老化。蛋白质可促进皮肤生理功能，保持皮肤的弹性。

适合产妇的祛斑方法

激光法 →	用先进的激光仪器除去色斑
果酸法 →	用高浓度果酸剥脱表皮，较以往的化学剥脱安全可靠，可达到"换肤"目的
磨削法 →	用机械磨削的方法，祛除表层色斑
针灸法 →	通过调节经络，改善人体内分泌来达到祛斑的目的
药物法 →	口服维生素C，并结合静脉注射
中草药法 →	服用具有相应功能的中草药制剂，外加敷中草药面膜，由内而外治愈色斑

注：要先咨询医生后才可根据自身情况决定。

产后怎样美容美发

产后的妇女原则上是不宜多洗头的，那么经过多久，才能恢复甚至多洗呢？专家们指出，产后两个星期就可以与平时一样洗头了。

除此以外，发觉头发污秽时，可用干洗方法补救，就是将三块纱布插进头发中，充分梳刷头发及头肌，事前先把适合自己的洗发水均匀地搽在头肌上，如此换过两三次纱布，便相当清洁了。

正式洗头的时候，碱与酸性的洗头剂对于产后的妇女是极不适宜的，还是使用油质的洗发精比较好一点。烫发及染发要到产后一个月以后才可以。

产前一个月至产后一个月内，应该暂时停止涂指甲油，不然的话，指甲会变成极难看的瘀红色。在产褥期，可以使用橄榄油或绵羊油，每星期按摩指甲1~2次，为指甲补充营养，同时指甲应修短些。

在化妆方面，粉底及油脂等化妆品会堵塞毛孔，妨碍皮肤呼吸的化妆品能免则免，但是，皮肤保养却不能忽略，优良品质的营养霜应该天天使用。

产后妇女的身段多少总会变样，如小腹松垂、腰围粗大。为避免这种情形，可以采用肚兜或腹带，为期大约4个月，但要注意切勿过分紧腹，以免影响健康。

此外，产后妇女最担心的要算胸部了。因为在产后还需要哺乳，胸部特别容易下垂，故产后的妇女要配上合适的胸罩。妇女产后由于皮肤容易干燥，故浴后宜搽点乳液，润泽皮肤。手、足及口唇也特别容易干燥，最好选用含有维生素A及维生素D的油膏。

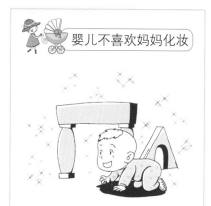

婴儿不喜欢妈妈化妆

婴儿的各种感觉中，嗅觉最灵敏，总能将头部转向母亲气味的方向，尤其对母亲的乳味深有好感。妈妈化妆后，自身的气味会被掩盖，婴儿闻不到妈妈的气味，会哭闹，用手乱抓，甚至不食。

产妇怎样防治脱发

★ 积极乐观，保持良好的心情。

★ 多吃蔬菜、水果、海产品、蛋类等。

★ 不挑食，养成合理的饮食习惯。

★ 经常使用木梳梳头，常洗头，或者使用手指按摩头皮。

★ 适当服用维生素B_1和维生素B_6、养血生发胶囊和钙片。

★ 用生姜片经常擦洗脱发的部位。

★ 多喝黑芝麻糊。

产妇怎样保持好气色

★ 保持充足的睡眠　　　★ 适当护肤

★ 多补水　　　　　　　★ 保持心态平和

★ 定时排便

★ 合理饮食

何时可以恢复性生活

产妇应当在产后定期检查时，得到医生准许后再开始性生活，合适的时间是产后两个月以后。同时，还要看产妇体力恢复与恶露是否完全干净等情况。对于有产钳及有缝合术者，应在伤口愈合，即产后约70天后才能同房。对于剖宫产者，最好在3个月以后同房。开始时双方必须谅解，动作轻柔，以免发生损伤，并注意避孕。

需要等待这么一段时间的理由是：女性生殖器官的恢复大约需要6～8周时间。分娩时被撑开了的阴道黏膜非常薄，脆性增加，弹性变差，性交时易发生撕裂，甚至引起大出血。

如果在子宫颈口尚未完全关闭之前性交，细菌就会通过子宫颈口侵入子宫，再经未修复好的胎盘附着面侵入人体，引起严重的产褥感染，易引起子宫内膜炎、子宫肌炎、急性盆腔结缔组织炎、急性输卵管炎、急性腹膜炎及败血症等。

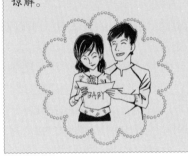

产后性生活注意事项

★ 丈夫动作要轻柔。

★ 第一次性生活持续的时间不宜过久。

★ 丈夫要有耐心，"事前戏"很重要。

★ 双方要怀宽容之心，互相谅解。

保持乳房弹性的方法

女性在哺乳期，应佩戴合适的胸罩，将乳房托起。在有奶胀的感觉时就马上给孩子喂奶，这样既可以促进乳汁分泌，也可以防止支持组织和皮肤过度伸张而使弹性降低。

哺乳时不要让孩子过度牵拉乳头。每次哺乳后，用手轻轻托起乳房，按摩10分钟，并保持乳房的清洁，每天至少用温水清洗乳房两次，这样可以增强韧带的弹性，是防止乳房下垂的好方法。在孩子满10个月时应给孩子断奶，不要长期哺乳，那样对母婴来说均没有好处。

导致乳房松垂的另一个重要原因就是肥胖，因此应适当控制脂肪的摄入量，增加水果、蔬菜的进食。同时，产后适当运动，做做产后胸部健美操，可以使胸部肌肉发达有力，也有助于乳房弹性的恢复。

产妇怎样保养乳房

★ 佩戴可将乳房托起的胸罩。

★ 奶涨时立刻给孩子喂奶。

★ 哺乳时不要让孩子过度拉乳头。

★ 每天至少用温水清洗乳房两次。

★ 适当控制脂肪的摄入。

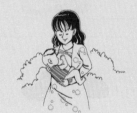

产后不宜快速减肥

当婴儿降生之后，产妇的体重仍然要比怀孕之前重很多，但是经过哺乳期之后，增加的体重会慢慢减轻，所以产后不要急于减肥，这样不利于产后恢复，也不利于婴儿哺乳。

有的产妇为了能够尽快地恢复体形，进而过早参加大量的运动，甚至节食减肥，这样根本起不到效果。一般情况下，健美运动的重点是躯干和四肢的运动。在运动的过程中，产妇的腹肌会有紧张感，腹部的压力增强，这种压力会使盆腔内的韧带更加松弛，很容易造成子宫脱垂、尿失禁和排便困难。

还有的产妇在产后一个月就开始跑步减肥，而且每顿都吃得很少，虽然体重会有所下降，但是很快就会出现头晕、失眠、尿失禁等症状，精神越来越差，甚至还会影响到工作。

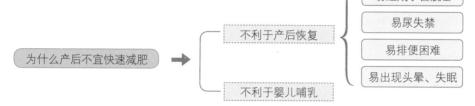

怎样淡化妊娠纹

孕后期，因为腹部不断膨胀。在膨胀超过一定限度时，皮肤弹性纤维发生断裂，腹直肌腱也会发生不同程度的分离，于是就出现了妊娠纹。妊娠纹一旦产生就无法消退，这就给爱美的产妇带来了烦恼，但是有些方法可以淡化妊娠纹，甚至可以防止妊娠纹的出现。

妊娠纹的发生与个人体质有关，与遗传也有很大的关系。不是每个孕妇都会有妊娠纹，而妊娠纹的严重程度也会因人而异。避免或减轻妊娠纹要从平时的保养开始。在孕前要注意锻炼身体，经常做按摩，坚持冷水擦浴，增强皮肤的弹性；同时也要注意营养，多吃富含蛋白质、维生素的食物。在怀孕后，要保证饮食均衡、营养丰富，避免摄入过多的碳水化合物和热量，导致身体的体重增长过多；淋浴时水温不宜过高等。

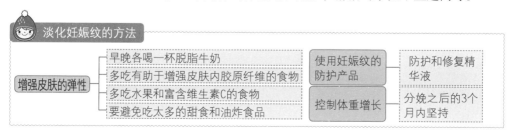

剖宫产后的自我护理

剖宫产手术伤口很大，创面广，是产科最大的手术，有很多并发症和后遗症，产科医生在不得已的情况下才会施行此项手术。

采取正确体位

进行剖宫产后的产妇应采取正确体位，去枕平卧6小时，后采取侧卧或半卧位，使身体和床呈20°～30°角。

合理安排产妇产后的饮食

进食营养丰富、易消化的食物，以补足水分，纠正脱水状态。术后6小时可进食炖蛋、蛋花汤、藕粉等流质食物。术后第2天可吃粥、鲫鱼汤等半流质食物。应注意补充富含蛋白质的食物，以利于切口愈合，还可选食一些有辅助治疗功效的药膳，以改善症状，促进机体恢复，增加乳汁。

产妇应及早下床活动

麻醉消失后，上下肢肌肉可做些收放动作，术后24小时应该练习翻身、坐起，并慢慢下床活动。这是防止肠粘连、血栓形成、猝死等状况的重要措施。

防止腹部伤口裂开

咳嗽、恶心、呕吐时应压住伤口两侧，防止缝线断裂。

及时排尿

一般于手术后第2天补液结束即可拔除留置导尿管，拔除后3～4小时应及时排尿。如还不能排尿，应告诉医生，直至能畅通排尿为止。

注意体温

停用抗生素后可能会出现低热，这是生殖道炎症的早期常见表现。如超过37.4℃，则不宜出院。无低热出院者，回家一周内，最好每天下午测体温一次，以便及早发现低热，及时处理。回家后如恶露明显增多，如月经样，应及时就医。

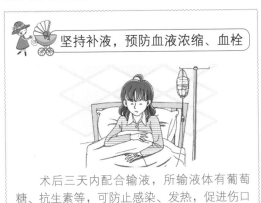

坚持补液，预防血液浓缩、血栓

术后三天内配合输液，所输液体有葡萄糖、抗生素等，可防止感染、发热，促进伤口愈合。

剖宫产易出现的并发症

★子宫出血。
★尿潴留。
★肠粘连。
★肺栓塞。
★羊水栓塞。
★慢性输卵管炎。
★宫外孕。
★子宫内膜异位症。

产后恢复运动

妊娠十月，子宫不断增大，胎儿不断需要营养，以及产后滋补身体、为哺乳增加的营养，这些都导致产妇的身体严重走形，加之一些脏腑器官位置的移动等，这些都为爱美的妈妈带来极大苦恼，所以产后恢复运动就很有必要。

何时可以锻炼

产后的运动应是适当、循序渐进和动静交替的。产后适当活动、进行体育锻炼，有利于促进子宫收缩及恢复，帮助腹部肌肉、盆底肌肉恢复张力，保持健康的形体，有利于身心健康。

产后12~24小时产妇就可以坐起，并下地进行简单活动。生产24小时后就可以锻炼。根据自己的身体条件可做些俯卧、仰卧屈腿、仰卧起坐、仰卧抬腿运动，及肛门、会阴部与臀部肌肉的收缩运动。

上述运动简单易行，可以根据自己的能力决定运动时间和次数。注意不要过度劳累，开始做15分钟为宜，每天1~2次。

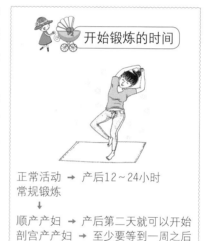

开始锻炼的时间

正常活动 → 产后12~24小时
常规锻炼
↓
顺产产妇 → 产后第二天就可以开始
剖宫产产妇 → 至少要等到一周之后

随时可进行的锻炼方式

产后锻炼不一定要拿出完整的一块时间，生活当中随时都可以进行锻炼。

在等待红绿灯时，不要只是站着，可以做紧缩臀部的动作。打电话时，用脚尖站立，使腿部和臀部的肌肉绷紧。孩子睡着时，为避免发出声响，也可以踮着脚尖走路。拿着较重的物品时，可以伸屈手臂，锻炼臂部的肌肉。

因为产后忙于换尿片及抱孩子，总是弯腰，所以有机会深呼吸、伸直背、挺直腰杆。平时乘坐电梯时，尽量贴墙而立，将头、背、臀、脚跟贴紧墙壁伸直，这样做可以使你的身材保持挺拔。

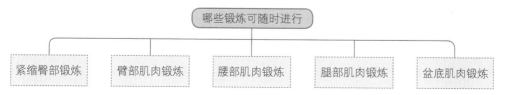

哪些锻炼可随时进行

| 紧缩臀部锻炼 | 臂部肌肉锻炼 | 腰部肌肉锻炼 | 腿部肌肉锻炼 | 盆底肌肉锻炼 |

产褥期康复体操

产褥期的康复体操可以补充产褥早期起床活动的不足，并能促进腹壁及盆底肌肉张力的恢复，还可防止产后尿失禁、膀胱及直肠膨出、子宫脱垂等。一般产后24小时可进行以下体操锻炼，若剖宫产需根据情况推迟及减少锻炼的时间和强度，以后可逐渐增加运动次数及运动量。

在做任何动作之前所取的姿势均相同，即身体平卧、头平直、胸部挺起。运动开始时先深吸一口气，在运动时呼吸暂停，然后慢慢呼气。每日做5～10次，下面列举产褥康复体操的几个简单动作：

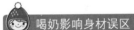

腹部运动

仰卧，两臂上举至头的两侧并与双耳平行，深吸气腹肌收缩，使腹壁下陷，并使内脏提向上方，然后慢慢呼气，两臂复原。

加强臀肌及腰背部肌肉的运动

仰卧，髋与膝稍屈，双脚平放在床上，两臂放在身体的两侧。深吸气后，尽力抬高臀部，使背部离开床面，然后慢慢呼气并放下臀部，归回原位。

加强肛提肌的运动

仰卧，双腿屈曲，双膝分开，双足平放床上，双臂放于身体两侧。用力将双腿向内合拢，同时收缩肛门，然后再将双腿分开，并放松肛门。

除上述运动外，产妇平时在床上随时都可做收缩肛门及憋尿的动作，每日30～50次，以促进盆底肌肉张力的恢复。平时躺卧时，也不要总是仰卧，应当有时俯卧，有时侧卧，以防子宫后倾。如身体条件允许，可在床上仰卧起坐，以锻炼腹肌张力。

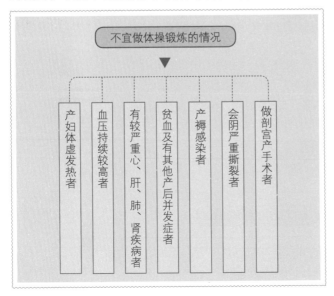

不宜做体操锻炼的情况

| 产妇体虚发热者 | 血压持续较高者 | 有较严重心、肝、肺、肾疾病者 | 贫血及有其他产后并发症者 | 产褥感染者 | 会阴严重撕裂者 | 做剖宫产手术者 |

喝奶影响身材误区

有些产妇月子里不注意运动，吃饱了就睡，养得胖胖的。因此有人误认为是喂奶影响了体形，把喂奶和发胖联系起来，这种看法是不正确的。产褥期间除注意调整饮食起居外，还要加强锻炼，做康复体操，这样不但有益于健康，对体形的恢复也是大有好处的。

产后恢复体形操

深呼吸运动。仰卧、闭口，先深吸气使腹部下陷，然后呼气，使腹壁复原，重复10次。其目的是锻炼腹肌，于产后第1天开始。

抬头运动。仰卧，将头抬起前屈，下颌靠近胸部，然后再将头慢慢恢复原位，重复10次。其目的是收缩腹肌，舒展颈、背部肌肉，于产后第2天开始。

缩肛运动。平卧，收缩肛门，持续3～5秒钟，然后放松，重复10次。其目的是锻炼盆底及会阴部肌肉，促进局部血液循环及伤口愈合，促进膀胱控制力的恢复，于产后第2天开始。

双臂外展运动。仰卧，两臂伸直、上举，两手手心相对，然后外展放下，重复10次。其目的是锻炼胸部肌肉，增强乳房韧带张力，恢复乳房的支撑力，于产后第2天开始。

抬腿运动。仰卧，两腿伸直，轮流上举，膝部伸直，髋关节呈直角，然后将腿放下复原，重复10次。其目的是锻炼腹部和腿部、臀部肌肉，于产后第4天开始。

抬臀运动。仰卧，两腿稍分开，足底平放，抬起背部和臀部，保持数分钟，然后还原，重复10次。其目的是锻炼臀部、背部和腿部肌肉，于产后第7天开始。

膝胸卧位。两膝分开，与肩同宽，跪于床上，大腿与床面垂直，两肘屈曲，面转向一侧，胸部贴近床面，持续5～10分钟。其目的是预防或纠正子宫后位，于产后第10天开始。

腿后伸运动。跪式，双臂伸直，撑于床面，两腿轮流向后高举，重复10次。其目的是锻炼腹、腰部肌肉，于产后第10天开始。

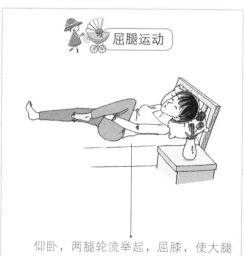

屈腿运动

仰卧，两腿轮流举起，屈膝，使大腿尽量靠近腹壁，然后将腿放下，重复10次。其目的是锻炼腹部和臀部肌肉，于产后第3天开始。

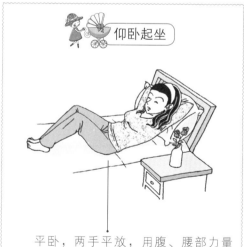

仰卧起坐

平卧，两手平放，用腹、腰部力量坐起，下肢不可弯曲或离床，然后躺下还原，重复10次。其目的是锻炼腹肌，于产后第14天开始。

产后健美操

产后第一天产褥操：

盆底肌运动。练习缓慢蹲下和站起，可以根据自己身体的具体情况，每天尽量多练习几次。这项运动可以增强盆底肌，如果分娩时有缝合的伤口，还可以有利于伤口的愈合。

脚踩踏板运动。能改善血液循环，防止腿部肿胀。踝部用力向上弯，再向下弯，反复练习。

腹部肌肉运动。仰卧，两臂上举，吸气时收腹，将两臂平放在身体的两侧，呼气，腹肌放松，反复练习。

胸式呼吸。面朝上平躺，双手放在胸前，慢慢吸气、呼气，每次10遍，每日2~3次。

腹式呼吸。面朝上平躺，双手放在腹部，吸气至下腹部凸起，然后呼气，再深呼吸。每次10遍，每日2~3次。

踝部操。可以加速脚部血液循环，加强腹肌，有助于子宫早日恢复。左右双脚相互交错做伸屈运动，脚腕左右交替转动，每次各做10遍，每日2~3次。

抬头操。可以使头脑清醒。吸气慢慢抬头，抬头静止一会儿，呼气慢慢放下，不要使膝盖弯曲，每次10遍，每日3次。

骨盆倾斜操。可以使腰部变得苗条。面向上平躺，脊背贴紧床面，双手放在腰上。右侧腰向上抬起，停顿2秒钟后再恢复初始状态，然后抬起左侧腰，左右交替进行，每次5遍，每日3次，注意不能屈膝。

第二天产褥操		
项目	方法	作用
双臂操	面朝上平躺，手掌向上，双臂水平展开，两肩成一线。双掌向上抬，在胸前稍用力，两手掌合起、不能屈肘。每日3次	促进血液循环，解除肩膀疲劳
下肢操	面朝上平躺，腿、胳膊自然伸直，然后两腿交替向上慢慢抬起、放下。每次5遍，每日3次，以不勉强为限	促进下肢血液循环

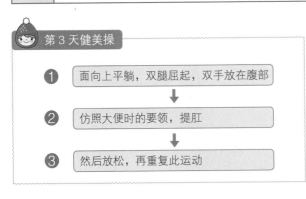

第 3 天健美操
1. 面向上平躺，双腿屈起，双手放在腹部
2. 仿照大便时的要领，提肛
3. 然后放松，再重复此运动

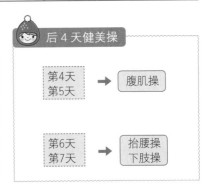

后 4 天健美操
第4天 第5天 → 腹肌操
第6天 第7天 → 抬腰操 下肢操

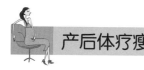

产后体疗瘦身

散步

每天饭后慢步40分钟，有瘦身功效。在平地或坡地慢慢散步，速度以每分钟60～70步为宜。饭后2小时或3小时进行这样的散步更具瘦身的效果。

爬楼梯瘦腿

即使住在十几层的楼房，也不要坐电梯，尽量爬楼梯，以锻炼腿部的肌肉，练掉多余的脂肪，并使双腿的肌肉紧实。

在爬楼梯前还可以重点练一练小腿的肌肉，站在阶梯边踮起脚尖，踮脚尖时背要挺直，停留2～3秒，然后脚跟自然放下。如此重复20次。

呼啦圈瘦腰

买一个呼啦圈，如能每天坚持晃呼啦圈30分钟，则是一种很好的瘦腰方法，腰部线条会越来越好。

按摩瘦腿

睡觉前替疲惫的双腿按摩一下，不但舒服，还可紧实松弛的小腿，促进脂肪燃烧。

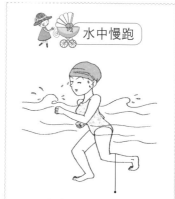

水中慢跑

陆地上全力跑100米大约消耗146千焦热量，但在水中慢跑则消耗272千焦热量。每个星期进行1～2次水中慢跑，有助于产妇减肥。

产后锻炼注意事项

产后锻炼的运动量要循序渐进，产妇也不适宜太早进行锻炼，一般都是等到产后1个月之后开始锻炼，至少也要等阴道分泌物消失之后开始。如果是剖宫产的产妇，应该推迟锻炼的时间，在正式进行运动项目的锻炼时，应该征求医生的意见。

当产妇在锻炼时某身体部位出现疼痛、阴道出血或有排泄物、头晕、恶心、呕吐、呼吸短促、极端疲劳或感觉无力等任何一种情形就应该立刻终止锻炼。情形特别严重的要马上去医院就诊。

产妇进行锻炼时要穿合适的鞋，产后脚的尺码会发生变化，如果觉得之前的鞋尺码太小，则应该换大号的鞋。

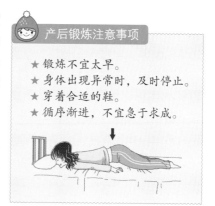

产后锻炼注意事项

★ 锻炼不宜太早。
★ 身体出现异常时，及时停止。
★ 穿着合适的鞋。
★ 循序渐进，不宜急于求成。

另外，在进行锻炼之前的1小时多吃一点含高蛋白和碳水化合物的食物，并积极地进行预热活动。在停止锻炼时要慢慢地放缓速度，给身体一个缓冲的时间。在运动之后要尽快补充水分，并洗澡换衣服。

常见产后病的预防

分娩过后，在坐月子的时间里，新妈妈的生理、心理都会发生很多变化，而且自身的身体衰弱，身体的抵抗力很差，如果护理不当，就会伴随着产生各种疾病。在这一方面，产妇们一定要注意调节，预防各种疾病的产生。

 ## 产褥感染的预防

产褥感染又叫产褥热，是由于致病细菌侵入产道而引发的感染，这是产妇在产褥期易患的比较严重的疾病。产褥感染的病情轻重根据致病菌的强弱和机体抵抗力的不同而不同，发病前有倦怠、无力、食欲不振、寒战等症状。

轻微的产褥感染，常常在会阴、阴道伤口处发生感染，局部出现红肿、化脓、压痛明显等症状，拆线以后刀口裂开。如果感染发生在子宫，则可形成子宫内膜炎、子宫肌炎、脓肿。

发烧、腹痛、体温升高是产褥感染的一个重要症状。

大部分产妇发病在产后1～2天开始到10天之内，体温常超过38℃，热度持续24小时不退。子宫复旧差，恶露量多，有臭味，子宫有压痛。

如果继续扩散，可引起盆腔结缔组织炎，炎症蔓延到腹膜，则可引起腹膜炎。这时除寒战、高烧外，还会出现脉搏加快、腹痛加剧、腹胀、肠麻痹等症状。若细菌侵入血液，则可发生菌血症、败血症，这时体温的变化很大，而且出现全身中毒症状，情况比较严重，如不及时治疗，则可危及生命。

因此，对于产褥感染，必须重视预防。有生育要求的女性在怀孕前应做好充分准备。加强孕期卫生，保持全身清洁，妊娠晚期避免盆浴及性生活。做好产前检查，加强孕妇营养，增强孕妇体质，防止贫血。

临产时应多进食和饮水，抓紧时间休息，避免过度疲劳，以免身体抵抗力降低。积极治疗急性外阴炎、阴道炎及宫颈炎，避免胎膜早破、滞产、产道损伤及产后出血。若出现胎膜早破超过12个小时或有其他原因造成感染时，应口服抗生素预防性治疗。接生时注意保护会阴，避免不必要的阴道检查及肛诊。

产后要注意卫生，保持外阴清洁，注意环境卫生，尽量早期下床活动，以使恶露尽早排除。

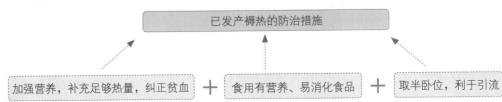

已发产褥热的防治措施

加强营养，补充足够热量，纠正贫血　＋　食用有营养、易消化食品　＋　取半卧位，利于引流

恶露不下的防治

如果分娩后恶露不下，或所下甚少，致使瘀血停蓄，可引起腹痛、发热等症，称为恶露不下。在防治时，注意观察恶露的性状，恶露一般可持续20天左右，若恶露始终是红色，或紫红色，有较多瘀血块，其量不减，甚至增多，时间超过20天或所下极少，均属于病理情况，应引起注意。

若分娩时产妇感受寒邪，从而引起恶露被寒气所凝滞，产生下腹疼痛，按之更甚，痛处可触及肿块，恶露极少。可采用按摩法：产妇取半坐卧式，用手从心下擦至脐，在脐部轻轻揉按数遍，再从脐向下按摩至耻骨上缘，再揉按数遍，如此反复按摩10～15次，每天2次。

若分娩后产妇情绪不好，或因操劳过度，或因悲伤过度，而致恶露不下，可采用热熨。选用陈皮、生姜、花椒、乳香、小茴香等1～2味，炒热包熨下腹；也可用薄荷6克、生姜2片泡开水当茶饮。另外，产妇一定要保持精神愉快，避免各种影响情绪的因素。

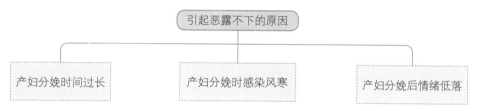

引起恶露不下的原因
产妇分娩时间过长	产妇分娩时感染风寒	产妇分娩后情绪低落

产后贫血的治疗

如果妊娠期贫血未得到纠正和分娩时出血过多，就易造成产后贫血。贫血会使人乏力，食欲不振，抵抗力下降，容易引起产后感染，严重的还可引起心肌损害和内分泌失调，因此应予以及时治疗。

产后贫血有轻度、中度、重度之分。血色素90克/升以上者属轻度贫血，血色素60～90克/升者属中度贫血，血色素低于60克/升者属重度贫血。

轻度贫血可通过食疗纠正，应多吃动物内脏、瘦肉、鱼虾、蛋、奶以及绿色蔬菜等。

中度贫血除改善饮食外，还需药物治疗，可以口服硫酸亚铁、叶酸等。

重度贫血单靠食疗效果缓慢，应多次输入新鲜血，尽快恢复血色素，减少后遗症的发生。

防治贫血食谱

材料：

生猪骨200克，枸杞12克，黑豆25克，大枣8颗。

做法：

所有材料加水煮至熟烂，料、汤同服。

食用方法：

每天1次，半个月左右即可。

产后尿潴留的防治

产后因暂时性排尿功能受到障碍，使部分或全部的尿不能从膀胱排出，这种现象称尿潴留。

一般来讲，产妇在产后4～6小时就会自动解小便，如产后8小时仍不能排尿（无尿除外）则为尿潴留。这种情况并不少见。

尿潴留的原因主要是由于分娩时产程过长，胎儿头部在产道内的位置不正常，胎儿的头部长时间压迫膀胱，使膀胱黏膜充血水肿，尤其尿道内口水肿，膀胱张力下降，收缩力差，尿意迟钝和逼尿肌无力，无力将尿液排出，造成排尿困难。

其他如产程中导尿和阴道检查的刺激；分娩时阴道高度扩展或产钳、胎头吸引器手术刺激和膀胱、尿道损伤均影响排尿；会阴伤口疼痛会引起尿道痉挛、排尿痛，使产妇宁愿少喝水或憋着尿不敢排尿；分娩后腹壁肌肉松弛使膀胱对充盈不敏感，即使积尿很多仍引不起尿意。这些原因使得尿液积存，膀胱越胀越大。

产后发生尿潴留，胀大的膀胱妨碍子宫收缩会引起产后出血，也会引起泌尿系统感染。因此，必须积极采取措施，尽量设法让产妇自己排尿。

产后4小时，产妇就应当起床排尿一次，不要等到有尿意再解。产妇不习惯卧床排尿时，可坐起或下床小便。排尿时要增加信心，放松精神，平静自然地排尿，要把注意力集中在小便上。以后每隔4～5个小时起床排尿一次，定时排尿反射可刺激膀胱肌肉收缩。

产后24小时可适当下地活动，并逐日增加活动时间和活动范围，做抬腿运动、仰卧起坐运动可锻炼腹肌，预防尿潴留。

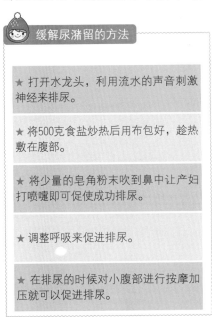

缓解尿潴留的方法

★ 打开水龙头，利用流水的声音刺激神经来排尿。

★ 将500克食盐炒热后用布包好，趁热敷在腹部。

★ 将少量的皂角粉末吹到鼻中让产妇打喷嚏即可促使成功排尿。

★ 调整呼吸来促进排尿。

★ 在排尿的时候对小腹部进行按摩加压就可以促进排尿。

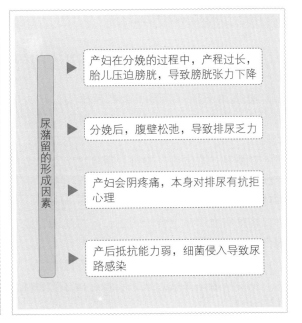

尿潴留的形成因素

▶ 产妇在分娩的过程中，产程过长，胎儿压迫膀胱，导致膀胱张力下降

▶ 分娩后，腹壁松弛，导致排尿乏力

▶ 产妇会阴疼痛，本身对排尿有抗拒心理

▶ 产后抵抗能力弱，细菌侵入导致尿路感染

产妇产后腹痛的处理

在产后的1周内，有些产妇时常出现阵发性下腹痛，尤其在最初1~2天内更明显，生育多胎的产妇，这种疼痛就更剧烈，医学上称之为产后宫缩痛。

产后腹痛主要反映在产后子宫复原的过程中，子宫发生阵发性收缩，逐渐恢复到正常大小。多胎生育的妇女，由于子宫肌肉纤维的变性，子宫肌肉内含弹性纤维的平滑肌逐渐减少，而弹性差的结缔组织则逐渐增加，子宫恢复就较困难。只有加强收缩，才能恢复正常，所以给产妇的感觉是腹痛加剧。

初产妇因子宫肌纤维较为紧密，子宫收缩不甚强烈，易于复原，而且所用复原时间也短，疼痛不明显。宫缩产生的腹痛，一般持续3~4天后自然消失，不需作特殊护理。

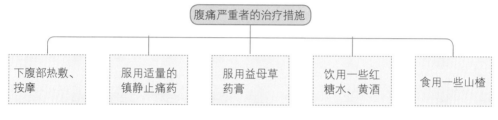

腹痛严重者的治疗措施

| 下腹部热敷、按摩 | 服用适量的镇静止痛药 | 服用益母草药膏 | 饮用一些红糖水、黄酒 | 食用一些山楂 |

脱发的预防

经常有些产妇出现产后脱发现象。头发的茂盛与血液的关系密切，产妇分娩时要流失一些血液，因而易患脱发，医学上称为"分娩后脱发"。若有产后大出血现象，脱发会更严重，甚至连阴毛、腋毛都会脱掉。此外，脱发还与精神因素、微量元素的缺乏有关。据统计，35%~45%的产妇会出现脱发。

产后脱发大多属于生理现象，一般在6~9个月后即可恢复，重新长出秀发，不需要特殊治疗。

用何首乌浸泡在醋液中，一个月后，取醋液与洗发水混合洗头，吹干后再将何首乌醋液喷一些在头发上，不仅可防止脱发，还有美发、养发的功效。

防治产后脱发的注意事项：
- 妇女在孕期和哺乳期要保持心情愉快
- 注意平衡膳食，不挑食、偏食
- 应常用木梳梳头发，以加速血液循环和营养供应，防止脱发
- 用生姜片经常涂擦脱发部位，可促进头发生长

另外，将黑芝麻炒熟、捣碎，加糖拌匀，每天2~3次，每次1~2勺，持续服用一个月，对防治产后脱发也会有明显的效果。

便秘的预防

产后由于腹压消失，饮食中缺少纤维素，产妇长时间卧床，导致胃肠蠕动减慢，难产手术时的会阴切口疼痛，致使产妇不敢做排便动作，产褥期出汗较多等，都可能造成产后便秘。

预防产后便秘的方法如下：

适当活动，不能长时间卧床，产后头两天，产妇应勤翻身，吃饭时应坐起来。健康、顺产的产妇，在产后第二天即可开始下床活动，逐日增加起床时间和活动范围。

在床上做产后体操，进行缩肛运动，锻炼骨盆底部肌肉，促使肛门部位血液回流。方法是：做忍大便的动作，将肛门向上提，然后放松。早晚各做一次，每次10～30回。

在饮食上，要多喝汤、饮水。每日进餐应适当配一定比例的杂粮，做到粗细粮搭配，力求主食多样化。在吃肉、蛋食物的同时，还要吃一些含纤维素多的新鲜蔬菜和水果。

平时应保持精神愉快，心情舒畅，避免不良的精神刺激，因为不良情绪可使胃酸分泌量下降，肠胃蠕动减慢。

注意保持每日定时排便的习惯，以便形成条件反射。

每天绕脐顺时针进行腹部按摩2～3次，每次10～15分钟，可以帮助排便。

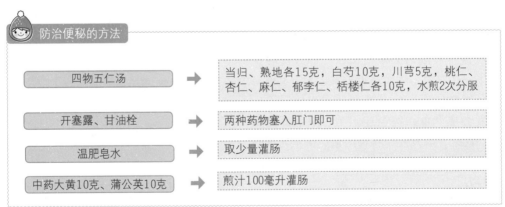

防治便秘的方法

四物五仁汤	当归、熟地各15克，白芍10克，川芎5克，桃仁、杏仁、麻仁、郁李仁、栝楼仁各10克，水煎2次分服
开塞露、甘油栓	两种药物塞入肛门即可
温肥皂水	取少量灌肠
中药大黄10克、蒲公英10克	煎汁100毫升灌肠

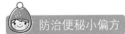

防治便秘小偏方

发生便秘时，可用黑芝麻、核桃仁、蜂蜜各60克煮食。先将芝麻、核桃仁捣碎，磨成糊，煮熟后冲入蜂蜜，分2次一日服完，能润滑肠道，通利大便。也可用中药番泻叶6克，加红糖适量，开水浸泡代茶品饮。

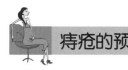

痔疮的预防

产妇产后由于子宫收缩，直肠承受胎儿的压迫突然消失，使肠腔舒张扩大，粪便在直肠滞留的时间较长，容易形成便秘，加之在分娩过程中撕裂会阴，造成肛门水肿疼痛等。因此，产后注意肛门保健和预防便秘是预防痔疮发生的关键。

防止便秘可以预防痔疮，产后早下地活动，多吃青菜、水果等富有纤维的食物，勤喝水，大便就容易通畅。便秘较顽固者可以服酚酞或番泻叶代茶饮，局部使用开塞露等通便，可防止痔疮加重。

另外，要养成每天排便的良好习惯，注意适度运动。产后妇女不论大便是否干燥，第一次排便一定要用开塞露润滑，以免撕伤肛管黏膜而发生肛裂。

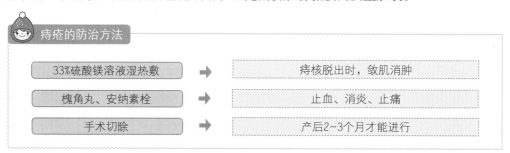

痔疮的防治方法

33%硫酸镁溶液湿热敷	→ 痔核脱出时，敛肌消肿
槐角丸、安纳素栓	→ 止血、消炎、止痛
手术切除	→ 产后2~3个月才能进行

手脚痛的预防

产后手腕痛也叫作桡骨茎突狭窄性腱鞘炎。日常生活中频繁使用手部，使肌腱在腱鞘内来回滑动，引起腱鞘的充血、水肿、增厚、粘连，导致狭窄性腱鞘炎。产妇虽然不进行重体力劳动，但长时间重复单一的动作，如冷水洗尿布、洗衣服、抱孩子等均容易引起该病。另外，产妇体内的内分泌激素波动也可能与该病有关系。

妇女产后脚痛常常发生在脚跟部，足跟痛的原因是脚跟脂肪垫退化所引起的。产妇在月子里如果不注意下地活动，脚跟脂肪垫也会出现退化现象，这样一旦下地行走，由于退化的脂肪垫承受不了体重的压力和行走时的震动，就会出现脂肪垫水肿、充血等炎症，从而引起疼痛。

防治产后手脚痛的措施	
预防措施	治疗方法
★ 注意充分休息，不宜做过多的家务劳动。 ★ 减少手指和手腕的负担。 ★ 洗尿布时一定要用温水，避免寒冷的刺激。 ★ 在休养的同时应适当下床活动。 ★ 坐月子后期，要经常下地走动。	★ 热敷：热毛巾直接敷或者加一些补气养血、舒经活络、祛风祛湿的中草药敷。 ★ 按摩：在痛点由轻到重压，压30秒放15秒，交替进行即可。

产褥中暑的防治

产褥中暑是指产妇在高温、闷热的环境中，因体内余热不能及时散发而引起的中枢性体温调节功能障碍，也称为产褥期热射病。

尤其是在温度高、通风不良的环境中，产妇特别容易中暑。产妇中暑时首先表现为心悸、恶心、四肢无力、头痛、头晕、口渴多汗、胸闷等，接着体温升高、皮肤干燥无汗、脉搏和呼吸增快、胸闷烦躁、口渴、进一步高热，体温可达40℃～42℃，继而尿少、神志不清、谵妄、狂躁、昏睡、昏迷、抽搐，严重时引起死亡。

检查可发现颜面潮红、脉细数、瞳孔缩小、呼吸短促、皮肤灼热、干燥无汗。

产后中暑关键在于预防，具体来说应从以下几个方面采取综合防护措施：

产妇的生活环境应该选择朝向好、通风好、保持清洁的房间，要经常开窗开门，通风透气，炎热的季节注意室内空气流通，让室内温度维持在28℃左右。产妇的床上可以铺凉席，也可以使用扇子，产妇的床不能让"穿堂风"直吹，空调要间断开启，不要连续运转，也不要用电风扇直吹。

产妇要有良好的个人卫生习惯，夏季衣服要宽大、凉爽、舒适、透气，利于散热。产后坐月子期间，每天都要做到用温热开水擦洗身上，产妇体质较差时家人要给予帮助。要多喝开水，多吃一些营养全面、稀薄、易消化、生津解暑的食物，如西瓜、西红柿、黄瓜等，少吃过于油腻的食品。产妇还要注意休息，保证足够的睡眠，以加快恢复、增强体质，提高对环境的适应能力。做到以上这些，就可以预防产褥中暑。

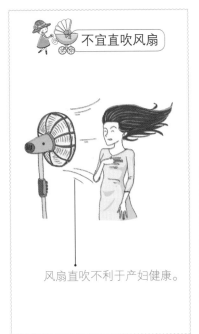

不宜直吹风扇

风扇直吹不利于产妇健康。

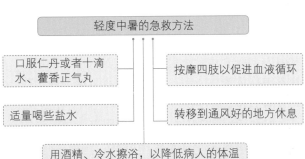

轻度中暑的急救方法	
口服仁丹或者十滴水、藿香正气丸	按摩四肢以促进血液循环
适量喝些盐水	转移到通风好的地方休息
用酒精、冷水擦浴，以降低病人的体温	

产褥中暑的原因及症状表现	
原因	症状表现
温度过高	口渴多汗、四肢无力
通风不良	头晕恶心、胸闷心悸
衣服过厚或者不透气	神志不清、狂躁抽搐

腰腿疼痛的防治

不少产妇产后会觉得腰腿疼痛，这是因为骶髂韧带劳损或骶髂关节损伤所致。

一是因产妇分娩过程中引起骨盆各种韧带损伤，再加上产后过早劳动和负重，都会增加骶髂关节的损伤机会，引起关节囊周围组织粘连，妨碍了骶髂关节的正常运动所致。

二是由于产后休息不当，过于长久站立和端坐，致使产妇妊娠时所松弛了的骶髂韧带不能恢复，造成劳损。

三是产后起居不慎，闪到腰部以及腰骶部，以及腰骶部先天性疾病，如隐性椎弓裂、骶椎裂等诱发腰腿痛，产后更剧。

预防该病的关键在于产后要注意休息和增加营养，不要过早长久站立和端坐，更不要负重。避风寒，慎起居，每天坚持做产后操。

产后关节痛的治疗方法	
	治疗措施
产后关节酸痛	材料：老母鸡1只，桑板60克，水、调味品适量 制作方法：老母鸡去毛和内脏，布包桑板，两者加水共炖至鸡烂汤浓，加调味品 服用方法：吃鸡肉、喝汤
	材料：葱白100克，苏叶9克，桂枝6克，红糖适量 制作方法：所有材料放入水中，水煎后加红糖 服用方法：热服，每天一次，连用3~5天
	吲哚美辛栓塞肛每晚1次，连用7天

产后阴道松弛的改善措施

分娩时，胎儿由子宫经阴道自然娩出，使阴道和外阴极度扩张，常常造成阴道组织和会阴的裂伤。因此，产后妇女普遍存在阴道松弛的情况。

产妇产后可以进行一些"爱肌"的锻炼。如缩肛运动，用力收缩并上提阴道和肛门肌肉，停顿片刻，然后放松，每天反复做20～30次。还可以进行排尿中断训练，排尿时有意识使尿道括约肌收缩，中断尿线。还可用手指浅浅地插阴道，训练阴道口的吮吸动作能力。

产后阴道松弛产生的原因及影响			
原因	胎儿自阴道分娩时，阴道和外阴极度扩张	影响	性快感降低 心绪低落，产妇出现心理疾病 夫妻关系紧张 导致婚姻关系破裂

子宫脱垂的预防

产妇如发生子宫脱垂，就会感到下腹、外阴及阴道有向下坠胀感，并伴有腰酸背痛，若久立、活动量大时，这种感受会更加明显，倘若病情继续加重，严重者将影响活动。

如果属于早期子宫脱垂或症状较轻者，可取平卧位或稍坐一会儿，即可使阴部恢复常态；重症子宫脱垂则不易恢复，即使用手帮助回纳，但若起立后仍可向外脱出。

如果子宫脱垂的同时，还伴有膀胱膨胀，往往会有频尿、排尿困难或尿失禁等。倘子宫脱垂兼有直肠膨出，还可出现排便困难。

子宫脱垂多是由急产造成的。产程从子宫正规阵缩到胎儿娩出少于3小时，就会由于骨盆底组织和阴道肌肉没有经过渐进的扩张过程，而被强大胎头突然地压迫撕破，又未能及时修补，进而造成子宫脱垂。滞产也容易造成上述情况，形成子宫脱垂。

子宫脱垂因程度不同，有轻、中、重之分。轻度子宫脱垂（Ⅰ度）者大多数没有什么感觉，有的只是在长期站立或重体力劳动后感到腰酸下坠。中度子宫脱垂（Ⅱ度）者会有部分子宫颈或子宫体露在阴道外。重度子宫脱垂（Ⅲ度）者的整个子宫颈与子宫体全部暴露于阴道口外。

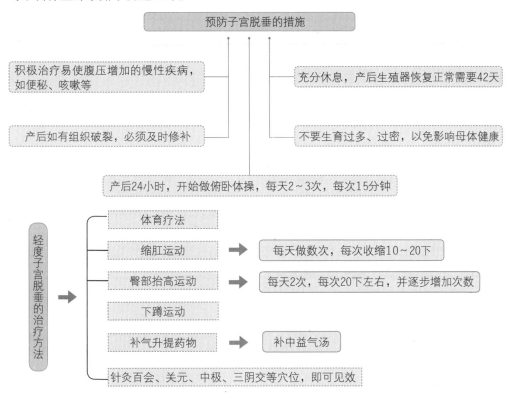

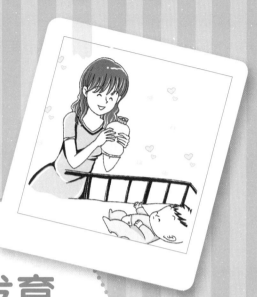

第14章

新生儿发育状况与保健

降生一个月以内的婴儿被称为新生儿。宝宝刚刚来到这个世界上，身体和各种机能发育还没有完全成熟，各种各样的不适也会随之而来。所以父母一定要和宝宝一起度过这关键的时刻。

新生儿发育特征

新生儿的发育主要指的是身体发育和生理发育，身体发育主要从身高、体重、胸围和头围四个方面来讲，而生理发育则表现在睡眠、体温、呼吸、体态等多个方面，这具体都有哪些特征呢？在本小节中可以了解一下。

 ## 新生儿各项指标

从新生儿出生到出生后的第28天，称为新生儿期。凡是胎龄满37～42周、出生时体重超过2500克、身长超过45厘米的新生儿，为足月新生儿。如果胎龄已足，但体重不足2500克的，只能称为未成熟儿。平时说的新生儿一般是指正常足月产的婴儿。

正常新生宝宝出生后就对光亮和声响有所反应，当强光照射时宝宝会立即闭上眼睛，当周围突然发出较大响声时婴儿会出现惊跳现象，这些反应说明婴儿的视觉和听力是正常的。

正常新生儿的各项指标

- ★ 体重：2500～4000克。
- ★ 身长：45～52厘米。
- ★ 头围：34厘米。
- ★ 胸围：32厘米。
- ★ 坐高（颅顶—臀）：33厘米。
- ★ 呼吸：40～60次/分。
- ★ 心率：140次/分。

孩子在这一时期脱离母体来到一个完全崭新而陌生的世界，开始独立生活，内外环境发生了巨大的变化，但其生理调节和适应能力还不够成熟，容易发生一系列的生理和病理变化。这一阶段的新生儿不仅发病率高，死亡率也高，因此这一时期的护理就显得特别重要。

 ## 新生儿的体温

新生儿刚出生时，由于环境的变化，体温很快下降，12～24小时内经体温调节逐渐上升到36℃以上。可是，因为发育未完善、皮下脂肪较薄、体表面积大、容易散热，所以体温常波动不稳，有时体温可能达到37℃以上，正常情况下，一般不会超过37.5℃。

妈妈要注意宝宝体温的变化。刚出生的宝宝居室温度应保持在22℃～24℃，室温过低会影响宝宝代谢和血液循环；若过高会引起发热。

宝宝的体温调节功能不健全，受环境影响体温会出现过冷过热现象。不注意护理，容易出问题。

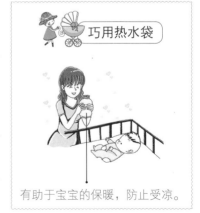

巧用热水袋

有助于宝宝的保暖，防止受凉。

新生儿一日尿量

新生儿在出生后12小时应排第一次小便。通常第一天的尿量很少，约10～30毫升。随着哺乳摄入水分，孩子的尿量逐渐增多，每天可达10次以上，日总量可达100～300毫升，满月前后可达250～450毫升。

由于新生儿出生时肾单位数量已与成人相同，但发育尚不成熟，过滤能力不足，肾脏浓缩能力差，故尿色清亮、淡黄。

孩子尿的次数多，这是正常现象，不要因为孩子尿多，就减少给水量。尤其是夏季，如果喂水少，室温又高，孩子会出现脱水热。

通常新生儿会在出生后12小时开始排便，这称为胎便，胎便呈墨绿色黏稠糊状，

从新生儿到学龄儿童的每日尿量

新生儿第一次排尿大约是在出生后12小时，因为个体差异，时间稍有差别。一般每小时1～3毫升的尿量为正常，小于1毫升的为少尿，小于0.5毫升为无尿，应及时做检查。

	年龄	每日尿量
从新生儿到学龄儿童的每日尿量	新生儿	100～300毫升
	婴儿	400～500毫升
	幼儿	500～600毫升
	学龄前儿童	600～800毫升
	学龄儿童	800～1400毫升

这是胎儿在母体子宫内吞入羊水中的胎毛、胎脂、肠道分泌物而形成的大便，出生后三四天胎便即可排尽。吃奶后，大便逐渐转成黄色。如果新生儿出生后超过24小时仍无胎便排出，应到医院检查是否有先天性肛门闭锁症或先天性巨结肠症。

新生儿的睡眠

人一生中睡眠时间最多的时期就是新生儿期，每天有18～22小时处于睡眠状态中，只是在饥饿、尿布浸湿、寒冷或者有其他干扰时才醒来。但也有少部分"短睡型婴儿"，出生后即表现为不喜欢睡觉，或者睡眠时间没有一般婴儿多。

新生儿的睡眠周期约为45分钟。随着婴儿的成长，睡眠周期会逐渐延长，成人为90～120分钟。睡眠周期包括浅睡和深睡，在新生儿期浅睡占1/2，以后浅睡逐渐减少，到成年只占总睡眠的1/5～1/4。

新生儿在深睡时很少活动、平静、眼球不转动、呼吸均匀；而浅睡时有吸吮动作，面部表情很多，时而微笑，时而噘嘴，时而又像是在做鬼脸，眼睛虽然闭合，但眼球在眼睑下转动，四肢有时有做舞蹈一样的动作，有时伸伸懒腰或突然活动一下。

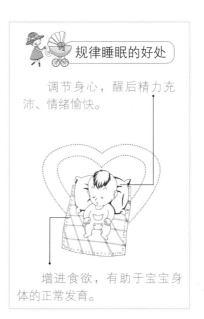
规律睡眠的好处

调节身心，醒后精力充沛、情绪愉快。

增进食欲，有助于宝宝身体的正常发育。

新生儿第一周的生长发育

刚出生的新生儿皮肤粉红、细嫩，头发湿润地贴在头皮上，四肢较短，取外展和屈曲的姿势，小手握得很紧，哭声响亮。新生儿头部比较大，由于分娩过程中的压迫而有些变形。头顶囟门呈菱形，可以看到皮下软组织明显的跳动，这是头骨尚未完全封闭形成的，要防止被碰撞。

宝宝的小脸看上去有些肿，眼皮较厚，鼻梁较扁，每个宝宝都有些相像。

新生儿面临的第一个任务就是适应外界这个全新的生活环境。与宫内环境相比，外面的世界陌生、寒冷、光线明亮、声音嘈杂，而且四周一下子变得那么开阔。

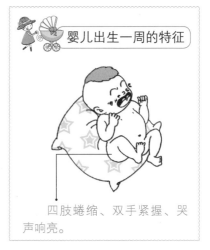

婴儿出生一周的特征

四肢蜷缩、双手紧握、哭声响亮。

宝宝出生后第一周，母亲可能还没有真正下奶，这很正常，耐心地坚持下去，很快乳汁就会多起来。新妈妈往往对自己的宝宝是否吃饱了没有把握，特别是当宝宝总是哭闹或者刚喂完奶不久就又要吃的时候，妈妈就会感到很困惑。其实这是很正常的，因为这个时期的宝宝基本上仍是吃饱就睡，睡醒就吃，吃奶及大小便次数多且无规律。

新生儿第二周的生长发育

宝宝出生后第二周，他就已经在努力地适应外部环境。对他而言，外面的世界与妈妈的子宫相比，又喧闹又明亮，有些不习惯。

宝宝出生后一周内体重有一个生理性下降，一般下降量不超过400克。在第7天到第10天左右可逐渐恢复到出生时的体重，也有晚至第三周才恢复到出生体重的，但并不影响以后的发育。同时你会发现宝宝的四肢运动是不自主的、无意识的条件反射，比如受到较大声音的惊吓时，四肢会下意识地向胸前抱拢，这就是新生儿特有的拥抱反射。

睡眠中的宝宝

当宝宝呼哧呼哧时，不用担心他感冒了，这是他因鼻腔受到异物干扰努力呼吸的声音。

到第1个月的月末，你将会发现随着宝宝肌肉控制能力的发展，他的动作逐渐变成有意识的。从出生到第56天，宝宝还具有一种神奇的本领——行走反射，从宝宝出生第8天开始，可以利用这一先天能力加以训练，不仅能使宝宝提前学会走路，还能促进大脑发育成熟和智力发展。

新生儿第三周的生长发育

出生三周的宝宝已建立起了各种条件反射。当你用手指轻触他的掌心时，他就会紧紧地握住你的手指不松手；当妈妈把他抱在胸前，准备喂奶时，或是宝宝因饥饿而啼哭时，他都会把头左右摇摆，张开小嘴，拱来拱去地找妈妈的乳头，他已经可以很熟练地掌握吸乳的本领，小嘴一下一下吸吮得十分有力；当你把手慢慢凑近宝宝眼前，到一定距离时，宝宝就会不由自主地眨动眼睛。

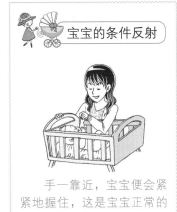
宝宝的条件反射

手一靠近，宝宝便会紧紧地握住，这是宝宝正常的条件反射状态。

宝宝现在已经能够和你对视，但不能持续较长时间。当宝宝注视你的时候，你也应该很专注地看着他，给他一个充满爱意的笑脸，向他点点头，轻轻地呼唤宝宝的名字，这些都会让宝宝感到快乐。

宝宝现在还不会有意识地去触摸物体，但是他喜欢你给他做按摩操，喜欢妈妈温柔的触摸、亲切的声音、和蔼的笑脸。这时宝宝的身体还很柔软，抱他的时候一定要注意托住颈部、腰部和臀部。

 ## 新生儿第四周的生长发育

到第四周时，宝宝就已经满月了，与前几周相比，宝宝已经有了明显的进步，看起来更加招人喜爱。

这个时期宝宝的颈部力量已有所加强，可以趴在床上或大人的胸前，以腹部为支撑，把头稍稍抬起一会儿，而且还能左右转动他的小脑袋。如果你把宝宝抱起来或让宝宝靠坐在你的身上，宝宝的头已可以直立片刻，但时间不要长，以免宝宝疲劳。宝宝胳膊和腿的动作也协调了一些，说明他控制肌肉的能力有所增强。

现在宝宝已初步形成了自己的睡眠、吃奶和排便习惯。这时的宝宝已能辨别妈妈的声音和气味，即使妈妈不在眼前，只要听到妈妈的声音，宝宝就会表现出兴奋的样子。如果宝宝正因寂寞无聊而啼哭，听到妈妈的声音，宝宝会很快安静下来。

满月宝宝的体格特征			
	平均体重（kg）	平均身高（cm）	平均头围（cm）	平均胸围（cm）
男婴	4.3（2.9~5.6）	54.6（49.7~59.5）	37.8（35.4~40.2）	37.3（33.7~40.9）
女婴	4.0（2.8~5.1）	53.6（49.0~58.1）	37.1（34.7~39.5）	36.5（32.9~40.1）

婴幼儿头围、胸围增长规律

宝宝头围的增长速度在生后的第1年内非常迅速，它反映了脑发育的情况。刚出生时宝宝平均头围大约34厘米，到6个月时增至42厘米，1岁时增至46厘米。以后速度逐渐减慢，2岁时为48厘米，而在2～14岁的10余年，头围仅增加6厘米左右。

宝宝的胸廓在婴幼儿时期呈圆桶形，即前后径与左右径几乎相等。随着年龄增长，胸廓的左右径增加而前后径相对变小，形成椭圆形。整个胸围在出生第1年增长最快，可增加12厘米，第2年增加3厘米。以后每年只增加1厘米。

宝宝头围与胸围的大小有一定关系，这个关系可反映宝宝身体发育是否健康。出生时宝宝头大，胸围要比头围小1～2厘米；至1～2岁时二者大小应差不多；而1～2岁后胸围要比头围大，若是小于头围则说明营养不良，胸廓和肺发育不良。

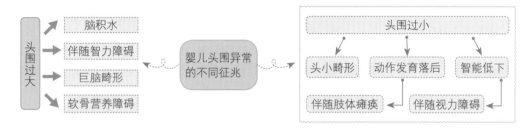

新生儿应做哪些预防接种

刚出生的宝宝没有抵抗细菌和病毒的能力，容易受感染患病。做预防接种的目的就是要通过给宝宝注射少量的病毒疫苗、菌苗、类毒素等，刺激机体产生抗体。当有病毒、细菌侵入时，抗体予以抵抗之。

新生儿期应做的预防接种是卡介苗，预防结核病。如果因病错过接种，那也要在病愈后尽快补种上。还要常规注射乙肝疫苗第一针，预防乙型肝炎。

新生儿出生后24小时内接种卡介苗，乙肝疫苗需分别于出生后24小时内以及满1个月和6个月时注射。

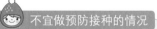

不宜做预防接种的情况

★ 空腹或饥饿时不宜注射。
★ 宝宝患病或体温在38℃以上。
★ 宝宝患传染病的恢复期。
★ 宝宝有免疫性缺陷。
★ 患过敏性疾病。
★ 宝宝有腹泻症状。
★ 有严重皮肤病。

宝宝注射疫苗后要适当休息，不要剧烈活动，也不要吃刺激性食物，暂时停止洗澡。

通常，宝宝接种卡介苗后都无明显的发热等反应。卡介苗接种后2～8周，局部有可能出现红肿，而且还渐渐形成白色的小脓包，以后有的自行消失，有的破溃形成浅表溃疡，然后结痂，痂皮脱落后形成永久疤痕。接种后2～3个月即产生有效免疫力，为了保险起见，最好于接种后8～14周，到结核病防治所检查结果，如果接种失败，可以及时补种。

新生儿喂养

母乳喂养是最合适的新生儿喂养方法，不光方便省力、经济实惠，而且母乳还是宝宝必需的理想食品。母乳中含有婴儿生长发育所必需的各种营养素，而且营养比例最适合婴儿消化吸收，因此是其他代乳品所不及的。

 ## 母乳是婴儿最理想的食物

由于母乳所含蛋白质组成成分合理，其成分及比例还会随着宝宝的生长和需要相应改变，即与婴儿的成长同步变化，以适应婴儿不同时期的需要，所以母乳是婴儿最理想的食物。

牛奶中酪蛋白的as成分在胃中容易形成凝乳，难以消化，母乳中只含微量as成分，所以母乳比牛奶更容易消化。

牛奶中β-乳球蛋白含量较多，β-乳球蛋白容易引起过敏反应，而母乳中则没有这种成分。

乳铁蛋白在母乳中的含量比牛奶高，乳铁蛋白可结合铁，对肠道内的某些细菌有抑制作用，可以预防某些疾病。

母乳中的溶酶菌有抗菌作用，母乳的抗菌力比牛奶高3000倍，这是其他任何食品不能比拟的。母乳中丰富的分泌型免疫球蛋白IgA，能保证宝宝增强抵御疾病的能力，婴儿不易发生胃肠道、呼吸道、泌尿系统的感染，并可降低腹泻和肺炎的发病率。所以，母乳喂养的孩子在4～6个月之前很少得病，这种免疫作用是母乳所特有的。虽然牛奶中的IgG比母乳多，但有时可引起婴儿肠绞痛。

母乳中的牛磺酸对婴儿大脑的发育有促进作用，其含量是牛奶中的80倍。

母乳中所含的无机盐、钙和磷仅是牛奶含量的1/6～1/4，大大减轻了宝宝肾脏的负担，对肾脏发育尚不完全的宝宝是很有利的。

因此，年轻的母亲都应该回归自然，用母乳来喂养自己的宝宝。

 母乳喂养对妈妈的好处

▶ 可减少经济支出，节约各种开支。
▶ 促进子宫复旧，减少产后出血，有助于排净恶露。
▶ 消耗脂肪，减轻孕期增加的体重。
▶ 减少乳腺癌和卵巢癌的发病概率。
▶ 可免除人工喂养的劳累，利于孕产妇体力和健康的恢复。

 母乳对宝宝的好处

★ 含有丰富的乳铁蛋白，有抑菌作用。
★ 牛磺酸含量丰富，促进婴儿大脑发育。
★ 含有无机盐，利于宝宝肾脏发育。
★ 有助于提高宝宝的免疫力。
★ 含有较多的脂肪酸和乳糖，易于宝宝消化。

利用好初乳

初乳是指母亲产后3～7天内分泌的乳汁，这种乳汁浓稠而呈淡黄色。此后的乳汁称为成熟乳。初乳的量很少，但与成熟乳汁相比，初乳含脂肪较少，有丰富的蛋白质，而且大部分是球蛋白。

新生儿通过吃初乳可得到大量的免疫球蛋白和免疫细胞，保护新生儿免受感染。其中的免疫球蛋白A，宝宝吃后可以黏附在胃肠道的黏膜上，抵抗和杀死各种细菌，从而防止宝宝发生消化道、呼吸道的感染性疾病。此外，初乳中的巨噬细胞、T淋巴细胞和B淋巴细胞可吞噬有害细菌，具有杀菌和免疫作用。

初乳中含脂肪量较低，正好与刚出生的小儿胃肠道对脂肪消化吸收能力差的特点相适应。

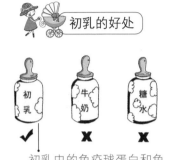

初乳中的免疫球蛋白和免疫细胞，有助于保护宝宝免受感染。

宝宝一降生就会哭，这是正常现象。可是，有的妈妈总是担心宝宝是因奶水太少饿的，从而采取一些错误做法，如加糖水、牛奶，最后导致母乳喂养失败。宝宝是伴随着水、葡萄糖、脂肪的储存而诞生的，最初几天，少量的初乳完全能满足要求。以后只要坚持喂养，让宝宝频繁地吸吮，奶量就会越来越多。

产后哺乳越早越好

现在多主张早开奶，在孩子出生后的30分钟内，处理好脐带并擦干净婴儿身上的血迹后，就应该立即将他的裸体放在产妇怀中，但背部要覆盖干毛巾以防受寒，然后在助产护士的帮助下让孩子与产妇进行皮肤与皮肤的紧密接触，并让孩子吸吮产妇的乳头。这样的接触最好能持续30分钟以上。

为什么要这么做呢？这是因为胎儿胎盘娩出后，产妇的脑垂体可立刻分泌催乳素，而且新生儿在出生后20～50分钟时正处于兴奋期，此时的吸吮反射最为强烈，过后可能会因为疲劳而较长时间处于昏昏欲睡的状态中，吸吮力也没有出生时那么强了。

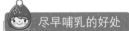

尽早哺乳的好处

★ 有助于促成宝宝吸吮反射。
★ 有助于加强母子间的感情。
★ 利于加快母体乳汁的分泌。
★ 刺激母亲子宫收缩。
★ 减少产后出血。
★ 利于母体子宫复旧。
★ 帮助排除母体恶露。

因此，要抓住这一大好时机，让孩子尽早地接触母亲，尽早地吸吮乳汁，这样会给孩子留下一个很强的记忆，过一两个小时再让他吸吮时，他就能很好地进行吸吮。未尽早吸吮的孩子往往要费很大力气才能教会他如何正确进行吸吮。

正确的喂奶方法

正确的哺乳方法可减轻母亲的疲劳，防止乳头的疼痛或损伤。无论是躺着喂、坐着喂，母亲全身肌肉都要放松，体位要舒适，但一般采用坐位，这样有利于乳汁排出。

哺乳前先用肥皂洗净双手，用湿热毛巾擦洗乳头、乳晕，同时双手柔和地按摩乳房3～5分钟，可促进乳汁分泌。然后，要精神愉快，眼睛看着孩子，抱起婴儿，使孩子的脸、胸、腹部和膝盖都面向自己，下颌紧贴母亲的乳房，嘴与乳头保持同一水平位。

婴儿满月前喂奶宜忌

满月前给婴儿喂奶的次数和时间间隔不要硬性规定，只要小宝宝饿了就应喂，即使夜里也是如此，小宝宝能吃多少就喂多少。

母亲将拇指和其余四指分别放在乳房的上、下方，呈"C"形，托起整个乳房（成锥形）。若乳汁过急，可用剪刀式手法托起乳房。先将乳头触及婴儿的口唇，在婴儿口张大、舌向外伸展的一瞬间，快速将乳头和大部分乳晕送入宝宝口腔，同时用温柔爱抚的目光看着宝宝的眼睛。

这样婴儿在吸吮时既能充分挤压乳晕下的乳窦（乳窦是贮存乳汁的地方），使乳汁排出，又能有效地刺激乳头上的感觉神经末梢，促进泌乳和喷乳反射。只有正确的吸吮动作，才能促使乳汁分泌更多。

然后，让婴儿先吸空一侧乳房，再换另一侧，下次哺乳相反，轮流进行。哺乳结束时，让宝宝自己张口，乳头自然从口中脱出。喂奶后要抱直宝宝轻拍其背，让宝宝打个"嗝"，以防溢乳。若宝宝入睡应取右侧卧，以防吐奶呛入气管引起窒息。

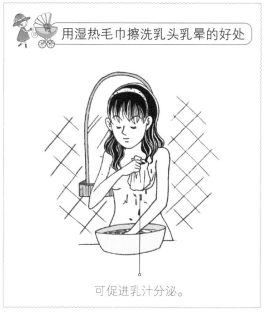

用湿热毛巾擦洗乳头乳晕的好处

可促进乳汁分泌。

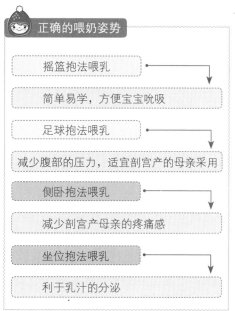

正确的喂奶姿势

摇篮抱法喂乳

简单易学，方便宝宝吮吸

足球抱法喂乳

减少腹部的压力，适宜剖宫产的母亲采用

侧卧抱法喂乳

减少剖宫产母亲的疼痛感

坐位抱法喂乳

利于乳汁的分泌

夜间如何喂养新生儿

新生儿的月龄越小，就越需要夜间哺乳。新生儿长大一点儿，晚上就可以不哺乳。因为年龄越小，新陈代谢越旺盛，需要的热能越多。年龄越小，胃的容量也越小，每次哺乳量也少，哺乳次数也随之增多，少量多餐。故新生儿年龄越小，夜间哺乳次数应该越多。

新生儿期夜间哺乳要求达到3～4次。随着年龄增长，夜间的哺乳次数可逐渐减少，到3个月时夜间可减为1次哺乳，到5个月时夜间可以不哺乳了。总的原则是根据新生儿饥饿情况，以给新生儿吃饱为度。

夜间喂养的注意事项

★ 关好窗户，盖住宝宝的四肢，以防着凉。

★ 宝宝有需要时再喂，保证宝宝的睡眠。

★ 不要将乳头整夜放入宝宝的嘴中。

★ 逐次调整宝宝夜间吃奶的次数。

★ 夜间喂养时，灯光不宜过亮，以免刺激宝宝。

至于夜里哺乳的姿势，最好采取坐着的姿势。因为乳母晚上睡意较浓，如果躺着哺乳，充满着乳汁的乳房很容易堵住小婴儿的鼻孔，或者由于乳汁过急地流出，小婴儿来不及吞咽发生呛乳窒息。这样的意外事故也屡见不鲜。

除此之外，有些乳母为了方便自己让宝宝一整夜都含着乳头，这对宝宝是极其不利的。这样容易造成宝宝消化不良，还给宝宝养成了不好的吃奶习惯，更影响了宝宝的睡眠质量。

母乳是否充沛的判断方法

母亲都想知道自己的乳汁是否能满足婴儿的需要。那么，怎样知道母乳是否够吃呢？

婴儿吃奶时有连续的咽奶声，吃完后能安静入睡3～4小时，醒后精神愉快，每月体重稳步增加；每天大便2～3次，色泽金黄，呈黏糊状或成形，表示奶量充足。

母乳充沛与否的判断方法

★ 观察孩子能否吃饱。

★ 换尿布。

★ 称宝宝体重。

★ 哺乳时间长短。

★ 哺乳间隔时间长。

★ 观察乳房是否胀满。

如果婴儿吸奶时要花很大力气，或吃空奶后仍含着奶头不放，有时猛吸一阵便吐掉奶头而哭，吃完奶后睡了1小时左右就醒来哭闹，喂奶后又入睡，反复多次；大便量少或呈绿色的稀便，都表示母乳不足。

日常生活中经常会遇到这样的情况，当哺乳的母亲遭受巨大不幸而受到强烈刺激时，她的奶水会明显减少甚至没有；而如果心情愉快，奶水就会喷涌而出。这表明乳汁的产生和射出会受到母亲情绪的影响。因此，母亲在哺乳期间，一定要注意保持自己良好的情绪，以一种积极的心态来喂哺自己的孩子。

使乳汁充沛的方法

不少产妇因为奶水不足甚至无奶而焦急。下面介绍一些使乳汁充沛的方法：

早吸吮、勤喂奶是奶水增加的最好方法。早开奶能使乳汁及早分泌，而勤喂奶能加速乳汁的产生和分泌。资料表明，婴儿吸吮刺激越早，母亲乳汁分泌就越多。即使母乳尚未分泌，吸吮乳头几次后就会开始分泌乳汁。

哺乳时要按需哺乳，奶胀了就喂，婴儿饿了就喂，如果乳汁一次吃不完，要挤出来，让乳房排空，这样才能产生更多的乳汁。否则，乳房老是胀着不排空，奶就憋回去了。

不要随意给婴儿添加牛奶或糖水，不要给婴儿使用带有橡皮奶头的奶瓶。因为橡皮奶头可以使婴儿产生乳头错觉，会使其不愿意用力吸吮母乳，从而使母乳分泌越来越少。

此外，母亲要加强饮食营养，多吃含蛋白质、脂肪、糖类丰富的食物，多吃新鲜水果和蔬菜，保证维生素的需要，同时汤类食物也必不可少。充足的睡眠、良好的情绪也是保证乳汁分泌的重要因素。

两个乳房奶水不均怎么办

有些新妈妈常常出现一只乳房奶水充足，而另一只较少的情况。这多是因为母亲往往喜欢让宝宝先吃奶胀的一侧乳房，当吃完这一侧乳房时，宝宝大多已经饱了，不再吃另一侧乳房。这样，奶胀的一侧乳房因为经常受到吸吮的刺激，分泌的乳汁越来越多，而奶水不足的一侧由于得不到刺激，分泌的乳汁就会越来越少。久而久之，就会出现妈妈的乳房一边大一边小、一边胀一边不胀的情况，断奶以后也难以恢复。

宝宝长期只吃一侧乳房的乳汁，时间长了，会造成偏头、斜颈、斜视，甚至小脸蛋也会一边大一边小，后脑勺一边凸一边凹，这对宝宝的健康十分不利。

出现一只乳房奶胀、另一只乳房奶少的情况时，可以在每次哺乳时，先让婴儿吸吮奶少的一侧，这是因为宝宝饥饿感强，吸吮力大，对乳房的刺激强，奶少的那一侧乳房泌乳会逐渐增多。大约5分钟，宝宝可以吃到乳房中大部分的乳汁，然后再吃奶胀的一侧。这样两侧乳房的泌乳功能就会一样强。

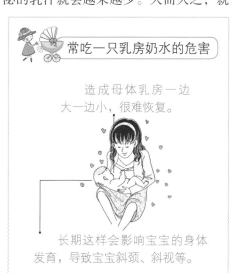

常吃一只乳房奶水的危害

造成母体乳房一边大一边小，很难恢复。

长期这样会影响宝宝的身体发育，导致宝宝斜颈、斜视等。

哪些情况不宜母乳喂养

母亲患以下几种常见疾病时应暂时停止母乳喂养，如不加以注意，会给婴儿带来不良后果：

感染性疾病。患上呼吸道感染伴发热，产褥感染病情较重者，或必须服用对孩子有影响的药物者。梅毒、结核病活动期也不宜哺乳。

心脏病。Ⅲ～Ⅳ级患者或孕前有心衰病史者。此类患者哺乳极易诱发心力衰竭，可危及生命。心功能Ⅰ、Ⅱ级伴有心功能紊乱的患者，必须在纠正心功能紊乱后才能进行母乳喂养。

肺结核。对于患有活动性（传染期）肺结核的产妇娩出的婴儿，应当立即接种卡介苗，并与乳母隔离6～8周，不能母乳喂养。这样既可以减少产妇的体力消耗，又能避免传染婴儿。

癫痫病。由于抗癫痫药对婴儿危害较大，故多主张禁止母乳喂养，但少发作或用药量少的，也可母乳喂养。

糖尿病。患糖尿病的产妇不宜母乳喂养。

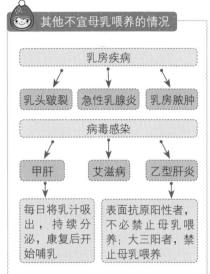

其他不宜母乳喂养的情况

乳房疾病

乳头皲裂　急性乳腺炎　乳房脓肿

病毒感染

甲肝　艾滋病　乙型肝炎

每日将乳汁吸出，持续分泌，康复后开始哺乳

表面抗原阳性者，不必禁止母乳喂养；大三阳者，禁止母乳喂养

产后漏奶怎么办

漏乳不但使婴儿得不到母乳喂养，而且给产妇带来很多苦恼，产妇常常穿不干净的衣服，还容易感冒，有的产妇因气血旺盛，乳汁生化有余，乳房充满，盈溢自出，此不属病态，产妇应当分辨清楚。

凡乳汁自出者，除求医治疗外，还应当注意勤换衣服，避免湿邪浸渍。冬天可用2～3层厚毛巾包扎乳房，或用牡蛎粉均匀地撒于两层毛巾中间，药粉厚如硬币，以之包扎乳房，可以加强吸湿的作用。

产后乳汁自出的原因及防治方法		
症状	诱发因素	防治方法
产后乳汁自出	气血虚弱、中气不足	补气益血固摄的药膳：芡实粥、扁豆粥、人参山药乌鸡汤、黄芪羊肉粥、黄芪当归乌鸡汤
	产后情绪不佳、肝火旺盛	调整情绪，忌嗔怒、少忧思、断欲望，避免各种刺激因素

不要用奶瓶喂奶、喂水

女性在哺乳期哺育婴儿时，有时会出现一种比较反常的现象，孩子虽然很饿，但是不愿吸吮母亲的乳头，刚吸一两口就大哭不停。这是因为这些孩子往往都使用过橡皮奶头。这种现象医学上称为"奶头错觉"。

因为用奶瓶喂养与母亲哺乳形成的婴儿口腔内的运动情况是不同的，用奶瓶喂养时，橡皮奶头较长，塞满了整个口腔，婴儿只需用上、下唇轻轻挤压橡皮奶头，不必动舌头，液体就会通过开口较大的橡皮奶头流入口内。

而吸吮母亲乳头时，婴儿必须先伸出舌头，卷住乳头拉入自己的口腔内，使乳头和乳晕的大部分形成一个长乳头，然后用舌将长乳头顶向硬腭，用这种方法来挤压出积聚在乳晕下（乳窦中）的奶汁。

如果婴儿拒绝吸吮母亲的乳头，这样就严重地影响了母乳喂养的顺利进行。因此，年轻的乳母一定要注意，不要用奶瓶或橡皮奶头给孩子喂奶喂水。

用奶瓶喂奶的坏处

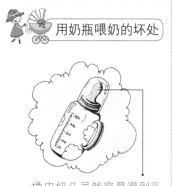

橡皮奶头虽然容易得到乳汁，但影响母乳喂养的进行，所以要避免。

如何进行混合喂养

当发现母乳喂养婴儿吃不饱时，就需加喂代乳品，如牛奶、羊奶、奶粉等，这个方法就是通常说的混合喂养法。采用此法喂养应注意以下几点：

每次应先喂母乳，让婴儿把乳汁吸完后，再喂代乳品。因为婴儿往往吃代乳品时吃得快、吃得香，而吃母乳时却不高兴，不是哭闹就是睡觉，使乳房不能排空，影响乳汁分泌，母乳会因此而越来越少。代乳品不能配得太甜，宝宝吃惯了比较甜的代乳品，就会觉得母乳淡而无味了，这会使之不愿吃母乳。另外，橡胶奶嘴的孔不要过大，婴儿吃惯了容易吸吮的奶头，就不愿吃母乳了。

混合喂养方法

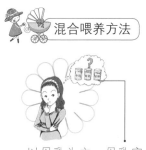

以母乳为主，母乳完毕后再喂牛奶、羊奶等代乳品。

 混合喂养的搭配方法

混合喂养最好不要一顿全部吃母乳，另一顿全部吃代乳品。如果因为某些原因母亲不能按时给婴儿喂奶时，可用代乳品代替一次，但一天内用母乳喂哺不能少于3~4次。母乳喂养次数过少也会影响乳汁的正常分泌。

怎样人工喂养宝宝

妈妈必须先洗净双手，提前15分钟准备好调制奶粉所需的用具，然后拿出消过毒的奶嘴、奶瓶、奶粉和所需水量。把准备好的50℃~60℃热水的2/3量倒入奶瓶中。用奶粉罐所附的汤匙，按说明加入适量奶粉。晃动奶瓶，让奶粉充分化开，不要有结块。将剩余的1/3热水加入奶瓶中，然后把奶瓶放平，通过刻度查看是否够量。盖上奶瓶盖后再轻轻晃动一次，不要太用力，以免起泡沫。妈妈先在胳膊弯处滴几滴试试温度，稍感温热即为适宜。

妈妈选择自己感到舒服的姿势，如坐在床边，可以放一个坐垫在腿上，以此来调整高度，避免手臂很快酸痛。一手拿奶瓶，另一手让宝宝头枕在手肘上，用小臂支撑住宝宝的身体。

随着奶瓶中奶量的减少，逐渐增加奶瓶的倾斜度，可将奶瓶盖松开少许，让空气进入瓶内。

竖着抱起宝宝，让头靠在妈妈身上，妈妈轻拍宝宝后背，让其将吞进胃内的空气排出。

奶瓶的消毒方法如下：喂奶后立即用奶瓶专用刷，彻底清洗每一个部分，然后用清水冲洗；奶嘴不仅要用专用刷刷洗外面，里面也要认真刷洗。在消毒用的锅里盛满水，将奶瓶、计量勺、瓶夹子放进去，点上火，在开水里煮5~6分钟。用蒸煮器需要10分钟。奶嘴的消毒有3分钟就行，在停火前3分钟放进去即可。

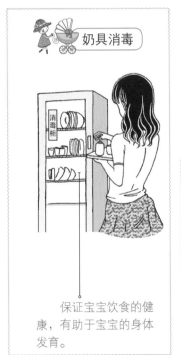

奶具消毒

保证宝宝饮食的健康，有助于宝宝的身体发育。

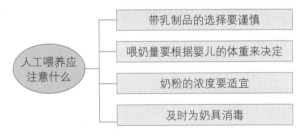

人工喂养应注意什么

- 带乳制品的选择要谨慎
- 喂奶量要根据婴儿的体重来决定
- 奶粉的浓度要适宜
- 及时为奶具消毒

调乳前奶具要控水

如果马上就要调乳的话，不管消毒用的是锅还是蒸煮器，都应在盘上铺上擦拭布，用消过毒的镊子或奶瓶夹将消过毒的喂奶用具逐个取出，把水控干才可使用。

人工喂养注意事项

喝牛、羊奶时，一定要加糖，因牛、羊奶中糖的含量较少，不能供给小儿足够的热量，一般在500克奶中加25克糖为宜。以牛奶为主食的婴儿，每天喝牛奶不得超过1千克。超过1千克时，大便中便会有隐性出血，时间久了容易发生贫血。

鲜奶要煮开后再喝，这样既消毒又可使奶中的蛋白质容易吸收。每次喂奶时，都要试试牛奶（羊奶、奶粉）的温度，不宜过热或过凉，可将奶汁滴儿滴在手背上，以不烫手为宜。

奶头的开孔不宜太大或太小，太大奶汁流出太急，可引起婴儿呛奶，太小婴儿不易吸出。喂奶时，奶瓶应斜竖，使奶汁充满奶头，以免小儿吸入空气而引起吐奶。

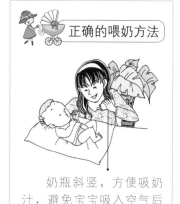

正确的喂奶方法

奶瓶斜竖，方便吸奶汁，避免宝宝吸入空气后吐奶。

要注意奶具的卫生，奶瓶、奶头、汤匙等食具每天都要刷洗干净，然后煮沸消毒一次（煮沸消毒时间一般为水开后再煮10分钟，奶头煮3分钟即可）。每次喂奶都应用清洁的奶头，喂完后马上取下，并洗净放入干净的瓶内，临用时用开水泡3～5分钟。

奶瓶选购要点

奶瓶是每个宝宝的必需品，现在市场上的奶具品种繁多，很多父母不知道到底哪一种更适合自己的宝宝，还有的家长认为随便买一种都可以给宝宝喂奶。奶具是宝宝进食的主要工具，如果选择得不好，宝宝就会产生抗拒，所以选择奶具很重要。

奶瓶使用一段时间后会出现变形、透明度差、刻度不清、内盖溢扣等情况，应该及时更换新产品。选购时，应查看产品标签是否规范，是否符合国家规定的标注方法及事项，是否标明生产厂家的名称、地址及相关说明。一般好的奶瓶透明度很好，能够清晰地看到奶的容量和状态。另外，奶瓶的瓶身上最好不要有太多的图案和色彩。

选购奶瓶注意事项

★ 瓶身光滑，瓶底无毛刺。
★ 奶嘴形状及流量适合婴幼儿需求。
★ 奶瓶内盖旋转自如，无溢扣现象。
★ 奶瓶外盖盖上后不会轻易被碰掉。
★ 瓶身透明度高，毫升数及刻度显示清晰。
★ 瓶身图案不含铅、不掉色。
★ 选择知名品牌，可保证用品设计合理、无毒无害。

奶嘴是奶瓶最重要的部分，现在市场上的奶嘴大多用硅胶制成，这种材质更接近母亲的乳头，软硬适中，可以促进宝宝的唾液分泌，容易被宝宝接受。

奶瓶的辅助用品

奶瓶的辅助用品有清洁、加热、过滤、消毒等几类，不同的用品有不同的作用。

奶瓶刷。一套奶瓶刷包括一大一小两个刷子，大刷子用于刷瓶端，小刷子用于刷奶嘴。海绵奶瓶刷适合清洗塑料奶瓶，尼龙奶瓶刷适合清洗玻璃奶瓶，所以要根据不同的奶瓶选择适宜的奶瓶刷。

奶瓶消毒锅。煮沸消毒是最常用的也是最有效的消毒方法，但通常需要以火源加热，比较麻烦。专用的消毒锅利用电能，13分钟自动断电，使用方便、安全。

暖奶器。间接加热瓶装食品，方便、卫生、安全。食品放入暖奶器时间不能过长，不然食品会变质。

奶瓶专用过滤器。主要用于过滤果汁中的杂质。消毒后使用，保证绝对卫生。

一次性奶袋。将奶袋与奶瓶内盖衔接，然后装入奶粉，冲水即可。这种奶袋为即用即弃型，免去了清洗消毒的步骤，适合外出使用。奶袋还有专门的奶瓶桶，为无底中空，比常用奶瓶稍大一点儿，有利于妈妈手拿哺喂宝宝。

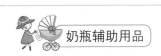

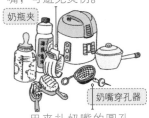

奶瓶消毒后会很烫，用奶瓶夹取出奶瓶、奶嘴，可避免烫伤。

奶瓶夹

奶嘴穿孔器

用来扎奶嘴的圆孔，可根据婴儿的需要来增加圆孔。

不宜用暖瓶保存鲜奶

暖瓶是用来保温开水的，但有的家长喂养小儿贪图方便，将煮好的牛奶灌入暖瓶里保温，以为可随吃随取，方便省事，殊不知经常饮用存放时间长的牛奶对人体是不利的。

牛奶营养丰富，灌入保温瓶贮放时间过长，随瓶内温度下降，细菌在适宜的温度下会大量繁殖，用不了3~4小时，瓶中牛奶就会腐败变质，小儿吃了这种牛奶，容易引起腹泻、消化不良或食物中毒。

因此，牛奶应随吃随煮，如暂时不吃，可放少许砂糖和少许食盐。

经煮沸过的牛奶，最好立即分装到已消毒的奶瓶内，或放在原消毒锅内不动，但要加盖，防止空气中尘埃细菌污染，然后放在冷水或冰箱、冰库保存。但在冬天，如保存时间超过了24小时，炎热天超过12小时的，食前要加热煮沸2分钟。

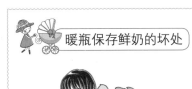

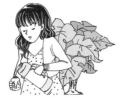

鲜奶用暖瓶保温，易产生细菌，宝宝喝后易引起腹泻或食物中毒。

新生儿喂鲜奶应掌握的量与次数

牛奶脂肪粗大，不易消化吸收，而且容易被细菌污染。牛奶中不含预防感染的白细胞和抗体，人工喂养的婴儿较易得腹泻及呼吸道感染引起的疾病。喂牛奶可适当补充糖水和果汁。

凡给新生儿喂牛奶，必须加水稀释后才能喂食，一般一两周内新生儿宜用2～3份牛奶加1份水。三四周小儿宜用3～4份牛奶加1份水，满月以后小儿不宜加水，可喂全奶。

喂牛奶的婴儿，要规定时间，因为牛奶要比母乳难于消化。1天所需奶的总量约等于孩子的体重公斤数×100～孩子的体重公斤数×120（毫升）之间，1天奶的总量不应超过1000毫升。

羊奶的营养是非常高的。它与牛奶的营养价值近似，但所含维生素B_{12}、叶酸量不足，长期喂羊奶不加辅食易发生营养性贫血（巨幼红细胞型贫血），如及早添加辅食，可以避免。

凡新生儿喂哺羊奶，必须稀释后再喂，生后不到一周的婴儿，羊奶与水的比例为1：3，也就是1份羊奶3份水；生后三四周的婴儿为1：2；生后两三个月的婴儿为1：1；以后水量可逐渐减少，待婴儿长到7个月后就可以喝全奶了。

不能给新生儿喂酸奶，虽然酸奶具有较高的营养价值，但对新生儿是不合适的。

这是因为酸奶中含有乳酸，这种乳酸由于新生儿肝脏发育不成熟而不能将其处理，结果使乳酸堆积在新生儿体内，而乳酸过多是有害的，所以新生儿不能长期用酸奶喂养，只能作为临时性喂养。

给婴儿喂羊奶应掌握的量					
月龄	出生1周	8～14天	15～28天	1～2个月	3～6个月
喂食次数	7～8次/每日	7次/每日	6次/每日	5～6次/每日	5次/每日
喂食量	婴儿体重（kg）×100				

注：喂羊奶时，必须将羊奶煮沸，在饮用时加入适量的糖，但不可加太多，过多的糖会导致宝宝腹泻。

判断新生儿饥饱的方法

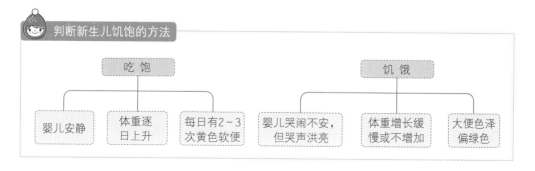

调配奶粉的注意事项

冲泡奶粉时，奶粉袋或罐上都写有奶粉的使用法和比例等，要照说明去做。一般奶粉和水的比例是1：60或1：30，也可以根据奶粉包装袋上的说明来调配，不能随意地改变浓度。奶水浓度过浓或过稀，都会影响宝宝的健康。如果奶粉浓度过高，幼儿饮用后，会使血管壁压力增加，胃肠消化能力和肾脏的排泄能力难以承受，发生肾衰竭。如果奶粉浓度太稀，会导致蛋白质含量不足，引起营养不良。

调配奶粉时还要注意以下几点：首先用肥皂洗净双手。将开水冷却至50℃～60℃左右，往消过毒的奶瓶里倒进必需量的一半。将必需量的奶粉一点点地往里放，一边摇动一边就溶解了，等完全溶解后再倒进剩下的一半热水。盖上奶嘴和奶嘴罩，冷却到不烫人的程度，以把奶滴在手腕的内侧感到温热为准，温度在40℃左右，夏天可再凉些。

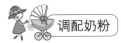

调配奶粉

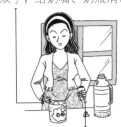

调配奶粉前，注意清洁双手，给奶嘴、奶瓶消毒。

调整好比例，倒完水后要左右轻摇奶瓶，不宜上下晃动。

怎样为孩子补充水分

年龄越小，体内水分比例越高，婴儿期新陈代谢旺盛，对水的需求量相对也较多。母乳和牛奶中虽有大量水分，但远远不能满足婴儿生长发育的需要。因此，吃母乳或牛奶的婴儿都应补充水。

一般情况下，婴儿每天的饮水量大约是每千克体重120～150毫升，应去除喂奶的量，余量一般在一日中每两顿奶之间补充水分。可给婴儿喝白开水、水果汁、蔬菜汁等，夏季可适当增加喂水次数。

给新生儿喂水宜忌

★ 不能喂太甜的水，易造成宝宝腹部胀气。

★ 不宜喝果汁饮料，刺激肠胃，引起宝宝肠胃不适。

★ 喝白开水。

★ 夏天汗多时，可适量在白开水中加盐，补充盐分。

给宝宝补水时，如果宝宝不愿喝水，大人一定要有耐心，在两次喂奶间或宝宝心情好的时候喂。一开始喝多少没关系，慢慢就会习惯了，但不能以糖水代替白开水。

宝宝刚开始吃辅食时会因消化不良而有拉肚子的情况发生。拉肚子时钠和钾会随着水分而流失，所以要十分注意宝宝是否有脱水症的病征。这时候要给宝宝补充充足的水分，如喝一点开水或稀释后的果汁。

哺乳期妈妈禁用的西药

几乎所有的药物都可能通过血液循环而至乳腺，并从其分泌的乳汁而出，影响乳儿。由于婴儿对药物非常敏感，肝脏解毒能力差，即使母体仅仅使用治疗剂量，仍可使婴儿蓄积中毒，对早产儿更是危险。因此，哺乳期妈妈用药就要当心，否则会通过乳汁影响宝宝的健康。比如说，抗甲状腺药物、抗肿瘤药物、四环素、抗凝药物等。

新生儿体内的药物浓度一方面可能是产妇分娩前或分娩时使用的药物通过胎盘留下的；另一方面是通过乳汁得到的。哺乳期妇女服用的大多数药物或多或少都会出现在乳汁中，且新生儿代谢和排泄药物的功能尚不成熟。新生儿排除药物非常缓慢，比如给大人服用咖啡因，清除一半咖啡因的时间不到4小时，但新生儿则需要80个小时以上才能清除。

因此，在哺乳期用药时必须注意药物是否会从乳汁排出，乳儿吸入后是否会产生危害。

乳汁中药物浓度和服药剂量有关，故乳母给药应给最低的有效量，尽可能降低乳汁中的药物浓度，以减少对宝宝的影响。

产妇不要滥用药物，如果必须用药，应在医生指导下使用。乳母在服用任何药物之前，都应了解此种药物能否对孩子有影响，最好征求医生的意见。如果确需服药，可暂停哺乳或断奶。

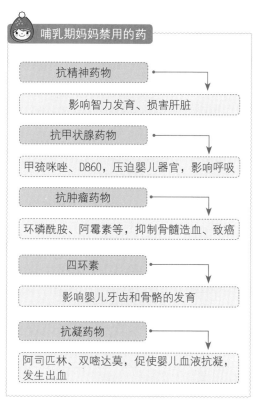

哺乳期妈妈禁用的药

抗精神药物 → 影响智力发育、损害肝脏

抗甲状腺药物 → 甲巯咪唑、D860，压迫婴儿器官，影响呼吸

抗肿瘤药物 → 环磷酰胺、阿霉素等，抑制骨髓造血、致癌

四环素 → 影响婴儿牙齿和骨骼的发育

抗凝药物 → 阿司匹林、双嘧达莫，促使婴儿血液抗凝，发生出血

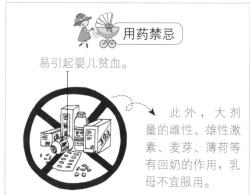

用药禁忌

易引起婴儿贫血。

此外，大剂量的雌性、雄性激素、麦芽、薄荷等有回奶的作用，乳母不宜服用。

 哺乳期妈妈忌用的中药

中药方面，在产后一定要忌用大黄，因为该药不仅会引起盆腔充血，阴道流血增加，还会进入乳汁中，使乳汁变黄，宝宝吃了会造成腹泻。此外，炒麦芽、逍遥散、薄荷也有回奶作用，产妇也要忌用。

起居护理

通常，刚刚出生不久的宝宝对生活环境的要求很高，他从安静的环境到适应现实环境需要一定的时间。新生儿的身体功能尚不健全，外界环境的改变能影响新生儿的生长发育，甚至患病。因此，母亲要为孩子布置一个既舒适又安全的生活环境。

 ## 新生儿的衣着要求

经专家认定，新生儿应该从一出生即开始穿内衣，特别是在天气寒冷时出生的婴儿。新生儿的皮肤毛细血管丰富，角化层薄，表皮细嫩，汗腺发育不良，排尿次数多，生长发育快。

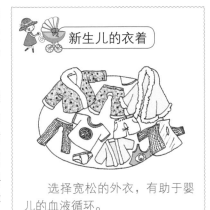

选择宽松的外衣，有助于婴儿的血液循环。

因此，新生儿的衣物应质地柔软、通透性能好、吸水性强、不伤肌肤，最好选用纯棉制成的软棉布或薄绒布。这两种面料不仅质地柔软，还有容易洗涤，保温性、吸湿性、通气性好的特点。同时，衣服颜色宜浅淡，应无花案。衣缝要少，要将缝口朝外翻穿。式样要简单，衣袖宽大，易于穿脱，便于小儿活动。

新生儿不必穿裤子，因为经常尿湿，可以用尿布裤；穿的衣服一般比妈妈多一层就可以。如果婴儿的胸、背部起鸡皮疙瘩，或者脸色发青、口唇发紫，说明衣服穿得过少；如果婴儿皮肤出汗，则表示衣服穿多了，要注意减衣。

 ## 怎样给新生儿洗澡

在给新生儿洗浴前首先要做以下一些必要的准备：

关闭门窗，避免空气对流，要求室温最好在24℃～26℃，水温最好在38℃～40℃之间，如果没有温度计，可以手腕内侧试温度，不凉不烫即可。

洗澡时间最好选择在婴儿吃完奶两小时左右，以减少吐奶。沐浴前先准备好洗澡用品，如浴液、爽身粉等，脐痂未脱前还要备好消毒棉棒和75％的酒精。

洗澡前还要清洗双手，清洁浴盆等。每次给宝宝洗澡时间不能过长，一般不要超过2～3分钟。浴后一手紧托其腋下，一手紧托下身，用双手小心紧抱宝宝离开浴盆，小心手滑。用浴巾包裹，将爽身粉轻轻抹于宝宝的全身，尤其是颈下、两腋窝、两侧大腿内侧等有褶皱的地方，然后穿好衣服，将新尿片换上。

新生儿脐带的护理

新生儿出生后脐带根部已由接生员进行结扎、消毒和包扎，正常情况下，脐带结扎剪断后3～7天会干燥脱落，血管闭死变成韧带，外部伤口愈合向内凹陷形成肚脐。

由于新生儿脐带残端血管与其体内血管相连，是新生儿感染的易发部位，如果

脐带护理注意事项

★ 妈妈护理宝宝时，要注意清洗手部。
★ 保持婴儿的衣着和包被清洁干爽。
★ 婴儿排尿、排便之后要及时更换尿布。
★ 大、小便后清洗臀部及会阴部。

处理不当，细菌就会乘机通过脐带进入血液，引起全身性感染，导致新生儿败血症。

那么如何保护好新生儿的脐带呢？

脐带进行结扎后24小时之内要密切观察有无出血，每天洗浴后要用75%酒精消毒，擦时从脐根中心呈螺旋形向四周擦拭，不可来回乱擦，以免把周围皮肤上的细菌带入脐根部，然后撒些脐带粉，盖上小方纱布，发现婴儿脐带布湿了，应该立即更换，不要用脏手、脏布去摸、擦肚脐。

如果发现脐根有肉芽、脓性分泌物、红肿及臭味，有可能是脐部感染，应及早找医生治疗，以防病情发展恶化。

怎样给新生儿测体温

测量新生儿的体温时，肛温比较恒定可靠。口腔温度受外界温度影响较大，尤其是刚喝完热水测量，影响会更大，腋下温度可因夹得松或紧、摩擦、出汗等而有所变化，应该以夹紧、不摩擦、无汗为准。

新生儿测体温常取腋下。量体温之前，将体温计甩到35℃以下，用棉花蘸酒精擦拭消毒后再用。温度表的水银囊一头放在宝宝的腋下，将表夹住，经3～5分钟后取出。看温度计的刻度时，应横持温度计，缓慢转动，便可以看清温度计所示的刻度。体温计用完后，要用75%酒精消毒后存放备用。

如果没有体温计，可以通过触摸小儿的额头或身体来确定是否发热或体温过低，这就全凭大人的感觉了。早产儿、重病小儿不但不发热，还可能会出现低体温。可触摸小儿的小腿和腋窝来判断，如发冷，常预示体温不升。有时小儿包裹不当，手脚也会发凉。40℃以上为超高热，应当及时采取措施降温。

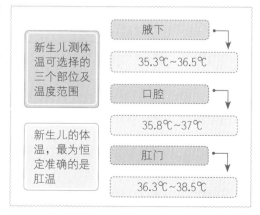

新生儿的肚子须保暖

婴儿自出生以后，肠胃就不停地在蠕动，当新生儿腹部受到寒冷的刺激，肠蠕动就会加快，内脏肌肉呈阵发性的强烈收缩，因而发生阵发性腹痛，新生儿则表现为一阵阵哭啼，食乳减少，腹泻稀便，常常有奶瓣。

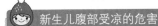

新生儿腹部受凉的危害

★ 内脏肌肉强烈收缩，引发腹痛。
★ 宝宝大声啼哭。
★ 食乳量减少。
★ 腹泻稀便。
★ 有奶瓣产生。

由于寒冷的刺激，男孩易发生提睾肌痉挛，使睾丸缩在腹股沟或腹腔内，就是人们常说的"走肾"，这时婴儿腹部疼痛转剧，表现为烦躁啼哭不止。

发生上述情况后，只需用热水袋敷腹或下腹部，或用陈艾、小茴香炒热，用布包着热熨腹部，疼痛会逐渐缓解。

因此，平时应注意给新生儿腹部保暖，即使是夏天天气炎热，也应防止新生儿腹部受凉，宜着单层三角巾护腹，冬天宜着棉围裙护腹。需要注意的是，婴儿的居室在冬天室温应维持在20℃~24℃之间。在为宝宝换尿布时，也不宜把尿布放在宝宝的腹部，以免引起宝宝受凉。天气暖和的时候，也可带宝宝外出呼吸新鲜空气，但要注意保暖。

怎样给新生儿换尿布

新生儿尿布要随时更换，才能保证干净卫生。

尿布应事先准备好，取两块尿布分别叠成长方形和三角形，将长方形尿布放在三角形尿布上，使之呈T字形，叠好后放在床边备用。

换尿布注意事项

★ 尿布要勤换，否则易引起尿布疹。
★ 宝宝大便后，用温湿尿布擦干会阴部，保持局部干燥。
★ 动作要快，以免宝宝着凉，尤其在冬季。

如果孩子有哭闹或估计孩子已经有大小便时，应先洗手，然后取两块叠好的尿布一齐塞在婴儿臀下，将上面长方形尿布盖住会阴部，再将三角形尿布的三个角在会阴部上方系在一起，再在孩子臀部的上、下两面各垫一小棉垫子，既可保证孩子能自由舒服地伸腿活动，又能避免尿湿被褥。

应为新生儿选用白色旧被单或旧棉衣服改制而成的尿布，既柔软，吸水性强，又无刺激性。如大人的旧棉毛衫、棉毛裤、旧棉被里、旧床单等，剪成合适的大小，洗干净后开水一烫，太阳晒干即可使用。

市面上销售的成品有一次性无纺尿布，一般不会损伤孩子肌肤，只是价格较贵，作为临时应急或外出时使用较好。

新生儿不宜用枕头

有些人习惯认为，睡觉就必须睡枕头，于是就给刚刚出生的新生儿也枕上一个小枕头。其实，这样做对新生儿的正常发育是很不利的。

新生儿的脊柱从侧面看几乎是直的，或仅稍向后突出，生理性的弯曲还没有形成。当小儿生后2~3个月开始抬头，就会出现颈椎前凸（第一个弯曲）；6~7个月开始会坐，会形成胸椎后凸（第二个弯曲）；在练习行走时形成腰椎前凸（第三个弯曲）。

因此，新生儿时期不宜用枕头，只是床头部稍垫高些，或在枕部垫一个软垫。有些人给小儿"睡头形"，这是不合适的。

当婴儿长到2~3个月时，颈部脊柱开始向前弯曲，这时睡觉时可枕1厘米高的枕头。长到6~7个月开始学坐时，婴儿胸部脊柱开始向后弯曲，肩的发育增宽，这时孩子睡觉时应枕3厘米高左右的枕头。

新生儿不同时期脊柱的发育状况	
月龄	发育状况
新生儿	脊柱生理弯曲还未形成，几乎呈直型
2~3个月（开始抬头）	颈椎前凸
6~7个月（开始坐）	胸椎后凸
11~12个月（开始学行走）	腰椎前凸

在婴儿脊柱还未形成弯曲之前，婴儿不宜用枕头，易影响脊柱发育，所以新生儿不宜用枕头。

 怎样护理早产儿

胎龄越小，器官的缺陷和功能障碍对早产儿的生命和健康的危害就越大，出生后可能遇到的问题也越多，往往需要给予特别的监护，帮助其度过发育不足时期。早产儿所需要接受的监护与其出生时的胎龄和体重密切相关。

注意保暖。早产儿的体温调节功能差，因此出生后要特别注意保暖。为避免出现体温异常波动，早产儿室内温度保持在24℃为宜。早产儿所用的尿布、衣服及包被等，都应在火上烘烤后再使用；头上要戴帽子。

合理喂养。早产儿生长发育快，正确喂养十分重要。对早产儿来说，最好的营养物质仍是母乳。母乳的营养成分不会因提早结束妊娠而缺少。

预防感染。早产儿免疫功能低下，很易感染，要特别注意预防。

早产儿易出现的问题

★ 体温不正常。
★ 呼吸不规则或呻吟。
★ 面部或全身青紫、苍白。
★ 烦躁不安或反应低下。
★ 惊厥。
★ 早期或重度黄疸。
★ 食欲差、呕吐、腹泻、腹胀，出生3天后仍有黑便。
★ 硬肿症。
★ 出血症状。
★ 24小时仍无大小便。
注：一旦发现上述任何情况，要及时向医生报告，及时处理。

怎样抱新生儿

对于新生儿，爸爸妈妈是又想亲近，又常感无从下手，担心弄疼弄伤宝宝。下面三种抱婴儿的方法比较科学，更适合婴儿的特点：

将婴儿抱于手臂中。左臂弯曲，让婴儿的头躺在左臂弯里，右手托住婴儿的背和臀部，右臂与身子夹住婴儿的双腿，同时托住婴儿的整个下肢体。左臂要比右臂略高10厘米左右。这样抱孩子，使孩子的头部及肢体比较舒服，让新生儿有安全感。

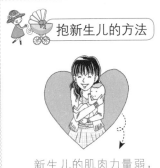

抱新生儿的方法

新生儿的肌肉力量弱，这样用手托着头部，有助于婴儿骨骼的正常发育。

将婴儿面向下抱着。将左手放在婴儿的腹部托着他的下身，将右手放在身侧，托着婴儿的上身，使婴儿的下巴及脸颊靠近你的臂弯，这样可以让婴儿的手脚自由活动。

让婴儿靠住大人的肩膀抱着。你的一只手放在婴儿的臀下，支持其体重；另一只手扶住孩子的头部，使孩子靠住你的肩膀，竖直卧在你的胸前。这样抱孩子不但会使孩子感到安全，而且直立，无压迫感。

新生儿躺卧宜采用的体位

新生儿躺在床上时，要不断地变化体位，不要长时间平卧，可适当俯卧，俯卧对锻炼其呼吸功能大有好处。要睡平板床，去枕，头转向右侧，两手两脚平摆于两侧。俯卧时要有专人密切观察，时间不宜太长。

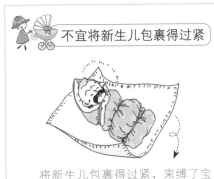

不宜将新生儿包裹得过紧

将新生儿包裹得过紧，束缚了宝宝四肢和胸廓的运动，不利于宝宝身体的发育。

一般在新生儿出生的第1天应采用头略低于脚的侧卧位，以利于吐出在分娩时吸入的羊水和黏液。第2天即应让新生儿的上半身和头部高于下半身，一般不必枕枕头，即使用枕头，枕头高度也不要超过3～4厘米，在每次喂奶后宜右侧卧位，以利于胃的排空，防止溢奶，并可避免溢奶时奶液吸入呼吸道，引起窒息。

因为新生儿的身体非常柔软，在喂奶的时候很不容易被抱起来，所以可以将新生儿包裹起来，既让宝宝感受到足够的温暖和安全，也能方便母亲将宝宝抱起来。

婴儿睡觉不要过分摇

据科学家们研究，轻轻地摇晃婴儿，可以使他们的内耳前庭受到刺激，产生平衡感觉，有利于其动作发育。但过分剧烈地摇晃婴儿，对孩子却是十分危险的。

轻摇婴儿的好处

★ 促使宝宝内耳前庭接受刺激产生平衡感觉。
★ 有助于帮助宝宝入眠。
★ 加快宝宝学步的进程。
★ 促进宝宝动作能力的发展。

当成人用手反复摇晃来哄婴儿时，由于婴儿头部相对较大难以控制，在摇晃中就会急速晃动，使大脑不断撞击颅骨内壁，引起大脑皮层膨胀，使脑组织受震荡并缺血，从而出现烦躁不安、食欲减退、恶心呕吐等症状，严重的还会产生发作性癫痫。这些统称为"摇动婴儿综合征"，多见于6个月内的婴儿。

为此，哄孩子时一定不要过分用力地摇晃，以免造成不良后果。

抚爱婴儿正确的方法是轻轻抚摸婴儿的全身。摇晃婴儿常常作为一种止哭的方法，当婴儿大哭时只要轻轻一摇或轻拍，婴儿的哭声就会停止，如果轻轻哼上几句催眠曲，婴儿会睡得更快，这是大家所具有的常识。

在婴儿睡觉的时候，是可以规律地轻摇婴儿的。除了利于宝宝的睡眠外，还可刺激宝宝的平衡能力，有助于宝宝动作能力的培养。

不能给满月的婴儿剃头

中国民间传说认为，婴儿满月应剃光头发，这样可以使头发增多变粗，有人连婴儿的眉毛也一起剃掉。这种做法是没有科学根据的。

露出皮肤表面的毛发是毛干，埋在皮肤里的是毛根，两者都是已经角化并且没有生命活力的物质。生长毛发的能力取决于毛根下端的毛球，它隐藏在真皮深处。因此，无论怎样剃、刮甚至拔，触及的只是未起作用的毛干和毛根，对起决定性作用的毛球却一点也未触及，根本不可能改变头发的质量。

给新生儿剃头，不但不会给小儿带来任何好处，反而可能会给婴儿造成不必要的麻烦，导致疾病的发生。

一般来说，头发生长得如何与遗传因素及妈妈孕期的营养有较大关系，有的宝宝会随着年龄的增长，头发越长越好。妈妈可在宝宝稍大些时，添加一些有利于毛发生长的食品，而不必靠剃头来提高、改善发质。

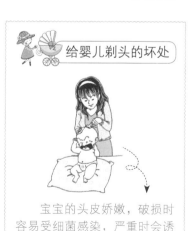

给婴儿剃头的坏处

宝宝的头皮娇嫩，破损时容易受细菌感染，严重时会诱发败血症，危害婴儿生命。

为婴儿清洁口腔

新生儿刚出生时，口腔里常常有一定的分泌物，这是正常现象，一般无须擦去。为了清洁口腔，妈妈可以定时给婴儿喂些温开水，就可清洁口腔中的分泌物。

如果一定要清除脏物时，让婴儿侧卧位，用小毛巾或围嘴围在婴儿的颌下，防止沾湿衣服。家长用香皂洗净双手，用棉签蘸上淡盐水或温开水，先擦口腔内的两颊部、齿龈外面，再擦齿龈内面及舌部。

如果婴儿闭口不配合，家长可以用左手拇指、食指捏婴儿的两颊，使其张口，再进行清洁，但动作一定要轻巧，因为婴儿的口腔黏膜极柔嫩，唾液少，易损伤而致感染，产生发炎溃烂等现象，故在清洁口腔时一定要注意。

为婴儿清洁口腔的注意事项

★ 定时喂婴儿温开水，帮助清除口腔分泌物。

★ 清洁口腔时，婴儿要侧卧。

★ 家长需清洁双手，用棉签蘸上淡盐水或温开水为宝宝清洁口腔。

★ 清洁时，顺序依次为：口腔两颊部、齿龈外部、齿龈内部、舌部。

★ 家长的动作要轻柔，以免损伤婴儿口腔黏膜。

给婴儿剪指甲

父母应该经常给宝宝剪指甲，虽然宝宝的指甲很柔软，但是对于宝宝娇嫩的皮肤来说也很锋利。在宝宝活动的时候，很容易划伤自己的皮肤，而且婴儿的指甲长得特别快，一两个月的婴儿指甲以每天0.1毫米的速度生长，所以要间隔1周左右就要给孩子剪一次。

剪指甲时，要在婴儿不动的时候剪，最好等孩子熟睡时剪；由于婴儿的指甲很小，很难剪，所以尽量用细小的剪刀来剪，剪得不要太多，以免剪伤皮肤；婴儿喜欢用手抓挠脸部和身上其他部位，往往会抓破皮肤，所以剪指甲时不要留角，要剪成圆形。

如果不慎在剪指甲的时候让宝宝的手指受伤了，也不要过于紧张，只需要在宝宝的手指上缠一张干净的纸巾，轻轻捏一会儿即可止血。千万不要在宝宝的手上缠上绷带，因为宝宝会经常吮吸自己的手指，绷带很可能会掉进嘴里，导致窒息。

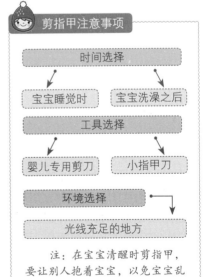

注：在宝宝清醒时剪指甲，要让别人抱着宝宝，以免宝宝乱动伤着自己。

怎样保护新生儿的囟门

刚出生的婴儿，在头顶部有一块软的区域，称为囟门。头顶常有两个囟门，位于头前的叫前囟门，约2.5厘米×2.5厘米，6～7个月骨化后逐渐缩小，1岁到1岁半时闭合；位于头后部的叫后囟门，约0.5厘米×0.5厘米，生后2～4个月自然闭合。

很多人可能会认为宝宝的囟门是禁区，既摸不得，也碰不得。必要的保护是应该的，但如果因为这样连清洗都不允许，那反而不利于新生儿的健康。

婴儿出生以后，皮脂腺的分泌加上脱落的头屑，常在前、后囟门部形成结痂（因为这里软，脏物易于存留），对牛奶过敏的宝宝，更容易形成奶痂。这些东西，不及时清洗会使其越积越厚，影响皮肤的新陈代谢，有时还会引发脂溢性皮炎。要是结痂后用手去抠，那就更糟，很容易损伤皮肤而感染。

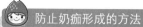
防止奶痂形成的方法

★ 经常清洗，清洗时动作轻柔、敏捷。
★ 清洗囟门时，不用手抓，用具保持卫生。
★ 室温和水温相适宜，和洗澡同时进行。
★ 若囟门结痂，用消过毒的植物油或0.5%金霉素膏涂敷痂上即可。
★ 除痂后，用温水、婴儿香皂清洗。

 ## 怎样保护新生儿的眼睛

婴儿出生时经过母亲阴道，阴道分泌物常会浸到眼内。如果阴道分泌物中有细菌，这些细菌就可随着分泌物侵入眼内，引起新生儿患各种眼炎。

保护新生儿的眼睛应从预防着手，新生儿出生后，接生者应给婴儿的眼睛内滴药。正常时，出生第一周，新生儿的眼睛都应用药棉浸生理盐水（或3%硼酸水）把眼洗净，头三天滴0.25%氯霉素眼药水、小檗碱或磺胺醋酰钠等眼药水，每天一次。如没有眼药水，也可用鸡爪黄连蒸水涂眼，每天一次，2～3次即可。此后无异常就不要再滴药了。

造成宝宝眼睛分泌物多的原因

★ 宝宝体内积热。
★ 眼部感染细菌。
★ 鼻泪管发育不健全。
★ 宝宝的眼睛可能患有湿疹。
值得注意的是，当发现宝宝发热、有湿疹的时候，父母应立即带宝宝上医院检查。

大多数父母不能把药水滴进宝宝的眼睛里，主要原因是孩子不睁眼，当家长试图用手指将孩子上下眼睑分开时，孩子反而闭得更紧。

这时，首先要设法让孩子睁开眼，可将孩子背着光线水平地抱起来，上下摇动其上身和头部。这样，孩子就会自动睁开眼睛，随之可将眼药水或眼药膏点在下眼睑的穹隆部。要注意，点药时切勿触到孩子的上下眼睑，以免引起孩子闭眼，导致滴药困难。

防止新生儿发生意外情况

新生儿自己不会做什么，容易发生烫伤、摔伤、一氧化碳中毒、窒息、猫鼠咬伤、自己抓伤等意外。

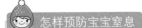
怎样预防宝宝窒息

★ 避免将宝宝包裹过严。

★ 奶瓶的奶头不要过大。

有孩子的家中最好不要养小动物，比如狗、猫等，因为小动物有可能抓伤、咬伤小儿，动物的某些疾病也会传染给孩子。有些家长为防止抓伤皮肤，常给小儿戴上小手套而不注意松紧程度，或用些小细线缠住小儿手指，这样会影响手指正常的血液循环，严重的还会导致局部组织坏死，落下终身残疾。

冬季室温过低，有些家长常常使用热水瓶或热水袋给小儿保暖。使用这些物品保暖时，注意一定不要直接接触小儿的皮肤，水过烫或塞子不紧而漏水都易烫伤小儿。给孩子洗澡时，澡盆、存放热水的容器、取暖设施摆放位置一定要合理有序，水温要合适，洗澡中途时，应先抱出小儿，加入热水，调好温度后再洗。

怎样给新生儿喂药

由于新生儿期味觉反射尚未成熟，所以对于吃进的各种饮食味道并不太敏感，可把药研成细粉溶于温水中给小儿喝；如病情较重可用滴管或塑料软管吸满药液后，将管口放在患儿口腔颊黏膜和牙床间慢慢滴入，并要按吞咽的速度进行，第一管药服后再滴第二管；如果发生呛咳应立即停止挤滴，并抱起患儿轻轻拍其后背，严防药液呛入气管。

婴儿服药宜忌

宜

母亲抱着婴儿吃

让宝宝坐着吃

病重时，父母扶着婴儿的头部，托起上身，再喂药

忌

服药时，不能用乳汁冲服药液

喂药时，不能让宝宝躺着吃药

不能随便减少或者增加药量和服药次数

新生儿病情较轻者，可使用乳胶奶头，让患儿自己吸吮也可服下，但要把沾在奶瓶里的药加少许开水涮净服用，否则无法保证足够的药量。

也可以将溶好的药液，用小勺紧贴小儿嘴角慢慢灌入，等小儿把药全部咽下去再喂少量糖水。

在喂汤剂中药时，煎的药量要少些，以半茶盅为宜，一日分3～6次喂完。加糖调匀后倒入奶瓶喂用，注意中药应温服。

怎样为新生儿按摩

给新生儿按摩，可以促进母婴间的交流，有利于新生儿身体健康和发育，同时可以减少新生儿吵闹，增加睡眠。下面是一套给新生儿按摩的手法：

为新生儿按摩的注意事项

★ 不能重复太多相同的动作。
★ 宜在新生儿不太饥饿或不烦躁时进行。
★ 按摩时可放一些柔和的音乐。
★ 按摩前先温暖双手。

头部。用双手拇指从前额中央向两侧滑动；用双手拇指从下颚中央向外侧、上方滑动；两手掌面从前额发际向上、后滑动，至后、下发际，并停止于两耳后乳突处，轻轻按压。

胸部。两手分别从胸部的外下侧向对侧的外上侧滑动。

腹部。两手从腹部右下侧经中上腹滑向左上侧；右手指肚自右上腹滑向右下腹；右手指肚自右上腹经左上腹滑向左下肚；右手指肚自右下腹经右上腹、左上腹滑向左下腹。

四肢。双手抓住上肢近端，边挤边滑向远端，并揉搓大肌肉群及关节。下肢与上肢相同。

手足。两手拇指指肚从手掌面边缘侧依次推向指侧，并提捏各手关节。足与手相同。

背部。婴儿呈俯卧位，两手掌分别由背部中央向两侧滑动。

怎样为新生儿健身

研究显示，新生儿以及婴儿时期的身体锻炼，对人们预防一些成人病大有帮助，它越来越引起人们的关注。新生儿由于很多组织器官发育还不完善，"抱、逗、按、捏"就成了新生儿期简便易行的锻炼方法，对新生儿身心健康有良好的促进作用。

抱。抱是母子感情信息的传递，是新生儿最轻微、最得体的活动。新生儿在哭闹不止时，大人如果抱抱孩子，他就可以得到精神上的安慰。有的家长怕惯坏了孩子而不愿意抱，这对孩子的身心健康和生长发育是很不利的。因此，为了培养孩子的感情、思维，特别是在那种哭闹的特殊语言要求下，不要挫伤孩子幼小心灵的积极性，要适当地多抱一抱孩子。

逗。在新生儿期，逗是最好的一种娱乐形式。逗可以使小宝宝高兴得手舞足蹈，使全身的活动量进一步增强。有人观察，常被逗弄、与之嬉戏的孩子要比长期躺在床上很少有人过问的孩子表现得活泼可爱，对周围事物的反应显得更加灵活敏锐，这对新生儿以后的智力发育有着直接的影响。

按。按是家长用手掌给孩子轻轻地按摩。先取俯卧位，从背部至臀部、下肢；再取仰卧位，从胸部至腹部、下肢，各做10~20次。按不仅能增加胸、背、腹肌的锻炼，减少脂肪的沉积，促进全身血液循环，还可以增强心肺活动量和胃肠道的消化功能。

要注意的是，在所有的健身活动中，除了"抱"以外，其他均不宜在进食中或食后不久进行，以免小儿呕吐，甚至吐出的食物可能被吸入气管而导致呛咳、窒息。因此，时间一般选择在食后两小时进行。操作手法要轻柔，不要用力过度，以让新生儿感到舒适、满足为度。

同时还要注意不要让新生儿受凉，以防感冒。在与孩子逗玩时，表情要自然大方，不要做挤眉弄眼等表情怪诞的动作，以避免给小儿留下深刻印象，经常模仿而形成不良习惯。这个时期是宝宝发育的关键时刻，也是人体脂肪细胞生长最活跃的时期，所以在这个时期要注意宝宝的身体锻炼，避免以后发生肥胖症。

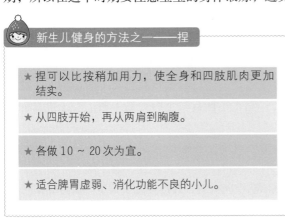

新生儿健身的方法之一——捏

★ 捏可以比按稍加用力，使全身和四肢肌肉更加结实。

★ 从四肢开始，再从两肩到胸腹。

★ 各做 10 ～ 20 次为宜。

★ 适合脾胃虚弱、消化功能不良的小儿。

新生儿健身注意事项

★ 除了"抱"，均不宜在进食或食后不久进行，以免引起宝宝呕吐。

★ 时间宜选在食后两个小时。

★ 操作时，动作轻柔，要让宝宝有舒适感。

★ 注意婴儿保暖，以防感冒。

★ 在逗弄宝宝时，表情要自然大方，不宜挤眉弄眼。

双臂交叉与屈腿运动

新生儿的运动来源于两部分，一是原始的反射活动，坐起和行走反射就是典型的例子，这部分的因素在2个月之后会逐渐消失。二是后天运动能力的培养，父母在生活中可以有意识地培养新生儿的运动能力。

双臂交叉运动。这套运动适合于两个月以下的婴儿。孩子仰卧在床上，操作者将大拇指插入孩子的小拳头里，其余四指扣在孩子的手腕上，轻轻地将孩子的胳膊从肘关节处微微弯曲，活动1～2次。最后，操作者将孩子的双臂在胸部交叉，再活动1～2次。

屈腿运动。这套运动适合于两个月以下的婴儿。孩子平躺在床上，操作者轻轻抓住孩子的脚腕，将两腿拉直，再将两膝盖弯曲。

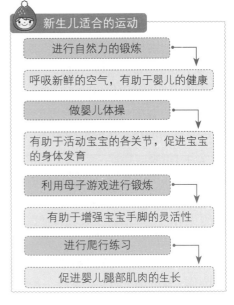

新生儿适合的运动

进行自然力的锻炼

呼吸新鲜的空气，有助于婴儿的健康

做婴儿体操

有助于活动宝宝的各关节，促进宝宝的身体发育

利用母子游戏进行锻炼

有助于增强宝宝手脚的灵活性

进行爬行练习

促进婴儿腿部肌肉的生长

早期简单教育

新生儿出生之后就具有一些本能的反射运动，这些简单的本能反射可以判断宝宝的神经系统是否正常。除此之外，虽然宝宝还小，但他的各种器官能力也开始形成了。因此，家长们应及早对宝宝进行各种简单的感官训练。

影响儿童智力的几种因素

对孩子的智力开发应从新生儿期开始，下面是影响儿童智力的几种因素：

运动不足。运动可以促进血液循环和新陈代谢，促进大脑神经细胞的开发和思维能力的发展，因此运动不足不仅影响宝宝的身体发育，还不利于智力的开发。

睡眠欠佳。良好而充足的睡眠不仅有益于儿童的身体发育，而且对儿童智力的发展有良好的促进作用，因此睡眠欠佳也会影响到宝宝智力的发展。

大便秘结。便秘使粪便及有毒物质在肠道内停留过久，毒物被大量吸收，损害大脑神经细胞，可导致儿童记忆力下降、注意力不集中、思维迟钝等智力发育不全问题。

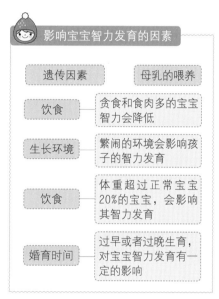

影响宝宝智力发育的因素

遗传因素	母乳的喂养
饮食	贪食和食肉多的宝宝智力会降低
生长环境	繁闹的环境会影响孩子的智力发育
饮食	体重超过正常宝宝20%的宝宝，会影响其智力发育
婚育时间	过早或者过晚生育，对宝宝智力发育有一定的影响

新生儿视力的发展

一般而言，宝宝的视觉是逐渐发育成熟的。刚刚出生两周的时候，当妈妈给宝宝喂奶时，宝宝就喜欢盯着妈妈的脸，这就表明宝宝已经初步有了视觉能力。在出生后10周左右时，宝宝就能学会辨别不同的颜色了。因此，早一点对宝宝进行色彩的训练，是有助于孩子视觉发育的。首先，可以吸引孩子注意灯光，进行视觉的刺激，然后让孩子的眼睛跟踪有色彩或者发亮和移动的物体。可在房间里张贴美丽或色彩斑斓的图画，悬吊各种颜色的彩球和玩具。周围可见的刺激物越多，越能丰富新生儿的经验，促进其心理的发展。可以和新生儿做看月亮游戏，训练新生儿的视觉。用一块红布蒙住手电筒的上端，开亮手电。将手电置于距婴儿双眼约30厘米远的地方，沿水平和前后方向慢慢移动几次。此训练可在婴儿出生后半个月开始进行。

新生儿听觉的训练

　　婴儿在出生以后，很快就可以利用在胎儿期积累起来的经验，去对周围丰富多变的声音世界进行探索。新生儿出生后几分钟就有听觉反应；出生后2～3天就能对不同的声音建立起条件反射；5天就能辨别发声物体的位置，而且表现出对声音集中精力倾听，即听见声音就能完全停止他正在进行的动作。

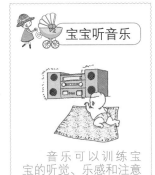

宝宝听音乐

音乐可以训练宝宝的听觉、乐感和注意力，陶冶宝宝的性情。

　　为了发展新生儿的听力，可以听音乐、玩有响声的玩具。通过听音乐可以训练孩子的听觉、乐感和注意力，陶冶孩子的性情。妈妈可以在给孩子喂奶时，放一段旋律优美、舒缓的乐曲。

　　妈妈还要经常跟新生儿小声谈话、唱歌或低声哼唱，虽然他还听不懂，但却为他创造了一个训练听力和语言能力的好机会，并通过这种交谈方式进行母子感情的交流。

　　妈妈在给宝宝喂奶时，将录音机和音响的音量调小，播放一段旋律优美、舒缓的乐曲。此活动在宝宝出生后几天即可进行。

　　注意：不要给婴儿听很多不同的曲子，一段乐曲一天中可以反复播放几次，每次十几分钟，过几周后再换另一段曲子。

 ## 新生儿触觉的训练

　　宝宝一出生就有了触觉，而且最敏感的部位是嘴唇，因而一遇到东西就会做出吮吸的动作。宝宝大脑的发育与外部刺激紧密相关，而触觉是接受刺激的最佳方式，因此家长应多抱宝宝。通过搂抱等抚触动作，不仅表达家长对宝宝的爱，也让宝宝的感觉器官受到刺激，锻炼宝宝的触觉。

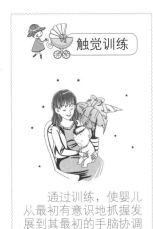

触觉训练

通过训练，使婴儿从最初有意识地抓握发展到其最初的手脑协调能力。

　　如果用手轻摸孩子的脸，他会转动头部，寻找刺激源。通过触觉的训练，可以扩大孩子认识事物的能力，可以把粗细、软硬、轻重等不同的物体以及圆、长、方、扁等不同形状的物体给孩子触摸，还可以让孩子体验冷热等温度的感觉，让孩子碰一碰那些没有危险的物体。

　　可以和新生儿做抓手指游戏，训练新生儿的触觉。

　　妈妈伸出大拇指或食指，放在宝宝的手心里，让宝宝抓握。等宝宝会抓以后，再把手指从小儿的手心移到掌的边缘，看小儿是否也能去抓。需要注意的是：妈妈的指甲应该剪短，以免刮伤婴儿。

新生儿语言的训练

孩子从一出生开始，就应该注意训练其语言能力，父母要有意识地在不同的场合、不同的时间对孩子进行语言训练。在孩子睡醒、吃奶、玩耍、做游戏、被爱抚时要和孩子说话。

比如，在孩子吃奶时可以说"宝宝吃奶了"，玩耍时说"宝宝来做游戏了"，听音乐时告诉孩子听的是什么曲子等。

孩子在2～3周时会发出"哦哦"的声音来应答大人的声音。父母讲得越多，孩子应答得越勤。另外，可以有意地给孩子讲故事、说儿歌，训练孩子的语言能力。

在宝宝清醒时，妈妈也可以用缓慢、柔和的语调和他说话，比如"宝宝，我是妈妈，妈妈喜欢你"

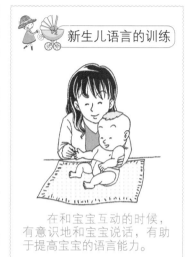

新生儿语言的训练

在和宝宝互动的时候，有意识地和宝宝说话，有助于提高宝宝的语言能力。

等。这种活动有助于宝宝早日开口说话，并促进母子之间的情感交流。不过要注意的是：对宝宝说话时要尽量使用普通话。

 ## 科学开发新生儿大脑的潜力

人的大脑有左半球和右半球之分，左右脑的功能虽然无法完全分开，但两者在功能优势及功能发展的时间上存在着差异。左大脑拥有语言优势，右大脑拥有感觉优势，时间差异主要指在人生早期，大脑功能的发展主要集中在右脑半球，而右脑半球的发育又将决定左脑半球功能的发展。这就为早期教育提供了重点和目标，即加强宝宝的各种感觉训练。

家长应给宝宝创造一个有声环

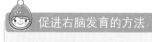

促进右脑发育的方法

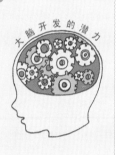

★ 对着左耳说话，声音不要太大。每日2～3次，每次5分钟左右。
★ 听没有歌词的古典音乐。
★ 按紧左鼻孔，用右鼻孔呼吸。
★ 进行早期感官教育，包括视、听、嗅、触觉等训练。

境，家人日常生活中的各种声音，如走路声音、流水声音、扫地声音、说话声音、开关门声音、洗刷声音，以及屋外的嘈杂声、车声、人声等。这些形形色色的声音都会对宝宝的听觉形成刺激，有助于宝宝听觉的健康发育。同时，家长还可以为宝宝买些能发出声音的玩具，从而让宝宝拥有一个有声世界，这也有助于宝宝大脑的开发。

与新生儿进行情感交流

美国心理学家加达德博士说过："让婴儿以婴儿的见解去亲自体验自己对人生是抱着信赖和幸福感，还是不信任感或绝望感，关系着婴儿与父母的关系融洽与否。"

初为父母，是在与孩子建立了亲密的交流关系之后，逐渐获得了自信和为人父母的感觉，孩子也因为有了与父母的接触而获得安全、幸福和信赖的感觉，这些基本的满足感是孩子日后成长、发展人际关系的基础。

父母可以通过目光的交流、爱抚、拥抱、轻柔的呼唤、身心的交流传递亲子之情，发展孩子对外界事物的认知和感受能力，促进孩子健康而愉快地成长。父母也要在生活中，注意培养宝宝良好的生活和卫生习惯，因为好的习惯可以使宝宝受益终身，不良的习惯一旦形成，则很难纠正。

 ## 手指益智法

手是认识物体的重要器官，也是触觉的主要器官。研究显示，通过活动手指可刺激大脑，增强大脑的活力，并可延缓脑细胞的衰老。这对人类智力的开发，尤其是孩子智力的开发十分重要。

俗话说"心灵则手巧"。这里所说的"心"不是指心脏，而是指大脑。"心灵"与"手巧"是辩证的关系，手脚灵了，头脑才会聪明，笨手笨脚必然笨头笨脑。训练孩子的手，等于给孩子做"大脑体操"。手的动作，代表着孩子的智慧，因为大脑用来处理来自手的感觉信息和指挥手的运动占的比例最大。

大脑有许多细胞专门处理手指、手心、手背、腕关节的感觉和运动信息。所以，手的动作，特别是手指的动作越复杂、越精巧、越娴熟，就越能在大脑皮层建立更多的神经联络，从而使大脑变得更聪明。因此，早期训练孩子手的技能，对于开发智力十分重要。

手指益智法的具体做法		
锻炼手的皮肤感觉 ➡	将手交替伸进冷、热水中 ➡	锻炼孩子手的神经反射
增强手指的柔韧性 ➡	经常伸、屈手指 ➡	提高孩子大脑的活动效率
锻炼手指的灵活性 ➡	摆弄智力玩具、做手指操 ➡	增强大脑和手指间的信息传递
交替使用左、右手 ➡	开发大脑两半球的智力	

新生儿常见疾病预防

新生儿处于一个特殊的生理阶段，因此生病后常常症状不明显、不典型，不易被人察觉，并且病情变化和进展迅速，短期内即可恶化，不能及时发现，常会引起不良后果。所以，产妇及家人应了解一些基本知识，提高警觉性，以便及时发现新生儿的病态。

如何判断新生儿是否生病

一般母亲及家人可以通过观察新生儿的面色、哭声、吃奶、大小便情况及精神状态等方面来判断新生儿是否生病。其中，最为重要的两点是吃奶情况和哭声。新生儿吃奶减少，吸吮无力，或拒绝吃奶，都可能是生病的早期表现。另外，要注意区别新生儿的哭声。新生儿正常的哭声，洪亮有力，且边哭边四肢伸动，一般是因饥饿引起，吃饱后便不再啼哭，安然入睡。

新生儿脑部有病的征兆

★ 哭的时候两眼发直。
★ 哭声突然，短促而直噪。
★ 高声尖叫。
哭声是新生儿健康状况的主要参照之一，一旦有上述情况发生，应及早就诊。

如果触及新生儿某一部分时哭声加剧，应将新生儿衣服及尿布等全部解开，仔细检查全身各部位是否有异常，或衣服、包被、尿布上有无异物。如果四肢有骨折，则骨折部位会有肿胀，且碰一下哭得更厉害。如果新生儿腹部、背部有严重感染，则局部会出现红肿，抱起来或换尿布时，常常会哭声加剧。

总之，如果新生儿哭声异常或较长时间不哭、吃奶情况异常或不吃奶以及睡眠异常时，就要及时寻找原因，看孩子是否生病。

新生儿生理性黄疸

正常新生儿有50%～70%在出生后2～3天皮肤渐渐发黄，4～5天达到高峰，10～14天消退，这就是新生儿生理性黄疸。

这是因为胎儿在母体内处于血氧浓度相对较低的环境，胎儿体内有较多的红细胞携带氧气供给胎儿。出生后，新生儿建立了外呼吸，体内血氧浓度升高，红细胞的需求量减少，于是大量的胎儿红细胞被破坏，产生大量胆红素；而新生儿肝脏功能不成熟，与胆红素代谢有关的酶不足，不能及时地将过量的胆红素处理后排出体外，过多潴留于血液内的胆红素随着血液的流动，将新生儿的皮肤、黏膜和巩膜染黄，而出现黄疸。

新生儿黄疸一般很轻微，不需治疗，喂些葡萄糖水即可。早产婴儿发生黄疸较为严重，出现得早而退得晚，3周左右消退。

新生儿疝脐

疝疝，就是所谓的"鼓肚脐"。有些新生儿脐部有圆形或卵圆形肿块突出，在孩子啼哭或咳嗽时更为明显。仔细观察肿块周围的皮肤颜色是否正常，当孩子睡眠和安静时肿块可消失，如用手指加压，可将肿块推回腹腔，此时一般不会有其他症状。这说明孩子患了脐疝。

脐疝的发生是因新生儿脐部未完全闭合，肠管自脐环突出至皮下而致。婴儿得了脐疝一般不需治疗，会在1~2岁时自愈，有时即使到了3~4岁，仍可有望自愈。

> **新生儿发生疝脐后注意事项**
>
> ★ 减少孩子的哭闹和咳嗽。
> ★ 防止脐部发炎和大便干燥。
> ★ 给婴儿喂食维生素B_1，一天3次，一次5毫克。
> ★ 脐孔直径超过2cm时，应到医院做手术。

在这期间，父母应尽可能减少孩子的哭闹和咳嗽，因为哭闹和咳嗽会使腹内压增大，不利于脐疝的愈合。也可在医生指导下采用绕婴儿两周半的皮带，加上棉花包硬币围腰压紧脐疝的方法来治疗，并严格防止脐部发炎和大便干燥，尽量减少婴儿哭闹。同时，还可给婴儿口服维生素B_1，每次5毫克，每天3次。

如果脐孔直径超过2厘米左右，无自愈的可能时，应及早去医院做手术修补。

 ## 新生儿脱水热

少数新生儿在出生后的3~4天有一次性的发热，热度一般在38℃~40℃，多见于夏季。宝宝表现为烦躁不安、啼哭不止、尿量减少等症状，这是由于体内脱水引起的，医学上称这种情况为新生儿脱水热。

发生此病的原因是新生儿体内含水量多，体表面积相对大，环境温度较高时，就会从呼吸和大小便中丢失很多水分；而且妈妈在宝宝刚出生的头几天里奶少，因而新生儿液体摄入量少于身体丢失的水分，造成体内水分不足而发生脱水热。

如果给新生儿补充水分后仍不见好转，或者有其他症状，就要留意新生儿是否患上了围生期细菌或病毒感染的疾病，如新生儿败血症、化脓性脑膜炎、肠炎以及呼吸道和消化道病毒感染。特别是妈妈患感染性疾病，或者在生产过程中出现胎盘、羊水感染，均可导致新生儿在出生前就已被感染，可

> **防治脱水注意事项**
>
> 迅速给婴儿补充水分
>
> 轻者喂温白开水或5%葡萄糖水，2小时一次，每次10~15毫升
>
> 室温应保持22℃~28℃
>
> 夏季不要紧闭门窗
>
> 热度不退或者出现其他症状，应立即送医院静脉输液
>
> 不要给婴儿穿得太多或包得太严
>
> 尽力给予婴儿足够的母乳
>
> 母乳不充足时，可在两次喂奶之前加喂20~30毫升温水或5%葡萄糖水

在出生后的几天内出现发热。如发生这种情况，必须立即带新生儿就医，不得延误。

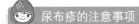**新生儿尿布疹**

尿布疹是宝宝常见的皮肤病损。婴儿的尿布被大小便污染，没有及时调换而长时间与婴儿皮肤接触，刺激皮肤，开始仅见肛门周围皮肤发红，以后逐渐扩散至尿布所覆盖的皮肤，如臀部、会阴部、大腿内侧等，重者出现一些小水疱，局部有渗液或糜烂，还可继发细菌感染。又由于局部的疼痛和不适，患儿常常哭闹不安。

尿布疹的注意事项

★ 经常换洗尿布，纸尿裤要选择高质量的。

★ 便后温水清洗、吸干，擦一点宝宝润肤油。

★ 忌用塑料或者油布做尿布。

★ 洗尿布时不用成人洗涤剂。

预防此病的关键为勤换尿布，保持局部皮肤干燥、清洁。最好不要给孩子使用塑料布或油布等不透水、不透气的材料做垫子，以免影响局部水分的蒸发和透气。对腹泻小儿，尤其应注意做好臀部的护理。

当新生儿患尿布疹时，要注意保持新生儿臀部皮肤干燥、清洁，保持局部透气，很快就会痊愈。必要时可以局部涂擦鱼肝油软膏或鞣酸软膏，涂抹植物油如香油、花生油等。然后，换上干净的尿布包好，一般每天涂擦4～5次。如出现脓疱，则需要医生处理。

 怎样预防新生儿肺炎

肺炎是新生儿时期的常见病之一，早产儿更容易患此病。新生儿肺部感染可发生在产前、产时或产后。产前如果胎儿在宫内缺氧，吸入羊水，一般在出生后1～2天内发病。

产时如果早期破水、产程延长或在分娩过程中胎儿吸入污染的羊水或产道分泌物，也可使胎儿感染肺炎。婴儿出生后如果接触的人中有带菌者，也很容易受到感染。另外，也可能由败血症或脐炎、肠炎通过血液循环感染肺部引发肺炎。

新生儿肺炎一年四季均可发生，夏季略少。预防新生儿肺炎要治疗孕妇的感染性疾病，临产时严格消毒，避免接生时污染，出院接回家后应尽量谢绝客人，尤其是禁止患有呼吸道感染的人进入新生儿房间，产妇患有呼吸道感染时必须戴上口罩接近孩子。

新生儿肺炎的症状及防治		
症状表现	防治方法	
口周发紫 呼吸困难 精神萎靡 少哭或不哭 拒奶或呛奶 口吐泡沫	轻度肺炎	看门诊，服用抗生素或者打青霉素即可
	重症肺炎	住院治疗，通过静脉点滴输液来补充热量
	注意事项	给宝宝提供一个干净、舒适的生活环境 喂养宝宝用具应注意消毒 发现宝宝有感染情况，要立即治疗

新生儿发烧能不能用退烧药

婴儿身体的正常温度因部位的不同而有所不同。其中，肛门处为36.5℃～37.5℃，口腔处为36.2℃～37.3℃，腋窝处为35.9℃～37.2℃。如果超出这个范围0.5℃以上，则表明宝宝患有发热。宝宝体温虽高，但不足38℃时为低热，超出39℃时为高热。

因为新生儿在服用退烧药后，常可使体温突然下降，出现皮肤青紫，严重者还可出现便血、吐血、脐部出血、颅内出血等，如抢救不及时可致死亡。所以，父母一定要慎重，不可在新生儿发烧时乱用退烧药。

当新生儿发烧到38℃～39℃时（通常没有抽风的病症），先将新生儿的包裹或衣物松开，通过皮肤散温，并多喂些开水；如果体温上升到39℃以上，可洗温水浴，水温要比体温低1℃～2℃。一旦体温降下来，则应及时取消降温措施。

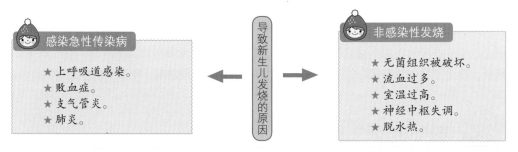

新生儿腹泻该怎么办

宝宝的免疫系统发育不成熟，细胞免疫和体液免疫尚未成熟，因而抵御感染的能力也不高。通常来讲，母乳喂养的新生儿很少发生腹泻，这是因为母乳不仅营养成分比例恰当，适合于新生儿的需要，而且其中含有多种抗体可以防止腹泻的发生。人工喂养的新生儿，常因牛奶放置时间过长、变质或食具消毒不严而造成消化道感染，导致腹泻的发生。另外，气候骤变、牛奶或奶粉冲配不当都可造成新生儿消化道功能紊乱，发生腹泻。

轻度的腹泻，大便为黄绿色，可带有少量黏液，有酸臭味，呈薄糊状；若每天大便多达10次以上，症状就会加重，出现明显脱水、小儿哭声低微、体重锐减、尿少等症状。如不及时治疗还会出现水与电解质紊乱和酸中毒等严重症状。

新生儿腹泻

轻度腹泻症状表现：
低热、吃奶少、呕吐、紧张不安、精神萎靡、轻度腹胀、酸中毒、轻度脱水

重度腹泻症状表现：
发热、体温不升高、不吃奶、尿液减少、四肢冰凉、呕吐、反应迟钝、面色苍白、酸中毒

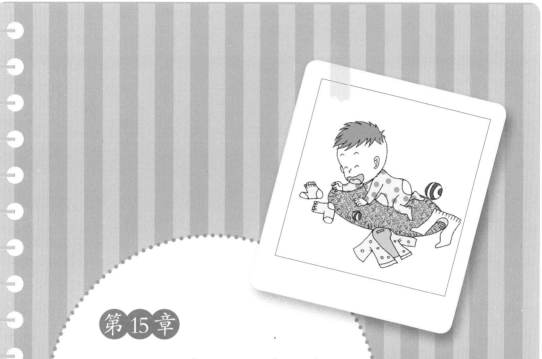

第 15 章

1~2 个月宝宝

宝宝满月后，就正式脱离了新生儿期。与新生儿相比，1～2个月的婴儿逐渐适应了周围的环境，更加招人喜爱，头形滚圆，面部长得扁平，表情更加丰富，两只小手握着拳，动作幅度增大，次数增多。

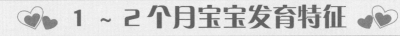

1 ～ 2个月宝宝发育特征

1 ～ 2个月的婴儿不仅外貌发生了很大的变化，生长发育的速度也是快得惊人。下面我们就来看看这个月的婴儿在体重、身高等方面发生了怎样的变化。

 身高和体重标准

这个月的宝宝，身高的增长是比较快的，一个月可长 3 ～ 4厘米。到这个月结束时，男婴平均身高可达到 58.5 厘米左右，女婴平均身高可达到 55.8 厘米左右。

总体来说，孩子在半岁以前，体重的增长速度都比较快，尤其是 1 ～ 2 个月的婴儿，体重增长更明显，平均可增加 1200 克。对人工喂养的宝宝来说，体重可能增长更快，可增加 1500 克左右，甚至更多。宝宝在这个月结束时，男婴平均体重可达到 5200 克左右，女婴平均体重可达到 4700 克左右。

 头围、囟门和胸围标准

头围是否发育良好，直接关系到宝宝的智力发育。

正常情况下，这个月结束时，男婴头围平均为 39.5 厘米左右，女婴头围平均为 38.5 厘米左右。

宝宝囟门部位缺乏颅骨的保护，故在闭合前要防止坚硬物体的碰撞，但可以用手轻轻摸，也可以洗。如果宝宝头上有痂，千万不能用手抠，可先泡软，再轻轻地洗去。

这个月宝宝的前囟大小与新生儿期没有太大区别，对边连线是 1.5 ～ 2.0 厘米。

这个月结束时，男婴的胸围平均为 39.8 厘米左右，女婴的胸围平均为 38.7 厘米左右，分别比刚出生时增加了 5 ～ 7 厘米。

1 ～ 2个月宝宝发育特征				
所测数值	平均身高（厘米）	平均体重（克）	平均头围（厘米）	平均胸围（厘米）	囟门（厘米）
男婴	58.5	5200	39.5	39.8	1.5 ～ 2.0
女婴	55.8	4700	38.5	38.7	

饮食健康

饮食的健康与否，直接关系着宝宝的身体状况。宝宝2个月的时候，身体各器官的发育还不健全，饮食基本上都是母乳或者牛奶。给宝宝喂奶时，有哪些注意事项呢？这是妈妈们最想了解的，此节就主要讲一下宝宝的饮食问题。

 ## 2个月宝宝的喂养

妈妈应该坚持用母乳喂哺自己的宝宝。乳母应该保持精神愉快，坚定母乳喂养的决心，同时多吃些容易下奶的食物或催乳药物，以促进乳汁的分泌。

人工喂养的宝宝，若上月是吃稀释奶，这个月可以改喂全奶了。一日奶量大致可按每千克体重 100 ~ 125 毫升计算。但每个宝宝的食量不同，活动量也不同，不能强求一致。市场上出售的鲜牛奶浓度差异较大，妈妈可根据自己宝宝的特点和消化能力来调整奶量。1 个多月的婴儿通常已养成了按时进食的习惯。

给宝宝喂奶时间表	
月龄	喂奶时间
1个月	随时喂食
2个月	每隔3~4小时一次，一天6~8次
3个月	每隔4~5小时一次，一天不超过6次
宝宝越大，一次喂奶的量就越大，中间间隔时间越长，喂奶次数就越少	

 ## 不宜一哭就喂

在母乳不足的情况下，采用宝宝一哭就喂的方法容易出现以下问题：首先，频繁地喂奶会使妈妈心神不定，不能得到充分的休息，以致影响乳汁分泌，使奶水越发不足。其次，宝宝由于每次都吃不到足够的乳汁，过一会儿又饿得啼哭起来，易形成恶性循环。第三，频繁喂奶，易使妈妈乳头破裂。

当喂奶不久宝宝便啼哭时，应看一看是不是尿布湿了。还有的宝宝啼哭只是想让妈妈抱抱，这对的宝宝只要抱起来就不哭了。若不管是尿布湿了或是想要抱抱都让宝宝吃奶，反而容易造成婴儿消化功能紊乱。

 宝宝一哭就喂易导致的问题

★ 母体得不到休息，致使乳汁分泌不足。

★ 宝宝吃不到足够的乳汁，饿得啼哭。

★ 喂奶频繁易导致乳头破裂。

★ 导致宝宝消化功能紊乱。

怎样给宝宝换奶

有的妈妈奶量不足，或者有其他情况出现，不能再继续母乳哺喂；或者由于原人工营养品不适合婴儿食用，这时就面临着给宝宝换奶的问题。给宝宝换奶是父母和宝宝的大事，不容疏忽。

换奶易引发的症状及原因

★ 腹泻→奶粉浓度不当。

★ 过敏→新、旧奶粉配方成分差别过大。

换奶时，先清楚奶粉的使用说明，选择与原奶粉成分相似的产品。

从母乳换成配方奶粉。婴儿配方奶粉多以牛奶粉为主，以母乳化为设计理念，和母乳营养成分较接近。但婴儿配方奶粉仍然不含可帮助宝宝消化的酵素，因而从母乳换成婴儿配方奶粉，应该从一小匙配方奶粉的量开始测试，婴儿吃后如没有不良反应，就可逐渐增加至全量的奶粉。所以，宝宝可以同时吃母乳和婴儿配方奶粉而不至有不良反应。

从一种配方奶粉换成另一种奶粉。从一种奶粉换成另一种奶粉，换奶的基本原则为减少1小匙原配方奶粉，改成新配方奶粉1小匙，如婴儿没有不良反应再互为增减2小匙，以此类推。

 ## 漾奶和吐奶

婴儿漾奶是指喂奶后随即有1～2口奶水返流入嘴里而从口角边溢出来。喂奶后未拍出嗝或改变体位，易出现漾奶。漾奶会于出生后6个月内自然消失，不会影响宝宝的生长发育。

有的宝宝在出生后1～2个月内有吐奶的毛病，有时吃完奶一会儿就都吐出来了；有时吃完奶过20分钟又全吐出来，吐出来的奶呈豆腐渣状，这是奶和胃酸作用的结果。宝宝吐奶前没有痛苦的表情，吐奶后也没有任何异常表现，大便正常，精神很好，也不发烧。这是一种习惯性吐奶，不必管它，逐渐就会好转。

如果宝宝呕吐频繁，吐出物除奶外还有黄绿色或咖啡色液体，或伴有腹泻、发烧等症状，应去医院检查治疗。

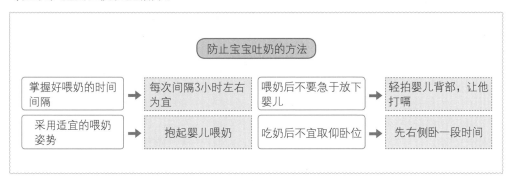

起居护理

两个月的宝宝，一方面，体温调节功能尚不完善，容易受凉，需要做好保暖工作；另一方面，宝宝的生长发育很快，新陈代谢旺盛。该怎么做好宝宝的日常起居护理工作，这也是父母们必须学习的一个课程。

 ## 怎样给婴儿洗手和脸

给1～2个月的婴儿洗手、脸时，大人可用左臂把婴儿抱在怀里，或让婴儿平卧在床上，也可让他坐在大人的膝头，使他的头靠在大人的左臂上，由大人蘸水擦洗。洗手脸的顺序是先洗脸，后洗手。洗完要用毛巾沾去婴儿脸上的水，不要用力擦洗。

水温不要太热，以和体温相近为宜。要给婴儿配备专用的脸盆和毛巾。

3个月前的婴儿洗脸不用肥皂，以免刺激皮肤。婴儿经常会把手放到嘴里，也会用手去抓东西。因此，洗手时可适当用些婴儿皂。

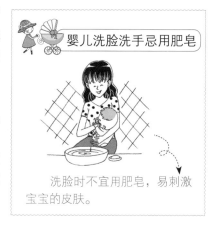

婴儿洗脸洗手忌用肥皂

洗脸时不宜用肥皂，易刺激宝宝的皮肤。

 ## 怎样给婴儿洗头

婴儿新陈代谢旺盛，有的婴儿前囟处的头皮上常有一层奶痂。因此，婴儿应常洗头，以保持头部清洁，避免生疮，同时也有利于头发的生长。给婴儿洗澡时可先洗头，不能每天洗澡，可根据季节每隔2～3天洗一次。夏天婴儿出汗多，每天洗1～2次澡，可同时洗头。头上结痂，可适当涂些热过的植物油，使之软化后再逐渐洗去。

洗头时，大人可坐在小椅子上，用左臂腋下挟着婴儿身体，左手托着婴儿头部，使其面朝上，用右手轻轻洗头。一般不用肥皂，可间隔使用婴儿洗发液，每周1～2次，注意不要让水流到婴儿的眼睛及耳朵里。洗完后可用软的干毛巾轻轻擦干头上的水，用脱脂棉沾干耳朵，及时除去不慎溅入的水。

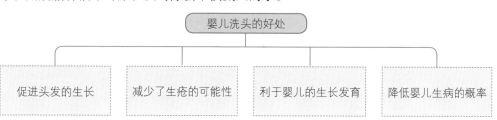

婴儿洗头的好处

| 促进头发的生长 | 减少了生疮的可能性 | 利于婴儿的生长发育 | 降低婴儿生病的概率 |

怎样给婴儿洗澡

1～3个月的婴儿新陈代谢快，皮肤分泌物多，如果不勤洗澡，常常会出现皮肤发臭，甚至皮肤感染。因此，要经常给婴儿洗澡，条件许可时应每天给婴儿洗澡。

婴儿皮肤细腻，易发生感染，因此，要给婴儿配备洗澡专用盆，在洗澡之前必须把盆洗刷干净。

给婴儿洗澡时，室温最好在24℃～26℃，水温最佳为37℃～38℃，试水温的简单方法是用大人的肘弯部试水，感到不凉或不过热即可。水的深度，要没过婴儿全身的大部分。

先洗脸、头，然后解去包在婴儿身上的绒布或毛巾，将婴儿放入盆中，左手臂托住婴儿的头、颈、背，使婴儿斜躺盆中，用右手轻柔地洗。

洗完后，将婴儿抱出，放在浴巾上裹好，轻轻地给婴儿擦干，要注意擦干腋下、颈下、腹股沟等部位，并适当用些爽身粉或滑石粉。

给婴儿洗澡前需要准备的东西

★ 婴儿要更换的衣服及尿布。
★ 纱布或柔软的小毛巾。
★ 大浴巾或者婴儿毛巾被。
★ 婴儿皂或者婴儿浴液。
★ 爽身粉。
★ 热过的植物油。
★ 脱脂药棉棒。

 ## 适度地抱婴儿

在婴儿长到两个月时，大多数妈妈都尽量不抱婴儿，怕养成抱癖。然而，这样做的结果是，婴儿的运动能力得不到充分发展。尤其是老实的婴儿，既不生气也不哭闹，当然也就不用抱了。可是，这样却会导致小儿抬头晚、起坐迟。

婴儿到了两个月时，每天累计应抱两个小时左右。抱起来时，想看东西的婴儿就要使用颈肌。婴儿被抱着时总是想立起身体，这样就可以锻炼背肌、胸肌和腹肌。婴儿高兴时还会活动双手，这样胳膊的肌肉也就得到了锻炼。常抱婴儿还可以开阔婴儿的眼界。老躺在床上的婴儿，其视力范围很小，不利于眼睛的发育。常抱婴儿，使他可以看到室内花花绿绿的东西，尤其到室外，可以看到飞跑的汽车、五颜六色的花草，还可看到别的孩子玩耍，对婴儿来说是件很愉快的事情。

常抱婴儿的好处

促进运动机能的发育 → 增强双手的灵活性 ↑ 有助于锻炼小肌肉

扩大了婴儿的视力范围 → 调节婴儿的心情

刺激视神经的发展 → 协调眼肌的活动

夜啼怎么办

孩子哭闹时，首先要想法把孩子弄醒，有些孩子清醒后就不哭了。重要的是分清哭闹是否因为有病，尤其注意有无外科急腹症：孩子是否阵发性哭闹，伴有呕吐、面色发黄、大便带血；皮肤是否有皮疹、出血点、虫蚊咬伤、针扎等。

腹部检查甚为重要，如果你按压腹部时孩子哭闹加重或拒按，可能有外科情况；如按摩腹部时孩子停止哭，可以排除外科情况。还要看孩子手足是否发凉，体温是否升高，如一切正常，就不必害怕，不是什么重病引起的哭闹，不必深夜求医。

引起婴儿夜啼的原因			
	夜啼原因		夜啼原因
前半夜	做噩梦 室温太高或被窝太热 口渴想喝水 憋尿或大便前腹痛 肠痉挛引起的腹痛	后半夜	蛲虫引起肛门周围或会阴部瘙痒 晚饭未吃引起的饥饿 刚睡醒害怕黑暗

宝宝要做42天检查

宝宝的身高、体重已经开始按照正常生长标准发育，随妈妈一同到医院做一个全面检查，测量身长、体重，听诊心肺，检查四肢、会阴部是否有隐性畸形，还要测查神经行为发育情况，了解宝宝的发育情况和健康水平，还可以尽早发现是否有先天畸形或遗传代谢性疾病，及早采取预防或治疗措施。

除了做检查以外，这个时期就可以开始训练婴儿把尿了。婴儿越小，排尿间隔越短，可在睡前、睡醒时、哺乳后15～20分钟把尿。

抱婴儿两腿稍外展，大人可给予固定的声音（如嘘嘘声）强化排便动作，使婴儿对排尿形成条件反射，如果在解开尿布时婴儿排尿，宜做"嘘嘘"声，使其与尿意及排尿联系起来。

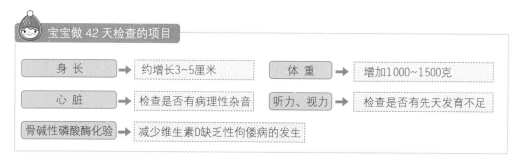

宝宝做 42 天检查的项目

身长	→	约增长3~5厘米	体重	→	增加1000~1500克
心脏	→	检查是否有病理性杂音	听力、视力	→	检查是否有先天发育不足
骨碱性磷酸酶化验	→	减少维生素D缺乏性佝偻病的发生

1~2个月宝宝常见问题

这个时期的宝宝无论是吃奶的时间还是吃奶的数量都会发生变化，同时，这个时期孩子容易发生奶秃和奶痂，爸爸妈妈一定要留意。

吃奶时间缩短了

第二个月开始宝宝吮吸速度明显增快，再加上经过1个月的训练，妈妈喂奶时的动作已熟练，奶水也比第一个月充足了，所以宝宝会很快吃饱，吃奶时间自然会缩短。这是正常现象。

吐奶

在新生儿期，宝宝就可能存在吐奶问题，只是那时候宝宝仅在嘴角流出一点奶液，而现在则可能会吐出一大口。在这个月，女婴要比男婴发生吐奶的现象少，程度也轻。

如果宝宝吐奶比较严重，可以采取减少乳量的方法缓解，但前提是不影响宝宝体重的增长，否则就要把乳量加上去。特别严重的吐奶，可以请医生开一些刺激肠胃蠕动的药物来改善。不过，药物治疗是放在最后考虑的，能不使用就不使用。毕竟生理性吐奶是正常现象，只要宝宝能健康成长，就不要在意。

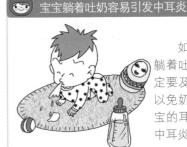

宝宝躺着吐奶容易引发中耳炎

如果宝宝是躺着吐奶的，一定要及时处理，以免奶水流到宝宝的耳朵里引起中耳炎。

奶秃

有的宝宝生下来的时候，有满头黑亮浓密的头发，可过了满月后就出现了脱发现象，头发变得稀疏发黄。遇到这种现象，爸爸妈妈不必担心孩子营养不良，这是宝宝长到第二个月时的一种正常生理现象，也就是民间俗称的奶秃。在以后的日子里，脱落的头发会重新长出来。另外，宝宝胎儿期的头发与妈妈孕期的营养有关，出生后与遗传、营养、身体状况等多种因素有关。

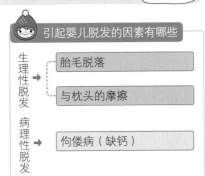

引起婴儿脱发的因素有哪些

生理性脱发 → 胎毛脱落

与枕头的摩擦

病理性脱发 → 佝偻病（缺钙）

头皮奶痂

宝宝头皮奶痂通常在囟门周围较多。宝宝头皮奶痂之所以形成，是因为爸爸妈妈在整个月子里没有给宝宝洗头，或洗头时没有使用婴儿洗头水，或仅仅用清水冲一下，或只是用湿毛巾轻轻蘸几下。这样过不了几天，宝宝的头部甚至眉间，就会慢慢地积起奶痂，颜色发黄，越积越厚，甚至还有龟裂现象发生。

虽然头皮奶痂会随着年龄的增长而自愈，但这期间宝宝会因痒、痛而烦躁，从而影响消化、吸收和睡眠。另外，可能有的妈妈不知道，严重的头皮奶痂期间，是不能进行疫苗接种的。因此，积极清理奶痂十分重要。

最简便的方法就是用植物油清洗。为保证清洁，要先将植物油，如橄榄油、香油等加热消毒，放凉以备使用。清洗时，先将冷却的清洁植物油涂在头皮奶痂表面，等一两个小时后，奶痂就会松软，然后再用温水轻轻洗净。每日清洗，3～5天即可消失。

但爸爸妈妈要注意，今后给宝宝洗头和脸时，一定要耐心细致地洗干净，不要让宝宝再结奶痂了。另外，还要注意的是，有些孩子奶痂去除掉后，会产生很多白色的斑点，长时间不退，那么，此时最好带宝宝去医院咨询医生。

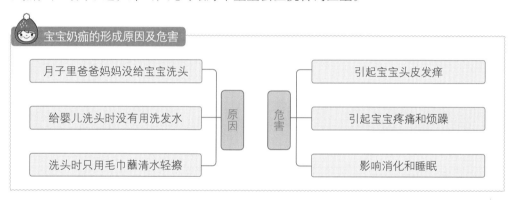

宝宝奶痂的形成原因及危害

原因	危害
月子里爸爸妈妈没给宝宝洗头	引起宝宝头皮发痒
给婴儿洗头时没有用洗发水	引起宝宝疼痛和烦躁
洗头时只用毛巾蘸清水轻擦	影响消化和睡眠

 臀红增加

第二个月的宝宝比新生儿更容易出现臀红。这是因为随着日龄的增加，宝宝吃奶间隔时间拉长，有的宝宝后半夜可能会睡上五六个小时不吃奶，然而宝宝还小，不能自己控制大小便，这样就会使潮湿的尿布长时间浸着宝宝，自然很容易出现臀红。所以，宝宝进入第二个月后，晚上妈妈要及时检查宝宝是否尿了、拉了。如果由于妈妈的熟睡而使宝宝出现臀红，可以在宝宝每次排便之后用清水冲洗臀部，再涂上鞣酸软膏，这是很有效的。

臀红增加

宝宝进入第个月的时候吃奶的时间间隔拉长，潮湿的尿布容易湿宝宝，因此会出现臀红。

湿疹

1~2个月的宝宝，最容易在头上、脸上出现湿疹，特别是在夏季。宝宝有了湿疹，还是要尽量趁轻时治疗为好。否则，发生湿疹之后很快就会扩散。湿疹很轻时，每天给宝宝涂1~2次含有肾上腺皮质激素的药膏，很快就会治好。如有很厚的油痂时，去掉油痂后就会出现红色的糜烂，若再有液体渗出的话，在家中就不容易处理了。如果接受医生的治疗，多数很快就会治好，但其中也有好了之后马上又反复而不易治好的情况。

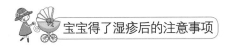
宝宝得了湿疹后的注意事项

★ 湿疹婴儿不要做日光浴。

★ 宝宝得了湿疹后可以用弱酸性的香皂给宝宝擦洗。

★ 洗澡时，对是否使用香皂，可以试一下再定。如果使用之后，湿疹扩散，就应该不用。

★ 建议经常更换枕套以保持清洁，贴身衣服要采用纯棉织物，新物品应洗过之后再用。

需不需要给宝宝戴手套

进入两个月的宝宝，常常会用手抓脸，如果宝宝指甲长，就会把自己的脸抓破，即使不抓破，也会抓出一道道红印。有的老人喜欢给宝宝缝制一双小手套，用松紧带束上手套口或用绳系上。这样做就安全了吗？答案是否定的。尽管能够避免宝宝抓伤自己的脸，但随之会带来更大的弊端，而且还存在安全隐患。如果手套口束得过紧，会影响宝宝手的血液循环；如果缝制的手套内有线头，可能会缠在宝宝的手指上，使手指出现缺血性坏死。再者，宝宝正处在生长发育期，戴上手套，手指活动受到限制，会给宝宝的成长带来一定的影响。有的爸爸妈妈虽然没有给宝宝戴手套，但给宝宝穿袖子很长的衣服，这虽避免了发生手指缺血的危险，但也同样会影响宝宝手的运动能力，也是不可取的。

不给宝宝戴手套，并不是听之任之让宝宝抓脸。只要把宝宝的指甲修剪得稍微短些，然后再轻轻磨两下，让指甲很圆钝，就可以避免宝宝把自己的脸抓破了。

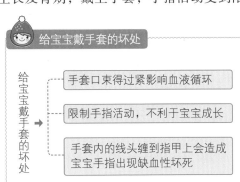
给宝宝戴手套的坏处

给宝宝戴手套的坏处 →
- 手套口束得过紧影响血液循环
- 限制手指活动，不利于宝宝成长
- 手套内的线头缠到指甲上会造成宝宝手指出现缺血性坏死

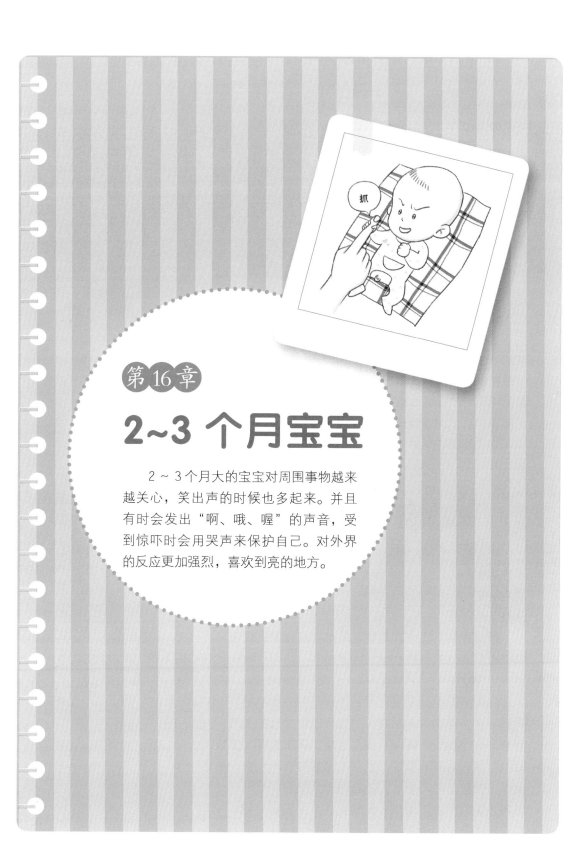

第 16 章

2~3 个月宝宝

2 ~ 3个月大的宝宝对周围事物越来越关心，笑出声的时候也多起来。并且有时会发出"啊、哦、喔"的声音，受到惊吓时会用哭声来保护自己。对外界的反应更加强烈，喜欢到亮的地方。

2~3个月宝宝发育特征

2～3个月的宝宝完全脱离了新生儿的特点，已经具有了一副人见人爱的模样。宝宝眼睛变得有神，小脸变得干净、光滑；皮肤细腻，有光泽，弹性好；小胳膊、小腿更加圆润。那么，这个时期的宝宝有哪些特征呢？

 ## 身高标准

这个月宝宝的身高可增加3～4厘米，到这个月末，男婴身高可达到61.5厘米左右，女婴身高可达到59.5厘米左右。

测量这个月婴儿身高的方法仍可按照新生儿期的方法进行，但由于这个月婴儿对外界刺激比较敏感，爸爸妈妈试图把孩子摆直测量身高时，孩子即使是睡着了，也可能会醒过来，或很快就把腿蜷回去。醒着的时候就更不好测量了。所以，如果测量后得出的数据与正常值相差一点，爸爸妈妈也不用着急。

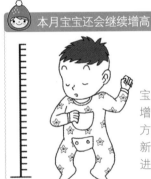

本月宝宝还会继续增高

本月宝宝还会继续增高，测量方法可按照新生婴儿时进行。

 ## 体重标准

进入第三个月，宝宝受遗传、种族的影响将开始表现出来，只是还不怎么明显。但不管是哪个时期的宝宝，体重受这两方面因素的影响都比较小，更多的是受营养、身体健康状况、疾病等因素的影响。所以，要想衡量宝宝体格发育和营养状况，就离不开体重这个重要指标。

相比来说，这个月是婴儿体重增长速度比较快的一个月。一天一般会增加40克左右，一周可增长250克左右。

但在体重增长方面，并不是所有的孩子都是有规律地渐进性增长，还有一个与第二个月时类似的特点，即呈跳跃式发展。或许宝宝的体重在前半个月没有什么明显的增长，而后半个月增长比较快，出现了补长趋势。因此，爸爸妈妈不要为宝宝一段时间体重的不达标而忧心忡忡。只要宝宝吃得好、睡得好，又没有其他症状，就尽管放下心来。

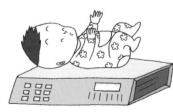

宝宝的身高增长是连续性的

宝宝的身高都是渐进性增长，不一定都是逐日增长的。所以，一次测得的身高出现异常，不足以说明什么问题，要连续观察孩子身高的变化。

头围标准

这个月婴儿头围可增长约1.9厘米。

头围有自己的生长曲线，就是说婴儿头围的增长是有规律的，呈逐渐递增的上升曲线。

头围增长是存在个体差异的，每个月增长多少只是一个平均值，并不能完全代表所有的孩子。但有一个范围，可以用百分位数法表示头围增长曲线，如果小于第三百分位线，就是头围增长过慢，此时要留意宝宝是否患有小头畸形或狭颅症等；如果大于第九十六百分位线，就是头围增长过快，此时要留意宝宝是否患有脑积水或佝偻病。

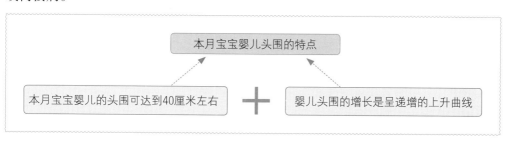

囟门标准

后囟门在宝宝头的后部正中，呈三角形。宝宝刚出生时，后囟门很软，还没有闭合。一般在宝宝出生后2～3个月时开始闭合。因此，爸爸妈妈要注意，在宝宝后囟门闭合前，一定要防止坚硬物体的碰撞，但可以用水轻轻地洗。

宝宝后囟门的闭合，标志着宝宝头部发育趋于完善，也是宝宝脑细胞发育第二个高峰期的到来。

这个月宝宝的前囟门与前一个月相比没有多大的变化，不会明显缩小，也不会增大。

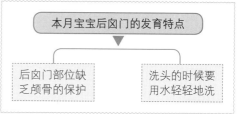

胸围标准

第三个月，男宝宝的胸围平均为41.2厘米左右；女宝宝的胸围平均为40.1厘米左右。

不过，孩子生长是个连续的动态过程。有时爸爸妈妈在为宝宝测量某个数值时，可能会发现宝宝半个月都不见长，但一周后再测量，却长了将近3周的水平。所以，一次测得的数值出现异常，不足以说明什么问题，要连续观察孩子的变化。当多次测量发现偏离得很明显时，需要去看医生。

饮食健康

宝宝在这一时期生长发育特别迅速。食奶量因每个宝宝初生体重和个性的不同而有所差异。由于营养的好坏关系到婴儿今后的智力和体质，乳母必须注意饮食，以保证母乳的质和量，在喂食宝宝的时候，才能对宝宝的生长发育有所帮助。

 ## 3个月宝宝的喂养

由于宝宝胃容量增加，每次的喂奶量增多，喂奶的时间间隔也就相应延长了，可由原来的3小时左右延长到3.5～4小时。这一时期宝宝消化道中的淀粉酶分泌尚不足，不宜多喂健儿粉、米粉等含淀粉较多的代乳食品。为补充维生素和无机盐，可用新鲜蔬菜给宝宝煮菜水喝，也可将水果煮成果水或榨成果汁在两顿奶之间喂给孩子。

3个月以内的宝宝，生长发育很快，新陈代谢很旺盛，对水的需求量很大。母乳和牛奶中虽然含有大量水分，但远远不能满足宝宝对水的需要，因此父母应牢记为宝宝补充水分。一般情况下，3个月以内宝宝，每日每千克体重需要补水120～150毫升，夏季则可适当增加喂水量。喂水时间，应在两次喂奶之间。

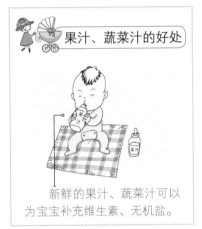
果汁、蔬菜汁的好处

新鲜的果汁、蔬菜汁可以为宝宝补充维生素、无机盐。

 ## 3个月以内勿吃盐

此时期的小宝宝肾脏功能尚差，肾小球过滤率、肾血流量都不及成人，肾小管排泄与再吸收功能也未发育完善，吃咸食必然会增加宝宝的肾脏负担，影响其正常发育。

宝宝3个月后可适当吃盐，6个月后可将食盐量限制在每日1克以下，1岁以后再逐渐增多。在夏季出汗较多时，或有腹泻、呕吐现象时，食盐量可略有增加。

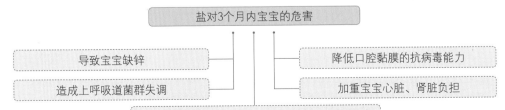

盐对3个月内宝宝的危害

导致宝宝缺锌

造成上呼吸道菌群失调

降低口腔黏膜的抗病毒能力

加重宝宝心脏、肾脏负担

唾液分泌量减少，加大上呼吸道感染病毒的概率

鱼肝油、果汁与菜汁的添加

虽然对婴儿来说，母乳是最合适的营养品，它基本上可满足3个月以内婴儿的营养需要，但它也有一些自身的缺陷。比如，母乳中的维生素C、维生素D、B族维生素和铁质的含量都比较少，不能满足婴儿生长发育的需要。因此，哺乳期内需要及时添加各种营养素和辅食，以防止营养素的缺乏。

鱼肝油的添加。母乳中的维生素D含量不足，而鱼肝油主要含维生素A和D，故应从出生后半个月时就要开始添加鱼肝油，早产儿可于生后1～2周添加。维生素D的生理需要量为400～800国际单位，采用强化维生素D配方奶喂养的婴儿可给予半量，添加时应从少量添加，观察大便性状，以及有无腹泻发生。

果汁与菜汁的添加。母乳中维生素C的含量较不稳定，如果母亲偏食，摄入维生素C（水果、新鲜蔬菜）较少，其乳汁中维生素C含量亦偏低。牛乳中的维生素C含量只有人乳的1/4，且于煮沸后破坏殆尽。

所以，人工喂养的婴儿更容易发生维生素C缺乏。一般于生后1～2个月开始添加新鲜果汁、菜汁，以补充维生素C。

给宝宝喂果汁，开始时可用温开水将果汁稀释一倍，第一天每次只喂1汤匙，第二天每次2汤匙，第三天每次3汤匙……这样一天一天地逐渐增加，满10汤匙时，就可以用奶瓶喂。等孩子习惯后就可以用凉开水稀释，一天可喂3次，每次喂30～50毫升。喂奶前不要喂果汁或菜汁，最好在洗澡或活动后喂。

果汁和菜汁的制作方法	
食物名称	做法
果汁	选择富含维生素C的新鲜水果（柑橘、草莓、西红柿、桃子等），洗净去皮，切丁或绞碎放入碗中，用汤匙背或者消毒纱布挤压出果汁即可
菜汁	取少许新鲜的蔬菜（菠菜、小白菜、油菜等），洗净切碎，放入到烧开的水中，水复开后，再煮3分钟关火，不烫手时，将汁倒出加少量白糖即可

 喂汁注意事项

在喂汁时注意，若孩子出现呕吐、腹泻应暂停添加，待正常后，可再从少量开始添加或改变果汁的种类。在水果中，苹果、西红柿有收敛作用，可使大便变硬，川橘、西瓜、桃子有使大便变软的功能。

起居护理

在宝宝不断成长的过程中，饮食是宝宝补充身体热量、维持身体健康的主要来源，但日常的起居护理也不容小觑。比如说，宝宝的眼睛该如何保护？如何养护宝宝的听觉器官？这些都需要父母去了解和学习，这样才能为宝宝提供一个舒适的成长环境。

 ## 保护婴儿的眼睛

婴儿出世以后，从黑暗的子宫到了光明的世界，生长环境已发生了巨大的变化，对光要有逐步适应的过程。因此，婴儿到户外活动不要选择中午太阳直射时，且要戴太阳帽。家中的灯光要柔和。父母要给婴儿配备专用脸盆和毛巾，每次洗脸时应先洗眼睛，眼睛若有分泌物时，用消毒棉签或毛巾去擦眼睛。婴儿在洗完澡用爽身粉时，要避免爽身粉进入眼睛，要防止沙尘、小虫等进入眼睛。一旦异物入眼，不要用手揉擦，要用干净的棉签蘸温水冲洗眼睛。

多给婴儿看色彩鲜明（黄、红色）的玩具，多到外界看大自然的风光，对婴儿视力的提高很有好处。

> **保护婴儿眼睛注意事项**
>
> ★ 要防止强烈的阳光或灯光直射婴儿的眼睛。
> ★ 平时要注意眼睛卫生，防止感染性疾病。
> ★ 要防止锐物刺伤眼睛。
> ★ 防止异物飞入眼内。
> ★ 不要让婴儿看电视，以防X光线影响发育。

 ## 保护婴儿的听力

婴儿的听觉神经和器官发育不够完善，外耳道较短、窄，耳膜较薄，所以不宜接受强声刺激。还要防止婴儿将细小物品如豆类、小珠子等塞入耳朵，这些异物容易造成外耳道黏膜的损伤。如果出现此类问题，应该去医院诊治，别掏挖，以免损伤耳膜耳鼓，引起感染。

宝宝耳道尚未发育成熟，大多呈扁平缝隙状，皮肤娇嫩。稍有不慎，轻则掏伤宝宝皮肤，导致感染甚至引起疖肿；重则掏破鼓膜，造成宝宝听力丧失。

耳垢可随咀嚼、张口或打哈欠，以及借助下颌等关节的运动而自行脱落、排出。若因"油耳"或耳垢实在太多而阻塞耳道影响听力时，应该带宝宝去医院请医生处理。

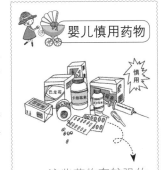

婴儿慎用药物

这些药物有较强的耳毒性，对宝宝的听觉神经有很大损害。

怎样给婴儿理发

婴儿头皮十分柔嫩，抵抗力差，理发时稍不注意，就会擦破头皮发生感染。因此，最好在婴儿3个月后再开始理发。夏季，为避免婴儿头上生痱子，可适当理发。给婴儿理发前最好先用75％的酒精消毒，不可用剃头刀为婴儿剃头。

理发步骤

★ 准备好理发器，并用酒精消毒。

★ 将刀柄触宝宝的头部，以让他适应震动。

★ 理发从额头顺着头发生长方向逆向剃发。

★ 先剃去宝宝头部2/3的头发，耳朵边的不要剃。

★ 检查是否均匀。

在给宝宝理发的时候，要注意以下几个小细节：1.尽量不要给宝宝理光头，保留一些头发茬茬，理得太短，理发工具可能会损伤头骨和神经系统。2.最好干发理，理好之后再洗。因为婴儿头发很软，洗湿了再理会增加理发难度。洗发的时候，最好采用仰面洗头的方式，避免碎发弄到宝宝的眼睛。3.在整个理发过程中，要多跟宝宝交流，分散宝宝注意力，避免宝宝不配合。4.理发的时候动作要轻柔，注意观察宝宝的表情，如果宝宝不高兴，应立即停止，避免宝宝哭闹时理发器碰着头皮。

怎样防治痱子

婴儿皮薄肉嫩，排汗功能也不完善，天气炎热或包裹太严，都容易起痱子。几乎所有的婴儿都曾经长过痱子，一般容易长在颈肩部出汗多皮肤褶皱多的部位。因为气候的差异，南方的婴儿在夏季要比北方的婴儿生长痱子的概率高。

预防的关键是保持皮肤清洁干爽，勤洗澡，使汗液排出顺畅，屋内经常开窗通风，保证空气新鲜，衣服被子不要厚、紧。当婴儿皮肤生了痱子时，可以给患儿涂擦炉甘石洗液。顽固者可让婴儿在空调房内，只要外界温度下降，痱子很快就会消退。

需要注意的是，成人痱子粉所含的薄荷脑、樟脑比小儿痱子粉多3～4倍；比升华硫多10倍；比对皮肤刺激大的水杨酸多1倍。尤其是成人痱子粉中含有硼酸，而在小儿痱子粉中这是禁止的。给宝宝误用成人痱子粉后，还会引发中毒现象。

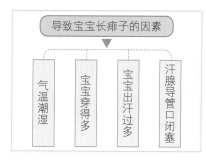

宝宝长痱子防治方法

黄瓜汁防治法

材料：嫩黄瓜1根。

做法：将黄瓜洗净切片，捣烂取汁。

用法：将黄瓜汁于宝宝洗澡后或者睡前涂在患处。一日两次即可。

宝宝"地图舌"的防治

有的母亲在给孩子喂奶或孩子打哈欠时，有机会看到婴儿的舌头，当看到自己孩子的舌面变得不规则，红白相间呈地图状时，一定会很紧张，担心孩子的舌头是不是出了什么毛病。

其实每个婴儿舌头表面都有不同程度的变化，只是有的变化明显，有的变化不明显而已，并不是什么毛病。

正常人舌的表面是平整的，没有明显的凸起和凹陷。但有些人的舌部出现一道道纵、横沟纹，深浅、长短不一，随着年龄的增长可逐渐加重，这种表现称"沟纹舌"，又称"裂纹舌"。

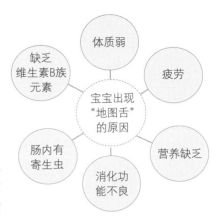

"地图舌"一般在婴儿2～3个月时就已出现了，孩子多无明显的不舒服症状，有的可出现轻度瘙痒或对有刺激性食物稍有敏感，这种症状可长达数年，随着年龄的增长可自然消退。

发生"地图舌"后，应注意口腔卫生，适当地给予口腔清洗。症状明显时可涂用1%的金霉素甘油等。服用B族维生素及锌剂也有一定疗效。

怎样防治小儿便秘

新生儿便秘有可能是消化道畸形或其他疾病引起的。如果是在没有发现身体异常的情况下，小儿便秘大都与生活习惯和喂养方法有关。如果生活不规律或很少有意识训练孩子按时排便的习惯，都会出现排便困难。

防治小儿便秘的原则

★ 改善饮食结构。
★ 训练排便习惯。
★ 加强体格锻炼。
★ 不宜用泻药。

排泄大便是反射性的动作，经过训练会养成按时排便的习惯。3个月以上的孩子，每天要有意识地培养小儿坐便盆或用排便小椅，通常在清晨哺食之后，训练其按时排便。也可定时做腹部肌肉按摩，促进肠蠕动。

吃奶的婴儿便秘时，可多加些糖，并添加橘子汁、红枣汁、白菜汁和蜂蜜水等。正在断奶期间的婴儿便秘时，在增加辅食时，除了考虑高营养的蛋类、瘦肉、动物肝脏和鱼类外，还要增加纤维素较粗的五谷食品，将鲜牛奶改换为酸牛奶。同时，还要增加体育锻炼。

婴幼儿便秘时，原则上不要用泻药，必要时临时用甘油栓或开塞露。如果新生儿因消化道畸形引起便秘，需要到医院检查，手术治疗。

2～3个月宝宝常见问题

这个月的宝宝常见的问题有吐奶、发热、吮吸手指、踢被子等，那么，这些问题要如何解决呢？下面，我们一起去看看吧！

 吐奶

相对来说，本月婴儿的吐奶将有所减轻，但还是会发生。值得注意的一种情况是：前两个月婴儿从来没有吐奶，但第三个月的某一天，突然吐奶了。此时，妈妈就要注意及时排除肠套叠的可能。

肠套叠是指一段肠管套入其相连的肠管腔内，是婴儿急性肠梗阻中最常见的一种。

一般来说，宝宝若近来有腹泻史，除呕吐外（呕吐物为奶块），还伴有大便突然减少、阵发性的哭闹后很安静、不像以前那么爱运动了、很难逗笑、面部带有恐惧的表情，那么一旦大便呈果酱样，就可以确定宝宝是患了肠套叠，但这时往往失去了保守治疗的机会。所以，当宝宝出现以上征兆时，爸爸妈妈要及时带宝宝去医院，以排除肠套叠的可能。

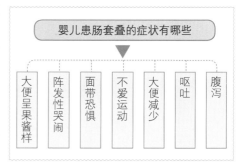

婴儿患肠套叠的症状有哪些

大便呈果酱样 | 阵发性哭闹 | 面带恐惧 | 不爱运动 | 大便减少 | 呕吐 | 腹泻

 婴儿发热

2～3个月的婴儿出现发热现象并不少见，但很多都属于临时性发烧。只要处理及时，过一会儿宝宝的体温就可恢复正常。宝宝发热还有的是因为患病引起的，概括起来，主要有以下几种：

（1）感冒。有时父母得了感冒会传染给婴儿，幸运的是，3个月左右的宝宝不会因感冒出现高热。在全家人都感冒的情况下，如果宝宝出现一般的发热就应推测是感冒了。

（2）颌下淋巴结化脓。宝宝可能因为下巴某处淋巴结化脓而引起发热，这种情况一看便会知道，宝宝颌下淋巴结肿大，摸上去宝宝会很痛。这时应立即去医院，及时治疗。

（3）中耳炎。婴儿发热时哭闹得厉害，应想到是中耳炎。这种发热多发生在夜里，多数人采取的措施是，先给婴儿冷敷头部，然后等着第二天早上去医院。

（4）肺炎。宝宝患肺炎时，症状多半是嘴唇发暗，吸气时小鼻子张开，鼻翼扇动，呼吸急促而困难，而且不喝奶，哄逗也不笑。一旦出现这种症状，就要马上到医院检查治疗。

宝宝腹泻与便秘

2~3个月时的宝宝，出现大便次数增多、便中混有硬块或多少带有黏液等情况，都不必过于担心。如果是母乳喂养的婴儿，不会发生消化不良。

一般吃母乳的宝宝不会出现腹泻，如果出现腹泻，首先应考虑引起腹泻的其他原因，是不是宝宝吃得太多。如果是人工喂养的宝宝，是不是奶瓶奶嘴消毒不严格，如果宝宝有腹泻现象，但不发热、精神好，而且也爱喝奶，那么只要将奶的浓度调稀一些，腹泻就会消除。

还有一种原因就是妈妈患了感染性腹泻。如果妈妈不慎患了痢疾，在1~2天后宝宝也可能出现腹泻现象。即使宝宝大便中没发现血或脓，也应带他去医院检查一下大便。

当母乳喂养的婴儿在这个月出现便秘时，应考虑是妈妈缺乳造成的。如果测量宝宝体重后发现，体重比之前增长缓慢，就可断定是母乳不足，应添加配方奶。

人工喂养的宝宝极易发生便秘。这是因为配方奶中钙的含量较高，容易导致宝宝上火，如果水分补充不足，就会引起便秘。此时，应当给宝宝喂些果汁或者水。

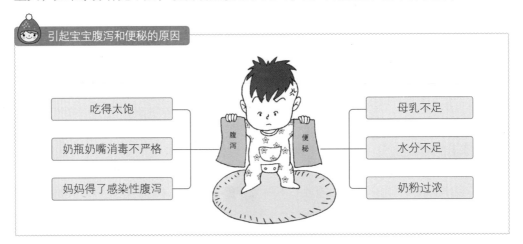

引起宝宝腹泻和便秘的原因

吃得太饱

奶瓶奶嘴消毒不严格

妈妈得了感染性腹泻

腹泻　便秘

母乳不足

水分不足

奶粉过浓

吮吸手指

在这个月，宝宝的一大进步就是会吮吸手指。有些妈妈见到后，会认为这种动作很不卫生，于是想方设法进行阻止，但妈妈的这种做法是错误的。这么大的宝宝吮吸手指是一种运动能力，不光是手指，任何到他们手里的东西，都会被送到嘴里。所以，对于这种现象，不需要阻止，这对宝宝的成长有利。

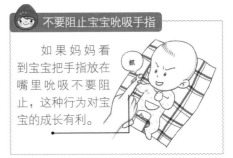

不要阻止宝宝吮吸手指

如果妈妈看到宝宝把手指放在嘴里吮吸不要阻止，这种行为对宝宝的成长有利。

腹股沟疝

男宝宝的睾丸最初是在腹部，在即将出生前降入阴囊。睾丸经过的从腹部到阴囊的这个通道，一般在出生后就关闭了，但也有闭锁不好的情况。这样的宝宝到了2~3个月，由于剧烈哭闹或便秘等原因，当腹腔压力增高时，腹腔内的肠管就会顺着这个闭锁不全的通道，穿过腹股沟（大腿根部）降入阴囊中，这就是腹股沟疝。

腹股沟疝一般见于男孩，但女孩也有类似的病，肠管及卵巢从腹股沟降至大阴唇。如果是卵巢降下，就会肿起枇杷树种子一样大的硬块。肠管从通道降下是不会感觉到痛的，也不会有任何障碍。即使阴囊肿起、卵巢下降也不会影响正常的发育。

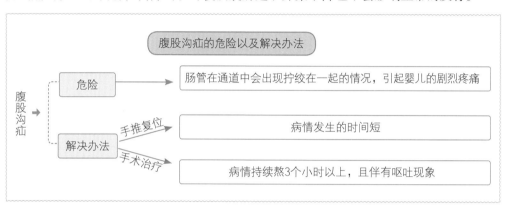

 总是把被子踢开

在这个月，随着腿部力量的进一步增长，宝宝学会了踢被子，能够把盖在身上的被子毫不费力地一脚蹬开，而且再次盖上后，过不了多长时间，又会踢开。看到这种情形，妈妈以为是给宝宝盖的被子太厚了，换上薄一点的，但照样被踢开。

很多妈妈知道这是宝宝在发育过程中表现出来的正常现象，但还是担心如果没有及时发现，宝宝长时间露在外面会着凉，但如果把被子的四角固定起来又怕影响孩子的肢体运动。不用担心，这里有一个一举两得的好办法：睡觉时，给宝宝穿上袜子，被子盖上后，让宝宝的两只脚露在外面。当宝宝抬脚蹬被子时，就只能蹬空了，这样自然不能把被子踢下去，而且也不会影响宝宝的肢体运动。

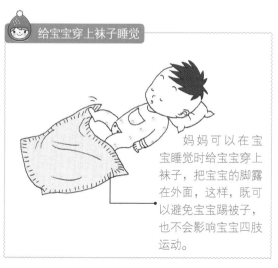

给宝宝穿上袜子睡觉

妈妈可以在宝宝睡觉时给宝宝穿上袜子，把宝宝的脚露在外面，这样，既可以避免宝宝踢被子，也不会影响宝宝四肢运动。

渗出体质与鼻塞

如果宝宝眉弓或脸颊上有小红疹，或眉弓上有头皮屑一样的东西，那就说明宝宝是"渗出体质"，也叫"泥膏体质"，他往往是较胖的婴儿，还时常腹泻。这样的婴儿容易出现鼻塞。

当妈妈认为这种鼻塞是着凉所致，就关门关窗，多给宝宝穿衣盖被，提高室内温度，甚至给宝宝用热水袋，结果鼻塞会越来越重。因为，渗出体质的婴儿不能捂，越捂越重。室内不通风，宝宝不能吸到新鲜空气，更加重鼻塞。

解决办法是保持室内空气新鲜，湿度、温度适宜，让宝宝逐步适应自然，接受新鲜空气，减少室内尘埃密度，每天用软布做成捻子，轻轻捻动带出鼻内分泌物。有鼻黏膜水肿的宝宝不能改善鼻塞症状，但也不要着急，慢慢会好的，这是个自然过程，一般不超过 1 个月。

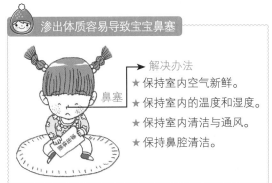

渗出体质容易导致宝宝鼻塞

鼻塞

解决办法
★ 保持室内空气新鲜。
★ 保持室内的温度和湿度。
★ 保持室内清洁与通风。
★ 保持鼻腔清洁。

宝宝抓东西时出现痉挛

第 3 个月的宝宝虽然有了一定的抓握能力，但由于这时的宝宝还太小，缺乏经验，所以，在试图抓玩具等东西时往往会失败，甚至动作似乎有点痉挛。出现这种情况请不要着急，因为这并不能说明宝宝的神经系统有问题，而是宝宝成长过程中的必然现象。当然，如果父母实在不放心，或需要得到进一步的肯定，也可以到医院向大夫请教。

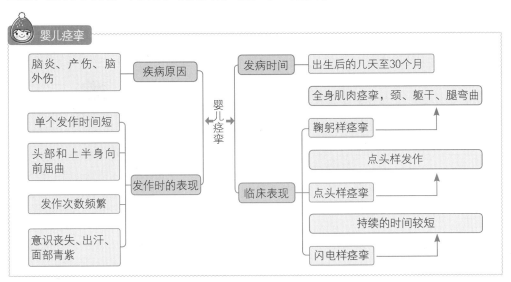

婴儿痉挛

脑炎、产伤、脑外伤 — 疾病原因

单个发作时间短

头部和上半身向前屈曲

发作次数频繁 — 发作时的表现

意识丧失、出汗、面部青紫

婴儿痉挛

发病时间 — 出生后的几天至30个月

全身肌肉痉挛，颈、躯干、腿弯曲

鞠躬样痉挛

点头样发作

临床表现 — 点头样痉挛

持续的时间较短

闪电样痉挛

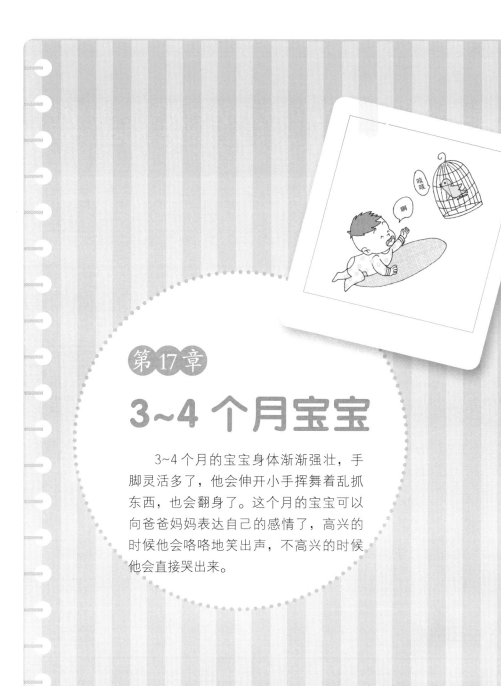

第 17 章

3~4 个月宝宝

3~4 个月的宝宝身体渐渐强壮，手脚灵活多了，他会伸开小手挥舞着乱抓东西，也会翻身了。这个月的宝宝可以向爸爸妈妈表达自己的感情了，高兴的时候他会咯咯地笑出声，不高兴的时候他会直接哭出来。

3~4个月宝宝发育特征

3个月出头，宝宝应该准备过"百日"了。100天以后的宝宝，脖子更加有力，上面顶着一个相对较大的脑袋，看起来就是一个招人喜爱的大娃娃；他的眼睛特别明亮，会用惊异的神情望着不认识的人，在其他方面宝宝也会发生较大的变化。

 ## 身高标准

3~4个月，宝宝身高的增长速度开始减慢，1个月可以增长2厘米左右，不过与1岁以后的宝宝相比，还是算快的。

提醒爸爸妈妈们，不要为宝宝一次或1个月静态的身高测量值异常担忧，这说明不了什么问题，要知道身高的增长是连续动态的，有先长后长之说。

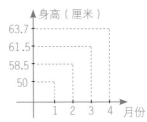

 ## 体重标准

3~4个月宝宝的体重可以增加900~1250克。把测得的体重标在生长曲线图上，凡是在第三百分位以下，或在第九十七百分位以上，都要寻找原因。

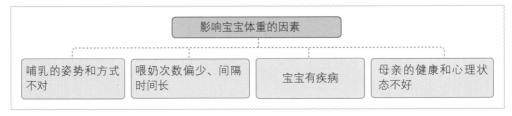

影响宝宝体重的因素

| 哺乳的姿势和方式不对 | 喂奶次数偏少、间隔时间长 | 宝宝有疾病 | 母亲的健康和心理状态不好 |

 ## 头围标准

在这个月，宝宝的头围可增加1.4厘米左右。如果把测量的数值标在头围增长曲线图上，发现超过第九十七百分位或低于第三百分位的，则需要带宝宝到医院检查，确定是正常的变异还是患有某些疾病。在日常生活中，有些妈妈见到孩子的头围比别的孩子的小时总会担心，因为他们认为头大就是聪明的标志之一。其实，这种看法是片面的，头围的大小与孩子的智力不成正比关系。不过，孩子头围的大小与脑发育也确实相关，它能够反映出孩子脑容量的大小。一般而言，从宝宝出生到2岁期间，头围的增长较快，头围过大、过小，或者是在一个时期内头围的增长速度过快都有问题，家长就要考虑孩子是否有病了。因此，家长一定要定期测量孩子的头围。

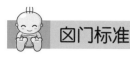

囟门标准

宝宝的囟门分为前囟门和后囟门。前囟门在宝宝头顶的前部，呈菱形状。宝宝出生的时候前囟门只有成年人的拇指大小，后来的几个月，宝宝的前囟门增长速度是较快的。

正常情况下，宝宝前囟门的大小不能超过3厘米×3厘米，否则就要考虑到宝宝的疾患问题。

囟门的闭合反映宝宝的大脑发育情况，一般来说，宝宝的囟门在6～18个月闭合，早于6个月，要考虑到小头畸形或者是脑发育不全。但是，如果晚于18个月，就要注意孩子是不是患有脑积水或者是佝偻病。

在这个月，宝宝的后囟门已经闭合，前囟门还没有闭合。如果在测量前囟门时，发现对边线大于3.0厘米，或小于0.5厘米，则需要到医院检查，排除患病的可能。

> **给宝宝洗头时的注意事项**
>
> 宝宝到了3个月时，头上的脏东西越来越多，爸爸妈妈在给宝宝洗头的时候不要占用太长的时间，只要清洗干净即可。同时，也不要每天都洗，否则容易长痱和头垢。另外，洗头时可以在宝宝的头上擦些润肤油，更容易清洗。

胸围标准

到了这个月，宝宝胸围的增长超过头围，因为到了这个月，宝宝的头部和胸部脏器增长的速度较快，这种情况正常，爸爸妈妈不用担心。

4个月男宝宝的胸围平均为42.3厘米左右，女宝宝的胸围平均为41.1厘米左右。

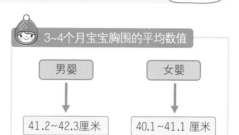

3~4个月宝宝胸围的平均数值

男婴	女婴
41.2~42.3厘米	40.1~41.1 厘米

宝宝的体格因个人的差别而有所不同

人与人的体格是有差异的，既有共性也有个性，受到多方面因素的影响，比如遗传、精神、营养等。

人在婴儿期的个体差异更大。所以，对宝宝体格标准的评价，要客观地、一分为二地进行。

如果发现宝宝的实际生长指数与理论上的生长指数有出入，要根据宝宝的实际状况进行分析研究，针对宝宝其他方面的发育给予综合分析，既不要因此而焦虑，也不能放松警惕而贻误治疗。

饮食健康

宝宝生长到4个月时，最大的变化就是食量大量增加，有时会把母亲的乳房吸干，这时就需要父母为宝宝增加一些辅食，但具体要怎么加呢？该加哪些食物呢？在本小节中，就为妈妈们提供一个参考，为宝宝的饮食健康做准备。

4个月宝宝的喂养

这个月的宝宝吃奶量差异很大，应根据自己宝宝的食量和消化能力来决定哺乳量的大小。若宝宝吃不到规定的奶量，也不必着急担心，因为有的宝宝天生食量就小。

除了吃奶以外，还可试着增加些半流质的食物，为以后吃固体食物做准备。这时宝宝的消化能力增强了，淀粉酶的分泌也比从前增多。因此，可喂些含淀粉的食物，如粥、米糊等，开始先从一勺、两勺喂起，视宝宝的消化情况慢慢增加。可在每次喂奶之前先喂粥或米糊，能吃多少就吃多少，不必勉强。

在增加以上辅食的过程中，要注意观察宝宝大便的情况。每一种辅食都要逐渐增加，使宝宝有个适应过程，不能急于求成。这个时期，宝宝仍应以奶为主要食物。

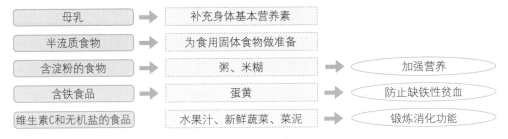

母乳	→	补充身体基本营养素		
半流质食物	→	为食用固体食物做准备		
含淀粉的食物	→	粥、米糊	→	加强营养
含铁食品	→	蛋黄	→	防止缺铁性贫血
维生素C和无机盐的食品	→	水果汁、新鲜蔬菜、菜泥	→	锻炼消化功能

婴儿咀嚼练习

咀嚼、吞咽是将食物磨碎送入胃内以便于肌体对其消化吸收。吸吮动作是先天本能，所以宝宝一出生就会吃奶，但人类最基本的能力——咀嚼食物，却是靠后天的培养。从第4个月宝宝吃辅食开始，家长就要有意识地教导宝宝学会咀嚼。

当食谱由单纯吃奶逐渐向食物转变时，撕咬、研磨、吞咽的动作是非常重要的，而4～6个月的婴儿，正是学习咀嚼的最佳时期。

宝宝不咀嚼食物的危害

★ 致使食物中的营养不能被充分吸收。

★ 肠胃消化功能下降。

★ 面部肌肉发育差。

★ 牙齿的坚固性差。

★ 不利于脑神经发育。

婴儿辅食的添加原则

4个月以后的婴儿不再安于只吃乳类，喜欢品尝各种味道，这是对除了奶以外的其他食品的敏感期，此时的婴儿已经具备了接受其他食物的能力，及时地添加辅食能养成婴儿良好的饮食习惯，有益于身体健康。

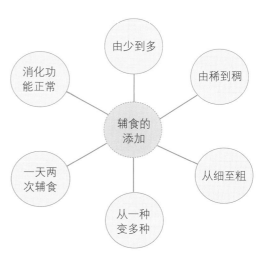

添加辅食的原则是先要综合考虑宝宝的身体状况、消化能力和对营养的需求，再决定何时加、怎样加和加什么。

添加辅食要从少到多，循序渐进，这样使婴儿有一个适应过程，如添加蛋黄，宜从1/4开始，5~7天后如无不良反应可增加到1/3~1/2个，以后逐渐增加到1个。由稀到稠，如从乳类开始到稀粥，再增加到软饭。由细到粗，如从菜汤到菜泥，乳牙萌出后可试喂碎菜。初期一次只喂一种新食物，待婴儿习惯后，再加另一种，不能同时添加几种。另外，不宜在两次哺乳之间喂食辅食，否则增加了饮食次数。由于婴儿在饥饿时较容易接受新食物，在刚开始加辅食时，可以先喂辅食后喂奶，待婴儿习惯了辅食之后，再先喂奶后加辅食，以保证其营养的需要。

6个月时，两次辅食可以代替两次哺乳。加喂辅食的同时要留意婴儿的大便及皮肤有无异常，例如腹泻、呕吐、皮肤是否出疹子或潮红等，如有不良反应可酌情减少或暂停辅食的添加。

初次给婴儿添加辅食时，婴儿可能会拒绝吃，或因食之不当出现问题。妈妈对这样的婴儿要有耐心，不可操之过急。

在给婴儿添加辅食的时候，要注意一些问题：首先，添加辅食不宜过早，婴儿的消化功能还没有发育完全，会导致婴儿腹胀和消化不良。其次，过晚添加辅食也不好，4个月后，母乳的营养已经不能满足宝宝了，如不及时添加辅食，易引起营养不良，导致宝宝抗病能力下降。第三，添加的食物不宜过于精细，不利于宝宝练习咀嚼。

 添加辅食的时机及方法

在加辅食时一定要选婴儿身体没有疾病、食欲较好时开始。喂奶前先吃辅食，反复重复，直至接受。家长吃饭时，把婴儿抱到饭桌旁，让其闻一下味道，用筷子蘸点菜汁，尝到甜头后，婴儿就能接受辅食了。

给宝宝添加蛋黄

4~5个月以后，各种奶中的营养已经不能满足宝宝的需求，尤其是铁质。宝宝出生时虽然从母体内带来一些铁质，但是到了这段时期已基本用完，需要另外添加含铁丰富的食品。

从4个月开始婴儿即可添加蛋黄，鸡蛋黄含铁丰富又容易被宝宝吸收和消化，所以，不论母乳是否充足，都要及时喂蛋黄。蛋白不要过早加，防止过敏。

> **蛋黄的成分及功效**
>
> 成分：脂肪
> 　　　蛋白质
> 　　　维生素
> 　　　磷、铁等无机盐
> 功效：预防佝偻病
> 　　　预防烂嘴角、舌炎、嘴唇裂口
> 　　　预防缺铁性贫血

每日开始喂1/4煮熟的蛋黄，压碎后分两次混合在牛奶、米粉或菜汤中喂。以后逐渐增加至1/2~1个，6个月时便可以吃蒸鸡蛋羹了，可先用蛋黄蒸成蛋羹，以后逐渐增加蛋白量。

蛋黄泥的做法如下：将鸡蛋煮熟，要煮得老一些，剥去蛋壳蛋清。取出蛋黄，在碗中加开水少许（视宝宝吃蛋黄的量而定），取1/4或1/2蛋黄放入加水的碗中用汤勺捣烂调成糊状即可，用小匙喂，以锻炼宝宝用匙进食的能力。

 ## 淀粉类食物的添加方法

4个月时的婴儿，消化道中淀粉酶的分泌明显增多，应及时给婴儿添加淀粉类食物。谷类食物中含有B族维生素（如维生素B_1，维生素B_2）、铁、钙、蛋白质，对婴儿的生长发育有利，如奶糕、烂粥、面条、饼干等食物。

4~5个月的婴儿，每天可先加喂奶糕或几汤勺烂粥（1~2次），再加饼干1~2片。饼干可以磨婴儿的牙床，有助于出牙，还可加些菜泥、肉汤等。

奶糕的添加：婴儿3~4个月时可适量加喂奶糕。调配方法是取适量奶糕粉，用温开水或牛奶调成糊状喂食。5~6个月的婴儿也可用小勺喂食，然后再喂部分牛奶。

粥的制作：将米洗净，煮成烂粥，开花，收汤，呈米糊状。可用菜汤调味，以后可逐渐在粥中加入少许菜泥、鱼泥。

面条的制作：选用薄、细面条，用水煮烂，然后加少许菜泥或蛋黄。

```
                    添加淀粉类食物的好处
        ┌───────────┬───────────┼───────────┬───────────┐
   补充乳品能量的不      提供膳食中蛋白质      有助于婴儿咀嚼能      培养小儿用勺的习惯
   足，补充营养          的利用率              力的培养
```

宝宝多吃胡萝卜有益健康

中医认为胡萝卜性甘平，归肺脾，具有健脾化滞、清凉降热、润肠通便、增进食欲等功效，具有重要的营养价值。近代研究发现，胡萝卜含丰富的胡萝卜素，在体内可转变成维生素A，对促进婴幼儿的生长发育及维持正常视觉功能具有十分重要的作用。

胡萝卜还含有一些膳食纤维，除具有增加肠胃蠕动的作用外，还被广泛用作防治高血压及癌症的辅助食物。此外，胡萝卜还含有较多的维生素C、维生素B_2等营养素。正是由于上述这些独特之处，胡萝卜又被誉为"大众人参"。

在宝宝喂养上，胡萝卜是一种十分常用的辅食。从4个月开始，便可以给宝宝添加胡萝卜泥，一方面是补充宝宝成长所需的营养素；另一方面又可以让宝宝尝试并适应新的食物，为今后顺利过渡到成人膳食打好基础。

现在市场上可以找到含胡萝卜素的营养米粉及为婴儿特制的胡萝卜泥和其他蔬菜泥，可以根据需要选择给宝宝食用。

胡萝卜的好处

有助于补充宝宝成长时所需的多种营养。

牛奶不能与钙粉同服

3个月以后的宝宝，无论人工喂养，还是母乳喂养，都该补钙了。缺钙的宝宝，入睡困难，经常夜啼，对任何事情都不感兴趣，而且容易出汗。头部出汗，宝宝会不停地摩擦头部，容易形成枕秃圈。

所以，宝宝长到3个月后便开始加喂一些钙片或钙粉，以防止宝宝缺钙。应当注意的是钙粉不能和牛奶一起喂。因为钙粉可以使牛奶结块，影响两者的吸收。有些父母为了喂孩子方便、省事，常喜欢把钙粉混合到牛奶中一起给孩子吃，这样的补钙方法是不科学的。另外，钙还会和牛奶中的其他蛋白质结合产生沉淀，特别是加热时，这种现象更为明显。

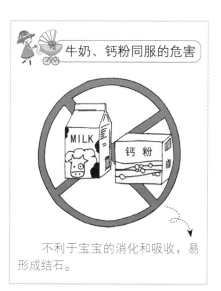

牛奶、钙粉同服的危害

不利于宝宝的消化和吸收，易形成结石。

起居护理

4个月的宝宝比较爱动，只要清醒，宝宝的身体就会一刻不停地活动，对于身体发育来讲，这是相当好的，但是也存在着安全隐患，所以这个时期，需要父母在日常生活中，多关注宝宝的生活起居。

 ## 4月宝宝安全备忘录

4个月的宝宝是个抓握能手，凡是能够着的东西，都要拿来"研究"一番。父母要保证宝宝身边的任何物品都不会伤害到宝宝。

将易碎的物品和电线等东西远离宝宝的小床、洗澡的地方或换尿布台。若是宝宝特别好动，在换尿布时，一只手要始终扶好宝宝的身体。否则，转身间，宝宝可能就滚到地上了。小床的木栏杆也是宝宝玩弄的东西，父母要经常检查是否有松动或小零件掉落。

倘若带宝宝驾车外出，必须使用婴儿专用座椅，且放置在后座的中间，让宝宝面朝后面。因为宝宝的颈部肌肉十分娇弱，相对其幼小的躯体而言，头部所占比例比成年人要大得多。因此，对一个系着安全带的成年人来说相对无害的碰撞，对一个同样受到约束但是向前而坐的宝宝来说就是十分危险的。

洗澡时，将肥皂、浴液、润肤霜等物品远离宝宝够得着的地方。妈妈的长头发以及项链等饰品都是宝宝喜欢抓握的目标，要引起注意。出门时，给宝宝戴上小帽子，穿上长袖衣，脸部和手臂抹好防晒霜，是对宝宝皮肤最好的保护。

即使阴天和寒冷的季节，阳光也会伤害宝宝娇嫩的皮肤。美国儿科学会最近再次强调：6个月以内的宝宝有必要使用防晒霜，少量的防晒霜不会有害。抹防晒霜并不能代替穿保护性外衣，在阳光强烈的上午10点至下午3点期间不要带宝宝外出。

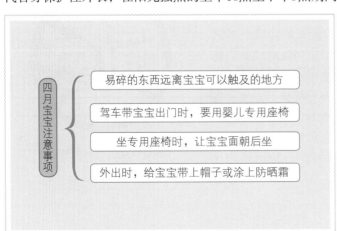

四月宝宝注意事项
- 易碎的东西远离宝宝可以触及的地方
- 驾车带宝宝出门时，要用婴儿专用座椅
- 坐专用座椅时，让宝宝面朝后坐
- 外出时，给宝宝带上帽子或涂上防晒霜

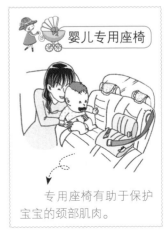

婴儿专用座椅

专用座椅有助于保护宝宝的颈部肌肉。

使用婴儿车应注意什么

婴儿到了4～5个月，可以经常使用婴儿车了，婴儿也喜欢坐在小车里出去散步。在使用婴儿车时应注意：不要推到高低不平的路上，因为这样车子会上下颠簸，左右摇摆，令婴儿感到不适。要到车少、空气清新、空间开阔的公园，这样的环境才有利于宝宝的健康。

婴儿车式样比较多，有的婴儿车可以坐，放斜了可以半卧，放平了可以躺着，使用很方便。但注意不能长时间让婴儿坐在儿童车里，任何一种姿势，时间长了都会造成婴儿发育中的肌肉负荷过重。

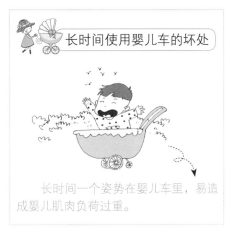

长时间使用婴儿车的坏处

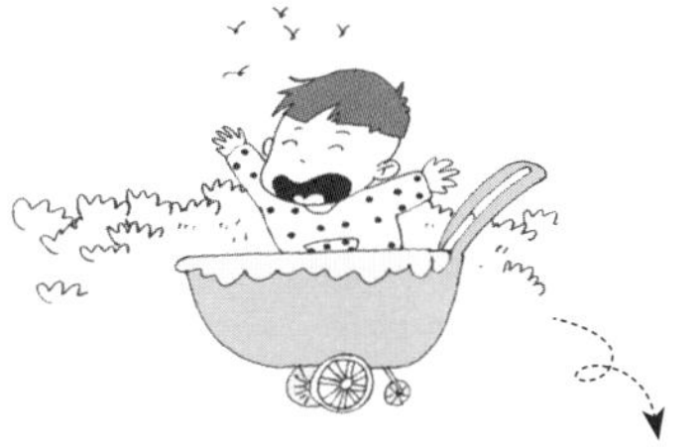

长时间一个姿势在婴儿车里，易造成婴儿肌肉负荷过重。

另外，让婴儿整天单独坐在车子里，就会缺少与父母的交流，时间长了，影响婴儿的心理发育。正确的方法应该让婴儿坐一会儿，然后父母抱一会儿，交替进行。

婴儿缺铁性贫血的防治

铁是人类生命活动中不可缺少的元素之一。婴儿在出生后的半年内，可以依靠肝脏内贮存的铁。肝脏贮存的铁耗尽了，就需要每天从食物中来补充。婴儿的血容量是随着体重的增加而扩大的，血容量越大，需铁量越多。

据研究，一般情况下，体重每增加1千克，就要增加铁35毫克，婴儿发育过快就容易缺铁，而铁是人体造血的主要原料之一，所以也就出现缺铁性贫血。

预防婴儿出现缺铁性贫血的有效办法，是适当增加含铁质丰富的食品，如瘦肉、蛋黄、动物肝脏和肾脏，以及西红柿、油菜、芹菜等蔬菜，还有杏、桃、李子、橘子、大枣等果品。由于许多食物中的铁质不易溶解和吸收，所以应同时服用维生素C，对于尚无咀嚼能力的婴幼儿，可以喂些菜末、肝末和蛋羹等食物。

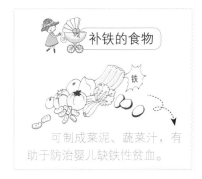

补铁的食物

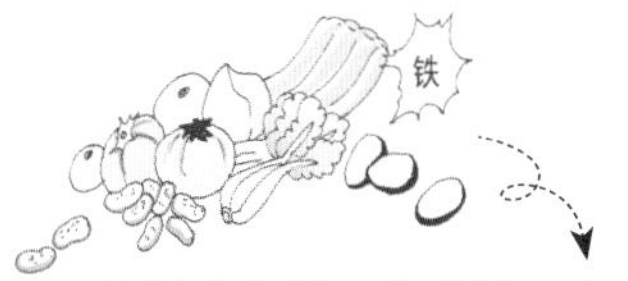

可制成菜泥、蔬菜汁，有助于防治婴儿缺铁性贫血。

缺铁性贫血的食疗方案			
黑枣桂圆糖水	材料：黑枣18克，桂圆肉8克，红糖20克	麻花糊	材料：黑芝麻少许，花生仁8颗，白糖10克
	做法：黑枣、桂圆肉洗净后，放入水中加红糖炖40分钟左右即可		做法：黑芝麻、花生仁炒熟后，捣成粉末。食用时，加开水调成糊状即可
	食用方法：糖水趁热服下，枣和桂圆也可食用，每日一次即可		食用方法：温服，每日一次

3～4个月宝宝常见问题

本月宝宝容易患的病有缺铁性贫血、婴儿真性斜视与假性斜视，要注意防治的是感冒。下面，我们就去看看吧！

 ## 缺铁性贫血

胎儿时期，母体为胎儿提供了铁质，并在胎儿体内储存，以供出生后生长发育的需要。婴儿出生后2～3个月时，体内的铁被消耗，血红蛋白降至110克/升，出现轻度贫血，称为生理性贫血。生理性贫血是一个自限的过程，以后血红蛋白会逐渐上升。

但是，如果3～4个月后未及时补充铁剂（2毫克/千克/日），则会出现缺铁性贫血。

严重的缺铁性贫血患儿会出现气急、心率加快、肝和脾肿大等症状和体征。化验检查会发现，宝宝的血红蛋白在110克/升以下。

轻度的贫血（血红蛋白为100～110克/升）可以通过添加含铁丰富的食物来纠正。动物肝脏、血红色畜肉、蛋黄等都含丰富的铁，是补铁食物。中、重度的贫血（血红蛋白在100克/升以下）需要去医院治疗。

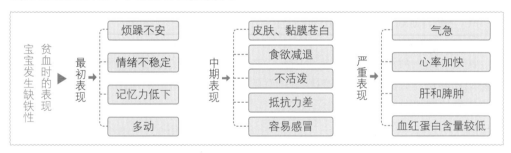

宝宝发生缺铁性贫血时的表现

最初表现：烦躁不安、情绪不稳定、记忆力低下、多动

中期表现：皮肤、黏膜苍白、食欲减退、不活泼、抵抗力差、容易感冒

严重表现：气急、心率加快、肝和脾肿、血红蛋白含量较低

 ## 真性斜视与正常婴儿的斜视

斜视是指左右两眼的视线不能同时落在同一物体上。因为婴儿在3个月过后才能清楚地注视某一点，所以到了这个时期才能发现婴儿是不是斜视。正常的婴儿睡觉之前有困意的时候也会出现斜视，而平时是正常的。这种正常婴儿的斜视到了4～6个月时就会消失。

斜视发生的原因，目前还不十分清楚。可能的原因有：大脑中枢使两眼成像一致的力量较弱，某一侧的眼睛视力差，移动眼球的肌肉出现异常等。

4个月之前有时很难区分真性斜视与正常婴

不要轻易判定宝宝斜视

斜视是指宝宝的眼睛一个向前看，一个向后看，婴儿在出生后的4个月内不容易诊断，所以，日常生活中如果妈妈发现婴儿有类似斜视的症状时也不要轻易下结论。

儿的斜视。可是4个月过后，经常出现斜视的婴儿就应去医院眼科检查。如果一侧眼睛视力不好，经过治疗矫正，斜视能够治愈。

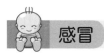 **感冒**

感冒是3～4个月的宝宝最易患的一种疾病。

宝宝感冒的原因大都是爸爸妈妈以及与宝宝接触的人传染给宝宝的。由于宝宝的抵抗力差，一般情况是，妈妈开始出现打喷嚏、鼻子不通气、稍有发热、头痛等症状，自己感觉到得了感冒时，婴儿已经被传染上了。

3～4个月的宝宝由于体内还有从母体中获得的免疫力，即使患了感冒，也不会发高烧，一般烧到37.5℃～37.6℃，症状多为鼻塞、厌乳、常常流稀鼻涕、打喷嚏，有时也咳嗽，但并不十分痛苦。有的婴儿还会眼圈发红、流口水、食欲减弱。上述症状一般2～3天就好了。到了第三天，最初流出的水样清鼻涕就变成黄色或绿色的浓鼻涕。三四天后，不爱喝奶的婴儿就会恢复正常。宝宝有时可能在感冒的同时出现腹泻，大便次数增加。

婴儿感冒时虽有些发烧，但只要精神好，情绪也好，就不必担心是肺炎。

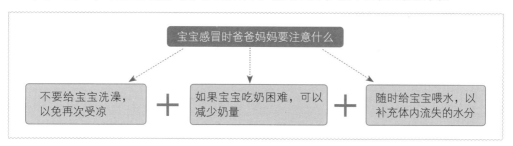

宝宝感冒时爸爸妈妈要注意什么

不要给宝宝洗澡，以免再次受凉 ＋ 如果宝宝吃奶困难，可以减少奶量 ＋ 随时给宝宝喂水，以补充体内流失的水分

 咬乳头

有的宝宝3～4个月就开始有牙齿萌出了。这不仅会造成宝宝流口水，还会让宝宝咬妈妈的乳头。

如何避免这种情况发生呢？方法很简单，当宝宝咬乳头时，妈妈马上用手按住宝宝的下颌，宝宝就会松开乳头的。也可以在喂奶前让宝宝咬乳胶或硅胶的奶嘴来磨牙床，过十来分钟后再喂奶，宝宝就会减少咬妈妈乳头了。

为什么不要经常给宝宝用安抚奶嘴

★ 容易造成胃内空气胀满，增加吐奶的可能。

★ 影响宝宝口腔发育，造成上下颌骨发育畸形。

★ 对以后宝宝断奶造成困难。

★ 如果宝宝含着奶嘴睡着的话容易造成宝宝窒息。

倒睫与出眼屎

宝宝在出生3～4个月时，有时早晨起床眼角会出现眼屎，或者眼泪汪汪的。仔细一看还可能发现，宝宝下眼睑的睫毛倒向眼内，触到了眼球，这种现象叫倒睫。当睫毛倒向眼内刺激角膜以后，眼睛就会流眼泪或出眼屎。造成宝宝倒睫的原因，主要是由于婴儿的脸部脂肪丰满而鼓起，使下眼睑向眼内侧倾斜。一般情况下，随着宝宝的面部变得俏丽起来，倒睫也就自然痊愈了。

出现这种情况时，只要把倒向眼睛刺激角膜的睫毛拔掉即可，无须到医院采取医疗措施。因为不管是吃药还是手术，对婴儿的成长都是不利的。当然，出眼屎并不都是由倒睫引起的，也有因急性结膜炎引起的。这可以从急性期宝宝的白眼球是否充血做出初步判断。严重时，宝宝早上起来因上下眼睑粘到一起而睁不开眼睛，爸爸妈妈必须小心翼翼地用干净的湿棉布擦洗后才能睁开。婴儿的急性结膜炎一般是由细菌引起的，点上含有抗生素的眼药，两三次就会痊愈。

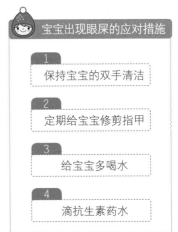

宝宝出现眼屎的应对措施

1 保持宝宝的双手清洁

2 定期给宝宝修剪指甲

3 给宝宝多喝水

4 滴抗生素药水

生理性腹泻

生理性腹泻不是疾病，和生理性溢乳、生理性贫血、生理性黄疸等是一样的概念。所以，宝宝出现生理性腹泻后，妈妈千万不要给宝宝乱吃药，尤其是抗生素类药物更不能盲目服用，以免发生"医源性疾病"（由于不当治疗引发的疾病）。

几乎所有的婴儿都会出现生理性腹泻。这是因为三四个月的宝宝正处于添加辅食、母乳不足的时期，饮食结构发生变化，进而促使胃肠道要适应这些变化，出现调整过程中的紊乱。生理性腹泻是婴儿在食物改变中出现的生理现象，发生的时间有早有晚，即使这个月不发生，以后也会发生。

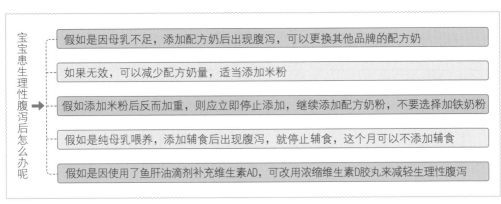

宝宝患生理性腹泻后怎么办呢

- 假如是因母乳不足，添加配方奶后出现腹泻，可以更换其他品牌的配方奶
- 如果无效，可以减少配方奶量，适当添加米粉
- 假如添加米粉后反而加重，则应立即停止添加，继续添加配方奶粉，不要选择加铁奶粉
- 假如是纯母乳喂养，添加辅食后出现腹泻，就停止辅食，这个月可以不添加辅食
- 假如是因使用了鱼肝油滴剂补充维生素AD，可改用浓缩维生素D胶丸来减轻生理性腹泻

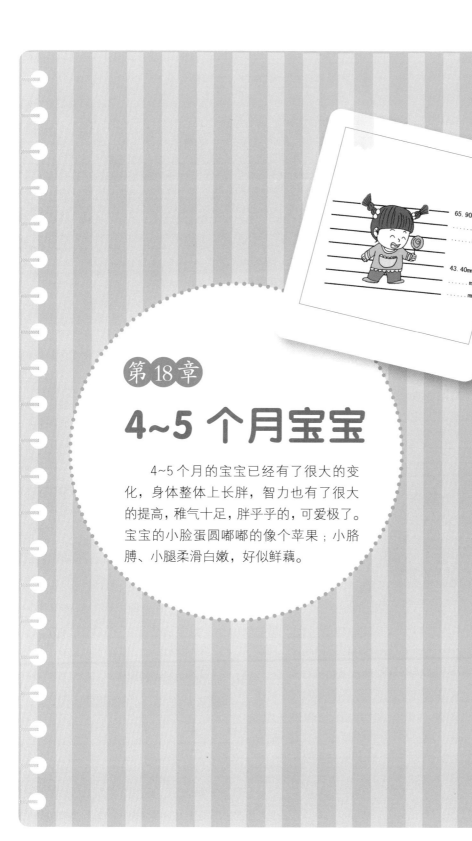

第18章

4~5 个月宝宝

4~5 个月的宝宝已经有了很大的变化，身体整体上长胖，智力也有了很大的提高，稚气十足，胖乎乎的，可爱极了。宝宝的小脸蛋圆嘟嘟的像个苹果；小胳膊、小腿柔滑白嫩，好似鲜藕。

4~5个月宝宝发育特征

这个月的婴儿能够清楚地表达自己的感情，眼睛已经能和父母对视，眼神能流露出感情交流的喜怒哀乐等不同的情绪，不顺心时放声大哭，而高兴时经常笑出声来。爱哭的婴儿与温和的婴儿差别越来越大。

 ## 身高标准

这个月宝宝身高平均可增长2厘米。男宝宝平均为66.76厘米左右；女宝宝平均为65.80厘米左右。

通常情况下，只要宝宝身高增长曲线和同月龄正常儿对比，在第三个百分位到第八十七个百分位之间，都是正常的。否则，就要咨询医生，以便确定是疾病所致还是正常变异。

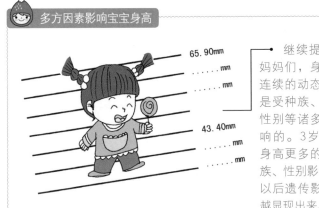

多方因素影响宝宝身高

65.90mm
......mm
......mm
43.40mm
......mm
......mm

继续提醒爸爸妈妈们，身高是个连续的动态过程，是受种族、遗传、性别等诸多方面影响的。3岁以前，身高更多的是受种族、性别影响，3岁以后遗传影响越来越显现出来。

 ## 体重标准

从这个月开始，宝宝体重的增加不如以前，相应地，生长速度也不如以前快，出现了平缓增长的趋势，这是规律性的过程。爸爸妈妈们一定要清楚，4～5个月以前，宝宝的体重平均每月能增加800～1250克，从这个月开始，体重平均每月增加450～750克。

还要提醒爸爸妈妈们，每个个体都有一定的差异，只要这些差异在曲线图上保持在第三百分位以上、第八十七百分位以下，就都是正常的。但不管数字上有多大差异，体重增长曲线图都应该是逐渐上升的，如果曲线平坦或下降，就不正常了，此时要考虑是喂养不当所致，还是疾病造成的，必须及时寻找原因，及早解决。

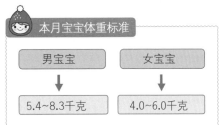

本月宝宝体重标准

男宝宝	女宝宝
5.4~8.3千克	4.0~6.0千克

从本月开始，宝宝的体重增长开始放缓，这种情况父母不要担心，只要宝宝的体重一直是持续增加的，就是正常的。

头围标准

从这个月开始，宝宝头围的增长速度也会变慢，平均每个月增长1厘米左右。爸爸妈妈要知道，头围的增长也存在着个体差异，但增长曲线图必须是呈上升趋势的。

由于头围的增长幅度是很微小的，所以在测量时一定要准确，最好请专业的医生帮忙，否则会引起不必要的担心。

本月宝宝头围、胸围和囟门参考数值			
名称	头围（厘米）	胸围（厘米）	囟门（厘米）
男宝宝	平均42.0~42.8	平均42.3~43.0	0.5＜对边连线＜3.0
女宝宝	平均40.9~41.8	平均41.1~41.9	0.5＜对边连线＜3.0

 囟门标准

4~5个月宝宝的前囟门可能会有所减小，也可能没有变化。

另外，观察囟门要做动态观察。一般而言，前囟门在6~18个月时关闭，但有些妈妈可能会发现宝宝刚几个月大，前囟门就快闭合了，所以担心是否会影响宝宝大脑的发育。其实，出现这种情况，可能是观察上出现了错误，囟门小，不代表就要闭合。所以，要做动态观察。

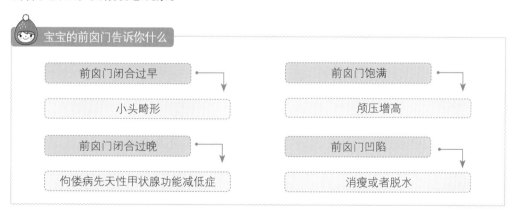

 胸围标准

这个月，男宝宝的平均胸围可达到43厘米左右，女宝宝的胸围平均可达到41.9厘米左右。

饮食健康

5个月的孩子，由于活动量增加，热量的需求量也随之增加，以前认为只吃母乳能满足孩子生长发育的需要，现认为纯母乳喂养不能满足孩子生长发育的需要，所以父母在喂养孩子时，要适当地为宝宝增加一些辅食，以补充宝宝身体发育所需的养分。

 ## 5个月宝宝的喂养

宝宝5个月大时，如果必须人工喂养，主食仍以乳类为主，牛奶每次可吃到200毫升，除了加些糕干粉、米粉、健儿粉类外，还可将蛋黄加到1个，在大便正常的情况下，粥和菜泥都可以增加一点，可以用水果泥来代替果汁，已经长牙的婴儿，可以试吃一点饼干，锻炼咀嚼能力，促进牙齿和颌骨的发育。

5月宝宝的辅食	
蛋白质	肉类、鱼类、鸡、优酪乳、豆腐
钙质	全脂牛奶、乳酪
维生素C	水果汁、蔬菜汁
谷类	麦片、米片、粥、面条
其他	蛋黄、水分

对5月的宝宝在辅食上还可以增加一些鱼类，如鲆鱼、黄鱼、鲅鱼等，此类鱼肉多刺少，便于加工成肉糜。鱼肉含磷脂、蛋白质很高，并且细嫩易消化，适合婴儿发育的营养需要，但是一定要选购新鲜的鱼。

在喂养时间上，仍可按上月的安排进行。只是在辅食添加种类与量上略多一些。鱼肝油每次喂2滴，每天3次，钙片每次2片，每天2~3次。

 ## 周岁以内婴儿不宜吃蜂蜜

蜂蜜是一种很好的滋补品，含有多种营养元素。许多家长喜欢在给宝宝喂牛奶时加一些蜂蜜，认为蜂蜜可以起到润肠的功效，这种想法是不科学的。

研究表明，1岁以下的宝宝不宜食用蜂蜜。因灰尘和土壤中常常含有一种肉毒杆菌的细菌，蜜蜂在采粉酿蜜的过程中，有可能把被污染的花粉带回蜂箱。宝宝抗病能力差易引起肉毒性食物中毒。

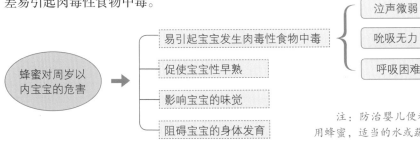

注：防治婴儿便秘不宜用婴儿专用蜂蜜，适当的水或蔬果汁即可。

喂菜汤、菜泥、水果泥的方法

在添加辅食时，5个月以后的婴儿除了喂菜汤外还应喂食菜泥、水果泥。

菜汤的喂法。取新鲜绿色蔬菜或胡萝卜50～100克洗净，切碎。锅内加少许水煮沸后将蔬菜或胡萝卜加入，继续煮7～8分钟至熟烂。倒入清洁的漏瓢中，去汤后用匙背压榨成细末过瓢孔，去除粗纤维。剩下的盛入碗中即可食用。

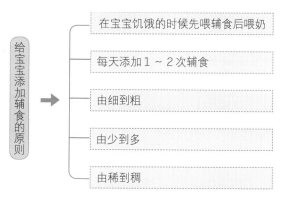

给宝宝添加辅食的原则

- 在宝宝饥饿的时候先喂辅食后喂奶
- 每天添加1～2次辅食
- 由细到粗
- 由少到多
- 由稀到稠

4～6个月的婴儿初次吃菜汤可从少量开始，第1次吃20～30克菜汤，适应了再增加至40～50克。

菜泥的喂法。先将新鲜的蔬菜如菠菜、小青菜、胡萝卜、空心菜等，选任何一种取50～100克，洗净，切碎。往锅内放一碗水煮沸后将切碎的菜放入锅内，继以大火煮沸6～7分钟停止，开锅将菜及汤倒入消过毒的漏瓢内，漏下的菜汤盛入碗中，加少许盐即成菜汤，供食用。

初次吃菜泥的婴儿，第1次可喂1/2汤匙（10～15克），第2天如无反应增加到1汤匙（20克），3～4天后无反应可增至2汤匙（30～40克）。

水果泥的喂法。新鲜苹果50克，糖10克，将苹果去皮，切碎，以大火煮软后，加入糖，放入清洁的铁筛内，用匙压挤过小孔，即成苹果泥。简单的苹果泥的做法：也可以将苹果洗净，削去皮，以小匙慢慢地刮，刮下的即成苹果泥，开始每次喂1/2汤匙，以后渐增，小儿腹泻时吃点苹果泥有止泻作用。

宝宝正处在身体发育的阶段，辅食的添加极为重要，下面为大家推荐一些为宝宝补充营养的食谱：

★**奶酪菜花泥**

食材：胡萝卜1小段、菜花1朵、奶酪少许、牛奶1匙、清汤适量。

做法：胡萝卜、菜花清水煮烂呈泥状，清汤牛奶煮开，加入奶酪，煮沸即可。

★**双色泥**

食材：香蕉1小段、番茄1块、酸奶1匙。

做法：香蕉捣成泥，番茄烫水去皮捣碎，香蕉、番茄、酸奶拌匀即可。

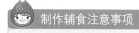 制作辅食注意事项

　　婴儿体内各系统尚未成熟，对于细菌的抵抗能力差，制作辅助食物时必须特别注意卫生。要将手洗净，原料要选新鲜的，做出来后尽早喂食，如孩子不吃，不要放到第二天喂。

起居护理

在这个月中，宝宝因为个人体质的不同，身体发育的状况相对有差别。这个阶段也是宝宝乳牙的生长期，父母要注意宝宝乳牙的生长状况，保持宝宝口腔的卫生，以免引起龋齿。

怎样护理乳牙

人一生有两副牙齿，即乳牙和恒牙。乳牙最早的可以4个月萌出，最晚的也有12个月才出。两岁半出齐，共计20颗，6～7岁开始换牙，即乳牙脱落换成恒牙，直到20岁左右出齐。无论乳牙还是恒牙，牙齿的质量与营养、卫生习惯、遗传等都有直接关系。

如营养不良可影响牙齿钙化，不讲口腔卫生会患龋齿，吮手指、咬口唇会使牙齿排列不整齐。上下齿闭合不拢，有损容颜、进食和发音。

婴儿可因吃奶姿势不正确或奶瓶位置不当形成下颌前突或后缩。婴儿经常吸吮空奶嘴会使口腔上颌变得拱起，使以后萌出的牙齿向前突出。

保护乳牙注意事项 →
- 多吃鸡蛋、虾皮等含蛋白质和钙丰富的食物，以便增加钙质，使牙齿健康
- 控制甜食，切忌含着奶头或糖块入睡
- 睡前要多饮些白开水，清洁口腔，预防龋齿
- 及时纠正婴儿的某些不良习惯，如吮手指、啃玩具、咬口唇、咬坚硬物等
- 孩子睡觉时要仰卧，不要长期侧睡，否则会使婴儿乳牙长得参差不齐

婴儿长牙时的异常现象及护理

一般来说，婴儿都会在4～10个月长牙。为了让婴儿长出一口健康整齐的乳牙，在乳牙萌发时就应给予适当的护理。

婴儿长牙一般没有异常现象，有些孩子会有低热、睡眠不安、流口水及轻微腹泻。这时应多给孩子喂些开水，以达到清洁口腔的目的，并及时给婴儿擦干口水，以防下颌部淹红。可给孩子一些烤馒头片、饼干、苹果片等食品以供磨牙，预防牙痒，又可促进乳牙生长。

婴儿出牙的时间有很大的差异，一般在6～10个月萌发均属正常，不要认为越早出牙越好。

乳牙萌发期的症状
▼

牙床红肿、充血、发痒	婴儿吮手指、咬奶头、咬玩具	牙尖冒出，牙变白

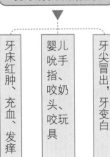

防治婴儿感冒

感冒是婴儿常见的病症之一，它是由病毒感染所引起的，目前已知道的能引起感冒的病毒就有150种以上。感冒的症状也因病毒不同而有所不同。下面，介绍几种婴儿易患的感冒：

普通感冒。所谓普通感冒是指临床上最常见的那种感冒，主要症状是流鼻涕、打喷嚏、咽喉红肿疼痛、发烧、全身酸痛无力、气喘等，有时还伴有不思饮食、睡眠困难、轻度腹泻等全身的症状。一般3～4天就能好转，恢复如常。

流行性感冒。流行性感冒简称"流感"，是由流感病毒引起的急性传染病。潜伏期为1～2日，最短数小时，长则达3日。一年四季均可发生，但以冬春季发病较多。病儿情绪极坏，食欲下降，有些病儿因此而筋疲力尽。倘若大人或大孩子患此感冒，则在发烧的同时一般都会有头疼、腰痛、肌肉疼或全身疼痛等症状。但婴儿却看不出有明显的全身疼痛，只是表现出情绪极坏，严重时会导致肺炎，必须十分小心。

患儿应卧床休息，室内空气要新鲜，防止继发细菌感染。要多饮水，对症治疗，高烧时要物理降温。患流感不用抗生素治疗，可服板蓝根冲剂、小儿清热解毒冲剂等。

有的小孩得了感冒以后，不久出现心慌、气短、胸痛、心律不齐、不愿活动等症状。这时家长不要掉以轻心，需要及时到医院检查是否有心肌炎。

不是所有感冒的病儿都会并发心肌炎，但也不能忽视会有这种情况发生。

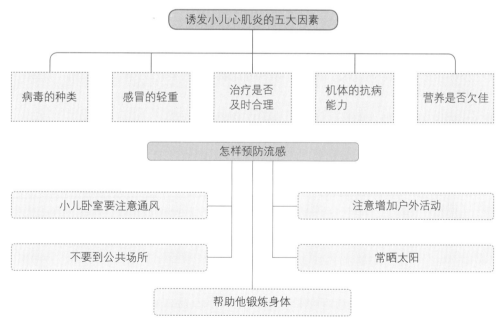

婴儿感冒用药的误区

一般来说，小儿并不是绝对不能用成人感冒药，但使用时应注意：

感冒通。感冒通是中西药复合制剂，主要含双氯芬酸钠、人工牛黄及氯苯那敏，小儿用后可引起血尿、肾小管功能受损，因此小儿最好不用或慎用，忌超量服用，若服用应遵医嘱。

速效伤风胶囊。主要含氯苯那敏、对乙酰氨基酚、咖啡因、人工牛黄，因对乙酰氨基酚有很强的肝毒性，3岁以下儿童及新生儿应避免使用。

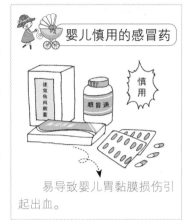

婴儿慎用的感冒药

慎用

易导致婴儿胃黏膜损伤引起出血。

泰诺感冒片。主要含对乙酰氨基酚、盐酸伪麻黄碱、氢溴酸、右美沙芬、氯苯那敏，6岁以下儿童不宜使用。

含阿司匹林的感冒药。阿司匹林易导致患儿虚脱，对患儿消化道也会产生刺激，导致恶心、呕吐、消化不良等，可引起或加重幼儿哮喘、可诱发幼儿发生"瑞氏综合征"等。所以，务请家长谨防阿司匹林危害幼儿的健康，不宜用含阿司匹林的感冒药。

预防婴儿痢疾的方法

细菌性痢疾简称"菌痢"，是一种急性肠道传染病。菌痢的主要表现是发烧、腹泻、大便脓血，伴有腹疼，重者可出现脱水、休克、抽风等症状，甚至危及生命。

菌痢的发病是由于痢疾杆菌随污染的饮食经口进入胃肠后，在肠道大量繁殖，释放毒素，引起肠道的炎症病变。同时，毒素的吸收引起发烧、全身不适等症状。如果毒素首先侵犯中枢神经系统，就会引起脑中毒、病人抽风、昏迷、血压下降等症状，这就是中毒性痢疾。

如果孩子得了痢疾，要及时到医院检查治疗，按医嘱服药，千万不要吃两次药觉得腹泻好一些了

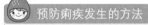

预防痢疾发生的方法

1. 饭前便后勤洗手。
2. 生食的瓜果、蔬菜要洗干净、消毒。
3. 不给婴儿喂食腐烂变质、不新鲜的食品。
4. 将宝宝和家中的痢疾患者隔离开。

注：因为婴儿感染痢疾多是由病菌引起的，所以在防治痢疾时，最重要的就是要保持婴儿饮食和起居环境的干净、卫生。

就自行停药。最好在服药3天后复查大便，常规检查正常后再服2～3天药。一般疗程为7天。除用药之外，还要注意适当休息，吃易消化的食品，如果孩子高烧，可服用退烧药或采用物理降温。若发生中毒性痢疾，则应住院治疗。

大小便管理

有的宝宝由于大便干硬，需用劲儿才能排泄出来，因此在大便时，往往显出与平时不同的表情，当看到宝宝憋足力气时，妈妈就能预感到宝宝要大便了。这是妈妈凭经验感觉到的，并不是婴儿主动告诉妈妈的。而对于大便顺畅、排便时一点不费劲儿的宝宝，妈妈是无法把握时间的，只能在宝宝排便后闻到气味才发觉。

婴儿小便不用费力，因此小便之前无法知道。如果妈妈算好时间，快到宝宝排尿时把尿，则也许有时凑巧能顺利把尿，但大多数都会不成功。

从上面可知，尽管在不费劲儿的前提下，让宝宝少尿床或少换尿布是很好的育儿选择，但如果宝宝大小便没有什么规律，爸爸妈妈很难掌握，那就不要费劲了。要知道4～5个月的婴儿不会因进行了排便训练，就养成排便时通知大人的习惯。一般是在1周岁至2周岁才开始不用尿布。

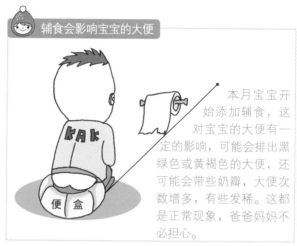

辅食会影响宝宝的大便

本月宝宝开始添加辅食，这对宝宝的大便有一定的影响，可能会排出黑绿色或黄褐色的大便，还可能会带些奶瓣，大便次数增多，有些发稀。这都是正常现象，爸爸妈妈不必担心。

有益的户外活动

4～5个月的宝宝可以躺在婴儿车里被推到户外，也可以抱着散步，这是带婴儿到户外活动的最好方法。有的妈妈可能会说："宝宝现在很重了，长时间抱着会很累。"这的确是一个问题，但不必担心，还有一种方法同样非常好，那就是由于4个月后的宝宝脖子已能完全立直，可以背着宝宝出去了。但由于婴儿尚小，还不能抓牢母亲的肩，所以即使要背，也一定要用背带。商店里卖的婴儿背带比较好，托住婴儿臀部的部分很宽，且可以用一个环在胸前打结，简单方便，最好选用这种背带。

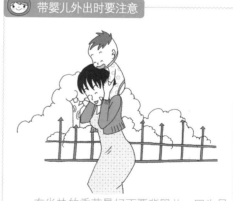

带婴儿外出时要注意

在炎热的季节最好不要背婴儿，因为母亲的体温传给婴儿，使婴儿体温升高，有时会导致中暑。第一次背着婴儿外出时，上下车要十分小心。不要只顾自己把头低下而忘了后面的婴儿，使婴儿头部受伤。

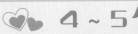

4～5个月宝宝常见问题

给宝宝添加辅食以后容易引起不吃辅食、便秘等问题。具体情况请看下文。

 ## 宝宝不吃辅食

宝宝不吃辅食是比较多见的。有的宝宝除了吃母乳或配方奶，其他的东西都不吃。这可能是妈妈的奶水还很充足，宝宝根本吃不进其他食物，或者宝宝就喜欢奶的味道。此时妈妈可以在每次喂奶前，给宝宝吃点辅食，如果还是不吃，就不要强迫了。宝宝不吃辅食，就只能暂时不加了，也许到下个月，宝宝就会很痛快地吃辅食了。要知道，至今为止还没有哪个宝宝因为一直不吃辅食而断不了母乳的情况。

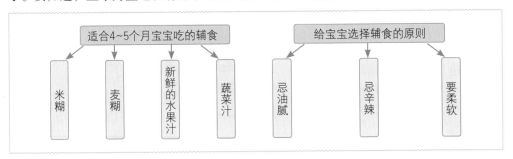

 ## 便秘

母乳喂养的宝宝到3～4个月时还是每天都大便，可到4～5个月时就不是每天都排便了，这可能是由母乳不足引起的。记录一下宝宝的体重，如果平均每天只增加10克，就是母乳不足，需要添加配方奶了，同时也要添加一定的辅食。

如果宝宝在添加辅食后，便秘还是不见缓解，此时要添加更多的蔬菜，如芹菜、菠菜、胡萝卜。

有些便秘的宝宝即使添加了胡萝卜泥、菜泥、香蕉等辅食，便秘仍得不到改善，每次排便都疼痛哭叫，这是比较难调理的便秘，就要借助药物了。但要记住，尽管宝宝不是每天大便，但精神好，一切正常，能愉快地生活，就不要太在意。只要每两到三天能自然排便，且大便时不会因解硬便而痛得叫喊，那么添加辅食就行了。不要轻易给宝宝使用开塞露或灌肠，这样会使宝宝产生依赖性。

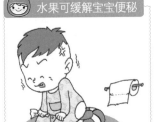

水果可缓解宝宝便秘

宝宝发生便秘时可以给宝宝喂一些水果，如葡萄、西瓜、梨、草莓、香蕉等，对缓解便秘有一定效果。

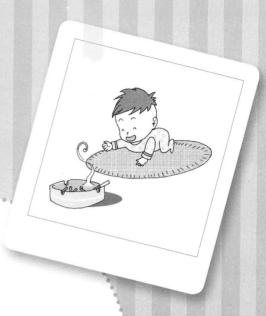

第 19 章

5~6 个月宝宝

　　5~6 个月的宝宝已经学会表达不同的情绪，进食量也逐渐地增加。而这个时期母乳的质量逐渐下降。很多母乳喂养的宝宝在这个时期需要添加一些奶粉和辅食，并且随着宝宝初步意识的觉醒，需要对宝宝进行能力的发展和教育。

5~6个月宝宝发育特征

5~6个月大的宝宝感情越发丰富了。他们遇到不同的人会表达不同的情绪，会用小手触摸爸爸妈妈的脸，揪爸爸妈妈的耳朵，还会张开小嘴"啃咬"爸爸妈妈的脸。

下面我们就看看，5~6个月的宝宝在其他方面的生长发育情况。

 身高标准

这个月的婴儿，身高可增长1~2厘米。男宝宝平均67.8厘米左右，女宝宝平均66.9厘米左右。

 体重和头围标准

和上个月一样，宝宝在这个月的体重增长也会减慢，可以增长450~750克。男宝宝平均7.9千克左右，女宝宝平均7.3千克左右。

和上个月一样，婴儿在这个月头围可增长1厘米左右。

 囟门和胸围标准

5~6个月的宝宝，前囟门可能会有所减小，也可能没有变化。个体之间可以存在较大的差异。

前囟门小容易给父母带来囟门过早闭合的假象，以至于让父母非常着急，以为宝宝患有小头畸形或狭颅症或石骨症等疾病。

需要注意的是，囟门大，并不是缺钙的唯一特征。医学上没有界定前囟门大到什么程度就是缺钙，更没有把前囟门大和缺钙画上等号。婴儿是否缺钙要到医院检查一下方可得知。

这个月，男宝宝平均胸围可达到43.9厘米左右，女宝宝胸围平均可达到42.9厘米左右。

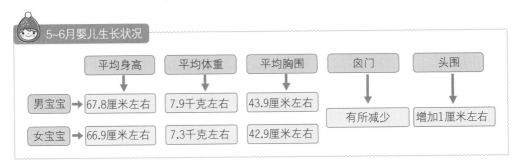

5~6月婴儿生长状况

	平均身高	平均体重	平均胸围	囟门	头围
男宝宝	67.8厘米左右	7.9千克左右	43.9厘米左右	有所减少	增加1厘米左右
女宝宝	66.9厘米左右	7.3千克左右	42.9厘米左右		

饮食健康

　　宝宝出生后的第6个月是为宝宝增添辅食的最佳时机,这一时期,宝宝的饮食能力大增,所需的营养素也更多元化。家长在母乳或奶粉喂养的基础上,可加一些其他有助于补给婴儿营养的辅食。

 ## 6个月宝宝的喂养

　　这个阶段,辅食蛋黄可增至1个,只要宝宝大便正常,粥和菜泥可多加一些,并且可以用水果泥代替果汁了,已出牙的宝宝可以给些饼干锻炼咀嚼能力。

　　人工喂养的宝宝应喂些鱼泥、肝泥,鱼应选择刺少的,如黄鱼、平鱼、带鱼、鲅鱼等。猪肝、鸡肝均可用来制作肝泥。制作鱼泥时,可将鲜鱼去内脏洗净,放入锅内蒸熟或加水煮熟,去净骨刺,加入调味品,挤压成泥,可调入米糊(奶糕)中食用。

　　宝宝食量较小,单独为宝宝煮粥或做烂面条比较麻烦,不妨选用市面上出售的各种适合此月龄宝宝食用的奶糊、米粉等,既有营养,又节约了制作时间。节省下来的时间可带宝宝去做户外活动,以锻炼身体。营养和锻炼对于宝宝来讲是同等重要的。

可以作为婴儿辅食的五类食物	
乳类	牛乳、配方奶
粮食类	面包、粥、面条、小混沌
肉、蛋、豆制品类	碎末状食物,要加工熟烂
蔬菜、水果类	蔬菜汁、水果汁
油类	植物油

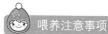 **喂养注意事项**

　　虽然可以给宝宝增加一定的辅食,但这些都只是作为零食,不可作为主食,这个阶段的食物依然以母乳为主。

 ## 婴儿一日饮食安排举例

　　这个月龄的孩子,饮食上仍以奶为主,同时适当喂些谷类食物,每天保证有水果、蔬菜、动物性食物。每天的食物尽量不要重复,让婴儿吃得不枯燥,保持旺盛的食欲。每个婴儿对食物的爱好是不同的,可以说是有天生的喜恶,父母没有必要严格按食谱上所说的那样去做,应该根据孩子的爱好去安排饮食。如果把婴儿不爱吃的食物硬塞到他的嘴里,这样喂养是不会成功的。给婴儿喜欢吃的食物,这是顺利地添加辅食的一个诀窍。

宝宝一日饮食		
时间		食物
早晨6点		母乳
上午	9点	奶糕1/2~1块,加1/4~1/2个蛋黄
	12点	母乳,少量鱼肉、菜汤
下午	3点	半个香蕉
	5点	烂粥半碗(儿童10~30克),加少许菜泥
晚上	8点	母乳
	11点	母乳

婴儿不宜喝豆奶

豆奶是健康饮品，对此人们已达成了共识。然而，美国专门从事转基因农产品与人体健康研究的人士近期指出：喝豆奶长大的宝宝，成年后引发甲状腺或生殖系统疾病的风险系数较大。

对于成年人，经常食用大豆是极为有益的。大豆能使体内的胆固醇降低，保证体内激素的平衡。然而，婴儿食用大豆则会产生相反的效果。婴儿对大豆中高含量抗病植物雌激素的反应与成人相比完全不同。

成年人所摄入的一般植物雌激素可在血液中与雌激素受体结合，从而有助于防止乳腺癌的发生。而婴儿摄入体内的植物雌激素只有5％能与雌激素受体结合，使其他未能吸收的植物雌激素在体内积聚，这样就有可能对每天大量饮用豆奶的婴儿将来的性发育造成危害。

营养素齐全、促进健康发育的牛奶无疑是更好的选择。

婴儿喝豆奶的害处

婴儿常喝豆奶易引发甲状腺或生殖系统疾病。

做好宝宝断奶的心理准备

断奶是宝宝成长过程中需要克服的第一个难关。由于长期接触妈妈的乳头，宝宝因而早已习惯，并可能产生了依恋妈妈乳头的情绪。因此，要顺利地为宝宝断奶，就要将这种依恋情绪逐渐削弱。还有研究表明，杯子可以帮助宝宝做好断奶前的心理准备。

开始时最好使用有喷水口的杯子，水可以从里面流出来，孩子是半喝半吮。随着孩子动手能力的提高，可以给孩子使用

宝宝断奶准备

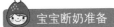

★ 先用喷水口的杯子，宝宝半吮半喝。

★ 熟悉后，用双柄杯子喝奶（水）。

★ 宝宝食用固体食物时，试着用勺子喂。

★ 冬天练习时，给宝宝准备不透水的围裙。

★ 父母喂食时，要保持充分的耐心。

双柄杯子，让孩子自己拿着杯子的双柄喝奶（或水）。如果是在冬季，孩子学习起来有些困难，弄不好会将棉衣弄湿，家长可以给孩子穿一件不透水的围裙，让孩子坚持学习。注意给宝宝喝的开水不应该太烫，以免烫伤宝宝。

如何能让宝宝更快地用杯子喝奶呢？可以稍微提早将杯子当作玩具给宝宝玩，也许还会意外地发现宝宝用杯子会喝得更好。而且，大人一定要有耐心，只要坚持，宝宝就可以喝得很好了。

起居护理

宝宝6个月的时候，身体生长的速度很快，也逐渐开始长牙齿了，父母们该如何料理宝宝的日常生活呢？宝宝的口腔吞咽功能也不健全，经常会出现流口水的情况，妈妈们该怎么做呢？父母可以在本小节了解到这些知识，做好宝宝的起居护理。

口水增多的处理

3~6个月的婴儿，由于口腔内分泌口水的腺体逐渐发育成熟了，口水的分泌量也随之增多。这个月龄的婴儿，由于口腔吞咽功能发育尚未健全，口腔较浅，闭唇和吞咽动作还不协调，不能把分泌的唾液及时地咽下去，唾液便从口中流出来。

所以，此阶段的婴儿口水较多，常沾湿了胸前的衣服。随着月龄的增长，婴儿逐渐学会随时咽下唾液，牙齿长齐以后，一般流口水的现象会自然消失。

婴儿流口水是正常现象，不必担心。可以给婴儿准备3~4个围嘴。在选购时，父母可选一些柔软、吸水力强的棉布围嘴。在日常生活保洁中要注意经常更换，同时要及时用细软的棉布擦干孩子的嘴角和下巴，以免引起嘴角和下巴发红。

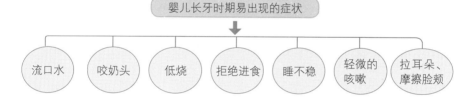

给婴儿擦浴

6~12个月婴儿擦浴时室温需保持在18℃~20℃，水温从34℃~35℃开始，以后逐渐降低水温至26℃左右。先用毛巾浸入温水，拧半干，然后在婴儿的四肢做向心性擦浴，擦完再用干毛巾擦至皮肤微红。这样可使皮肤和黏膜得到锻炼，增强体质，预防感冒。

宝宝新陈代谢快，应勤洗澡，但有些妈妈无奈地发现，自己的宝宝非常讨厌洗澡。

家长要让宝宝发现洗澡的好处，为宝宝洗澡的动作要轻柔，不要让宝宝感觉有任何的不适，否则宝宝会忘记玩耍，抗拒洗澡。

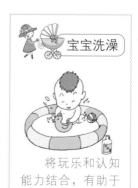

宝宝洗澡

将玩乐和认知能力结合，有助于让宝宝爱上洗澡。

不要过分逗玩婴儿

很多爸爸妈妈都喜欢逗玩婴儿，适量的逗玩可以调节宝宝的情绪，有助于宝宝的生长发育。但是，过分的逗弄对宝宝是有害的，尤其不能在宝宝临睡前和宝宝要进食的时候逗弄他。有几种逗玩宝宝的方式也不能有，比如说过度地逗宝宝笑、乱捏宝宝的鼻子、扯宝宝的面颊等。

过度逗笑宝宝的危害

- 易造成宝宝瞬间窒息、缺氧
- 导致暂时性脑缺血
- 诱发口吃
- 过分大笑易造成宝宝下颌关节脱位
- 影响宝宝的睡眠质量

在宝宝临睡前不要逗玩

由于婴儿的神经系统尚未发育成熟，兴奋后往往不容易抑制。如果婴儿临睡前被逗乐会引起神经系统的兴奋，因而会迟迟不肯睡觉，即使睡着了，也会表现出睡不稳的情况。

在宝宝进食时不要逗乐

婴儿的消化功能不强，如果在进食时把他逗乐，不仅会使婴儿将食物吸进气管，而且严重时可能会引起窒息。如果把奶水吸入气管，则可能会引发吸入性肺炎。

宝宝长玫瑰疹怎么办

玫瑰疹是由病毒感染引起的急性呼吸道传染病，其传染性没有风疹、麻疹那样强，传染方式是飞沫传播。一年四季皆可发病，但主要发生在干燥寒冷的冬春季节。患儿大多是6～18个月的小宝宝，特别是1岁以内居多。

宝宝受感染后，侵入的病毒会有8～14天的潜伏期。潜伏期过后，最大的特点为没有什么明显的症状宝宝却突然高烧，几小时就上升到39℃～40℃。但也可能仅表现出轻微的不适。食欲、玩耍及睡眠无大变化，热度持续不退。在发烧到3～4天时，热度突然下降，并在热退时或热退不久皮肤上出现粉红色的斑或疹子，以躯干处为多，仅1天就出齐，并于1～2天内退尽。不脱屑，不留色素沉着。

玫瑰疹是一种良性疾病，痊愈后，患儿通常获得终身免疫，再发的可能性非常小。

玫瑰疹的治疗方法

★ 高烧时按医嘱及时服退热药，并卧床休息。

★ 多喝温开水。

★ 多吃新鲜水果。

★ 饮食宜清淡易消化。

★ 断奶的宝宝给予流质或半流质食物。

★ 可用些维生素D与维生素B片剂，但须遵医生所给的剂量。

★ 勿用碱性大的皂剂擦洗皮疹。

5~6个月宝宝常见问题

5~6个月的宝宝，会出现吐奶、流口水、出牙等一些问题，这些问题要如何解决呢？下面我们将进一步地讲解。

 ## 吐奶

5个月后的宝宝，出现吐奶的现象很少见。但在炎热的夏季，宝宝偶尔会因吃了过多的奶后而吐出来，并且喝了过多的果汁后也会吐出来。这个月龄的宝宝最常见的吐奶，是胸部积痰的宝宝在夜里睡觉咳嗽时，把睡觉前喝进的奶全部吐出来。

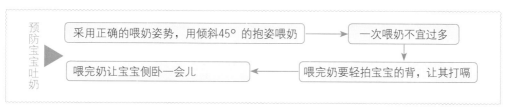

预防宝宝吐奶 ▶

采用正确的喂奶姿势，用倾斜45°的抱姿喂奶 → 一次喂奶不宜过多

喂完奶让宝宝侧卧一会儿 ← 喂完奶要轻拍宝宝的背，让其打嗝

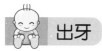 ## 出牙

5~6个月的宝宝，有的开始出牙，婴儿出牙时牙床本来就疼痛，而吃奶的吮吸动作又使牙床充血，所以引起了无法忍受的疼痛。既然只有在宝宝吮吸了几分钟以后才感到疼痛，妈妈可以将一次喂奶的时间分成好几段，并且在间隔中给他喂辅食。如果宝宝用奶瓶吃奶，妈妈可以把奶嘴的孔眼扎得大一些，以便他能在较短的时间内，不用很费力气地吮吸就能把奶吃完。此外，如果宝宝能比较熟练地使用杯子，妈妈就可以改用杯子喂他奶，也可以使用羹匙。

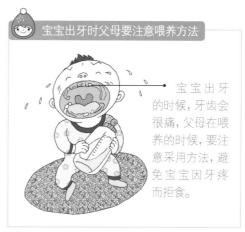

宝宝出牙时父母要注意喂养方法

宝宝出牙的时候，牙齿会很痛，父母在喂养的时候，要注意采用方法，避免宝宝因牙疼而拒食。

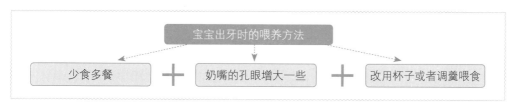

宝宝出牙时的喂养方法

少食多餐 ＋ 奶嘴的孔眼增大一些 ＋ 改用杯子或者调羹喂食

添加辅食困难

尽管5~6个月的宝宝对辅食表现出兴趣，但有些婴儿还是会出现添加辅食困难。遇到这种情况，只要妈妈找出原因，对症下药就可以了。

 宝宝出现添加辅食困难的原因

★ 吃惯了母乳；母乳充足，吃不下辅食。

★ 厌奶刚结束，一时对母乳或配方奶表现出很大的兴趣。

★ 以前喂辅食时，烫或呛到过宝宝。

★ 辅食太没有滋味。

闹夜

5~6个月的宝宝晚上闹夜，大多不是疾病所致，而是闹着玩。对这种正常闹夜，不需要就医。引起宝宝闹夜的原因有很多种，例如惊吓、缺钙、憋尿、衣被太厚、昼夜颠倒、需要爱抚等。但是，如果宝宝突然闹夜，或出现与往常完全不同的闹夜，爸爸妈妈要首先想到是不是宝宝生病了，肠套叠就是最常见的一种。

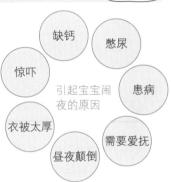

不会翻身

一些宝宝在2~3个月就有翻身的倾向，到5~6个月就能翻身自如了。5~6个月的宝宝如果仍然不会翻身，可能与平时的护理有很大关系。比如，冬季穿得太多，影响自由活动；看护人对宝宝训练得不够；新生儿期把宝宝包裹得太严实，限制了宝宝的活动等。训练宝宝翻身的方法很简单。首先就是要穿少点、盖少些，然后协助宝宝翻身。以训练左翻身为例，先把宝宝头偏向左侧，托住宝宝右肩和臀部，使宝宝向左侧卧，然后一手托住宝宝前胸，另一手轻轻推宝宝背部，使其俯卧。经过这样的锻炼，宝宝就学会翻身了。

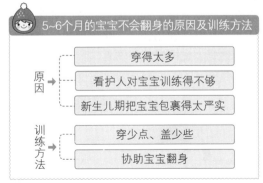

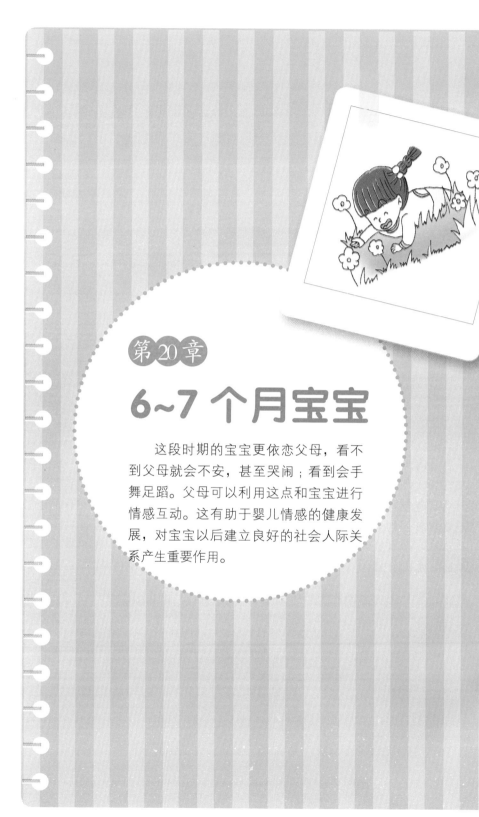

第 20 章

6~7 个月宝宝

这段时期的宝宝更依恋父母，看不到父母就会不安，甚至哭闹；看到会手舞足蹈。父母可以利用这点和宝宝进行情感互动。这有助于婴儿情感的健康发展，对宝宝以后建立良好的社会人际关系产生重要作用。

6～7个月宝宝发育特征

6～7个月的宝宝，身体正处于快速发育的阶段，虽然增长数值没有前几个月大，但是，其体重和囟门还是有变化的，具体情况，就让我们一起去看看吧！

 ## 身高标准

在6～7个月内，宝宝的身高平均可增长2厘米左右。这也只是一个平均值，具体情况还得具体分析。

观察宝宝身高的增长要用动态的眼光，因为婴儿的身高可能这个月没怎么长，下个月却长得很快。

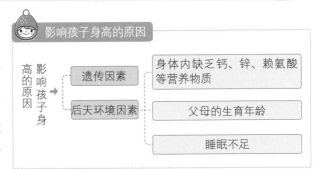

影响孩子身高的原因

影响孩子身高的原因 → 遗传因素、后天环境因素

- 身体内缺乏钙、锌、赖氨酸等营养物质
- 父母的生育年龄
- 睡眠不足

 ## 体重标准

在6～7个月内，宝宝的体重会增长300～750克。这只是一个平均范围，具体情况还得具体分析。因为体重的波动性很大，受喂养因素影响比较明显。如果宝宝体重增长出现异常，爸爸妈妈首先要分析原因，不要盲目认为宝宝病了，更不要不经分析就给宝宝吃各种各样的消化药，那样对宝宝的肠道不利。在体重方面，爸爸妈妈仍要注意小儿肥胖。不要看见别人的宝宝胖乎乎的，而责备自己喂养不当，要知道，儿时的胖可能会埋下疾病的祸根。胖不是宝宝健康的标志，不胖不瘦才是最好的。

宝宝体重异常并不代表宝宝有病

这个时期的孩子体重的波动性还是很大的。因此，当孩子的体重出现问题时爸爸妈妈要先稳定情绪，先观察孩子的身体情况，再确定孩子是否有病。

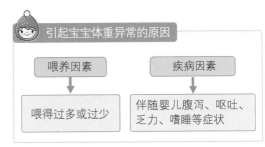

引起宝宝体重异常的原因

喂养因素	疾病因素
喂得过多或过少	伴随婴儿腹泻、呕吐、乏力、嗜睡等症状

头围标准

对于头围来说，这个月平均可增长1厘米左右。

由于增长的数值小，所以爸爸妈妈在测量时，一定要准确，不要因为人为因素，而导致自己白担心一场。

囟门标准

这个时期的宝宝，前囟门开始逐渐变小，但还没有闭合，一般是在 0.5 ~ 1.5 厘米之间。也有的宝宝已经出现膜性闭合（外观检查似乎闭合了，但经 X 线检查并没有真正闭合）。

前囟门膜性闭合

在 6 ~ 7 个月内，有些妈妈见到宝宝前囟门闭合会非常着急，怕影响宝宝的大脑发育。于是，带着宝宝去照 X 线，这是不值得的。如果宝宝没有其他异常体征和症状，没有过多摄入维生素 D 和钙剂，不贫血，就可对头围进行动态观察。如果宝宝的头围发育正常，就没有必要着急，前囟门可能只是膜性闭合（假性闭合）。也就是说，从外观上看囟门像是闭合了，实际上那是因为头皮张力比较大，但颅骨缝仍然没有闭合。

前囟门提前闭合并不代表孩子的大脑发育停止

前囟门大多数情况下是在15~18月时闭合。但是，也有的婴儿在5~6个月时就提前闭合了，有的妈妈遇见这种情况时就非常忧心，认为孩子的头颅骨不再发育，其实这是一种错误的观念。孩子的前囟门闭合，并不代表孩子的大脑不发育，13~14岁时，孩子的大脑发育才基本停止。

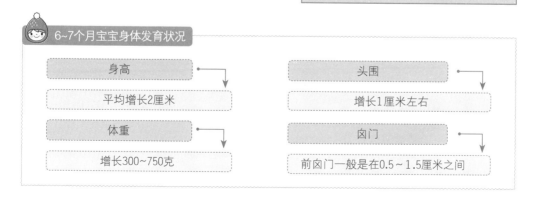

饮食健康

母乳在宝宝生长到7个月的时候，已经不足以供给宝宝所需的营养物质了，所以在这个时期，对宝宝的喂养，除了母乳外，还要给宝宝添加一点辅食，比如用一些半固体的食物，以满足宝宝生长时所需的养分。

 ## 7个月宝宝的喂养

宝宝7个月后母乳逐渐稀薄，各种营养成分的含量慢慢减少，若不及时添加辅食，宝宝就会出现营养不足，导致生长速度减慢。宝宝7个月以后，可添加代乳食品，使宝宝逐渐适应吃半固体的食物，为以后断奶做好准备。

母乳喂养的宝宝，可在吃奶前先吃点辅食，如米糊（市售）、稠粥或烂面条，开始量不要太大，不足部分由母乳补充。待宝宝习惯后，可逐渐用一顿代乳食品完全代替一次母乳。

食欲好的宝宝每天可喂两顿辅食，包括一个鸡蛋、适量的蔬菜及鱼泥或肝泥。注意蔬菜要切得比较碎，以利消化，水果可刮成泥再吃。

许多宝宝此时已开始出牙，可让宝宝咬嚼些稍硬的食物，如较酥脆的饼干，以促进牙齿的萌出及颌骨的发育。

 ## 怎样给宝宝喂米饭

宝宝出生后4~6个月内，母乳还能满足宝宝的全部需要，但过了这个时期，宝宝身体发育的速度比较快，需要补给更多的养分，但乳汁就已不能满足宝宝的需要了，应该增加辅食。

给宝宝吃的食物应是软的，增添的辅食中，粥是其中一种。给宝宝喂粥时，开始时喂少量，看他是否对粥有兴趣，并且能大口大口地吞下，如能，可换成大米饭。怎样给宝宝喂米饭呢？

先做示范，将米饭放入自己的口中，表现出对米饭的兴趣，然后再喂宝宝。喂时用语言表达，如：宝

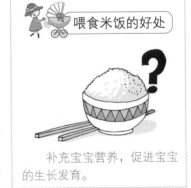

喂食米饭的好处

补充宝宝营养，促进宝宝的生长发育。

宝今天真乖，能吃大米饭了，吃了大米饭，宝宝能长得又白又胖。在以后喂米饭时，可加些肉汤、鱼汤、菜汤等，以供给宝宝足够的能量以及蛋白质、脂肪、维生素等，促进宝宝的生长发育。

培养良好的饮食习惯

良好的饮食习惯对孩子的生长发育具有重要作用，从孩子辅食添加正常化开始，家长就要注意培养宝宝养成良好的饮食习惯，否则易导致宝宝出现厌食、挑食的坏习惯，对宝宝的身体发育是极其不利的。

要使孩子养成良好的饮食卫生习惯，应每天在固定的位置喂孩子吃饭，给他一个良好的进食环境。在吃饭时，不要和他逗笑，不要分散他的注意力。可以让他自己拿饼干吃，也可以让他拿小勺，开始学着用勺子吃东西。

即使孩子吃得到处都是，家长也不要坚持喂孩子，每个人都要有这个过程。但如果他只是拿着勺子玩，而不好好吃饭，则应该收走小勺。

总之，1岁之前，不要强求孩子按照什么方式吃饭，关键在于循序渐进的诱导，在此过程中做好饮食卫生的工作。

婴儿早期营养不良的表现

营养不良主要是营养供应不足、不合理喂养、不良饮食习惯及精神、心理因素而导致厌食、食物吸收利用障碍等引起的慢性疾病。

宝宝每天的膳食中应该包括以下四大类食物：粮食和薯类；肉、鱼、禽、蛋、大豆类；蔬菜与水果类；奶及奶制品类。

这四大类食物为人体提供了6种必需的营养素，即蛋白质、脂肪、碳水化合物、维生素、无机盐和水。

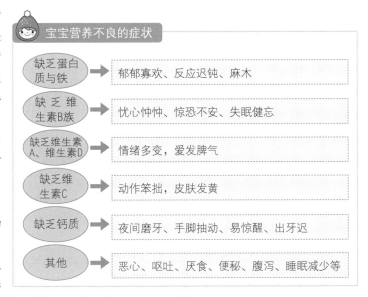

宝宝营养不良的症状

缺乏蛋白质与铁	→	郁郁寡欢、反应迟钝、麻木
缺乏维生素B族	→	忧心忡忡、惊恐不安、失眠健忘
缺乏维生素A、维生素D	→	情绪多变，爱发脾气
缺乏维生素C	→	动作笨拙，皮肤发黄
缺乏钙质	→	夜间磨牙、手脚抽动、易惊醒、出牙迟
其他	→	恶心、呕吐、厌食、便秘、腹泻、睡眠减少等

因此，每天的膳食中应该包括上述四大类食物。同一类食物的不同品种要轮流选用，注意多样化。

起居护理

7个月的宝宝身体较之前灵活一些，除了睡觉时间，都喜欢动来动去，虽然对生长发育有一定的好处，但却有着安全隐患，妈妈们该怎么做呢？当宝宝生病时，又该如何照料？如何喂药？在本小节中，就针对这些问题来给妈妈们提供一个照顾宝宝的参考。

 ## 婴儿的形体变化

婴儿的体格在6个月以前发育最快，6个月以后体格发育较前稍有减缓。6个月以后，体重平均每月增长500克，身长平均每月增长1厘米。这个阶段胸围比头围略小。

在这个时期，宝宝已经可以很灵活地翻身了，在坐起时，即使没有大人扶着，也能坐直。如果大人轻扶着他的腋下，他的大腿已经能够支撑起大部分体重，在大人的帮扶下上下跳动，如果将他放在床上，他会自己在床上试着往前爬。同时，宝宝的手部也变得比较灵活了，会慢慢地模仿大人做手势，还可以用手抓玩具了。

 ## 为宝宝准备合适的衣被

婴儿长大了，会翻身、会坐、会爬，以后还会走和跑，活动比小时候大大增加，在选择衣物和生活用品的时候，都要挑选适合宝宝的，给宝宝创造一个舒适健康的生活环境，才有利于宝宝的生长发育。

在给宝宝添置衣服、鞋袜和被褥时，应注意舒适。衣服料子最好是纯棉的，棉布透气性比其他材料好，羊毛、化纤织物最好不要给宝宝穿，以免引起过敏瘙痒。内衣以浅色小花棉织品为佳，因为小儿活动后易出汗。鞋子要选择稍微宽松但一定要穿着舒服的，鞋尖较宽且呈圆形的鞋便于孩子脚趾的活动，同时鞋底要有一定的曲度，以便托住足弓。孩子的床褥不宜太软，也不要用弹簧床，易引起宝宝脊椎畸形。枕头不可以太高，3厘米左右最适宜。

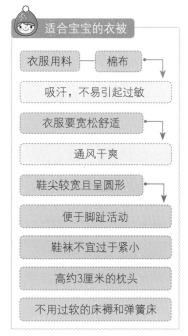

适合宝宝的衣被

衣服用料 —— 棉布

吸汗，不易引起过敏

衣服要宽松舒适

通风干爽

鞋尖较宽且呈圆形

便于脚趾活动

鞋袜不宜过于紧小

高约3厘米的枕头

不用过软的床褥和弹簧床

正确照料宝宝的对策

给宝宝穿衣服，领着上下楼梯、散步或从床上和椅子上把宝宝拉起时，特别是在宝宝蹒跚学步经常摔倒的情况下，拉拽动作一定要轻柔。即使宝宝不听话也要有耐心，千万不能将宝宝猛然拉起。一旦不慎发生脱位，应马上送往骨科医生处进行诊治。如果宝宝摔倒，应抱着宝宝的腰部扶起，以防桡关节再次脱位。

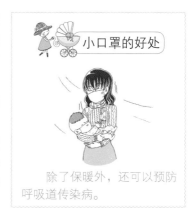

小口罩的好处

除了保暖外，还可以预防呼吸道传染病。

宝宝患咽喉炎、扁桃体炎、鹅口疮及口臭时，润喉片具有良好的作用。但随便给宝宝服用会带来副作用。宝宝做事时喜欢用哪只手都可以，不要强行矫正，以免使生理功能发生不协调。

外出有风或天气寒冷时，给宝宝戴上一个清洁卫生的棉纱布小口罩，不但可挡风保暖，还可预防呼吸道传染病。但每次用后必须及时清洗干净，并在阳光下晒干，不可不清洗而经常重复使用。

7个月宝宝安全备忘录

宝宝此时主要是通过触摸和品尝来了解周围的一切的，他喜欢将所有看起来有趣的物品放到嘴里品尝。这对宝宝的身体健康来讲，是个较大的安全隐患，所以就需要母亲的细心照料，以免宝宝病从口入。

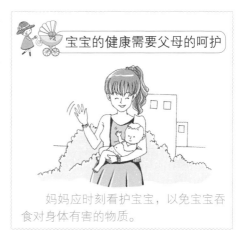

宝宝的健康需要父母的呵护

妈妈应时刻看护宝宝，以免宝宝吞食对身体有害的物质。

倘若宝宝能够吃固体食物了，就要为宝宝准备专用的高脚餐椅，这样宝宝就可以和家人围坐一起吃饭了。注意椅子的牢固和稳定，宝宝坐上时系好安全带，以免扭动身体，翻倒下来。

把玻璃和其他锋利的物品放到宝宝够不着的地方。

这个时期的宝宝容易动来动去，只要处在清醒状态，就很难闲下来，这并不是宝宝出现了多动症，而是正常发育的状态。父母在带宝宝外出时，要小心看护，不要让宝宝吃树叶、石头以及其他脏东西。

不能给婴儿硬灌药

在宝宝生病的时候，给婴儿吃药，是为了治病。可是，苦涩的药味很难使孩子愉快地接受，有的父母会想出很多方法，顺利地让孩子把药吃了。有些则采取简单粗暴的做法，按住宝宝硬性灌药，这是非常错误的做法。

硬灌时，孩子肯定要哭闹，咽喉部、气管的通道是打开的，药液刺激容易造成呛咳，进入到气管导致窒息，这都是很危险的。用这种生硬的做法，很容易使婴儿产生恐惧心理，对精神心理的危害同样不可轻视。

给宝宝喂药宜忌

宜
- 用小汤勺慢慢将药倒入宝宝口中
- 用滴管或塑料软管将药滴入宝宝口中
- 将药液放入宝宝奶瓶中，让宝宝自己吸吮
- 在药中加少量的糖

忌
- 按住宝宝硬性灌药
- 刺激咽喉，易导致气管窒息，易使婴儿产生恐惧心理

你可以将药放在小汤匙内（最好是那种有凹槽的、带把的匙），用手拿住匙头，将匙把慢慢顺着婴儿嘴角将药顺进口腔，必要时，可在药内加少许糖。除此之外，用滴管和塑料软管吸满药液放入宝宝口中，或者将药液倒进宝宝奶瓶中让宝宝自己吸吮也可。

婴儿不要乱用镇咳药

应当明确诊断确定引起咳嗽的病因并积极采取相应的治疗措施。首先控制感染，口服抗感染药物，消除炎症；或对抗过敏原，配合对症治疗，才能使止咳祛痰药收到良好的效果。

对一般咳嗽的治疗应以祛痰为主，不宜单纯使用镇咳药。只有因胸膜、心包膜等受刺激而引起的频繁剧咳，或者只有当痰液不多而频繁发作的刺激性干咳，影响病人休息和睡眠时，以及为防止剧咳导致并发症（如肺血管破裂、肺气肿、支气管扩张、咯血）时，才能短时间地使用镇咳药。

对持续1周以上的咳嗽，并伴有反复或伴有发热、皮疹、哮喘肺脓肿症的持续性咳嗽，应及时去医院明确诊断或咨询医生。

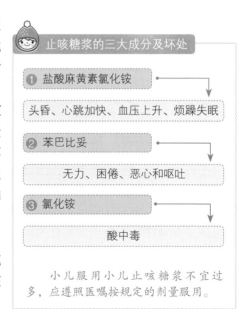

止咳糖浆的三大成分及坏处

❶ 盐酸麻黄素氯化铵
- 头昏、心跳加快、血压上升、烦躁失眠

❷ 苯巴比妥
- 无力、困倦、恶心和呕吐

❸ 氯化铵
- 酸中毒

小儿服用小儿止咳糖浆不宜过多，应遵照医嘱按规定的剂量服用。

6～7个月宝宝常见问题

6~7月的宝宝，随着年纪的增大，也会出现很多的问题，比如说厌食，此时的宝宝有了自己的好恶能力，遇到不喜欢吃的东西，就会吐出来。另外，随着母乳营养物质的减少，这个时期的宝宝很容易因为免疫能力下降而出现发烧感冒的现象。

 厌食

不管是哪个阶段，不爱吃饭的孩子总会有。但是，不爱吃饭并不就是厌食，真正厌食的孩子也不是很多。大部分孩子不爱吃饭，可能是妈妈在喂养方式和观念上有问题。

真正厌食的孩子是什么样呢？这样的孩子食欲低下，什么也吃不进，见到食物就会不高兴，把吃到嘴里的奶吐出来，把吃到胃里的辅食吐出来，体重增长不理想，生长发育较同龄孩子落后，头发没有光泽且稀疏。对真正厌食的孩子，要看医生、服药。

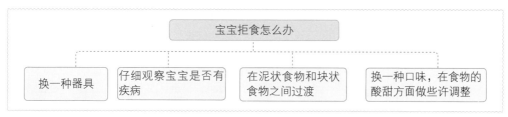

 感冒

6～7个月，是婴儿从母体获得的免疫抗体消失的时期。因为抵抗感冒的各种病毒抗体已经消失，因此婴儿患上感冒时，症状要比以前重。感冒时往往出现打喷嚏、流清鼻涕、鼻子不通气、吃奶困难、声音嘶哑等症状。

宝宝这个时期的感冒一般不发烧，但是，一旦发烧就比4～5个月时发烧的体温要高，有时会达到38℃左右。不过，发这样高的烧，一般不会持续多久，1天或1天半就会退下来。到第三天左右，清鼻涕就变成黄脓鼻涕。喷嚏也打得少了，但有时会出现轻度的咳嗽。不管怎样，感冒总会好的，不必担心。

 宝宝感冒时的注意事项

★ 不要给宝宝洗澡，避免受凉加重感冒症状。

★ 宝宝可能会出现拒奶情况，父母不要勉强宝宝，他喜欢吃多少就喂多少，可以多喂水和果汁。

★ 服药剂量宜小不宜大，降低药物的毒副作用。

★ 服药后多给宝宝喝水，加快药物的吸收和排泄，减少药物副作用对宝宝的伤害。

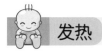

发热

从没有发过热的婴儿，若刚过6个月就出现38℃以上的高热，且闹得厉害、整夜哭个不停时，首先应该想到宝宝是不是患了幼儿急疹。半数以上的婴儿在出生后6个月至1周岁半期间会出现幼儿急疹，而6～8个月期间尤其多。原因是，从这个时期起，婴儿从母体获得的免疫力已基本消失。

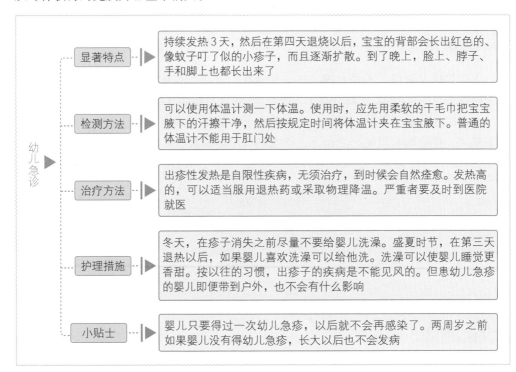

幼儿急诊

显著特点　持续发热3天，然后在第四天退烧以后，宝宝的背部会长出红色的、像蚊子叮了似的小疹子，而且逐渐扩散。到了晚上，脸上、脖子、手和脚上也都长出来了

检测方法　可以使用体温计测一下体温。使用时，应先用柔软的干毛巾把宝宝腋下的汗擦干净，然后按规定时间将体温计夹在宝宝腋下。普通的体温计不能用于肛门处

治疗方法　出疹性发热是自限性疾病，无须治疗，到时候会自然痊愈。发热高的，可以适当服用退热药或采取物理降温。严重者要及时到医院就医

护理措施　冬天，在疹子消失之前尽量不要给婴儿洗澡。盛夏时节，在第三天退热以后，如果婴儿喜欢洗澡可以给他洗。洗澡可以使婴儿睡觉更香甜。按以往的习惯，出疹子的疾病是不能见风的。但患幼儿急疹的婴儿即便带到户外，也不会有什么影响

小贴士　婴儿只要得过一次幼儿急疹，以后就不会再感染了。两周岁之前如果婴儿没有得过幼儿急疹，长大以后也不会发病

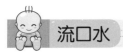

流口水

6～7个月，大多数宝宝开始长乳牙，因此经常流口水的宝宝会更加严重，原来不流口水的宝宝，也可能开始流口水。所以，要多准备几个围嘴，湿了好更换。有的宝宝流口水非常严重，皮肤都被口水淹红了，此时不需要涂药物，用清水洗净下颌后，涂点香油就行了。香油能保护皮肤不被口水浸破。

对于宝宝正常的生理性流涎，家长不必担心，只需勤擦其下巴，勤为其换洗外衣，保持颈部和胸部皮肤的干燥和清洁，防止发生糜烂。随着口腔深度的增加、吞咽功能的完善和牙齿的出齐，流口水的现象会逐渐消失。

病理性流口水

有些流口水是病理性的，如口腔炎就会引起大量流口水，家长应让孩子多补充维生素B$_1$、维生素B$_2$、维生素C等，多给宝宝喂开水、淡盐水清洁口腔，同时做好餐具和玩具的消毒工作。

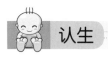

认生

有的宝宝遇到陌生人会产生焦虑情绪，因此看到陌生人会藏到妈妈怀中。爸爸妈妈要通过一定的方法帮助宝宝大胆起来。

通常，可以采用系统脱敏的心理疗法来克服婴儿的胆小、认生行为。具体做法是：先由妈妈抱着，让宝宝在远处观望生人，然后离得近一点让他与生人接触，然后逐渐增加强度，鼓励他与生人相处，慢慢地使他的焦虑或恐惧程度降低。家里来陌生人时，不要让他一开始就抱宝宝，而应在相互交谈等婴儿与他熟悉之后再抱宝宝，以免引起不必要的恐慌。

此时，妈妈应该让宝宝有更多的机会与不同的人接触，扩大宝宝的交往范围。带宝宝到社区广场、花园绿地等场所，让宝宝看看周围新鲜有趣的景象，感知不同人的声音和相貌，特别要注意让宝宝体验与人交往的愉悦，逐渐地降低与陌生人交往的不安全感和害怕心理。

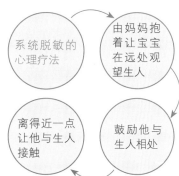

系统脱敏的心理疗法 → 由妈妈抱着让宝宝在远处观望生人 → 鼓励他与生人相处 → 离得近一点让他与生人接触

吸吮手指

纠正宝宝"吮指癖"的方法：

要弄清楚造成孩子吸吮手指的原因，如果属于喂养方法不当，应纠正错误的喂养方法，克服不良的哺喂习惯。

父母要耐心、冷静地纠正宝宝吮吸手指的行为。而且还要默默帮助，而不是大声训斥，或打宝宝的手，更不要使用捆绑双臂或戴指套的强制性方法。这些都是错误的做法，不仅毫无效果，而且一有机会，宝宝就会更想吮吸手指，而使吮吸手指的不良行为顽固化。

除了满足宝宝的生理需要外，更要丰富宝宝的生活，给宝宝一些有趣味的玩具，让他有更多的机会玩乐。还应该提供有利条件，让宝宝多到户外活动，使宝宝生活充实、生机勃勃，分散对固有习惯的注意，保持愉快活泼的生活情绪，使宝宝得到心理上的满足。

另外，给爱吸吮手指的宝宝吮吸安慰奶嘴，虽可避免宝宝吸吮手指，但吮吸乳（硅）胶奶嘴同样是不可取的，只是让宝宝换了吸吮的物体，宝宝仍然有吸吮依赖。而且这对宝宝的牙齿发育是不好的，可能会出现"地包天"或"天包地"，或乳牙不整齐，对牙槽骨的发育和以后恒牙萌出也有影响。

吸吮手指的行为有所减少，应及时鼓励和表扬，采用这种"正强化"治疗，可有明显的效果。

> **宝宝在长牙期间会出现吮吸手指的现象**
>
> 宝宝在长牙期间，如果偶尔出现吸吮手指或啃手指的现象，可能会随着牙齿的萌出而很快消失，不必介意。

趴着睡

从这个月开始，有的婴儿会趴着睡，老人就会告诉年轻的妈妈，小儿趴着睡，可能是肚子里有虫子或小儿肚子痛。于是，有些爸爸妈妈非常担心，为此去看医生。

其实，趴着睡觉并不是什么病态，而是婴儿能够自由翻身的证明。每个人在睡觉时，都是采取他最舒服的姿势睡眠，婴儿也是如此。当他能够翻身以后，如果感觉趴着睡觉舒服，当然就要采取这种姿势。况且婴儿可能也不会整个晚上都采取趴着睡的姿势，可能会仰卧或侧卧一会儿，再俯卧一会儿，不断地变换睡姿，这是很正常的。

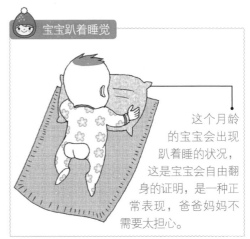

宝宝趴着睡觉

这个月龄的宝宝会出现趴着睡的状况，这是宝宝会自由翻身的证明，是一种正常表现，爸爸妈妈不需要太担心。

便秘

6个多月的宝宝已开始能吃各种代乳食物，因此爸爸妈妈可通过饮食调理，来治疗宝宝的便秘。

婴儿吃的代乳食物一般都是容易消化的食物，也许正是由于这些食物对肠的刺激不够才导致了便秘。当婴儿便秘有所加重时，可以试着适当喂一些易消化的食物，最好是蔬菜，比如将莴苣等煮熟后给婴儿吃。海苔、海带等也可改善便秘，可适当喂给宝宝一些。有的婴儿不喜欢吃蔬菜，可多喂些水果。

吃面包粥的宝宝，如果将白面包换成黑面包后，便秘一般可以改善。宝宝如果是吃了代乳食物以后开始出现便秘，就有可能是由于奶量减少太多造成的。

没有规定要婴儿每天必须大便1次。即便是两天排1次大便，只要排便时婴儿无痛苦，且大便通畅，就不要去管它。尽量不要给宝宝使用排便的药物，不能给宝宝使用治疗大人便秘的方法。

运动不足也是造成便秘的原因之一，因此应尽可能地多带婴儿到户外活动。

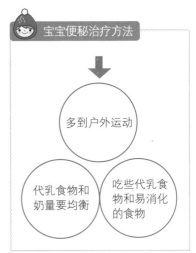

宝宝便秘治疗方法

多到户外运动

代乳食物和奶量要均衡

吃些代乳食物和易消化的食物

耍脾气

6 ~ 7 个月的宝宝，情感丰富了，已经有了自己的主见。如果妈妈喂他不喜欢吃的东西，就会往外吐，或者用手打翻小碗。如果没有尿，或不想被妈妈把尿，而妈妈非要把，就会打挺哭闹。这是爸爸妈妈不尊重宝宝的选择，宝宝反抗的表现。

对待宝宝的脾气，妈妈要以讲道理为主，尽管这么大的宝宝还不能明白妈妈讲的道理，但爸爸妈妈生气、抱怨，宝宝是感受得到的。父母不讲道理会加剧宝宝耍脾气的势头，以温和的态度对待宝宝是最好的。

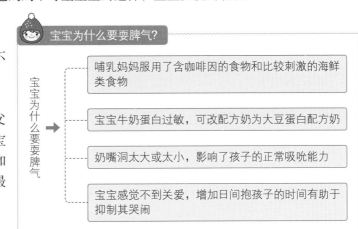

宝宝为什么要耍脾气?

宝宝为什么要耍脾气

- 哺乳妈妈服用了含咖啡因的食物和比较刺激的海鲜类食物
- 宝宝牛奶蛋白过敏，可改配方奶为大豆蛋白配方奶
- 奶嘴洞太大或太小，影响了孩子的正常吸吮能力
- 宝宝感觉不到关爱，增加日间抱孩子的时间有助于抑制其哭闹

不会坐

6个月以后的宝宝，基本上不需要借助爸爸妈妈的帮助或背后垫东西，就能坐稳了。但有些宝宝6个月以后仍然坐不稳，有时会往前倾，还需要爸爸妈妈的帮助或背后垫东西。这是正常的，爸爸妈妈没有必要担心，因为7 ~ 8个月才能坐得很稳的宝宝大有人在。但是，如果6个月以后的宝宝背后垫东西还坐不稳，头向前倾，下巴抵住前胸部，甚至倾到腿部，那就不正常了，需要去看医生。

训练宝宝坐的方法

1 引拉法

让宝宝仰卧在床上，父母用手拉宝宝的胳膊，将宝宝拉起坐在那里，然后将宝宝扶直片刻后，再让宝宝仰卧，反复训练 3~5 次。

2 扶按法

父母扶住宝宝的腰或者腋下，扶成站立的姿势，再让宝宝的腿分开，手扶住宝宝的腰，将宝宝坐姿放在床上，片刻后扶起，反复训练 3~5 次。

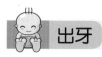 ## 出牙

一般的孩子大约在6个月的时候长出乳牙。但是孩子之间有很大的差异，乳牙的萌出早晚在某种程度上会受到遗传和环境等因素的影响，但出牙迟早与智力无关，并不是说乳牙出得早宝宝就聪明，出得晚宝宝就迟钝。某些疾病确实会影响宝宝的出牙时间，但是很少见。宝宝什么时候出牙和他什么时候开始学走路一样，实际上只是个先天的发育模式问题。

出牙对不同的宝宝有不同的影响。有的宝宝啃东西、烦躁、流口水、入睡困难，每出一颗牙都会给家人带来一两个月的烦恼。

减轻宝宝长乳牙痛苦的方法	注意事项
如果宝宝用奶瓶，可将乳（硅）胶奶嘴的孔眼开大一些	奶嘴的孔眼不能过大，以免呛着宝宝
买一些化解出牙时痛痒的药	使用之前应该向医生咨询
让宝宝啃咬一些钝而软的东西	小心那些细小、易碎的塑料玩具，破碎后被宝宝吸入容易造成窒息
将宝宝每次喂奶的时间分为几次，间隔当中，喂些适合宝宝的固体食物如饼干、面包片等	饼干和面包片要弄成小块，避免噎到宝宝
改用小匙喂奶	喂奶的时候，要在宝宝下巴下面垫上围嘴，避免奶流到宝宝的脖子下面，浸红宝宝的皮肤

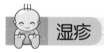 ## 湿疹

大多数患湿疹的婴儿过了6个月后多少开始有所好转，有的甚至基本消失了。但有的婴儿仍没有什么改观。头部、脸上、耳根后、后脑勺、腋下等处因起湿疹会非常痒。

如果宝宝因湿疹而痒得非常厉害，可以每天（3次）在患部抹上一点含有微量肾上腺皮质激素的药膏。症状减轻后，要逐渐减少涂药次数。另外，尽量不要在婴儿的脸上使用含肾上腺皮质激素的药物。

注意日常生活中，宝宝吃什么食物的时候，湿疹会加重，就尽量减少食用此食物。

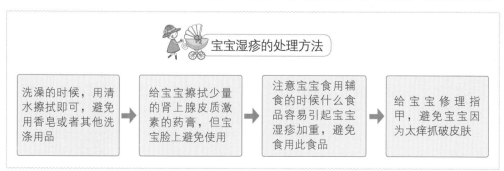

宝宝湿疹的处理方法

| 洗澡的时候，用清水擦拭即可，避免用香皂或者其他洗涤用品 | → | 给宝宝擦拭少量的肾上腺皮质激素的药膏，但宝宝脸上避免使用 | → | 注意宝宝食用辅食的时候什么食品容易引起宝宝湿疹加重，避免食用此食品 | → | 给宝宝修理指甲，避免宝宝因为太痒抓破皮肤 |

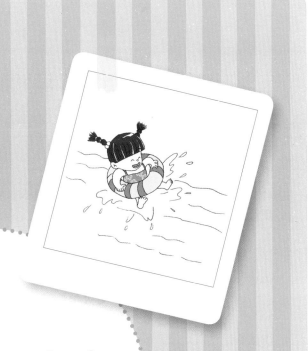

第 21 章

7~8 个月宝宝

　　宝宝这个月与爸爸妈妈的联系更加密切。见不到妈妈会不安，甚至哭闹，即使用宝宝平时特别喜欢吃的食物进行引诱也不管用。医学上称这种现象为"分离忧虑"，随着宝宝的逐渐长大会慢慢消失。

7～8个月宝宝发育特征

这个月的宝宝在身高、体重方面都有增长方面的趋势，下面我们就看看，7～8个月的宝宝体格有怎样的发展。

 ## 身高和体重标准

这个月，宝宝的身高平均可增长1～1.5厘米。身高增长速度减慢，但总体趋势呈现一条不规则的上升抛物线。

和监测体重一样，监测身高也要注重连续性和动态性，一次测得的数值没有意义。婴儿身高每月增长速度并不是均衡的，跳跃性更大，"补长"更显著。

这个月，宝宝的体重平均可增长220～370克。体重增长速度会继续减慢，但宝宝体重的绝对值是上升的。如果体重下降，宝宝有可能患病。

在测量宝宝体重时，一定要注重连续性，一次测量的具体数值没有意义。因为体重存在"补长"现象，这几天没有长，后面几天可能会长得很快。不注重连续性，就不能发现宝宝体重发育的潜在规律。

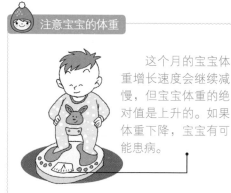

注意宝宝的体重

这个月的宝宝体重增长速度会继续减慢，但宝宝体重的绝对值是上升的。如果体重下降，宝宝有可能患病。

 ## 头围和囟门标准

这个月，宝宝的头围平均可增长0.6～0.7厘米。头围增长和身高、体重一样，随着月龄的增加，增长速度减慢，但总体是增长的。

和上个月相比，宝宝在这个月前囟门没有多大变化。

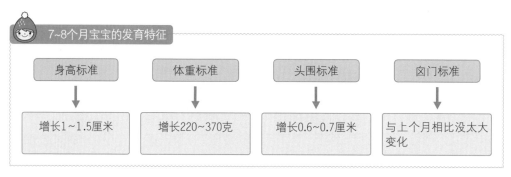

7~8个月宝宝的发育特征

身高标准	体重标准	头围标准	囟门标准
↓	↓	↓	↓
增长1~1.5厘米	增长220~370克	增长0.6~0.7厘米	与上个月相比没太大变化

饮食健康

8个月的宝宝在饮食上应该注意哪些问题呢？在本节中，主要就介绍这个问题，比如在喂养宝宝时，添加辅食的要求，宝宝贪食的问题，为宝宝的身体健康打基础。

 ## 8个月宝宝的喂养

这个月的宝宝可试着每天吃三顿奶、两顿饭。一向吃母乳的宝宝，应逐渐让他习惯吃各种辅食，以减少吃母乳的次数。

主食以粥和烂面条为宜，也可吃些撕碎的馒头块，也可以选择一些泥糊状的食物。从营养方面来说，泥糊状食物，由于其选材的广泛性，可以加入肉泥，营养更丰盛。在宝宝还不能吃固体食物之前，泥糊状食物成为首选。

宝宝一日食谱		
上午	6点	母乳或牛奶200毫升，饼干少许
	10点	稠粥半小碗，鸡蛋1/2个，碎青菜15克
下午	2点	母乳或牛奶200毫升，小点心适量
	3点	肝泥15克，碎青菜15克
	6点	煮烂面条加碎猪肉20克或豆腐40克，碎青菜20克
晚上	10点	母乳或牛乳200毫升

副食除鸡蛋外，可选择鱼肉、肝泥、各种蔬菜和豆腐。喝牛奶的孩子，每日奶量不应少于500毫升，但每日的食用量要控制。

 ## 注意婴儿的贪食

婴儿头12个月发育比较迅速，开始学步时，发育速度放慢。此时，他们对周围的环境、事物产生浓厚的兴趣，但难以意识到环境对他们的限制，因而易于发生事故或中毒。

孩子总是往嘴里放东西，很多父母误认为孩子饿了，他们赶忙主动给孩子食物，而这些食物多半被孩子拒绝。这是因为学步婴儿在不断长牙，他们的牙床间歇地发痒和疼痛，孩子往嘴里塞好多东西可能就是试图减轻牙痒和牙疼带来的不舒服感。

婴儿的这种吃法表现是多种多样的，他们会自己选择食物吃，学哥、姐的样子吃等。这是孩子发育过程中一个特定阶段。在这阶段，孩子多吃点也不会超重，更不会饿着他自己。

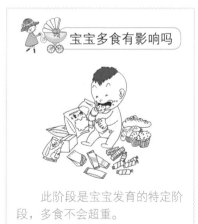

宝宝多食有影响吗

此阶段是宝宝发育的特定阶段，多食不会超重。

起居护理

父母在养育宝宝的时候，会注意很多问题，如宝宝的饮食、睡眠、穿衣等，但最关心的恐怕就是关于宝宝易患的疾病及防治方法了。在这个小节当中，我们就来了解一下宝宝易感染的呼吸道疾病和宝宝发烧时应注意的问题。

 ## 注意宝宝呼吸道感染

呼吸道包括鼻、咽、喉、气管、支气管、毛细支气管和肺。呼吸道的任何部位发生了感染，皆称为呼吸道感染。以咽喉部为界，发生在咽喉部以上的感染可称为上呼吸道感染（感冒）；咽喉部以下的感染可称为下呼吸道感染，如支气管炎、肺炎。

宝宝患了呼吸道感染，父母不可等闲视之，即便是上呼吸道感染（俗称感冒），大部分患儿都能自愈，但也存在着发展成肺炎的可能。肺炎通常是由上呼吸道感染发展而来的，如果得不到及时有效的治疗，对宝宝会有生命威胁。

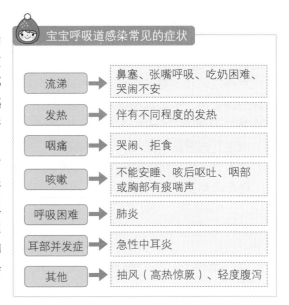

宝宝呼吸道感染常见的症状

流涕	→	鼻塞、张嘴呼吸、吃奶困难、哭闹不安
发热	→	伴有不同程度的发热
咽痛	→	哭闹、拒食
咳嗽	→	不能安睡、咳后呕吐、咽部或胸部有痰喘声
呼吸困难	→	肺炎
耳部并发症	→	急性中耳炎
其他	→	抽风（高热惊厥）、轻度腹泻

 ## 宝宝发烧时不宜吃鸡蛋

发热原本对身体有一定的防御作用，可歼灭入侵的细菌，所以当孩子低热时，不要急于退烧。但如果发高烧到38.5℃以上，家长就要立刻送去就诊了。

宝宝生病发烧时，家长为了给宝宝补充营养，让宝宝尽快康复，常常会在宝宝的饮食中增加鸡蛋。殊不知，这样做是不妥当的。

人们进食以后，除了食物本身放出热能以外，食物还能刺激人体增加基础代谢量，从而产生一些额外的热量。据测定，蛋白质这种营养物质可增加基础代谢15%～30%。鸡蛋中富含蛋白质，发烧时过多食用鸡蛋，会使体内热量增加，体温上升，不利于婴儿降低体温，早日康复。因此，宝宝发烧时应多饮开水，多吃水果、蔬菜，少吃高蛋白的食品。

7 ~ 8个月宝宝常见问题

　　7~8 个月的宝宝，肠胃功能仍然很薄弱，随着添加的辅食增多，有时候会逐渐出现一些消化和肠道疾病，影响宝宝的健康和发育。因此，家长千万不能忽视这些问题。

 感冒后腹泻

　　7 ~ 8个月的宝宝，从母体获得的免疫力已经基本上消失，而自身的免疫力还没有完全建立起来，所以很容易生病，感冒就是最常见的。多数宝宝感冒后会出现大便异常，主要是腹泻，这是由于宝宝受病毒感染后服用了清热解毒的感冒退热药物所致。一般停药后，可慢慢好转。如果同时患有病毒性肠炎，那腹泻就比较严重了，需要带宝宝到医院治疗。如果是药物所致，那么宝宝患感冒后，特别是在发烧的时候，可使胃肠道消化功能减弱，不爱吃饭，此时妈妈不要让宝宝吃更多的东西，这样会增加肠道负担，导致消化不良或腹泻。

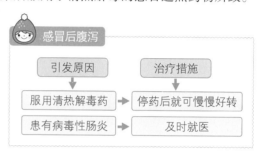

感冒后腹泻

引发原因	治疗措施
服用清热解毒药 →	停药后就可慢慢好转
患有病毒性肠炎 →	及时就医

 不爱吃蛋

　　蛋可能是这个月宝宝最不爱吃的食物。因为婴儿吃蛋的时间实在是太长了，有的宝宝从 3 个月大的时候就开始吃不放盐的蛋黄，有时还放到奶里。

　　这么大的宝宝不爱吃蛋没有关系，可暂时停蛋一段时间，用肉类食品代替，肉里的蛋白质也是很丰富的，而且更有利于蔬菜中铁的吸收，使宝宝不会出现缺铁症状。

　　现在可供宝宝吃的食品种类很多，但不管是什么食物，做法都要不断更换，不要总是做成羹、汤、泥之类，因为宝宝很容易吃腻。

　　另外，这个月的宝宝还有很多其他不好好吃的问题。比如，有的宝宝以前喜欢吃粥，现在不爱吃了，爱吃米饭；有的宝宝会因为吃够了味道单调的菜水或菜汤，而不爱吃蔬菜。妈妈可以在吃饭的时候，喂宝宝吃一口大人们吃的菜。总是要根据宝宝的喜好合理安排饭食。

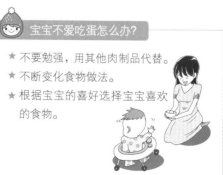

宝宝不爱吃蛋怎么办?

　★ 不要勉强，用其他肉制品代替。
　★ 不断变化食物做法。
　★ 根据宝宝的喜好选择宝宝喜欢
　　的食物。

热性抽搐

宝宝发生热性抽搐时，往往表现为突然全身紧张，继而哆哆嗦嗦地颤抖，两目上视，白睛暴露，眼球固定，叫也没反应，摇晃也恢复不过来，宝宝好像换了个人似的。

热性抽搐持续的时间有 1 ~ 2 分钟的，也有 10 分钟左右的。有只发作 1 次就不再发的，也有在 1 个小时之内反复发作 2 ~ 3 次的。如果量体温，宝宝的体温一般都超过 39℃。不过也有抽搐时宝宝不发热，而后半个小时体温才超过 39℃的。平时肝火旺盛的宝宝、爱哭的宝宝、夜里哭闹的宝宝易发抽搐。

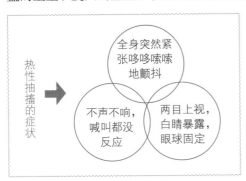

婴儿发热时的抽搐

妈妈见婴儿抽搐会感到很害怕，担心以后宝宝会出现意外。其实，婴儿的抽搐如果发生在发热时可不用担心，因为这是由高热引起的，是高热的一种反应，高热降下来就没事了。当然，平时要准备一些退烧药。

大便干燥

宝宝出现大便干燥，于是妈妈开始给宝宝增加果汁、菜水、米汤等，甚至还把治疗便秘的方法（调整饮食结构、灌肠、药物治疗）也用上了，但一些婴儿大便仍然干燥。带宝宝到多家医院检查，也没有查到疾病。

对于这种情况，可以采用下列方法：交替给宝宝喂香蕉泥、芹菜、白萝卜泥、胡萝卜泥、菠菜、花生酱、小米面包粥。宝宝每天能喝下多少白开水，就喂多少白开水。用西瓜汁、草莓汁、葡萄汁、梨汁、桃汁（现榨，不是现成的果汁饮品）代替橘子汁，喂给宝宝喝。妈妈或爸爸的手充分展开，以脐为中心捂在婴儿腹部上，给婴儿进行每天 1 次、每次 5 分钟的腹部按摩。每天按摩的时间要固定。按摩时，妈妈或爸爸的手从右下向右上、左上、左下按摩。按摩后，给宝宝把便或让宝宝坐便盆（宝宝反抗时即停止），时间控制在 5 分钟以内，以 2 ~ 3 分钟为好。

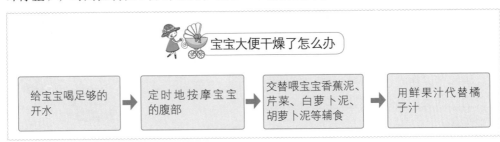

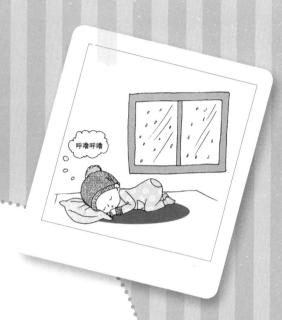

第 22 章

8~9 个月宝宝

8~9 个月的宝宝在日常起居方面，睡眠时间逐渐缩短，大小便的次数也逐渐减少，有的宝宝还有了一定的规律。父母可以尽早地加强宝宝能力方面的锻炼，为培养良好的生活习惯打下基础。

8～9个月宝宝发育特征

8个多月的宝宝，肌肤丰润有弹性，眼睛清澈明亮，头发柔软茂密，小胳膊、小腿圆润有劲，俨然是个大宝宝。从外形上看，宝宝更加迷人了。

 ## 8～9个月宝宝发育特征

这时期的宝宝已经开始认识父母的容貌了。如果把一幅妈妈或爸爸和其他人的合影照片拿给宝宝看，宝宝会认出照片上的妈妈或爸爸，高兴地用手拍，而对其他人则反应平淡。

在这个月，"认生"的宝宝见到陌生人哭得比上个月更厉害，当然也有不认生的，这一点与婴儿的性格有关。也有见什么人都笑的宝宝，喜欢让人抱。另外，这个月的大部分宝宝开始追妈妈，一发觉妈妈要离开他的身边就哭，并且表示要随着妈妈一起去。

这个月的宝宝，更喜欢小朋友。把几个小朋友放到一块儿，他们会高兴得小脚乱蹬，胆子大的会伸出手去抓其他孩子的头或脸，而胆子小的就只能用小手挡挡和哭了，不过即使这样还是喜欢和小朋友在一起。

现在，宝宝会抗议了。如果把宝宝喜欢的东西从他的手中夺走，他会抓得牢牢地和你对抢，你要是硬抢，他就哭，以示抗议。

这个月婴儿生长发育规律与上个月差不多。宝宝的体重平均可增长 220～370 克，身高平均可增长 1～1.5 厘米，头围平均可增长 0.6～0.7 厘米，前囟门没有多大变化。至于生长规律、监测方法、个体差异等其他方面的内容，前面的一些章节已经讲得比较详细了，这里就不再赘述了。

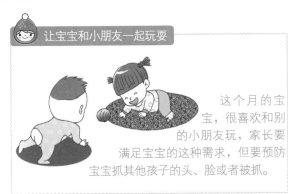

让宝宝和小朋友一起玩耍

这个月的宝宝，很喜欢和别的小朋友玩，家长要满足宝宝的这种需求，但要预防宝宝抓其他孩子的头、脸或者被抓。

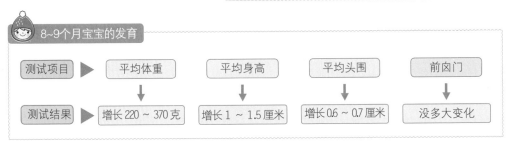

8～9个月宝宝的发育

测试项目	平均体重	平均身高	平均头围	前囟门
测试结果	增长 220～370 克	增长 1～1.5 厘米	增长 0.6～0.7 厘米	没多大变化

饮食健康

当宝宝9个月的时候，在饮食上，除了喂养母乳外，必须要学习吃饭了。即使母乳充足，也要母乳和饭一起食用，因为母乳中的养分已经满足不了宝宝生长发育期所需的养分了。为了宝宝的营养健康，父母一定要保持宝宝饮食的均衡。

9个月宝宝的喂养

9个月的宝宝要开始吃饭了。母乳所含的营养成分已满足不了宝宝生长发育的需要，如果仍以母乳为主食，就会造成营养供给不足，影响宝宝的身体发育。

这个月可以增添各种肉类食品。除以前吃过的鱼肉外，还可吃些瘦猪肉、牛肉、鸡肉以及动物内脏等。肉类食品是宝宝今后摄取动物蛋白的主要来源，为适应宝宝的消化能力，必须把肉剁成很细的肉末再给婴儿吃，由小量开始，慢慢增加，每日不可超过25克。

宝宝可以吃的主食包括粥、烂面条、软面包。还可以添加一些副食，比如说：鸡蛋半个，鱼肉25克，肝泥20克，鸡肉泥20克，猪肉泥20克；豆腐40克，蔬菜50 ~ 60克，水果50克。

新鲜水果可刮成泥、榨成汁或用勺弄碎后再喂给宝宝。注意一定要把子除掉。

适量吃赖氨酸食品

宝宝的生长发育迅速，尤其需要优质蛋白质。可宝宝的消化道尚未成熟，缺乏消化动物性蛋白的能力，主要食物还是以谷类为主，因此单吃谷类容易引起赖氨酸缺乏。

把食物进行合理搭配。如小麦、玉米中缺少赖氨酸，就可添加适量的赖氨酸，做成各种赖氨酸强化食品。这样，可以显著地提高营养价值。宝宝吃了添加过赖氨酸的食品，如乳糕，身高和体重会明显增加，确实对生长发育有帮助。

给宝宝添加赖氨酸必须适量，否则，长期食用会适得其反，出现肝脏肿大、食欲下降和手脚痉挛，甚至造成宝宝生长停滞并发生智能障碍。因为氨基酸吃得太多，会增加肝脏和肾脏的负担，造成血氨增高和脑损害。

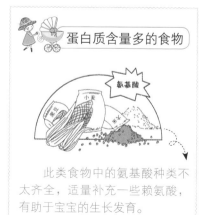

蛋白质含量多的食物

此类食物中的氨基酸种类不太齐全，适量补充一些赖氨酸，有助于宝宝的生长发育。

婴儿要吃适量脂肪

有的宝宝已经八九个月了，可妈妈从不在添加的辅食中加一点脂肪，她们认为如果宝宝从这么小就开始吃脂肪，身体容易肥胖，以后会患动脉硬化、心血管疾病，现在最好不要吃，以后再说。

这种想法并不对，脂肪同样是婴儿生长发育离不开的三大产能营养之一。首先，它是宝宝脑神经构成的主要成分，若是缺了它，就不能保证大脑的发育；其次，身体的组织细胞也需要它，不然影响生长速度；第三，宝宝缺了它还容易反复发生感染，患皮肤湿疹、皮肤干燥脱屑等脂溶性维生素缺乏疾病。

另外，脂肪必须填充在各个脏器周围以及皮肤下面，形成一个脂肪垫，以固定脏器，保证它们不受损伤，并避免体热散失。所以，在宝宝添加辅食后，妈妈应该逐渐在饮食中加一些脂肪。但饮食中也不能提供得太多，最关键的是要适量摄取，否则会引起消化不良、食欲不好，日久会对心血管系统造成影响。

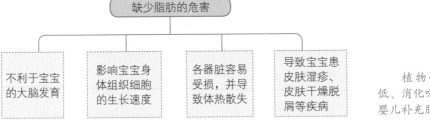

缺少脂肪的危害

| 不利于宝宝的大脑发育 | 影响宝宝身体组织细胞的生长速度 | 各器脏容易受损，并导致体热散失 | 导致宝宝患皮肤湿疹、皮肤干燥脱屑等疾病 |

植物性脂肪熔点低、消化吸收率高，是婴儿补充脂肪的首选

注意婴儿补钙误区

由于钙对人体有重要的作用，有些商家利用人们对补钙的渴望，在推出自己的产品时往往夸大其作用，给消费者以误导。研究表明，人体对各种钙补品的吸收率只能达到40％，而有的厂家将高达99％以上的动物实验结果直接用于人体吸收率加以宣传，欺骗消费者。因此，购买时必须弄清产品的钙含量、吸收率、有无副作用等，不能轻信"高效、高能、活性"等词。

另外，补钙虽然重要，但并非多多益善。科学家曾追踪调查发现：宝宝摄取热量为4200焦的食物中，每含有100毫克的钙，他们的收缩压就会降低2毫米汞柱。由于宝宝年龄小，舒张压的变化不易测出。

宝宝处在发育期，如前期血压偏低，不仅精力不集中、思维迟钝、智力低下，而且还容易患心脏病，因此宝宝切不可高补钙。

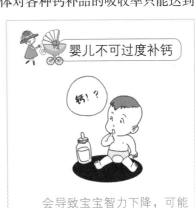

婴儿不可过度补钙

钙！？

会导致宝宝智力下降，可能诱发心脏病。

断奶过渡后期

给婴儿断奶的具体月龄无硬性规定，通常在 1 岁左右，但必须要有一个过渡阶段。在此期间应逐渐减少哺乳次数，增加辅食，否则容易引起婴儿不适应，并导致摄入量锐减、消化不良，甚至营养不良。7 ~ 8 个月婴儿母亲的乳汁明显减少，所以 8 ~ 9 个月后可以考虑断奶。

具体断奶时间，要根据母亲乳汁的质量、季节的情况来决定。在夏天，天气热婴儿易得肠道疾病，不宜断奶；婴儿生病期间不宜断奶。

断奶时，母亲可暂时与婴儿分开。如果喂养得合理，能适应多种多样的食物，1 岁左右的婴儿就可以不吃母乳了。1 岁婴儿在断奶后，每天除了给婴儿 500 毫升左右牛奶外，还应增加其他辅食。

有些家长为了方便，只给孩子吃菜汤泡饭，这是很不合理的。因为汤只能增加些滋味，里面所含的营养素极少，经常食用会导致营养不良。有的家长以为鸡蛋营养好，烹调方法又简便，每天用蒸鸡蛋羹做下饭菜，这也不太妥当。鸡蛋固然营养价值较高，孩子也很需要吃，然而每天都用同样方法制作，时间久了，会使孩子感到厌烦，影响食欲并产生拒食的现象。

断奶后必须注意为孩子选择质地软、易消化并富有营养的食品，最好为他们单独制作。在烹调方法上要以切碎烧烂为原则，通常采用煮、煨、炖、烧、蒸的方法，不宜用油炸。下面的食谱就比较适合断奶后的宝宝食用。

肉末软饭

原料：软米饭 1 小碗，鸡肉或猪肉 1 大匙。

制法：锅内放入植物油，油热后将肉末放入锅内翻炒，并加入少许白糖、酱油、料酒，边炒边用筷子搅拌使其混合均匀。然后，把炒好后的肉末倒在软饭上面一起焖一会儿即可。

 预防宝宝拒食的方法

★ 为孩子创造宽松自由的进食环境。

★ 当孩子偶尔有一两次吃很少或者不想吃时，不要强迫他。

★ 当孩子某段时间进食比较少时，两餐中间不要让孩子吃零食。

★ 每顿饭要定时，正餐饮食要丰富多样。

★ 孩子的零食，应以新鲜水果为主。

★ 当孩子不肯进食的时候，不要用其他条件诱惑他。

断奶季节的选择

断奶最好选择在春末或秋天，这两个季节天气凉爽，温度适宜，最容易帮宝宝度过不适期。夏天断奶容易造成孩子呕吐或腹泻，冬天断奶容易造成宝宝睡眠不安，容易引起上呼吸道感染。

起居护理

婴儿健康成长是每个做父母最开心的事，在这一小节中，主要介绍两种婴儿易发生的疾病——流行性腮腺炎和外耳道疖肿。针对这两种疾病，防治方法有哪些呢？此节中都要讲到，为父母们提供一个参考。

 ## 预防流行性腮腺炎的方法

流行性腮腺炎是腮腺炎病毒引起的一种以少儿为主要感染对象的急性呼吸道传染病，多见于冬春季。临床特征为腮腺单侧或双侧肿大、疼痛、发热，也可波及附近的颌下腺、舌下腺及颈部淋巴结。并发症可见睾丸炎、卵巢炎、胰腺炎、心肌炎、脑炎。

腮腺炎病毒是后天获得性耳聋的重要病因之一，且此种耳聋往往是不可逆的。对腮腺炎的预防更为重要的意义是在于预防其并发症。

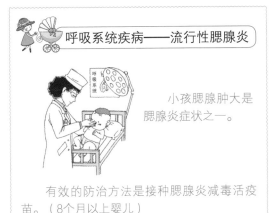

呼吸系统疾病——流行性腮腺炎

小孩腮腺肿大是腮腺炎症状之一。

有效的防治方法是接种腮腺炎减毒活疫苗。（8个月以上婴儿）

腮腺炎减毒活疫苗是控制腮腺炎流行的有效方法。接种对象：8个月龄以上腮腺炎易感者。接种反应：一般无局部反应。在注射 6～10 天时少数人可能发热，一般不超过 2 天。

 ## 婴儿患外耳道疖肿怎么办

在炎热的夏天因出汗较多、洗澡不当或因泪水进入外耳道等原因可致婴儿外耳道疖肿。一旦外耳道皮肤发炎，化脓形成疖肿，随疖肿的加重，外耳道皮下的脓液逐渐增多，其产生的压力直接压迫在耳道骨壁上，此处神经对痛觉尤为敏感，所以婴儿感到特别疼痛，且在张口、咀嚼时疼痛加重。

哺乳期患儿往往有拒乳、抓耳、摇头、夜间哭闹不能入眠等表现。若外耳道疖肿明显肿胀，睡眠时压迫患侧耳朵，患儿会因疼痛加剧而哭闹。

8～9个月宝宝常见问题

8~9个月的宝宝，随着活动能力的增强，会出现用手抠嘴、抓饭等习惯，父母这个时期要注意纠正和引导好宝宝的这些习惯，对于宝宝常见的问题做好预防措施。

怪异的大便

8～9个月的宝宝有时会排出奇怪的大便，有的像沙子；有的红红的，像胡萝卜或胡萝卜汁；有的像黑色的线；有的有深色的小异物，像葡萄干；有的有浅绿色的小丸，像豌豆。宝宝之所以排出这种大便，一是由于咀嚼不完全，有的食物基本原样就被宝宝咽了下去；二是宝宝的消化道尚未成熟，所以通常宝宝吃下的东西，都能保持原有的颜色及质地被排出来。所以，爸爸妈妈在给宝宝吃一些较硬的食物，如葡萄干、玉米粒时，最好先压碎再喂给宝宝。

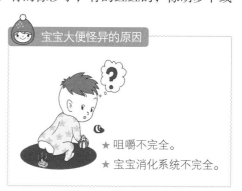

宝宝大便怪异的原因

★ 咀嚼不完全。
★ 宝宝消化系统不完全。

用手抠嘴

用手抠嘴，是这个月龄婴儿比较普遍的一种现象。有时宝宝会因抠嘴而发生干呕，甚至把吃进去的奶吐出来。宝宝为什么要这样做呢？原因有两点：第一，宝宝长牙齿，嘴里不舒服，就用手抠；第二，宝宝手的活动能力增强，把手放进嘴里抠。

婴儿用手抠嘴，与早期婴儿吮吸手指不同，属于不好的动作。爸爸妈妈要帮助宝宝改正。在宝宝抠嘴时，父母把宝宝的手拿出来后，可以表现出不高兴的样子（可以让宝宝认识到妈妈不高兴了，是自己做错了事），或者和颜悦色地和宝宝讲道理（效果不是很好），但不要用严厉的语气骂宝宝，比如"以后再看见你抠，就打手"，往往这样做是没有效果的，因为婴儿还不具备辨别是非的能力。

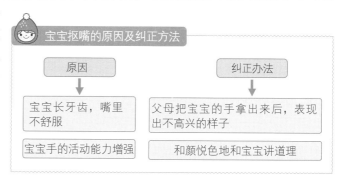

宝宝抠嘴的原因及纠正方法

原因	纠正办法
宝宝长牙齿，嘴里不舒服	父母把宝宝的手拿出来后，表现出不高兴的样子
宝宝手的活动能力增强	和颜悦色地和宝宝讲道理

手抓饭

宝宝吃饭时往往喜欢用手去抓，许多父母都会竭力纠正这种"没规矩"的动作，其实没有必要。因为这样有利于宝宝以后形成良好的进食习惯。"亲手"接触食物才会熟悉食物。宝宝学"吃饭"实质上也是一种兴趣的培养，这和看书、玩耍没有什么两样。起初的时候，他们往往都喜欢用手来拿食物、用手来抓食物，通过抚摸、接触等初步熟悉食物。用手拿、用手抓，就可以掌握食物的形状和特性。从科学的角度而言，根本就没有宝宝不喜欢吃的食物，只是在于接触次数的频繁与否。而只有这样反复"亲手"接触，他们对食物才会越来越熟悉，将来就不太可能挑食。

用手抓饭让宝宝对进食信心百倍。宝宝手抓食物的过程对他们来说就是一种愉悦。只要将手洗干净，宝宝甚至可以"玩"食物，比如米糊、蔬菜、土豆等，到 18 个月左右再逐步教宝宝用工具吃饭，培养宝宝自己挑选、自己动手的愿望。这样做会使他们对食物和进食信心百倍、更有兴趣，促进良好的食欲。

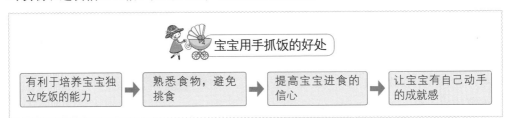

宝宝用手抓饭的好处

| 有利于培养宝宝独立吃饭的能力 | → | 熟悉食物，避免挑食 | → | 提高宝宝进食的信心 | → | 让宝宝有自己动手的成就感 |

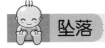

坠落

8 ~ 9 个月的婴儿会爬，会翻滚，甚至还会站立，加上爱动，所以在这个月，几乎没有没发生过坠落的婴儿。最易发的坠落是婴儿从床上掉下来，其次是因椅子翻倒而发生的坠落。婴儿头大，坠落后，通常都是头先着地。这就会让一些妈妈担心坠落碰伤了头，影响婴儿的智力发育。其实，这是多余的担心，因为几乎没有婴儿从 1 米以内的高处坠落下来会留下什么后遗症的。哪怕下面是没有铺任何东西的地板，只要宝宝碰撞后立即"哇——"地哭出声来，就不用怕。婴儿坠落几分钟后，头部会出现柔软的肿包。这和大人常发的脑内出血是不同的，是位于头骨外部的血管损伤引起出血所致，不需要特别处理。

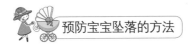

预防宝宝坠落的方法

❶ 床边放一软垫，预防宝宝坠床摔伤。

❷ 婴儿床要有较高、不坚硬的护栏。

❸ 尽量避免让宝宝一个人独处。

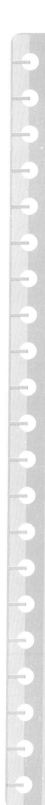

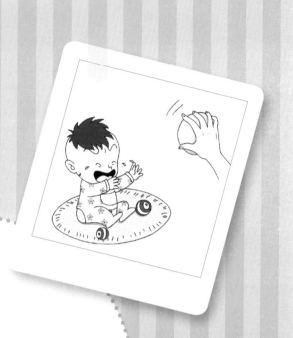

第 23 章

9~10 个月宝宝

在这段时间内，宝宝的个体特征差异越来越明显。好动的婴儿，除了睡觉其他时间都在不停地动。睁开眼睛，就抓着床的围栏摇晃；抱下来放在地上，他就急着爬向身旁的东西。好静的婴儿，醒来后能够自己老实地坐着玩，显得十分听话。

9~10个月宝宝发育特征

宝宝进入第 10 个月后在体格方面和上个月一样并没有太大的差异，身高受遗传等因素的影响存在一定差异。体重增长方面不是太快，有时可能不增长。那么，具体的情况是怎样的呢？下面我们一起去看看吧！

 ## 身高和体重标准

这个月龄宝宝的平均身高可增长 1 ~ 1.5 厘米。身高与遗传等因素有很大的关系，存在个体差异，但如果宝宝的生长曲线图显示，宝宝的身高低于同龄儿正常身高第三百分位或高于第九十七百分位，就是异常，需要去医院检查。

这个月龄宝宝的体重平均仍然增长 220 ~ 370 克。需要注意的是，如果宝宝快满 10 个月了，男婴体重还不足 7360 克，女婴体重不足 6960 克，爸爸妈妈需要带宝宝去看医生。

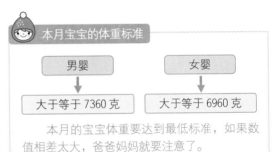

本月宝宝的体重标准

男婴	女婴
大于等于 7360 克	大于等于 6960 克

本月的宝宝体重要达到最低标准，如果数值相差太大，爸爸妈妈就要注意了。

 ## 头围和囟门标准

和前两个月一样，宝宝在这个月的头围平均可增长 0.6 ~ 0.7 厘米。再次提醒各位家长，头围增长幅度小，测量时一定要准确。

满 9 个月，进入第 10 个月的婴儿，大部分前囟门都只能看到一个小小的浅凹，很难看到搏动，不过，宝宝发烧的时候可能会见到搏动。当然，还有一部分婴儿，其前囟门能够清晰地看到跳动，这也是正常的。

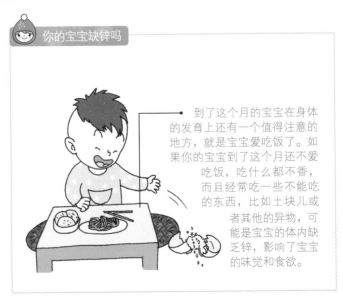

你的宝宝缺锌吗

到了这个月的宝宝在身体的发育上还有一个值得注意的地方，就是宝宝爱吃饭了。如果你的宝宝到了这个月还不爱吃饭，吃什么都不香，而且经常吃一些不能吃的东西，比如土块儿或者其他的异物，可能是宝宝的体内缺乏锌，影响了宝宝的味觉和食欲。

饮食健康

10 个月的宝宝已经逐渐适应了母乳以外的食品，宝宝的牙齿也已长出几颗，肠胃的消化功能也逐渐成熟。所以，此时是宝宝断奶的最佳时期。父母在喂养时，除了母乳外，也要注意摄入其他食物，以免造成宝宝营养不良和挑食。

 ### 开始断奶

宝宝接近 1 周岁时，其消化功能和咀嚼功能已有很大提高，如果此时宝宝饮食品种和数量已明显增多，营养供应充足，能满足生长发育需要，那么就可以考虑准备断奶。

断奶以后，乳母应该少喝汤水，若乳汁仍然很多，可用束胸布紧束乳房，或先用按摩的方法挤出乳汁后，再用布将乳房束紧。以后如果不感到乳房过胀，可不再挤奶。

如果婴儿所需营养的 80% 来自固体食物，就可以说是断奶完了。最好是完全停止母乳喂养，但并不是指要停掉牛奶提供，应提倡继续给婴儿喝牛奶。

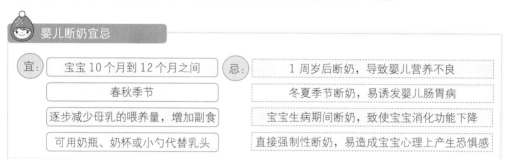

婴儿断奶宜忌

宜：		忌：	
	宝宝 10 个月到 12 个月之间		1 周岁后断奶，导致婴儿营养不良
	春秋季节		冬夏季节断奶，易诱发婴儿肠胃病
	逐步减少母乳的喂养量，增加副食		宝宝生病期间断奶，致使宝宝消化功能下降
	可用奶瓶、奶杯或小勺代替乳头		直接强制性断奶，易造成宝宝心理上产生恐惧感

 ### 使用断奶练习器

使用练习器具包括各种练习餐具、练习杯等，主要是为了让宝宝习惯用杯、碗、匙等餐具进食喝水，而不要只认妈妈的乳头或奶瓶的奶嘴。

练习餐具。餐具多由硬塑料制成，经得起摔打，叉类的齿粗而圆滑，以防断裂或宝宝误食。由于宝宝的胳膊较短，不易弯曲，有的叉匙类的手柄处还特意制作出向内的弧度，以便宝宝可以轻松地将食物送至嘴边。

练习杯类。这类学习喝水的杯子一般配有若干个杯盖，每个杯盖形状都不同。一般是按照从奶嘴到吸管的渐变来设计的。还有一些新型练习杯的吸嘴由于经过了特殊处理，即使倒置也不会漏水。

离乳后期推荐食谱

宝宝断乳之后，肠胃要逐渐适应新的食物，其饮食和消化必然呈现出新的特点，家长要根据孩子的生理和心理特点，适时调整其饮食结构。宝宝的营养摄取大部分来自离乳食品。

离乳时期食品种类繁多，在保证色香味的基础上要以清淡和易消化为主。妈妈可以根据自己的实际情况更换材料，改变做法，做出更多美味的亲子美食，让宝宝尽情地享受用餐的乐趣。需要注意的是，宝宝在吃饭之后可以喝一点白开水来清洁口腔，预防龋齿的发生。断奶后妈妈不要随便让宝宝吃甜的零食，也不要在睡觉之前让宝宝吃东西。

离乳后期两大营养食谱

肉末软饭
原料：软米饭 1 小碗，鸡肉或猪肉 1 大匙。
做法：1. 将肉末放入锅内翻炒，加入白糖、酱油和料酒后，搅拌均匀。
2. 炒好的肉末倒在软饭上，焖食。

西红柿汤面
原料：鸡汤 1 碗，西红柿 1 个，面条 1 小把。
做法：把西红柿洗净切碎，把切碎的西红柿和面条放入鸡汤内煮好即可。

继续提高钙摄入的方法

钙是人体骨骼发育不可缺少的重要元素。宝宝在这个月龄身高增长较快，不久又要长乳齿，对钙的需求量仍要达到每月 1 克的标准，但由于我国的饮食配备不当的习惯，这一标准很难达到，所以宝宝在这个月龄时，仍应补充钙剂。

幼儿肠道对钙的有效吸收需要一定的钙磷比例，否则肠道中的钙与磷会相互结合而排出。粮食中含磷很高，所以食物中的钙含量也有必要提高，否则钙便不能被有效吸收，易出现佝偻病。

如果每日保证摄入 400 毫升牛奶，可增加 0.4 克钙的摄入量，此外合理的烹饪也可以增加钙的摄入，必要时也可补充钙剂。比如说醋泡蛋，使蛋壳中的钙溶解在醋中，将醋和蛋全部服用。在做肉馅时可调入虾米皮，有助于补充钙质。用压力锅炖鸡或肋软骨，可使鸡骨炖酥，在吃时可将骨头嚼碎咽下，补钙的效果也是很好的。

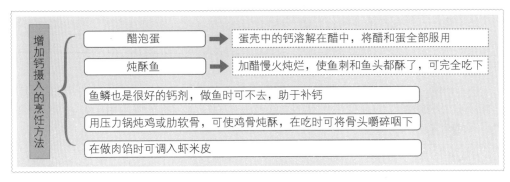

掌握婴儿的肥胖度

因为生活水平的提高和生活方式的改变，很多父母越来越重视宝宝的营养，一味地给宝宝补充营养，很容易导致宝宝长得太胖。

参考下表，婴儿肥胖度数值若高于20，尚不可以定为肥胖儿，低年龄婴儿的体重发育比较快，待学会走路，身体发育趋于稳定后，才可以判定是否肥胖。10个月以后，如婴儿特别胖，应引起家长注意，需10天称一次体重，如每天体重增长大于20克，则属于过胖。

预防婴儿肥胖主要是要养成婴儿良好的生活习惯。如果婴儿体重每天增长大于20克，必须控制饮食，从减少牛奶量入手；如体重仍然增长过多，应限制糖、肉、鱼的摄入量，使婴儿的体重增长控制在每天 10 ~ 15 克为度。

宝宝体重测量对照表	
宝宝月龄	标准体重测量方法
1~6 个月	足月数 ×0.6+3000 克
7~12 个月	足月数 ×0.5+3000 克
婴儿肥胖度 = 婴儿体重 / 标准体重 ×1000−100	

注：测算结果在20以上可能为肥胖，低于20为正常体重。

零食的准备

因为宝宝的胃很小，但是需要的营养很多，可以少吃多餐，为了避免频繁地做饭，父母可以给宝宝准备适量的零食。一般适合宝宝的零食种类主要有谷物类、奶制品、豆制品类、蔬菜水果类和坚果类等。

需要注意的是，巧克力虽然有多保健功能，能够保护心脏、预防癌症，有很多保健专家也越来越重视巧克力。但是宝宝不适合吃巧克力，尤其在宝宝快要睡觉的时候，巧克力在宝宝的身体内会发生过敏反应，让膀胱肿胀起来，熔炼减小，平滑肌变得粗糙，膀胱容易发生痉挛。同时，这种过敏反应也会导致宝宝睡得太死，在有尿意的时候不能及时清醒，经常发生尿床的现象。长期下去就会形成遗尿症。

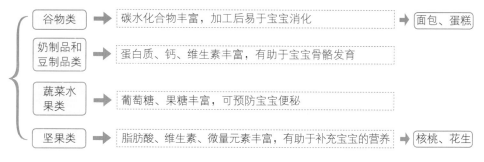

婴儿注意补锌

锌是对宝宝生长发育非常重要的微量元素，尤其是缺锌会使宝宝个子矮，于是有些妈妈对这一问题更加重视，唯恐宝宝缺锌，想方设法地给他们使用各种锌制品。锌对于宝宝的生长发育固然不可缺少，但也并不是多多益善，过多或过少都会影响宝宝的身体健康。

低锌会引起儿童抵抗疾病能力下降，但高锌也会削弱身体的免疫能力。过多的锌会抑制体内消灭病菌的吞噬细胞，使它们的灭菌作用减弱，尤其在体内缺钙时更明显，所以佝偻病患儿高锌时这种情况更为严重。

其实只要在生活中让宝宝养成良好的饮食习惯，只要食物多样化，是完全可以避免缺锌的。

怀疑宝宝缺锌可去医院做血锌测查。如果血锌浓度高，加之有缺锌症状，则应首先在饮食上给宝宝增加含锌多的食物，这是最安全的补锌方法。因为体内可自行调节摄入过多的锌而不致造成中毒。

缺锌严重的宝宝，除食补外还须药补，但必须有医生的指导和监测，并要保证一定的疗程，症状消失后则不需要继续用药。如果用药后一个月仍不见症状改善，应停用药，详细做其他检查以确定病因。

补锌需要"适度"	
宝宝月龄	锌的需求量
不足 6 个月	3 毫克 / 天
7~12 个月	5 毫克 / 天
1~10 岁	10 毫克 / 天

注：虽然锌对宝宝的身体发育有益，但过量会导致宝宝身体不适，免疫力下降。

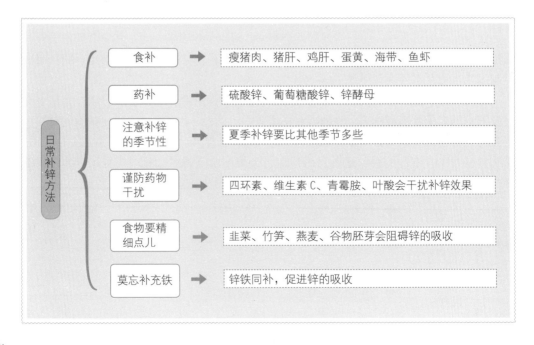

日常补锌方法

食补 → 瘦猪肉、猪肝、鸡肝、蛋黄、海带、鱼虾

药补 → 硫酸锌、葡萄糖酸锌、锌酵母

注意补锌的季节性 → 夏季补锌要比其他季节多些

谨防药物干扰 → 四环素、维生素C、青霉胺、叶酸会干扰补锌效果

食物要精细点儿 → 韭菜、竹笋、燕麦、谷物胚芽会阻碍锌的吸收

莫忘补充铁 → 锌铁同补，促进锌的吸收

起居护理

良好的饮食习惯是宝宝身体健康的能量来源，日常生活中的其他细节问题，父母们也应该注意，比如说，怎么为宝宝创造一个舒适的睡眠环境，以保证宝宝的睡眠质量；在孩子生病的时候，有什么宜忌等，这都是为宝宝健康成长做准备的。

宝宝开窗睡觉益处多

当你走进关门、关窗的房间时，你会闻到一种怪味，这是由于室内长时间不通风、二氧化碳增多、氧气减少所致。若在这种污浊的空气中生活和睡眠，对孩子的生长发育大有害处。

开窗睡眠不仅可以交换室内外的空气，提高室内氧气的含量，调节空气温度，还可增强机体对外界环境的适应能力和抗病能力。因婴儿户外活动少，呼吸新鲜空气的机会少，故以开窗睡眠来弥补氧气的不足，增加氧气的吸入量，在氧气充足的环境中睡眠有利于脑神经充分休息。开窗睡眠也要注意，不要让风直吹孩子身上，若床正对窗户，应用窗帘挡一下，以改变风向。

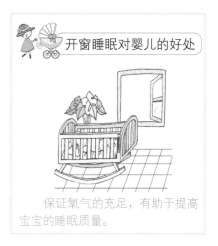

开窗睡眠对婴儿的好处

保证氧气的充足，有助于提高宝宝的睡眠质量。

婴幼儿不宜滥用抗生素

当孩子生病时，很多家长迷信抗生素，坚持要给孩子吃"消炎药"，或要求注射抗生素。

抗生素能够杀灭或抑制危害人体的病菌，使很多的疾病得到有效的治疗，但是不能包治百病。比如，绝大多数孩子感冒发烧都是由病毒感染引起的，抗生素对病毒性疾病没有疗效。滥用抗生素还增加了发生过敏和毒性反应的机会，有的小儿就因为感冒发烧注射庆大霉素，结果造成耳聋。所以家长切记，抗生素只能在医生的指导下使用。

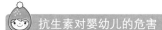

抗生素对婴幼儿的危害

★ 产生耐药性，降低同类药物的抗菌能力。

★ 易损害宝宝的肝脏功能，加重肝脏负担。

★ 免疫力下降，易发生二次感染。

★ 加大宝宝哮喘的概率。

睡眠管理

与上个月相比，宝宝的睡眠习惯不会有多大变化。喜欢睡觉的婴儿，睡眠更深了，往往会一觉睡到天亮，即使晚上有尿，也是把完就睡，甚至有时妈妈睡着了，忘记给宝宝把尿，宝宝尿湿了也不会醒。这样的宝宝晚上不用哄，也不吃奶。可是不爱睡觉的婴儿，晚上不仅睡得晚，睡眠也可能更轻了，一点动静就会醒，晚上要醒来好几次。

怎样对待夜里醒来的婴儿？总的来说，不管用什么方法，只要让他能快速入睡就行。

另外，在宝宝睡觉的时候，妈妈要注意观察宝宝的睡眠状态，因为在一定程度上，宝宝的睡眠状态也是身体健康状况的一种表现。

身体健康的宝宝的睡眠情况

★ 入睡后安静。

★ 呼吸声轻而均匀。

★ 睡觉踏实。

★ 面目舒展，带有微笑。

★ 头部略有微汗。

给宝宝准备理想的衣服、被褥和玩具

这个月龄的宝宝活动量比以前大大增加，特别是会坐、会爬，开始学扶站和学走路之后，更不愿意整天躺在床上或待在家里。对于这样的宝宝，为其准备的衣服一定要吸湿性强、透气性好、色彩艳丽明快、易洗而不褪色、舒适宽大、柔软安全、易穿易脱。

衣服的面料以选择吸水性能和透气性能较好的棉纺织物为宜。不要穿用腈纶织物或毛织品制成的衣服，它们对宝宝的皮肤有不同程度的刺激性。被子不需要更换，但要经常更换被罩，以防宝宝形成"宠物癖"。

对这个月龄的婴儿来说，上个月买的布娃娃、拉绳玩具、小喇叭、拨浪鼓等玩具可以继续让他玩，不需要买多少新的。

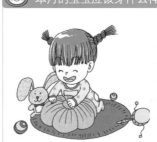

本月的宝宝应该穿什么样的衣服

★ 吸湿性强
★ 透气性好
★ 色彩艳丽明快
★ 易洗而不褪色
★ 舒适宽大
★ 柔软安全
★ 易穿易脱

如果要买，可以买一些带声音的枪、会唱歌的娃娃、塑料拼插玩具、玩具乐器等。

大小便管理

9 ~ 10 个月的婴儿，每天只换两次尿布的是少数，如果天气变冷了，宝宝小便的次数更多，如果妈妈或爸爸像闹钟一样，准确地每隔一个小时就把尿一次，那么在一天之中可能就只有一两次失败。即使是这样，也有的时候宝宝会把尿排在身上。有的妈妈为了减少洗尿布的次数，就每隔30分钟把一次尿，可这样会使宝宝产生厌烦情绪，不是弓腰，就是打挺，越把越不尿，放下就尿。这不是婴儿的问题，一定不能体罚他，一体罚他，这样的事情反而会发生得更多。这个月龄的绝大多数宝宝小便是用尿布。大便能用便器的只是那些大便较硬的婴儿，而大多数的宝宝还是要用尿布的。

> **不要强迫宝宝尿尿**
>
> 当宝宝不喜欢把尿时，妈妈要及时放手，使婴儿的反抗情绪平息下来，下次也许就乐意把尿了。

有益的户外活动

9 ~ 10 个月的婴儿，多到户外活动仍然是很重要的。如果没有人帮助父母带宝宝，那父母就要尽量简化食谱，宁可少给宝宝做一次辅食，也要多带宝宝到户外去玩。所幸的是，这个月的婴儿，有的已经能吃大人的米饭和副食了，这会给父母减轻不少负担。

一般来说，这么大的宝宝每天的户外活动时间越多越好，但也要根据气温和宝宝的不同反应，安排宝宝的活动时间。体弱的宝宝活动时间可以相应短一点。春秋季上午、下午都可以进行户外活动，时间可以长一点，不要少于 2 个小时；夏季可选择在早、晚进行户外活动，活动时间也不应该少于 2 个小时；冬季气温低，应适当减少外出活动的时间，外出时可以在太阳下的避风处活动。

带宝宝外出活动时，要在外面找一个好的地方，让宝宝自己在地上活动。如果是带宝宝去公园活动，可以在允许踩踏的草坪上铺上物品，让宝宝在上面爬，训练宝宝各方面的能力。最好抱着宝宝出去，不要总是让宝宝坐在婴儿车上。这么大的宝宝坐在婴儿车里的时候要系好安全带，否则很可能坐得不耐烦了，自己翻出婴儿车，发生危险。

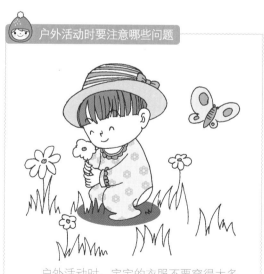

户外活动时，宝宝的衣服不要穿得太多，晒太阳时可适当露出皮肤。夏天应避开强烈的日光，可以在树荫下活动，必要时可戴上有檐的太阳帽。

9~10个月宝宝常见问题

本月宝宝牙齿是重点注意的对象，到了本月，有的宝宝还没长牙，有的宝宝已经露出了尖尖的小牙，还有的宝宝长牙后，乳牙却又黑又黄，这到底是怎么回事呢？我们一起来看看吧！

 ## 还不长牙

如果其他同龄的宝宝到这个月龄已经长出五六颗乳牙，而自己的宝宝还没有出牙，妈妈可能会很着急。和邻居或亲戚朋友谈论此事时，他们可能会告诉妈妈宝宝缺钙。如果带宝宝到医院去检查，儿科医生会建议妈妈让宝宝照一张牙槽骨片，通常骨片显示乳牙根发育正常，只是还没有长出牙床。

妈妈在育儿时，应该知道每个婴儿的出牙时间是有差异的，很多婴儿在1岁以后才长牙，所以妈妈不用担心。用给宝宝补钙的方式让其快长牙是没有用的。

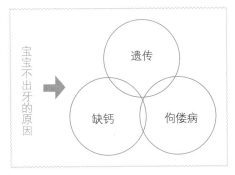

宝宝不出牙的原因 → 遗传　缺钙　佝偻病

 ## 长牙后，乳牙又黑又黄

有些宝宝的乳牙长出之后，好像牙齿上总有些黑黑的或黄黄的东西。类似情况很有可能是因为牙釉质或牙本质发育不良所导致，而其中绝大多数都是因为牙齿染色所产生的色素沉淀。这种色素沉淀在医学上称为"牙齿表面外在色彩沉淀"，是口腔里的特殊菌种、唾液的成分或者经常饮用有色素的饮料（如咖啡、茶、可乐等）所导致。

  怎样改善乳牙又黑又黄的情形

1

通过专业牙科医生使用慢速磨牙机与医用磨石粉来去除。

2

在宝宝的乳牙更换为恒牙之后，做好彻底的清洁工作，不要让牙菌斑堆积，同时尽量少摄取色素含量高的饮料与食物，以免色素再次沉淀。

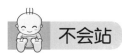 不会站

满 9 个月的婴儿，不会站的不是很多，但有的婴儿能够自己扶着东西站起来，有的婴儿还不会，这不能说明什么问题，更不能说明婴儿的运动能力差。

如果爸爸妈妈要上班，由家里的长辈或保姆代为看护宝宝，对婴儿训练得少，可能会导致运动能力比同龄婴儿落后，不过以后会慢慢赶上的。

如果刚好你的宝宝快 10 个月大时正处于冬季，穿得很厚，不能灵活运动，自己站起来可能就有点困难了。如果在排除全部外因后，宝宝确实不会站，就要去看医生了。

> **宝宝不会站**
>
> 每个宝宝的发育状况都是不一样的，如果到了本月宝宝还是不会站，只要宝宝平时没有疾病的表现，爸爸妈妈就不要太担心，在日常生活中可以有意识地对宝宝进行培养。

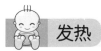 发热

发热是宝宝患病的常见症状，它是机体固有的一种保护性反射，是人体对入侵致病菌的一种反应。这个月龄的婴儿突然高热时，首先要看看他的家人有没有人感冒，想想近一两天带婴儿去哪里了，和婴儿接触的人是否咳嗽等。感冒是引起发热最多的疾病，传染性强。

如果婴儿发热 38℃以上，但没有流鼻涕、打喷嚏等感冒症状时，就要考虑是幼儿急疹。如果婴儿到现在为止是第一次发高烧，特别是高烧两天都不退，就更可能是幼儿急疹。这是良性病，热退疹出，疹子出来了，病就好了。

除以上的疾病外，睡觉着凉、扁桃腺炎、咽炎、无菌性脑膜炎（很少见，一般可以不考虑），也会引起婴儿高热。

宝宝发热时，有些妈妈会不分青红皂白地用退热药，以期达到迅速降温之目的，其实这种做法是不正确的，在没有弄清发热原因之前轻易退热，常会掩盖病情，削弱宝宝的抗病能力，对诊断和治疗都是不利的。妈妈可以在宝宝高烧时，采取较温和的方法来退烧。将两条毛巾以接近身体温度的温水浸湿，之后稍微拧干、摊开，再将毛巾逐一缠绕在宝宝的小腿上，待 20 分钟后解开，接着以干毛巾擦干。"裹腿退烧法"是利用水蒸发需要热量的原理达到退烧的效果。

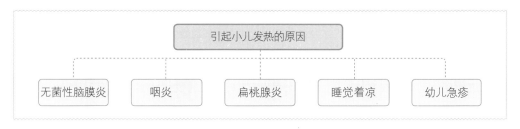

屏息

有时，妈妈看到婴儿拿着爸爸忘了带走的打火机玩耍时，急忙想从宝宝的手中拿走，可婴儿却紧紧地攥着不松手，妈妈想极力掰开婴儿的手时，婴儿就"哇"的一声大哭起来。有些婴儿只是哭声很大，而有些婴儿会声音慢慢变小，直到消失，脸憋得铁青，甚至不省人事，一会儿之后，又大声哭出来。这就是宝宝的屏息。宝宝的屏息，通常是源于愤怒、沮丧或痛楚，但这不是得了什么特别的病，不足以造成任何脑部伤害。这是因为随着婴儿的逐渐长大，有了自己的主见。屏息在婴幼儿中发生比例约为 1/5，年龄在 6 个月到 4 岁。如何减少以至消除宝宝的屏息现象？

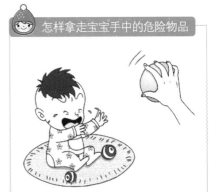

怎样拿走宝宝手中的危险物品

如果宝宝正专心致志地玩着一件危险的物品时，妈妈不要郑重其事地要拿走，可以通过改变场景，使他转移注意力，再不动声色地拿走，或者给宝宝一样别的东西，使宝宝自然地把危险品放下来。否则的话，宝宝就会反抗，和妈妈发生冲突，大哭，以致发生屏息。见到婴儿这样，妈妈往往会让步，把东西重新归还给宝宝，并安慰他，这样几次下来，婴儿就会熟悉使父母屈服的手段，以后宝宝会遇到什么事都大哭，以此来支配父母，发生屏息的次数也会增加。对拿走宝宝手中的东西时宝宝发出怪声的情况，妈妈也可以采取这个方法。

爸爸妈妈在拿走宝宝的东西后宝宝会大哭不止，爸爸妈妈不要立刻妥协，也不要放任不管，可以再给宝宝另外一样东西，转移宝宝的注意力。

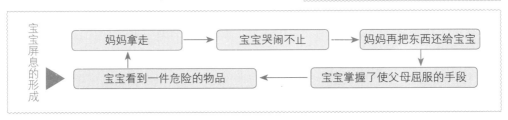

宝宝屏息的形成

妈妈拿走 → 宝宝哭闹不止 → 妈妈再把东西还给宝宝

宝宝看到一件危险的物品 ← 宝宝掌握了使父母屈服的手段

吐饭菜

如果宝宝是很理性地把饭菜吐出来，而不是呕吐，就没有什么关系。只是因为现在的宝宝有了自己的个性，在饮食方面有了自己的选择。吐出来说明婴儿不喜欢吃这种饭菜，或是吃饱了，或是不饿，父母就不要再喂了。

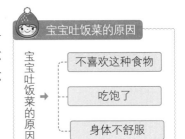

宝宝吐饭菜的原因

宝宝吐饭菜的原因 →
不喜欢这种食物
吃饱了
身体不舒服

夜间突然啼哭

婴儿以前一直在晚上睡得很安稳，到了这个月龄时突然在夜间啼哭起来。

如果是阵发性啼哭（哭一阵子后，就安静下来了，可没过几分钟，又开始哭了起来），父母首先要想到是不是肠套叠。这时仍是婴儿肠套叠易发月龄。

如果只是啼哭一会儿，哄一哄就睡了，爸爸妈妈不会在意。但如果哄不好，宝宝哭的时间很长，即使没有疾病的表征，爸爸妈妈也可能会把宝宝带到医院看急诊。可是到医院后，宝宝不哭了，反而笑了或者睡得很香，什么事也没有。第二天宝宝又出现这种情况时，爸爸妈妈就不会像第一次那么着急了。

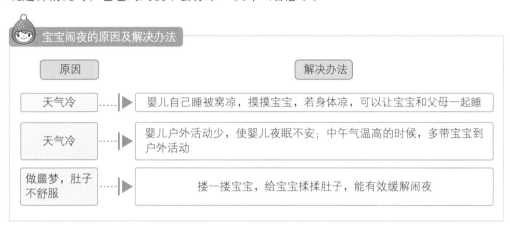

宝宝闹夜的原因及解决办法

原因		解决办法
天气冷	⇒	婴儿自己睡被窝凉，摸摸宝宝，若身体凉，可以让宝宝和父母一起睡
天气冷	⇒	婴儿户外活动少，使婴儿夜眠不安；中午气温高的时候，多带宝宝到户外活动
做噩梦，肚子不舒服	⇒	搂一搂宝宝，给宝宝揉揉肚子，能有效缓解闹夜

淋巴结肿大

妈妈在给宝宝洗脸时，发现宝宝的耳朵后面到脖颈的部位（双侧或单侧），有小豆粒大小的筋疙瘩，用手按时，宝宝好像也不痛。妈妈觉得有些奇怪，第二天就带宝宝到医院去看一看，原来是淋巴结肿大。

淋巴结肿大夏天特别多见，是因为宝宝头上长痱子发痒，宝宝用手搔抓时，指甲内潜藏着的细菌会从被抓破的皮肤侵入到婴儿体内，停留到淋巴结处，淋巴结为了不让细菌侵入，于是就发生反应而出现肿大。

一般来说，这种筋疙瘩不化脓，也不会破溃，会在不知不觉中被自然吸收。不过，也有很长时间不消失的，可以不管它。当发生化脓时，开始是周围发红，一按宝宝就哭，说明宝宝疼痛，但这种情况极少见。通常可以通过给婴儿剪指甲来预防。

爸爸妈妈在平时还要随时观察宝宝耳后的筋疙瘩，尽管一点也不痛，但当发现其逐渐变大、数量也不断增多时，就必须带宝宝去医院诊治。

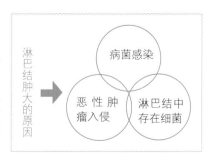

淋巴结肿大的原因 ⇒ 病菌感染　恶性肿瘤入侵　淋巴结中存在细菌

吞食了异物

宝宝从 7 个月起，可给其吃鱼，但如果不小心让骨刺扎在宝宝的喉间，此时千万不可在家中自行处理。如果企图用米饭、馒头等把它吞下去，反而会扎进食道，更加危险。因此，最好带宝宝去看外科医生。

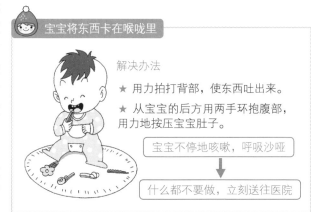

宝宝将东西卡在喉咙里

解决办法

★ 用力拍打背部，使东西吐出来。

★ 从宝宝的后方用两手环抱腹部，用力地按压宝宝肚子。

宝宝不停地咳嗽，呼吸沙哑

↓

什么都不要做，立刻送往医院

宝宝误食特别小的玩具时，应在吞下后 2～3 日之间注意宝宝的粪便，仔细检查吞入的东西是否排出。如果宝宝的身体状况或食欲都和平时一样，那么即使异物没随粪便排出，也不必担心，因为有可能是在粪便中而没看到，或是宝宝其实并未将之吞下。

如在误吞之后，宝宝喝奶或饮食情况变得很不好，而且很不舒服地一直哭，那么就可能是东西卡在身体某处了，这时必须就医。

吮手指

宝宝半岁后还吸吮手指，到这个月龄时其程度可能会减轻，但完全不吮了则很少见。如果宝宝只是在要睡觉前，或睡觉醒来时，或一个人玩时才吮手指，一般在满 1 岁之后，大多就不吮了。

不过，如果这个月龄的宝宝吮手指的毛病不但没有减轻，反而加重了，或不加重也不减轻，妈妈就要注意帮助宝宝纠正，以免最终形成吮指癖。

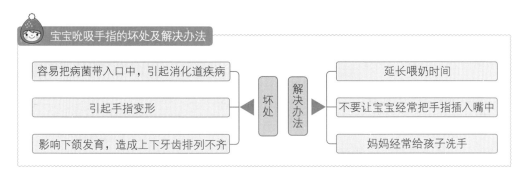

宝宝吮吸手指的坏处及解决办法

坏处		解决办法
容易把病菌带入口中，引起消化道疾病		延长喂奶时间
引起手指变形		不要让宝宝经常把手指插入嘴中
影响下颌发育，造成上下牙齿排列不齐		妈妈经常给孩子洗手

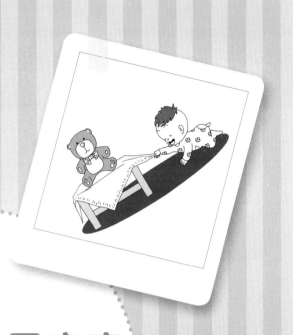

第 24 章

10~11 个月宝宝

　　10~11 个月的宝宝能明显地表现出自己的好恶。见到妈妈时会高兴得又是拍手又是叫，但见到他惧怕和不喜欢的人他就会哭。宝宝喜欢的东西不见了会不停地找，而不喜欢的东西，就算硬塞给他，也是拿起来就扔掉。

10~11个月宝宝发育特征

这个月的宝宝身高和体重的增长速度不是很快，但是，爸爸妈妈还是不能忽视宝宝的体重问题，孩子的体重不可以增长过快，否则会导致小儿肥胖。同时，到了本月，很多孩子的前囟门都处于快闭合状态，不过囟门挺大的也有。

身高和体重标准

这个月龄宝宝的平均身高可增长 1 ~ 1.5 厘米。同体重一样，低于或高于这一平均数，不能就认为宝宝身高不正常，要结合婴儿身高增长曲线图进行判断。

这个月龄宝宝的体重平均仍然增长 220 ~ 370 克，低于或高于这一平均标准，不能就认为宝宝的体重不正常，要根据婴儿体重增长曲线图进行评价。

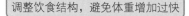

调整饮食结构，避免体重增加过快

| 每天摄入的蛋白质量不可少 | 少吃主食，多吃蔬菜水果 | 多喝水，果汁适量 |

到了本月，如果婴儿的体重每天增加 30 克，那么就要防止宝宝继续增胖。但是，对这么大的宝宝来说，控制饮食量对宝宝发育不利。所以，最好的办法就是调整宝宝的饮食结构，以避免宝宝体重增长过快。

头围和囟门标准

和前两个月一样，宝宝在这个月的头围平均可增长 0.6 ~ 0.7 厘米。

这个月龄时，很多婴儿的前囟门都处于快闭合的状态，妈妈可能看不到前囟门搏动（婴儿颅骨的增长，促使头皮张力增大）。不过囟门还是挺大的也有，要结合具体情况分析。

一般来说，婴儿囟门要在 6 个月 ~ 1 岁半之间闭合，如果提前闭合，头颅可能就停止增长了，可能会影响宝宝的大脑发育。所以，爸爸妈妈对宝宝前囟门是否闭合非常关注。但爸爸妈妈要知晓，快闭合不等于闭合，同样标志着宝宝的颅骨缝没有形成最终的骨性闭合，宝宝的头颅还会增长。

不要轻易判定宝宝的营养缺乏或者超量

爸爸妈妈还要注意，不要轻易认为宝宝缺钙或者维生素D或者钙超量，要知道婴儿缺钙（严重缺钙可以使囟门闭合延迟，前囟门大）或者维生素D或者钙超量（导致囟门早闭），不单单只在囟门上表现出来，还有其他表现。

饮食健康

11 个月的宝宝已经有主动要食物的意识了，所以，在饮食方面，父母要严格地按照营养搭配的原则来安排宝宝的食物，并引导宝宝养成良好的饮食习惯。

11个月宝宝的喂养

宝宝每天可吃三次奶、两顿饭，或两次奶、三顿饭。仍吃母乳的宝宝最好在早、晚各吃一次母乳，然后吃三顿饭。

饭菜的制作应注意满足宝宝对蛋白质的需要，以保证宝宝健康地生长发育。每日蛋白质的需要量为每千克体重 3.5 克。几种蛋白质食品互相搭配食用比单纯只吃一种营养价值要高。主食除各种粥以外，还可吃软米饭、面条（片）、小馒头、面包、薯类等；各种带馅的包子、饺子、馄饨也是宝宝很喜欢吃的，但馅应剁得更细一些。可以吃的水果，应切成小片，让宝宝自己拿着吃，这样既能锻炼咀嚼，又能增加乐趣。

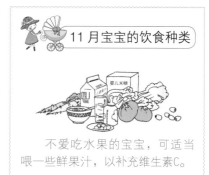

11月宝宝的饮食种类

不爱吃水果的宝宝，可适当喂一些鲜果汁，以补充维生素C。

孩子不爱吃蔬菜怎么办

蔬菜含有丰富的维生素，是人类不可缺少的食物种类。但是常常看到有的孩子不爱吃蔬菜，或者不爱吃某些种类的蔬菜。孩子不爱吃蔬菜，是有各方面原因的，父母在照顾孩子的时候要注意观察，采用适当的方法，帮助孩子改掉这些不好的习惯。

有的孩子不喜欢吃炒菜、炖菜等熟的蔬菜，而喜欢吃一些生的蔬菜，如西红柿、萝卜、黄瓜等，它们有的可以生吃，有的可以做成凉拌菜吃。一些有辣味、苦味的蔬菜，不必强求孩子去吃。一些味道有点怪的蔬菜，如茴香、胡萝卜、韭菜等，有的孩子不爱吃，可以尽量变些花样，比如做带馅食品时加入一些，使孩子慢慢适应。

孩子不爱吃蔬菜的原因	
	不喜欢蔬菜中某种特殊的味道
	蔬菜中的粗纤维含量大，难以下咽
	一些孩子有挑食的习惯

防止孩子不吃蔬菜的方法	
	婴儿时，适当给孩子配上蔬菜汁饮用
	半岁时，将蔬菜做成蔬菜泥喂宝宝
	1 岁时，将蔬菜剁碎，放到粥中让宝宝食用

婴儿误饮、误食后的处理

婴儿误饮、误食，主要是大人的责任。大人没有考虑到孩子具有好奇心和冒险心或未加防范，导致意外的发生。因此，家中的东西切莫乱摆乱放，一旦宝宝误饮、误食，父母不要惊慌失措，应根据所食食物采取适当的急救方法。

如果宝宝误服像少量的药品、少量的洗涤剂、少量的墨水、少量的肥皂、少量的去污粉这些东西时，应想办法让宝宝把它们吐出来即可，但是有些东西误食后，必须立即上医院，如杀虫剂、樟脑、纽扣型电池等，这些东西都会危及婴儿的生命，应及时上医院治疗。此外，如果孩子误食了少量蜡笔、口红、火柴等，而又无异常反应，可不必担心。家长必须把这些物品保管好，绝不能随手乱放，防患于未然。

误食处理方法		
▶	药品 ➡	喝牛奶或冷开水，吐出药品；情况严重者，带药瓶去医院
▶	洗涤剂 ➡	少量洗涤剂，喝水稀释；若大量误饮，应尽快送往医院
▶	杀虫剂 ➡	立即送医院进行洗胃抢救
▶	樟脑 ➡	该物的致死量为2克，应赶快送医院进行洗胃抢救
▶	纽扣 ➡	立即送医院抢救
▶	墨水 ➡	如果误饮了半瓶以上的墨水，要赶紧送医院急救
▶	汽油 ➡	不要让宝宝呕吐，立即送往医院
▶	肥皂 ➡	少量时，想办法吐出即可

婴儿不宜食用的食品

婴幼儿处于生长发育较快的时期，为婴儿提供的食物要从易于婴儿消化吸收、有利于生长发育及安全等方面考虑。有些食品对婴幼儿的健康是不利的，应尽量避免。

10个月后婴儿的饮食可以多种多样，但必须利于消化吸收。牛奶可以逐渐减少到每日500毫升左右，要让婴儿练习用杯子喝奶。水果可制成果泥（如刮苹果）喂婴儿，应在饭后吃水果，不要在饭前吃水果，以免影响食欲和进餐。

婴儿不宜食用的食品	
蜂蜜	蜂蜜易感染肉毒杆菌，产生的毒素毒性很强，易引起婴儿中毒
糖	多食易降低食欲，产生龋齿，免疫力下降，不利于婴儿发育
不易消化的食物	糯米制品、油炸食品、花生米、炒豆、水泡饭等
鸡蛋清	易导致婴儿过敏，引发湿疹、荨麻疹

起居护理

宝宝的成长发育跟生活环境也有很大的关系，健康的宝宝需要一种良好的生活起居习惯。所以父母在宝宝的成长阶段要做好这些工作，料理好宝宝的日常生活，才会使宝宝舒适快乐成长。

宝宝不要过度活动

宝宝的活动应该适度才好。好动的宝宝，只要不是睡觉，几乎无一刻安静，持久而不知疲倦。有些父母喜欢扶着尚不会走路的宝宝长时间地练习行走，并认为这种"锻炼"对宝宝身体和动作发展有好处。其实，宝宝过度活动不但不能达到锻炼的目的，反而对身体有害。宝宝关节发育不全，过度活动很容易造成关节面及关节韧带的损伤，从而形成创伤性关节炎。据调查显示，过度活动的宝宝身高较矮，活动过少的宝宝身高也较矮，这可能与生长激素分泌较少有关，因为生长激素在安静状态下，尤其是

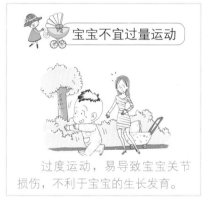
过度运动，易导致宝宝关节损伤，不利于宝宝的生长发育。

夜间分泌较多。但另一方面，活动过少的宝宝身高也较矮，因此活动要适度才好。

婴儿不宜穿的衣服

忌穿化纤织品。 婴儿的神经功能尚未发育完善，自主神经容易兴奋，较成人出汗多、散热快、对气候变化的适应力差，而化纤织品的吸水和透气性差，尤其是夏、秋两季炎热时，若常穿化纤织品很容易长痱子，且化纤品还很容易引起皮肤过敏，所以婴幼儿忌穿化纤织品。

忌穿高领毛衣或绒衣。 不要给婴儿穿高领毛衣或绒衣，虽然它可以抵抗风寒，保暖效果十分好，但它却容易引起颈部瘙痒。

忌穿紧身衣。 因为婴幼儿生理上的特点，如胸廓小、肺活量不大，穿了紧身衣后，会束缚胸廓运动和呼吸，

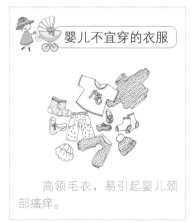
高领毛衣，易引起婴儿颈部瘙痒。

影响肺功能及胸、背、关节的正常发育。应该给婴幼儿穿宽松和易穿脱的衣服。

婴儿不宜穿开裆裤

　　传统习惯中，父母总是让宝宝穿着开裆裤，即使是寒冷的冬季，宝宝身上虽裹得严严实实，但小屁股依然露在外面冻得通红，这样很容易使宝宝受凉感冒，所以在冬季要给宝宝穿死裆的罩裤和死裆的棉裤，或带松紧带的毛裤。

　　另外，穿开裆裤还很不卫生。宝宝穿开裆裤坐在地上，地表上的灰尘垃圾都可以粘在屁股上。此外，地上的小蚂蚁等昆虫或小的蠕虫也可以钻到外生殖器或肛门里，引起瘙痒，可能因此而造成感染。穿开裆裤还会使宝宝在活动时不便，如坐滑梯便不容易滑下来，并且宝宝穿开裆裤摔、跌倒后容易受外伤。

　　穿开裆裤的一大弊处是交叉感染蛲虫。蛲虫是生活在结肠内的一种寄生虫，遇暖时便会爬到肛门附近产卵，引起肛门瘙痒。

穿开裆裤的危害
- 容易导致婴儿受凉感冒
- 易引起宝宝生殖器或者肛门瘙痒，甚至感染
- 在室外活动时，易受外伤
- 极不卫生，容易交叉感染蛲虫

预防宝宝腹泻

　　宝宝排便次数较平日增多，粪便量（特别是液体量）增加，有时含有异常物质，如不消化的食物或病理的物质（脓、血等），称为婴儿腹泻。

　　宝宝消化系统发育不成熟，若喂养不当，如过早、过多地加喂淀粉类、脂肪类食物或食物成分改变，一次进食过多等，都可引起消化功能的紊乱，导致宝宝腹泻。

　　宝宝的免疫功能差，当有病原菌随受污染的食物进入体内后，易造成腹泻。气候变化引起感冒，或腹部受凉以及各种感染也可导致腹泻。

　　宝宝腹泻严重时可有以下表现：水泻频繁，一小时内多次；出现脱水现象，即眼窝凹陷、口唇干燥、前囟下陷、皮肤松弛无弹性、无泪、尿少等。这说明宝宝病情十分严重，需急救补液。

小儿腹泻的防治方法
- 母乳喂养时，妈妈应先将乳房擦洗干净
- 人工喂养时，除了奶具消毒外，不吃变质奶
- 添加辅食要量少，一次只增加一种
- 添加辅食时，从半流食慢慢过渡到固体食物
- 做辅食时，要注意食材新鲜，现吃现做
- 接触食物前，要洗净双手，注意卫生

注：如果宝宝长期腹泻，可导致营养不良，主要表现为消瘦、表情异常、皮肤无弹性，必须抓紧治疗。

10～11个月宝宝常见问题

10~11 个月的宝宝，开始学着站立，并且有了朦胧的自我意识。在这个时期，宝宝会出现磨牙、吃辅食困难等很多问题，针对这些问题，下面将进行详细的讲解。

不会站立

进入 11 个月的宝宝，大多数已经能够自己拉着东西如小床的栏杆、妈妈的手等站起来了。发育快的宝宝，能什么也不扶就独自站立，而也有少数宝宝，到了这个月龄仍然不会站立，但其他方面发育都正常。这类宝宝一般都比较胖，翻身也比较晚。有些是性格内向或胆子小的，以女宝宝居多。对于站得晚的宝宝，爸爸妈妈大可放心，宝宝最晚到 1 岁就能站立了。

如果到这个月份，宝宝不能站立，但食欲精神良好，并且体重增加正常，父母就不必担心，可能宝宝就是属于站得比较晚的那种。

但如果宝宝练习站立的时候，双腿软而无力，并且食欲不振、身高体重与先前比没有任何变化，就要及时去医院检查。

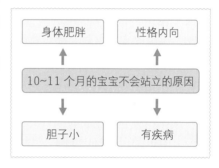

磨牙

快 11 个月的宝宝，虽然牙齿只有 6 ～ 8 颗，但有时还发生磨牙现象。宝宝磨牙有以下原因：出牙，口腔有炎症，消化不良，有蛔虫。也有的是宝宝无意间发现，新长出的牙齿相互摩擦会发出这样好玩的感觉和声音，便把这当作游戏了，也有个别宝宝原因不明，似与遗传有关。宝宝 11 个月磨牙，可继续观察，注意口腔卫生，或查大便有无蛔虫等，若磨牙严重（长期磨牙会损伤牙齿），可去医院口腔科看看。

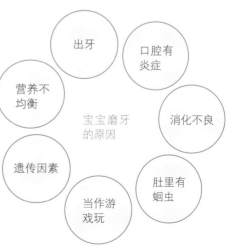

吃辅食困难

1. 边吃边玩

状况：这么大的宝宝，喂饭的时候，想让其一口气吃完饭是比较难的，他总喜欢边吃边玩，把吃饭当玩。

应对方法：对这样的宝宝，不要总是追着喂，妈妈可以在吃饭时，把宝宝带到一个没有其他人的房间去喂，并告诉宝宝，吃完饭就可以出去玩了，这样几次下来，婴儿就会意识到，只有好好吃饭，才能出去玩。

2. 不吃蔬菜

状况：现在婴儿可以和大人一起吃饭了。在吃饭的时候，有些孩子就是不吃蔬菜，不论给他菠菜、卷心菜，还是胡萝卜、白萝卜、茄子，都用舌头顶出来。

为此，许多妈妈想尽各种方法，比如把蔬菜切碎与鸡蛋做成蔬菜蛋卷，或者放入碎肉中搅拌，做成汉堡肉饼给孩子吃。这样很多婴儿就会吃了，但一些"强硬派"的婴儿，父母放入青菜后，连鸡蛋和肉也不吃了。

应对方法：父母不用担心宝宝的营养不足，这样的婴儿只要充足地喝奶、吃水果，即使不吃蔬菜也不会导致营养不良，因为这些食物中含有蔬菜中所有的营养素。

3. 吐饭

状况：从来不吐饭的宝宝，突然开始吐饭了。

应对方法：父母首先要区分是宝宝故意吐饭，还是呕吐。一般来说，故意吐饭多是宝宝不想吃了，不喂就行了。而呕吐多是疾病所致，要看医生。

10~11个月宝宝辅食花样小食谱

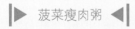 菠菜瘦肉粥   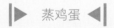 蒸鸡蛋

材料 菠菜1棵，熟米饭1/3碗，瘦肉末适量，盐少许。

做法
1. 将菠菜洗净切碎。
2. 将米饭放入锅中，放入瘦肉。
3. 加水煮至粥浓稠时，加入菠菜再煮10分钟左右。
4. 取粥加盐即可。

材料 鸡蛋2个，香油、盐少许。

做法
1. 将鸡蛋打入碗中拌匀。
2. 在鸡蛋液中放入4个鸡蛋壳能装的水量，搅匀。
3. 将鸡蛋液放入锅中蒸12分钟左右。
4. 取出鸡蛋，加入香油、盐即可。

左撇子

"这孩子是左撇子吧"，这种怀疑的产生，最初是在这个月龄中，因为宝宝接东西、拿东西的时候都习惯使用左手从而被妈妈注意到了。是左撇子还是右撇子是天生的。因此，并不是因为左手使用多了就成了左撇子。觉着这个月龄的婴儿像是左撇子，父母就有意识地不让婴儿使用左手，这种做法不好。用左手还是用右手，这是其所有者的自由，父母不应该强制。

总是限制好用的手，就是束缚由婴儿用手去进行创造。婴儿想用哪只手，就让他怎么方便怎么用，这是鼓励婴儿"什么都想试一试"的意愿，最好不要考虑矫正之类的。

左撇子的宝宝

很多父母看到自己的孩子是左撇子，就很担忧，其实大可不必。左撇子对锻炼人的右脑有很好的作用，历史上很多著名的人物都是左撇子。当然如果孩子以后上学写字的时候，为了更方便地做作业，最好能练习用右手写字。

男婴抓"小鸡鸡"

男婴抓"小鸡鸡"，是一种不好的行为，会引起尿道口发炎，表现为尿道口发红、肿胀、痒、排尿时尿道口疼痛。

其实，男婴抓"小鸡鸡"这个行为，不是男婴天生就有的习惯，是大人教的。比如，有些人很喜欢拿男婴的"小鸡鸡"开玩笑，把这当作一种喜欢孩子的方式，这些人包括家里人、亲戚朋友，男女老少都有。大人们总是喜欢拿男婴的"小鸡鸡"开玩笑，慢慢地，婴儿开始认识了自己的"小鸡鸡"，还会产生一种误解，人人都喜欢他的"小鸡鸡"。所以，婴儿自己开始模仿大人，揪"小鸡鸡"。甚至还会这样：如果大人们不揪了，他自己也会揪给大人看。对男婴的这种行为，妈妈可以采取给其穿封裆裤来解决。

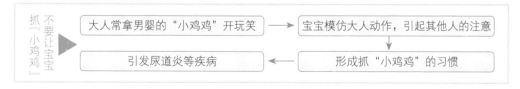

不要乱捏宝宝的鼻子

有些人见宝宝鼻子长得扁，或想逗宝宝玩，常用手捏宝宝的鼻子，这么做看似好像没什么，但是，却会给宝宝造成一定的伤害。

宝宝的鼻腔黏膜娇嫩、血管丰富，外力作用会引起损伤或出血，甚至并发感染。从生理构造上讲，婴幼儿的耳咽管较粗、短、直，位置比成人低，乱捏鼻子会使鼻腔中的分泌物通过耳、咽管进入中耳，极易发生中耳炎。因此，大人们最好不要乱捏宝宝的鼻子。

乳牙的牙根断了

就跟跟跄跄学走路的宝宝来说，稍不留意就容易摔倒跌伤，而牙齿此时受伤的概率最高。一旦牙齿受到撞击，必须请牙科医生做进一步的检查。因为有时牙齿外观看着好好的，但是牙根却可能已经出现了断裂。

一般来说，在宝宝出现乳牙断裂时，首先必须先确定断在哪个部位，通常比较容易断的部位是前牙。如果牙齿断在牙根部位，还要注意观察牙齿的动摇程度。如果只是轻微的摇晃，可以先将牙齿留在口腔内继续观察；如果牙齿已经出现移位或者摇晃幅度很大，就需要整个拔除，因为乳牙无法固定，再加上日后仍会换长新牙，所以拔掉是最好的选择。还有些情况是乳牙牙根断裂、却还留有最深层的一小段在牙床里，这无需把它挖出清除，因为它慢慢会被吸收掉。

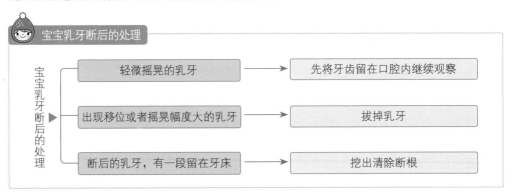

宝宝乳牙断后的处理

宝宝乳牙断后的处理		
轻微摇晃的乳牙	→	先将牙齿留在口腔内继续观察
出现移位或者摇晃幅度大的乳牙	→	拔掉乳牙
断后的乳牙，有一段留在牙床	→	挖出清除断根

头部撞出了血

婴儿摔倒后，头部撞出了血，如果是擦伤、渗血时，应用酒精棉把伤口的周围擦一擦，伤口处不要涂消炎药，也不用缠绷带。

如果是流血，要用消毒的纱布按住，立即到医生那里去。

如果被撞的地方只是出了一个软包，没有出血，就不用管它，也不用涂药。但如果婴儿是从 1.5 米以上的地方头部先落到坚硬的地上时，即使婴儿没有立即号啕大哭，也要请医生看一下。

宝宝头部被撞的处理措施	
擦伤、渗血	用酒精棉把伤口的周围擦一擦，伤口处不要涂消炎药，不用缠绷带
流血	用消毒的纱布按住，立即到医生那里去
被撞的地方只是出了一个软包，没有出血	不用管它，也不用涂药
婴儿是从 1.5 米以上的地方头部先落到坚硬的地上	及时找医生查看

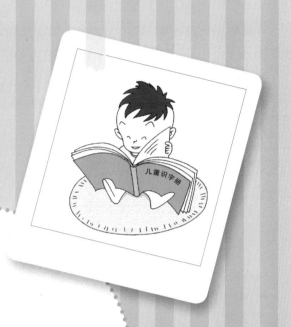

第25章

11~12 个月宝宝

到了这个月龄，婴儿能一眼认出人群中的爸爸妈妈，也能分辨出熟人和陌生人。如果爷爷奶奶、外公外婆经常来看望孩子，他们一进门，婴儿就会非常高兴，急着让他们抱。那些经常串门的客人，婴儿也能一眼认出来，对着他们笑。

11～12个月宝宝发育特征

在体格发育方面，宝宝是否正常，有一些客观指标，但宝宝发育有时是不均衡的，可能这段时间体格发育快，下一段时间体格发育会减慢，甚至还会给父母带来能力倒退的错觉。下面我们看看，快满1周岁的婴儿在体格方面需要达到什么样的标准。

身高和体重标准

快满1周岁的男婴，平均身高在75.2～76.5厘米之间，女婴平均身高在73.7～75.1厘米之间。总的来说，通常情况下，婴儿从出生到满1周岁，身高大约会增加25厘米。身高受遗传等因素影响比较大，在评价时父母一定要考虑到。

快满1周岁的男婴的体重平均在9650～9870克之间，女婴平均是9020～9240克。总的来说，通常情况下，婴儿从出生到满1周岁，体重大约会增加6500克。这只是一个大概的标准，每个婴儿具体增长多少各有不同，父母要分别对待，不要和别的同龄婴儿比较。

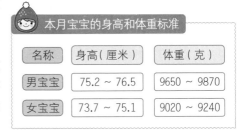

名称	身高（厘米）	体重（克）
男宝宝	75.2～76.5	9650～9870
女宝宝	73.7～75.1	9020～9240

本月宝宝的身高和体重标准

头围和囟门标准

11～12个月的婴儿，头围增长范围为0.6～0.7厘米。通常情况下，婴儿从出生到满1周岁，头围可增长13厘米。如果婴儿满1岁时，男婴头围没有达到43.6厘米、女婴头围没有达到42.6厘米，就被称为头围过小，需要咨询医生。11～12个月的婴儿，前囟门会继续处于快闭合状态。

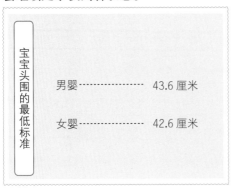

宝宝头围的最低标准

男婴 ············· 43.6厘米

女婴 ············· 42.6厘米

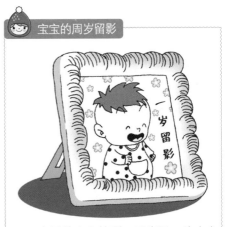

宝宝的周岁留影

本月的宝宝快到一周岁了，头也大了，也爱笑了，渐渐长成一个惹人喜爱的小孩子，爸爸妈妈要记得给孩子留影。

饮食健康

周岁的宝宝身体已经开始快速发育，饮食基本也以一日三餐为主，宝宝三餐的喂养，直接关系到宝宝的身体健康和生长发育，这个时期的妈妈们应该注意哪些问题呢？

 ## 周岁宝宝的喂养

1 岁的宝宝饮食已初具一日三餐的规律了。除三餐外，早晚还要各吃一次牛奶。母乳可由早晚各一次，逐渐减为晚上一次，最后完全停掉而以牛奶代之。

宝宝能吃的饭菜种类很多，但由于臼齿还未长出。不能把食物咀嚼得很细。因此，宝宝的饭菜还要做得细软一些，肉类要剁成末。蔬菜要切得较碎，以便消化。

在宝宝每日膳食中，应包含碳水化合物、脂肪、蛋白质、维生素、无机盐和水这六大营养素。一日三餐可包括：粮食 100 克左右，牛奶 500 毫升，肉类 30 克（或豆腐70 克），鸡蛋 1 个，蔬菜 150 克，水果 100 克，植物油 5 克，白糖 25 克。注意要各种食物合理搭配，不要给宝宝过多的零食。

 ## 周岁宝宝生活安排

1 周岁的宝宝应建立起一种比较规律化的生活安排，这对宝宝的健康成长是十分有益的。

在宝宝成长的过程中，除了吃饭和睡觉以外，还需要做适量的活动。以锻炼宝宝身体的协调能力，有助于身体发育。1 周岁的宝宝已经开始了幼儿时期，会接受语言、走路等方面的学习。所以，每天除了安排宝宝的日常饮食和睡眠之外，在三餐过后，要注意在室内或者室外活动 1 ~ 2 个小时，这有助于宝宝的生长发育。

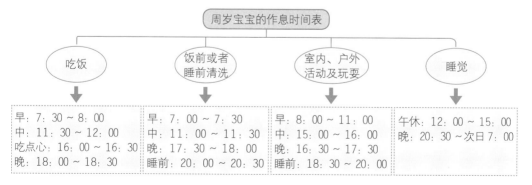

周岁宝宝的作息时间表

吃饭	饭前或者睡前清洗	室内、户外活动及玩耍	睡觉
早：7：30 ~ 8：00 中：11：30 ~ 12：00 吃点心：16：00 ~ 16：30 晚：18：00 ~ 18：30	早：7：00 ~ 7：30 中：11：00 ~ 11：30 晚：17：30 ~ 18：00 睡前：20：00 ~ 20：30	早：8：00 ~ 11：00 中：15：00 ~ 16：00 晚：16：30 ~ 17：30 睡前：18：30 ~ 20：00	午休：12：00 ~ 15：00 晚：20：30 ~次日7：00

断乳前后如何喂养宝宝

宝宝断母乳，并不是指所有的乳制品都不吃了。宝宝还要吃配方奶，而且还不能太少。因为宝宝在生长发育的过程中，无论如何都不能缺少蛋白质。虽然在宝宝的食谱中有动物性食品，也含有蛋白质，但宝宝吸收的量不足，远远满足不了生长发育的需求。而配方奶是优质蛋白质，既好喝又方便，所以从配方奶中补充是最佳选择。配方奶应该喝多少适宜，这要依据婴儿吃鱼、肉、蛋的量来决定。一般来说，即使过渡到正常饮食，这个月的婴儿每天还应该喝500 ~ 600毫升的配方奶。

可以这样来安排婴儿一天的饮食：

（1）对爱吃主食类婴儿：早餐，半个馒头、蔬菜；午餐，米饭（儿童碗半碗）、菜汤、鱼或肉；加餐，饼干两片、配方奶180毫升、水果；晚餐，米饭（儿童碗半碗）、蔬菜、鸡蛋、豆腐；睡前，配方奶180毫升。

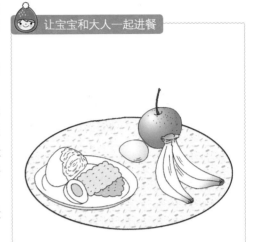

让宝宝和大人一起进餐

婴儿快满周岁时，一般都能吃父母日常吃的食物，所以即使不为他做特别的食物，吃现有的东西也可以。因此，最省事的喂养方式是，早、中、晚都让婴儿和大人们一起进餐，加两次配方奶，可能的话，加点点心、水果。

（2）对爱吃副食类婴儿：早餐，半个馒头、1个鸡蛋、菜汤；午餐，半碗米饭、鱼、肉、蔬菜；加餐，饼干两片、水果、配方奶180毫升；晚餐，半个馒头、配方奶200毫升、蔬菜、水果；睡前，天然果汁200毫升。

另外，在这个月，有母乳的妈妈可在宝宝早上起来时、午睡前、晚睡前、夜间醒来时喂奶，不要在一日3次正餐前后喂奶，以免影响进餐。

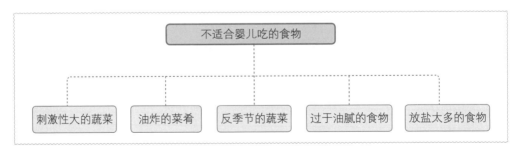

不适合婴儿吃的食物

刺激性大的蔬菜　　油炸的菜肴　　反季节的蔬菜　　过于油腻的食物　　放盐太多的食物

起居护理

多数快到 1 岁的宝宝，在睡眠时间上都会有程度不同的变化，到了这个月，应该要培养宝宝刷牙的习惯了，在户外活动上，宝宝要比以前更爱玩了。那么，这个月的宝宝在日常起居护理上要注意什么呢？下面我们一起去看看吧！

 睡眠管理

一些以前在上午 9 点钟小睡的宝宝，快到 1 岁的时候，要么会全然拒绝睡觉，要么将上午的睡眠时间不断往后推。如果上午睡得晚，到了下午三四点钟才能再睡一觉，这样晚饭后就不用睡了。这一时期的宝宝每天都在发生变化，甚至在有了两周上午不睡觉的经历之后，又开始在上午 9 点钟睡觉了。这些变化都是暂时的，妈妈或爸爸要适应这种变化，不要根据自己的意愿安排宝宝的睡眠。

如果宝宝上午不想太早睡觉，而只想静静地躺一会儿或者坐一会儿，爸爸妈妈可以在大约 9 点钟的时候把宝宝放到床上。当然，还有一些宝宝不是这样。如果他在不想睡觉的时候被放进小床内，就会哭闹。如果宝宝在中午以前发困，妈妈爸爸就要把午饭提前到 11 点半或 11 点，使宝宝在吃过午饭之后能睡一个长觉。

不同的宝宝，睡眠的情况是不一样的。千万不要认为所有的婴儿在同一个时期都会放弃上午的睡眠。有的宝宝早在前几个月的时候就讨厌上午睡觉了，还有的直到两周岁上午还要睡觉，并且非常受益。

现在的宝宝，晚上睡眠的时间一般是在 9 点钟，但现在晚上过 10 点钟还不睡的宝宝逐渐增多了。晚上入睡的情况也是各种各样的。有的婴儿傍晚的时候还开开心心地玩着，到了睡觉的点就困了，妈妈一抱，马上就睡着了。也有的婴儿，困了会哭闹一会儿，喝完奶，嘴里含着空瓶子才能入睡。

宝宝入睡的难易是宝宝的天性，靠训练是改变不了的。妈妈和爸爸要把宝宝的天性与家庭的和平氛围协调好，这也是最有效的哄宝宝睡觉的方法。哄宝宝入睡没有特别固定的方法，爸爸妈妈要按自己家庭的具体情况进行。

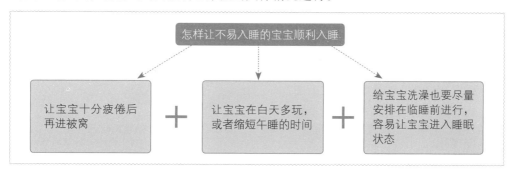

怎样让不易入睡的宝宝顺利入睡

让宝宝十分疲倦后再进被窝 + 让宝宝在白天多玩，或者缩短午睡的时间 + 给宝宝洗澡也要尽量安排在临睡前进行，容易让宝宝进入睡眠状态

培养宝宝自己刷牙的习惯

维护牙齿健康关系着宝宝的一生，应养成自己刷牙的习惯。快满1岁的婴儿，模仿能力极强，爸爸妈妈无论干什么，宝宝都会模仿。所以，每当妈妈或爸爸刷牙的时候，要自然地让宝宝看到妈妈、爸爸刷牙的样子，并且告诉宝宝刷牙的好处。

尽管宝宝不可能完全听懂，但起码可以知道这是在刷牙，而且是一件天天都要做的事。这样一来，经过长时间的观察和模仿，宝宝就会主动想着要自己刷牙了。宝宝在刚开始学刷牙的时候，妈妈或爸爸要给予一定的帮助，要在旁边照看宝宝，以防宝宝动作不熟练，牙刷刺着宝宝的上腭或嗓子。

父母要养成正确的刷牙习惯

到了这个月宝宝的模仿能力极强，因此，为了培养宝宝良好的刷牙习惯，首先爸爸妈妈要养成正确的刷牙习惯，比如刷牙的正确姿势、刷牙的时间等。这样，宝宝就可以跟着爸爸妈妈学习了。

大小便管理

很多妈妈都想在这个月开始对婴儿进行大小便训练。但是，一般情况下，婴儿要到1岁半至2岁时才能告诉大人要排便。所以，从现在开始训练宝宝大小便的妈妈，不要急于想见到成效。如果婴儿在1岁半到满2周岁时会蹲下撒尿，会告诉要排大便，那么已经是训练得很成功了。如果宝宝让妈妈把尿，也喜欢坐便盆，就这样训练下去。如果宝宝不愿意坐便盆，一把尿就打挺，一定不能用强制的办法训练他做不喜欢做的事，过一段时间再说。

在这个月，婴儿夜里小便的情况各不相同。有晚上9点或10点左右尿1次后，一直到早晨9点都不尿的婴儿，也有一夜尿一两次，尿时必哭的婴儿，还有尿了后不哭的婴儿。对尿后哭的婴儿，妈妈要起来给婴儿换尿布，让其尽快入睡。对尿湿了也毫不在乎地睡到早晨的婴儿，一般妈妈也不知道婴儿尿了。只要婴儿的屁股不发生溃烂，可以继续这样。

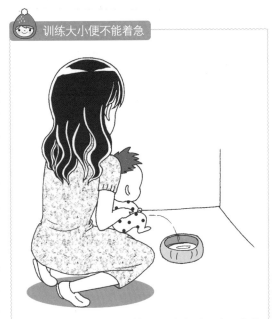

训练大小便不能着急

训练大小便不能着急，欲速则不达。尤其在晚上，对这么大的宝宝，因把尿而影响睡眠是不应该的。

有益的户外活动

这个时期，婴儿最喜欢做的事情就是和身边的小朋友在一起玩，伸手去摸对方或与之说话。对比自己大的小朋友，虽然还不能玩到一起，但让婴儿拿拿他们的玩具、坐一坐他们的塑料小车、把球传给婴儿等，都是婴儿喜欢的事。

带婴儿到户外和这些小朋友玩时，要注意安全。在易患感冒的季节，要注意小朋友中有没有人咳嗽或其他的感冒症状，如果有，最好不要带婴儿到这群小朋友中玩。如果小朋友在玩球，要防止飞过来的球砸着宝宝。

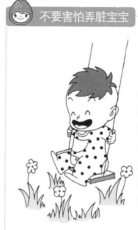

不要害怕弄脏宝宝

坐坐秋千、玩玩滑梯等，都是宝宝喜欢的事情。妈妈不要因为怕宝宝弄脏了衣服，就整天抱着宝宝到外面转转就回来，要让宝宝多接触自然。这样，对宝宝的发育有很大的好处。

 ## 注意意外伤害

快满周岁的婴儿常发生的意外伤害有3种，即坠落、烫伤和吞食异物。

易发生坠落是因为现在的婴儿能爬高了，他会自己爬上楼梯，不小心会滚下来，也会爬上凳子，没有抓稳会掉下来，甚至还会爬上靠窗户的桌子，因向外探望而栽下去，还可能会因为栏杆缝隙太大，婴儿钻过去后摔下去。

从凳子上掉下来，没有什么太大的危险，但从楼梯上滚下来、从窗户上栽下去就非常危险了。平时妈妈一定要注意防范，不要疏忽。

易发生烫伤，是因为现在婴儿的手喜欢到处乱摸。所以，父母们一定要将热的东西放在宝宝够不着的地方，不要自己感觉不烫就疏忽大意，要知道婴儿的皮肤很嫩。

吞食异物，是因为妈妈的东西收拾得不彻底所致。只收拾床上、梳妆台的抽屉是不够的，有的婴儿已经能站立行走了，所以必须把更高处的东西都收拾好。

通往浴室、卫生间的门也要关好，很多宝宝就是在卫生间里喝了去污剂而发生危险的。

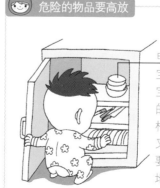

危险的物品要高放

很多父母喜欢在电视上放东西，以为宝宝够不着，但有的宝宝就是能够着。有的婴儿已能打开餐具柜的门了，所以勺、叉子、刀这些餐具都要放到婴儿够不着的地方。

💕💕11～12个月宝宝常见问题💕💕

随着宝宝月龄的增大，宝宝已经到了该长牙的时候。可是，有的宝宝还是没有长出牙，这就急坏了爸爸妈妈。除此之外，宝宝还出现了另外的问题，上火、不想吃东西……这到底是怎么回事呢？下面我们就一起来看看吧！

还没出牙

快满周岁时，有的婴儿已经长出了8颗牙齿，而有的婴儿还没有长牙。对没有长牙的婴儿，如果妈妈不知道出牙有早晚，就会非常着急。或许亲戚朋友会告诉妈妈，孩子可能是缺乏维生素D。但是，经常在室外玩耍接触阳光的婴儿没有因为维生素D缺乏而出牙晚的。如果出牙晚是因为缺乏维生素D，那也会伴有其他的缺乏维生素D的症状。所以，若婴儿非常健康，身体其他部分发育正常，运动功能也良好，只是还没有出牙，妈妈就可以放心等待。不要胡乱给婴儿补充维生素D，一旦给过量，反而会导致中毒。

多汗　惊哭　神经兴奋　枕秃　烦躁不安　骨骼畸形　手脚抽搐

孩子缺乏维生素D的症状

"上火"

当宝宝"上火"时，常可出现以下症状：口唇、舌及颊黏膜均可见到大小不等的疱疹、糜烂或溃疡，宝宝不肯吃东西，烦躁不安，甚至不愿喝水；宝宝胃肠功能紊乱，或出现腹痛、呕吐、腹泻等症状；大便秘结，每隔3～7天排便一次，大便硬结而量少，排便过程延长或排便困难；宝宝眼屎多，头、面部长出红色疹子。

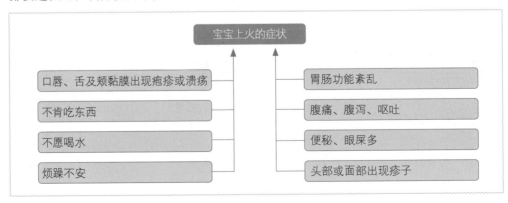

宝宝上火的症状

口唇、舌及颊黏膜出现疱疹或溃疡　胃肠功能紊乱

不肯吃东西　腹痛、腹泻、呕吐

不愿喝水　便秘、眼屎多

烦躁不安　头部或面部出现疹子

不想吃东西

平时米饭、面条、蔬菜、水果、肉等吃得很好也很香的婴儿，突然出现了不吃固体的食物而只勉强喝点奶的情况。这多是因为婴儿患了口腔炎，嗓子痛而导致的。如果宝宝的体温在 37.5℃以上，张开口检查时，发现在悬雍垂附近有 2 ～ 3 个小米粒大小的水疱，就可以诊断为口腔炎。

宝宝患口腔炎的症状，常常出现在不爱吃东西的前 1 天，婴儿发热 38℃ ～ 39℃，继而热又很快退下去，然后嘴里长出水疱。从季节方面来看，这种病初夏最常见。平时不流涎水的婴儿，患了口腔炎后，也会流涎水，而且有口臭。因这种病是由病毒引起的，所以没有特效药，但同时也不会留下后遗症，4 ～ 5 天就可痊愈。

在宝宝患病期间，妈妈不能给宝宝吃硬的、酸的、咸的食物，以免加剧宝宝的疼痛。奶可以对付着喝进去，因此可以喂婴儿这些东西，等待着痊愈。如果宝宝一点也不喝奶，可以给宝宝吃软一点的鸡蛋等。另外，这种病不能缺水，要多给婴儿水或果汁喝，也可以让宝宝起来玩。在宝宝不能吃东西的这段时间内，不要给宝宝洗澡。

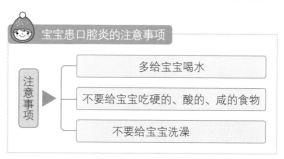

 腰部脊柱前凸

成人或大孩子的体型呈曲线形，这主要是由于脊柱有 3 个生理性弯曲而形成的。有两个生理性弯曲即颈部脊柱前凸和胸部脊柱后凸已分别在出生后 3 个月左右会抬头时和 6 个月左右会坐时形成。到了 1 岁左右时，婴儿就开始练习直立行走，在身体重力等作用下，脊柱出现了第三个生理性弯曲——腰部脊柱前凸。虽然 1 岁左右这第三个弯曲已经出现，但由于脊柱有弹性，因此在卧位时弯曲仍可变直。另外，脊柱 3 个弯曲一般要到孩子 6 ～ 7 岁时才固定下来。所以，从现在开始就保持正确的坐、立、走姿势是很重要的。

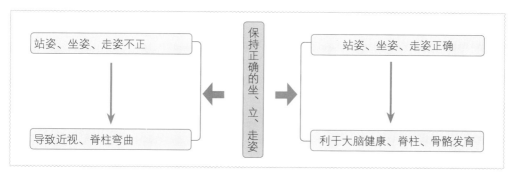

踮着脚尖走路

婴儿从什么时候能独立走几步，存在个体差异。有的婴儿在 11 个月时就能办到，而有的婴儿则要到 1 岁以后。这和智力没有什么关系。

在刚学会走路的婴儿中，踮着脚尖走的现象很普遍。不必担心，这很正常。宝宝大以后自然会改正。另外，一些婴儿在刚学会走路时，常可见到右边的腿呈罗圈腿，或左边的腿有点拖拽着似的，两条腿的运动有些不同，但这不用担心，也是正常的。

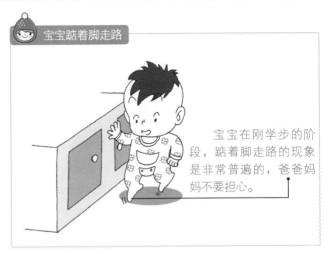

宝宝踮着脚走路

宝宝在刚学步的阶段，踮着脚走路的现象是非常普遍的，爸爸妈妈不要担心。

心跳、脉搏较快

快满 1 岁的宝宝与大人相比，心跳和脉搏跳动快，一般为每分钟 110 ～ 130 次，而且每个宝宝之间差异也很大，活动、哭闹、体温升高时均可使宝宝心跳、脉搏加快，而睡眠或安静时则宝宝心跳、脉搏减慢。一般睡眠时每分钟心跳、脉搏可减少 20 次甚至更多。

如果妈妈无意中发现宝宝的心跳、脉搏较快，担心宝宝的心脏有问题，不妨再仔细观察一下，如果是上述这种情况就不用担心。但如果有喘不过气、嘴唇脸色青紫等其他症状，就要带宝宝去看医生。

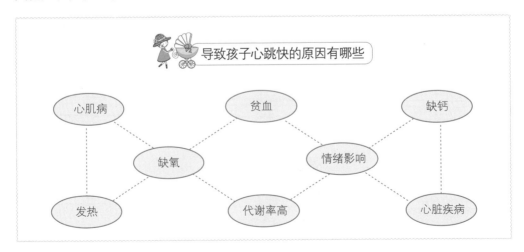

导致孩子心跳快的原因有哪些

心肌病　贫血　缺钙
缺氧　情绪影响
发热　代谢率高　心脏疾病

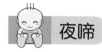

夜啼

宝宝在小的时候有夜啼习惯，到快 1 岁时可能还会继续，并且哭声会更大，不仅使父母无法睡好觉，邻居也会不得安宁。这实在是个棘手的问题。如果宝宝在哭的时候闭着眼睛，哄起来就更困难了。有的宝宝不管怎么哄，就是不行。这样的宝宝不哭够是不会停止的。对这样的宝宝，父母有必要带他去医院检查一下，看看是否有轻微的多动症（脑轻微障碍综合征）。如果有，要早期干预，以免发展成幼儿期的多动症。但是，父母也不要因为宝宝有上面形式的夜啼，就认为宝宝有轻微的多动症，一定要等待医生的确诊。

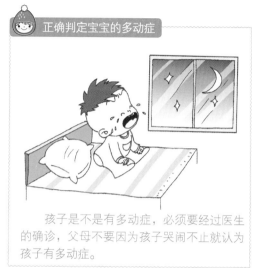

正确判定宝宝的多动症

孩子是不是有多动症，必须要经过医生的确诊，父母不要因为孩子哭闹不止就认为孩子有多动症。

腹泻

快满周岁的婴儿患腹泻，与季节有很大的关系，在不同的季节需要采取不同的治疗方法。

6 ~ 9 月，婴儿突然腹泻，情绪不好，还有点发烧，父母应该首先想到婴儿是不是食用了不卫生的食物，如果大便中除了黏液还带有脓血，这种可能性就更大了，需要立即带婴儿看医生。去的时候，父母不要忘记带上婴儿大便的尿布，这有助于医生作出正确的判断。

有的婴儿仅仅只是腹泻，不发热，精神也好，也爱吃饭。即便如此，父母也不要掉以轻心。如果是地方性的痢疾流行，或者父母之前患了腹泻，也需要立即带婴儿看医生。总之，在天热的时候婴儿腹泻，父母要重视，这对婴儿的安全很重要。

11 月至来年 1 月，若婴儿出现腹泻，并伴有呕吐，可能是婴儿患了秋季腹泻。对这种腹泻父母要有所了解，也要及时带婴儿去看医生。

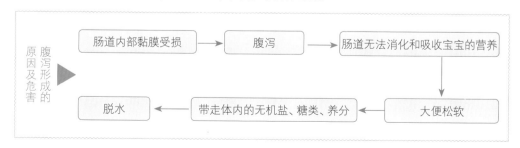

原因及危害 腹泻形成的

肠道内部黏膜受损 → 腹泻 → 肠道无法消化和吸收宝宝的营养

脱水 ← 带走体内的无机盐、糖类、养分 ← 大便松软

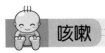

咳嗽

婴儿患感冒后，往往会伴有咳嗽。对待咳嗽，父母常常会认为，只要感冒好了，婴儿也就不咳嗽了。然而，往往是感冒的症状消失了，而剩下的咳嗽症状却持续一两周，服药也难以止咳。如果婴儿只是咳嗽，既不发热、精神状态也很好，食欲也不错，那么就不要像对待患者一样对待他，总是带着上医院，这样很可能让婴儿在候诊中感染上其他的疾病。

可以在天气好的时候带宝宝外出，让宝宝接触阳光与新鲜的空气。这样，对婴儿的疾病也有很好的治疗作用。不过，要注意的是，在外面玩得时间久了，不要忘记给婴儿洗澡。

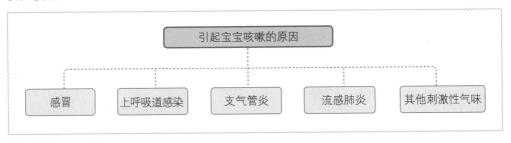

引起宝宝咳嗽的原因

| 感冒 | 上呼吸道感染 | 支气管炎 | 流感肺炎 | 其他刺激性气味 |

湿疹不退

大多数婴儿在减少乳类食品摄入、增加饭菜后，湿疹就会慢慢好转并消失。但有些过敏体质的婴儿快满1岁了，湿疹仍然不好，甚至在吃了海鲜产品后加重。

有的婴儿在快满1岁时，湿疹可能有所转移，不只在面部出现，耳后、手足等其他部位都有。这种形式的湿疹在医学上称为苔藓样湿疹。除了过敏原因外，可能还与缺乏维生素有关。所以，采取外用药物加口服多种维生素进行治疗比较好。

孩子得了湿疹之后如果爸爸妈妈找不到病因，那么，就要避免外界的刺激性物品，不要用热水洗烫，避免过度挠抓，也不要用肥皂和清洁剂等清洗患处。

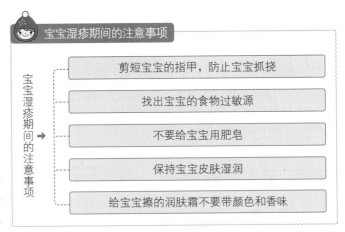

宝宝湿疹期间的注意事项

宝宝湿疹期间的注意事项 →

- 剪短宝宝的指甲，防止宝宝抓挠
- 找出宝宝的食物过敏源
- 不要给宝宝用肥皂
- 保持宝宝皮肤湿润
- 给宝宝擦的润肤霜不要带颜色和香味

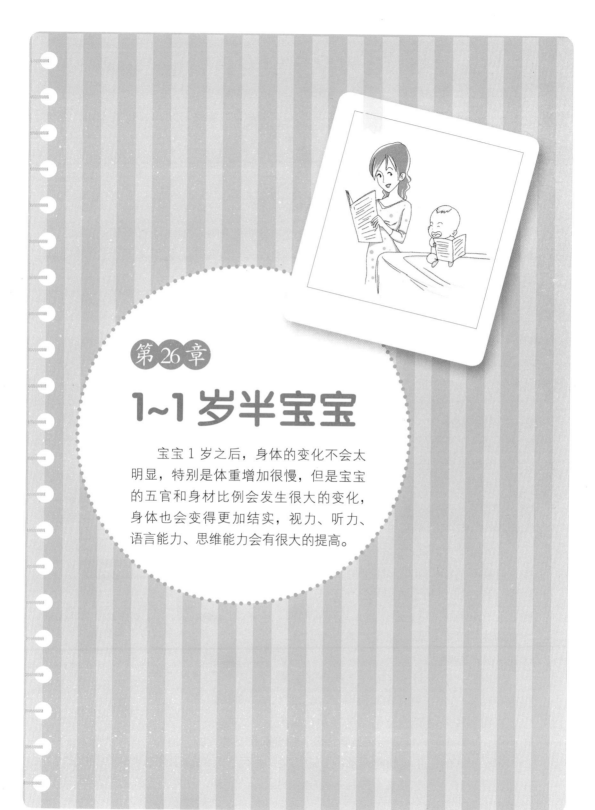

第26章

1~1岁半宝宝

宝宝1岁之后，身体的变化不会太明显，特别是体重增加很慢，但是宝宝的五官和身材比例会发生很大的变化，身体也会变得更加结实，视力、听力、语言能力、思维能力会有很大的提高。

1～1岁半宝宝发育特征

到1岁半时，宝宝的身体比例更匀称，不再是大头娃娃的样子，完全脱离了婴儿的特征。下面我们就看看在1～1岁半这期间幼儿体格的具体变化情况。

 ## 身高标准

身高是宝宝体格发育的重要标志，所以父母非常重视，但要注意避免因此给自己带来的麻烦。因为宝宝进入幼儿期后，身高的增长速度很慢，所以父母不要因为测量结果显示宝宝几乎没有增长，就觉得不对劲儿而焦躁不安。

另外，父母也要注意，不要因为爱子心切，看到宝宝生长发育的实际状况与平均指标稍有出入就担心。父母要知道，身高受很多因素影响，每个孩子的身高是有差异的，年龄越大，差异就越明显。所以，对待身高问题，不能和周围的同龄孩子比，也不要因为自己的孩子比其他的孩子身高略低，就认为是没有喂养好而拼命让孩子吃，结果导致孩子食欲变差，甚至厌食。科学认识宝宝身高发育规律和影响因素，会让爸爸妈妈更轻松，也会少很多烦恼。

1岁1个月孩子身高的正常值

70厘米≤女孩≤79厘米
71厘米≤男孩≤81厘米

 ## 体重标准

尽管满1岁后幼儿体格发育速度有所减缓，但在第二年，幼儿的体重仍呈稳步增长趋势，可增加1400～2500克。但坚持每月测量孩子体重的父母，会发现在这段时间内，宝宝的体重没有显著的变化，请不要着急，这种情况并不少见。

因为进入幼儿期，宝宝身上的肉开始变得结实起来，告别了婴儿肥阶段。从外观上看，宝宝以前那种显得胖的脸不见了，会看起来

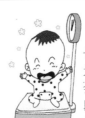

幼儿期宝宝体重的增长会变慢

1岁后的宝宝体重增长也会逐渐变慢，这是因为宝宝进入幼儿期之后，会逐渐告别婴儿肥的阶段，只要宝宝健康，父母就不要过分担心。

比较瘦。如果在婴儿期宝宝有倒睫现象，随着那种显胖的脸的消失，这种现象会自愈。

不是所有的幼儿在幼儿期都没了幼儿肥。相反，有的幼儿会越来越胖。这多是由于幼儿食欲好，爱吃饭菜，特别是爱吃肉的原因。另外，这样的幼儿对那些热量高的快餐食物也非常钟情。

头围标准

在婴儿期，宝宝看上去就是一个大头娃娃，进入幼儿期后，父母会觉得宝宝的头变小了，从而担心孩子的头围是不是停止了增长。其实，这是没有必要的。进入幼儿期后，宝宝的头围并没比以前小，只是增长速度没有婴儿期那么明显，加上宝宝身体越来越匀称，所以父母会有这种感觉。在第二年期间，宝宝的头围只增加 1 ~ 2 厘米，平均到每个月，几乎可忽略不计了。

每个宝宝头围的大小存在着个体差异，与遗传有一定的关系，如果父母有一方脑袋比较大，

头围越大越好吗

很多妈妈看到自己孩子的头围小，就很焦心，认为自己宝宝的头围没有别的宝宝大，宝宝的发育就不好，这种想法是不对的。并不是说头围越大越好，如果头围太大的话，有可能是出现了脑积水，需要及时就医。

宝宝的头围可能就比一般孩子的大一些。但不管是头围大还是头围小，只要头围增长曲线图上显示宝宝头围在正常增长范围内，就是正常的，否则就是过大或过小。

 囟门标准

孩子满 12 个月后，前囟门就开始逐渐闭合。有的宝宝在 13 个月时前囟门就已经闭合，有的宝宝前囟门要到 1 岁半左右才闭合，有很少的可延迟到 2 岁之前才完全闭合，这都是正常的。但如果宝宝在 17 个月时，前囟门还在 1.5 厘米以上，就应该去看医生，寻找囟门闭合延迟的确切原因。通常情况下，前囟门延迟闭合的病理性原因是脑积水，同时伴有头围增大、落日眼（黑眼球向下，故称落日眼），脑 B 超可帮助诊断，但这种情况是很少见的。

宝宝发育特征的个体差异性

每个宝宝由于遗传、环境、营养状况等很多原因，发育特征会出现个体差异。父母不应该一概而论，只要宝宝身体健康，发育在正常值范围内，父母就不必过分担心。当然，如果宝宝出现意外状况，要及时就医。最好做到带宝宝定期检查身体，避免出现疾病，贻误治疗。

1~1岁半宝宝发育特征	
身高	增长缓慢，有的甚至没有什么变化
体重	增长速度有所减缓，可增加1400~2500克
头围	增加1~2厘米
囟门	前囟门逐渐闭合

饮食健康

1~1岁半宝宝的饮食结构会发生一些变化，那么这个时间段的宝宝喂养和注意事项是什么呢？下面我们就一起来看看吧。

 ## 1~1岁半孩子的饮食

孩子过了1周岁，就可以和成人吃一样的饭菜了。但每个孩子都有自己的饮食情况，而且差异很明显。从营养学角度来讲，1～1岁半的孩子每天要按1千克体重2克蛋白这种比例（其中一半应为动物蛋白）给孩子配食。

对那些不太能吃的孩子来说，如果父母认为孩子是因为喝奶才不吃饭，而把每天至少喝500毫升的奶量改为每日200毫升，那么就算是孩子每餐能吃两碗饭，其必要的蛋白也会变得不足。

因为孩子成长需要一些特定的氨基酸，只在鸡蛋、鱼、肉、奶等动物性的蛋白质中存在。然而，一般情况是不太能吃的孩子，鸡蛋、鱼、肉也会吃得少，所以要想这样的孩子健康成长，就得多喝奶，这才是合理的饮食方法。

> ### 如何让宝宝安静吃饭
>
> 我们知道，孩子大体上只吃身体所必需的东西，选择某个时间，让孩子集中精力，只给他吃自己喜欢的东西，孩子会吃得很好的。为了防止孩子在吃饭过程中玩，要把孩子放到椅子里。

 ## 给宝宝吃些较硬的食物

对1～1岁半的孩子，无论宝宝是否能够咀嚼和吞咽固体食物，都应该让宝宝学习吃固体食物，以保证宝宝断乳后的营养摄入和宝宝咀嚼系统的锻炼。当然，所谓的固体食物绝对不是指那些干果之类的食品，比如干枣、蚕豆、核桃、松子等坚硬的食物，而是指那些相对于软食较硬的食物，像面包干、馒头片、甘薯片等食物。添加固体食物的顺序应该是谷物、蔬菜、水果、蛋、肉。

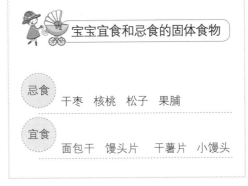

宝宝宜食和忌食的固体食物

忌食 干枣 核桃 松子 果脯

宜食 面包干 馒头片 干薯片 小馒头

有的父母会担心宝宝的牙没长齐，吃较硬的固体食物会有困难，这是多余的担心。宝宝早在婴儿期就能凭牙床和舌头把块状食物碾烂咽下，何况是现在。父母千万不要小看了宝宝的能力。

给宝宝吃的食物要粗细适宜

幼儿期的宝宝虽然体格增长减慢，但活动能力强，需要补充更富营养价值的饮食。精细食物外观漂亮、口感好，但营养成分丢失太多。因此，宝宝应少吃精细食物。另外，精细食物往往含纤维素少，不利于肠蠕动，容易引起便秘。

粗糙食物营养价值比精制食物高。拿糙米和白米来说，白米经过精研细磨后，剩下的主要是淀粉，损失了最富营养的外层。糙米仅去除稻壳，保留了外层米糠和胚芽部分，含有丰富的蛋白质、脂肪和铁、钙、磷等无机盐以及丰富的B族维生素、纤维素，米仁部分含有淀粉，这些营养素对人体的健康极为有利。

这是不是说给幼儿吃的食物越粗糙越好呢？不是。对幼儿来说，粗糙食物难以消化吸收，吃进去后，甚至还未充分吸收消化，就会连带其他食物一起排泄掉了，这不适合1～1岁半宝宝的消化特点。那么，如何安排宝宝的日常饮食？办法就是选择粗细适中的食物，既不要过于精制，也不要太粗糙。

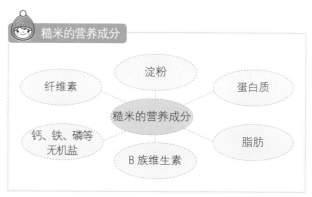

 1～1岁半孩子的零食

零食每个孩子都喜欢吃，也是孩子饮食中的一大乐趣。既然孩子喜欢吃，又有乐趣，就要给予孩子。但是给孩子吃零食也有不好的一面，因为零食富含糖质，会损害牙齿，如果既含糖又含奶油，孩子吃多了会因营养过剩而发胖。那么，到底需不需要给孩子吃零食呢？给些什么样的零食好呢？给多少好呢？这些问题都需要根据孩子的饮食方式来决定。

给孩子吃零食要掌握好时间，不能由着孩子的性子，想什么时候吃就什么时候吃。一旦养成了这个毛病，爱吃零食的孩子就会发胖。

对喜欢吃糖的孩子来说，如果实在不能让其不吃，一定要以食后刷牙为条件才给孩子吃，以养成刷牙的好习惯。牙膏不要用含氟的，这个年龄的孩子还不能将留在口腔内的牙膏及水一起吐出去，咽到肚子里会造成氟摄取过量，因为牙膏的含氟量是以刷完牙并吐出去为前提计算的。

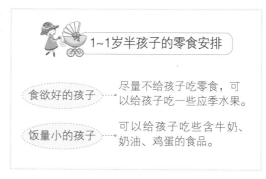

改掉吃饭时的坏习惯

1. 有的宝宝不能好好坐下来吃饭

原因：1～1岁半期间的幼儿不能好好坐下来吃饭是正常的。这是由于这么大的宝宝集中注意力时间很短，大约为10分钟。

应对措施：要及时帮助宝宝养成能坐下来集中精力吃饭的习惯。如果妈妈不在意，将来就会发现改掉习惯比养成习惯还要难。

最好的方法是让宝宝坐在专门的吃饭椅上，以免宝宝乱跑。妈妈永远不给孩子边走边吃的机会，任何人都不要追着喂宝宝吃饭。

2. 有的宝宝突然不爱吃饭，喜欢喝奶

原因：这和婴儿在三四个月的时候厌奶是一样的道理。宝宝这段时间，因为添加饭菜导致肠胃功能的疲劳需要调整一段时间。

应对措施：如果宝宝喜欢喝奶不爱吃饭，父母就增加奶量，不必着急，配方奶完全能够满足宝宝的营养需求。一段时间之后，宝宝就会和以前一样爱吃饭了。

> **幼儿吃饭的坏习惯**
> - 不能好好坐下来吃饭。
> - 不爱吃饭，喜欢喝奶。
> - 不擅吞咽。
> - 不爱喝白开水，喜欢喝饮料。
> - 不爱吃某种食物。

 ## 幼儿营养五大原则

原则一：全面。幼儿生长发育必需的营养素，包括七大类，有碳水化合物、无机盐、维生素、脂肪、蛋白质、纤维素、水。这些营养素必须从食物中获取，而食物的全面，是保证营养全面的第一原则。

原则二：多样。在每一食品大类里，都要变换花样，变换品种，妈妈能列出的食品品种名单越多越好，最好经常尝试没有吃过的新鲜品种。

原则三：均衡。尽管营养摄入全面、多样，但如果摄入的各种营养素比例不均衡，同样会影响幼儿的生长发育。喜欢吃的就没有节制，不喜欢吃的就少吃甚至不吃，这些都是不良的饮食习惯。任何食物都不是绝对的好和绝对的坏，再好的食物也要适量。均衡的营养是营养好的第三原则。

原则四：新鲜。生活品质提高后，营养进入比较高的境界，那就是新鲜。吃天然新鲜的食物是营养好的第四原则。

原则五：美味。健康的美味是少油、少盐、少糖、少调味剂的，能最大限度地保留食物本身的营养素和天然味道。

> **坚持营养的五大原则**
>
> 全面　多样　均衡　新鲜　美味
>
> 只有坚持这五种原则，才能保持幼儿营养的全面，保证幼儿更健康地发育。

秋季腹泻与积食的区别

秋末冬初是秋季腹泻的高发季节，以腹泻、呕吐、发热为主要症状，成稀水样或蛋花汤样，无特殊气味，大便检验可有白细胞。

积食（西医指消化不良）主要表现为食欲降低，甚至拒食，呕吐物有酸臭味，大便也有酸臭味，有不消化的食物残渣，大便检验可有脂肪球。但积食很少引起腹泻，尤其是很少排稀水样便。

这两种疾病都不需要服用抗生素，如果排水样便，要补充电解质和水，以免发生脱水。如果能够喂水，可服口服补液，如果喝不进去口服补液，又频繁呕吐，就需要静脉补液了，同时服用思密达。宝宝连拉带吐不能认为是正常现象。

秋季腹泻与积食的区别		
疾病名称	症状	治疗方法
腹泻	腹泻、呕吐、发热为主要症状，成稀水样或蛋花汤样，无特殊气味，大便检验可有白细胞	这两种疾病都不需要服用抗生素，如果排水样便，要补充电解质和水，以免发生脱水
积食	食欲降低，拒食，呕吐物有酸臭味，大便也有酸臭味，有不消化的食物残渣，大便检验可有脂肪球。但积食很少引起腹泻，尤其是很少排稀水样便	如果能够喂水，可服口服补液 如果喝不进去口服补液，又频繁呕吐，就需要静脉补液了，同时服用思密达

刷牙与饮食机能的发展

饮食机能的发展中，最基本的是保持口腔的清洁。宝宝1岁后陆续长出牙齿，口中的形态变化非常大。管理变化中的口腔清洁，将会促进机能发展。因为多数的饮食机能，会将各种餐具接触过的食物放入口中。清洁口腔可以使孩子容易接触到各种感觉，进而促进对应这些感觉的细微高度机能的发展。

宝宝开始刷牙的时机是在长出门牙而尚未长出臼齿时，当妈妈刷牙时请让他一起玩，几次后，

宝宝刷牙的注意事项

● 妈妈要先做示范，让宝宝模仿。

● 不要太用力帮宝宝刷牙。

● 不要勉强宝宝刷牙。

孩子自然会模仿而想要把牙刷放进口中。这时候，不要太用力帮他刷牙，而是要像游戏般地帮他轻刷门牙，让他逐渐习惯。更不要强迫性地把牙刷塞进孩子口中。

因为牙刷的刺激对口腔来说是相当强烈的，必须要练习几个月后才能让孩子渐渐习惯。孩子到1岁半左右，如果长出臼齿，就先试着帮他刷臼齿，不要太勉强，要让他逐渐养成刷牙的习惯。

起居护理

1~1岁半的宝宝，已经有了自我意识，这个时期的宝宝日常生活中会出现什么问题？日常护理要注意些什么呢？请看下面的内容。

 睡眠中的常见问题

有的宝宝不肯睡觉。1~1岁半的幼儿不肯上床睡觉的主要原因是"还没有玩够"，要让父母陪着玩。千万不要认为，当他玩得筋疲力尽的时候再让他"按时入睡"会很容易。那只能使情况更糟——宝宝越玩越高兴，越不想上床睡觉。所以，对待这样的孩子，到了睡觉点就要把他放到床上睡觉。当然，让他孤零零地躺在那里等待入睡，那是不可能

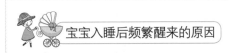
宝宝入睡后频繁醒来的原因

- ● 白天活动不足或活动过度
- ● 身体不舒服
- ● 缺钙
- ● 睡觉时间颠倒

的，往往要做很多的事情，比如给他讲故事，陪着他睡。不管怎么样，把孩子放到被窝里，就要让孩子快速入睡。在所有的方法中，能让宝宝快速入睡的最佳方法是父母或父母一方陪宝宝一起睡。

有人说，那要是成了癖怎么办？其实也不必惊慌。只要不养成孩子夜里起来玩的毛病，孩子再长大一点这个问题就自然解决了。

 如何培养宝宝的睡眠习惯

要使孩子睡得好，首先要注意从小养成良好的睡眠习惯，按时睡，按时醒，才能保证充足的睡眠时间。如何培养宝宝的睡眠习惯？可以从下面几点出发。

1. 室内要保持安静，冷暖适当，空气新鲜

除冬季开窗换空气外，其他季节可开窗睡眠，因为新鲜空气含有充足的氧气，可促使孩子舒适而深沉地熟睡。

2. 白天尽量让孩子多活动

宝宝玩累了，上床后就易入睡，而且也能睡得好，睡的时间也长。

3. 要稳定宝宝睡前的情绪

睡前不要使孩子过分紧张或过分兴奋，更不要采用粗暴强制和吓唬的办法让孩子入睡。床头不放玩具或小毛巾等。

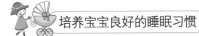
培养宝宝良好的睡眠习惯

- ☆室内要保持安静，冷暖适当，空气新鲜。
- ☆白天尽量让孩子多活动。
- ☆孩子不易入睡时，可播放悦耳的催眠曲。
- ☆妈妈轻声哼唱催眠曲更能促使孩子入睡。
- ☆尽量不改变孩子的睡姿。

为孩子准备合适的鞋子

孩子满1岁后，很多会自己走路，也有很多正在学走路，所以需要给孩子穿上鞋子。在为孩子选择鞋子时，需要注意以下几点。

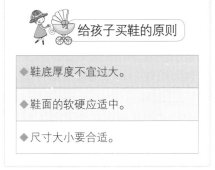

给孩子买鞋的原则

◆ 鞋底厚度不宜过大。

◆ 鞋面的软硬应适中。

◆ 尺寸大小要合适。

（1）鞋子的尺寸。婴儿足部发育较快，平均每月增长1毫米，所以买鞋时尺寸应稍大些，但绝不能过大。最好是孩子穿上鞋后，鞋的前端有一定的空间。这个空间不能太大，太大的话，孩子走路时，脚会向前滑。每2～3个月就要检查宝宝的小脚，如果发现脚和鞋子尺寸不对，就需要及时更换新鞋，因为宝宝通常不会抱怨鞋子太大或太小。

（2）鞋面。由于幼儿骨骼、关节、韧带正处于发育时期，鞋的后帮要硬挺、包脚，以减少脚在鞋内的活动空间。鞋面（尤其是头部）如果太软，会难以抵抗硬物对脚趾的冲撞，加上宝宝走路有用脚踢东西玩的习惯，过软的鞋面既不结实又不安全。不过，脚背处的鞋面还是应该柔软些，以利于脚部弯折。

（3）鞋底。在行走时，鞋随着脚部的运动需不断地弯曲，鞋底越厚，弯曲就越费力，尤其对于爱跑爱跳的宝宝来说，厚鞋底更容易引起脚的疲劳，进而影响膝关节及腰部的健康。另外，厚鞋底为了表现曲线美，往往加大后跟高度，这会令整个脚部前冲，破坏脚的受力平衡，长期如此会影响宝宝脚部的关节结构，甚至导致脊柱生理曲线变形，严重者将使大脑、心脏、腹腔的正常发育受到影响。因此，小儿鞋适宜的鞋底厚度应为5～10毫米，鞋跟高度应在6～15毫米。

（4）鞋底的弯曲度。有些鞋的鞋底弯曲度很大，还特别会在脚心处设计一块突起的软垫，这样的设计看似为了预防扁平足，其实恰恰适得其反。因为缩小了足弓的伸展发育空间，穿得时间长了，反而会形成扁平足。

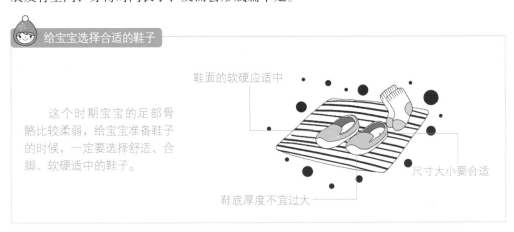

给宝宝选择合适的鞋子

这个时期宝宝的足部骨骼比较柔弱，给宝宝准备鞋子的时候，一定要选择舒适、合脚、软硬适中的鞋子。

鞋面的软硬应适中

尺寸大小要合适

鞋底厚度不宜过大

训练孩子排便要撤掉尿布

给周岁以前的孩子坐便盆、把尿只是为了节省尿布。孩子满1岁后，就可以进行排便训练了。

对1～1岁半的孩子进行排便训练，不能要求他马上就能告诉父母有尿，因为在婴儿期孩子一直都在使用尿布，已经形成了"把尿尿在尿布上是理所当然的事情"的观念。如果想通过讲道理的方式，告诉孩子把尿尿在尿布上是不好的，往往行不通。但是，如果让孩子亲自感觉到尿到尿布上是不好的，就很有效。如何做到这一点？方法就是撤掉尿布，只让他穿开裆裤。

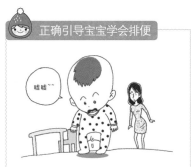

正确引导宝宝学会排便

这个时期的宝宝，如果尿后告诉妈妈"嘘嘘"，妈妈应该对宝宝提出表扬，并正确引导宝宝学会排便。

撤掉尿布后，每次孩子尿尿时，就会有一种"热乎乎的东西沿着大腿根部向小腿流下去"的感觉。这种感觉会令孩子很不舒服，孩子也很讨厌。自然而然，无声无息地把尿尿在尿布上的孩子，为了告诉妈妈尿了的这种感觉，就说"嘘嘘"或是"嘘嘘了"。

父母应该对孩子尿尿能告诉自己进行表扬。另外，应该让孩子深深懂得"只有干爽的裤子才非常舒服"。为此，父母要多注意孩子大小便前的表情，在孩子还没有大小便之前就领孩子去卫生间，训练宝宝自己排便。

不要强迫孩子训练大小便

给孩子训练排便，要尊重孩子的意愿。如果宝宝很愿意接受妈妈的训练，就训练；如果宝宝不但不愿意接受大小便训练，还产生执拗行为，那最好是放弃训练，再等待一段时间。若妈妈和宝宝较劲，强迫让不愿意上卫生间的孩子去卫生间大小便，孩子就会反抗得越来越厉害。要知道，宝宝终究会控制大小便的，只是时间早晚而已。一个健康的宝宝，即使在满1岁后没有撤掉尿布，没有刻意受到训练，也会慢慢学着自己控制大小便。

 让宝宝学会自己大小便

因为个体的差异，宝宝学会排便的时间会有不同。因此，不要强迫幼儿训练大小便。很多宝宝不需要刻意训练，会自己慢慢学会大小便。

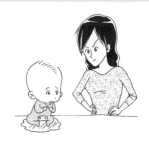

训练大小便没有统一的方法

　　撤掉尿布，让孩子告诉父母自己要"嘘嘘"，这只是训练孩子大小便的一种方法，不可能适合所有的孩子。因为每个孩子对"热乎乎的东西沿着大腿根部向小腿流下去"的感觉不一样。关于训练大小便，妈妈要根据宝宝的实际情况找到合适的方法。在这里提出几点建议：

训练本月宝宝大小便的注意事项

◎积极观察孩子大小便前的反应。
◎给宝宝准备的便器要漂亮。
◎给宝宝准备的便器要轻便。
◎及时鼓励宝宝。
◎不要批评宝宝把尿尿在裤子里。
◎养成规律的排便次数。

　　（1）积极观察孩子大小便前的反应，一般孩子在有大小便时，更愿意接受训练。

　　（2）给宝宝准备的便器要漂亮，宝宝喜欢，就更容易把大小便排在便器中了。

　　（3）给宝宝准备的便器要轻便，能让宝宝自己拿着使用，通常情况下，宝宝更愿意接受能自己动手的事情。

　　（4）这个阶段的宝宝对得到父母赞赏的事愿意重复去做，所以当宝宝把大小便排到便器中时，要及时鼓励宝宝。

　　（5）排便训练不可能立马见效，所以妈妈切莫着急，不要批评宝宝把尿尿在裤子里，应该让宝宝能够自己控制将排尿的时间推迟。

　　（6）养成规律的排便次数。婴儿期大部分孩子每天排一两次大便，但孩子能有意识地控制大小便需到1岁半～2岁。因此，不必急于调教。如果孩子一般都在早饭后排便的话，则每天一到时间就让孩子坐坐便盆或扶着孩子到厕所排便，如果孩子哭闹不肯排，也不要逼着非排不可，有些即使成功了，但等到1岁前后自我意识萌芽后，有的孩子可能又不肯了。这时，要耐心坚持调整也会成功。

夜里控制排尿

　　宝宝夜里能够醒来小便，是再好不过的事了。但是，如果宝宝还不能夜里醒来小便，妈妈就没有必要一次次叫醒宝宝排尿，这样会让熟睡中的宝宝哭闹，也会扰乱宝宝的睡眠周期。没有证据显示，夜里频繁叫醒孩子小便，或在固定时间把孩子叫醒小便，能让宝宝更早学会夜间控制小便。充满尿液的膀胱会向熟睡中的宝宝发出信号，使宝宝自己在睡眠中醒来，告诉妈妈他要小便。妈妈不用着急，你的宝宝不会因为你没有叫醒他排尿而一直尿床的。

1~1岁半孩子大小便前的动作表情

●正在玩耍的孩子突然停止了玩耍。
●面部表情也发生了某种变化，或脸发红，或两眼瞪着不动，或眼神发呆、发直。
●喉咙中发出"嗯嗯"的声音。
●正在行走的宝宝突然站在那里不动。
●身体突然打战。

宝宝容易发生的意外

幼儿的意外死亡中有 42.2% 是溺死，其次是车祸意外。溺死经常发生在浴缸、洗衣机、水槽、水桶、池塘、充气式塑胶泳池等，最多的是浴缸的意外死亡。车祸意外大多是因突然冲到车道，也有在马路边游戏造成的意外。

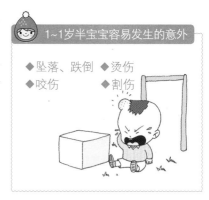

1~1岁半宝宝容易发生的意外

◆坠落、跌倒　◆烫伤
◆咬伤　　　　◆割伤

死亡以外的重大意外伤害，则有跌倒、坠落、烫伤，还有沐浴中的意外也很多，也有误食有毒物品及药物等的意外。幼儿之间的互咬所造成的伤害频率也出乎意料地高。

（1）坠落、跌倒。从高处摔下的意外中，爬上箱子或高台上翻落下来撞到头的意外也很多。也有爬上阳台栏杆，头上脚下地跌落下来。这一时期，宝宝活动性很强，一定要避免坠落、跌倒造成的伤害。

（2）咬伤。这一时期，很多宝宝在一起玩时，会发生咬人的现象，鼻头被咬，手指的指根被咬到内出血等，都是这个时期的宝宝中常发生的问题。这个时期的宝宝只有通过别人说痛和妈妈的责备表情，才会记住这是不能做的事。

（3)烫伤。烫伤绝对是大人的责任。父母平时要养成使用燃气后一定关燃气的习惯。还有，触摸式或附有感应器的燃气器具，只要稍微触摸就会点火，必须特别注意。

带宝宝出门不要忘记带上小药箱

宝宝在婴儿期，有的父母就带他外出旅游，或者郊游。现在孩子 1 岁多，外出的机会会更多。带宝宝外出，最怕宝宝生病。一旦宝宝生病，自备的小药箱就会非常有用。那么，给宝宝准备的小药箱中，需要装点什么呢？主要包括：消毒棉签、消毒酒精、碘酒、过氧化氢、风油精、红药水、紫药水、体温计、退热药（口服的片剂或水剂、肛门用的栓剂）、止咳药、腹泻药、助消化药、皮肤涂抹药（氟轻松软膏或尿素软膏）。需要注意的是，这么大的孩子还不能吃眩晕宁之类的晕车药。如果孩子晕车，最好把车停下来，把孩子抱出车外，让宝宝活动一下。另外，还要在外出前，查好在目的地能够联系上的医院电话。

自备宝宝小药箱装备的物品

		消毒棉签	消毒酒精	碘酒
过氧化氢	风油精	红药水	紫药水	体温计
退热药	止咳药	腹泻药	助消化药	皮肤涂抹药

1～1岁半宝宝常见问题

1~1岁半的宝宝，已经具备了很多的能力，当然也会出现很多问题。下面，我们就关于这个时期宝宝常见的问题，进行探讨研究。

 ## 不会走路

看着其他同龄的孩子过周岁后就会走了，自己的孩子到了 14 个月还不会走，妈妈心里会很着急，可是在第 18 个月时还不会走路的孩子，在其以后成长的过程中完全正常，这样的例子很多。但是，孩子过了周岁还不能坐，那就另当别论，需要看医生。不过，发育正常的孩子，扶着东西就可以走，就算是走起来较笨拙，随着月龄的增加，肯定会走得越来越像样。

孩子走不好与季节有很大的关系。冬天天气冷，孩子穿很多衣服，又垫着厚厚的尿布，练习走路的时候自然很笨拙。所以，爸爸妈妈需要把房间搞得暖和一些，将尿布撤掉，袜子脱掉，给孩子以练习走路创造条件。出生时体重不足 2 千克的孩子，走路晚些很正常。相反，胖孩子走路也要晚一些。

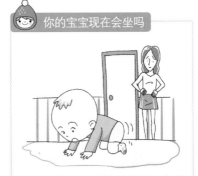

你的宝宝现在会坐吗

因为宝宝身体的差异，有的宝宝可能会走路晚一些，家长不需要太着急。但如果这个阶段宝宝还不会坐，那就需要及时看医生。

 ## 不会说话

看到其他同龄的孩子或更小一点的孩子，在 1 岁三四个月时都能说话了，而自己的孩子还连"嗯嗯"、"不不"也不会说，妈妈就开始担心起来，首先怀疑孩子是不是智力发育迟缓。但实际上，说话早的孩子不一定比说话晚的孩子聪明。

对不能说话的孩子，最重要的是看他能不能听到，可以采用"叫他的名字，看孩子是否回头"的方法来监测。如果孩子会回头，证明能听到。耳朵听得见，与其他同龄孩子的动作也没什么两样的话，就没必要担心智力问题。一般来说，智力发育迟缓的孩子，不单单只在语言方面有表现，在行动方面也会比较迟钝。

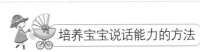

培养宝宝说话能力的方法

◎给宝宝讲解图画书。

◎鼓励宝宝模仿大人说话。

◎给宝宝读或者听一些儿歌。

◎宝宝睡觉前给宝宝讲故事。

◎多和宝宝交流。

◎让宝宝多和同龄的幼儿交流。

不吃饭

真正不吃饭的孩子非常少，大多数情况是孩子不能吃到妈妈心中的理想饭量。对待这种孩子"不吃饭"的现象，妈妈需要了解清楚孩子吃多少才是适量的问题。

如果孩子每天只能吃半碗饭，但体重能够保持平均每天增长 5 克，那这就是孩子的合适饭量。但在天气热的时候，孩子可能吃不下去饭，所以体重会减轻。

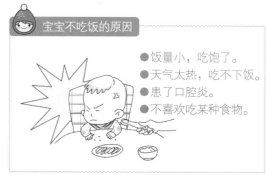

宝宝不吃饭的原因

● 饭量小，吃饱了。
● 天气太热，吃不下饭。
● 患了口腔炎。
● 不喜欢吃某种食物。

食量小的孩子，在婴儿期就不能喝完一瓶奶，进入幼儿期饭量小也是很正常的。

有些孩子，平时很喜欢吃饭，但在初夏的某一天，突然不爱吃饭了，情绪也不好。爸爸妈妈要考虑到孩子是不是患了口腔炎。如果孩子口臭又流口水的话，那十有八九是患了口腔炎。此时孩子不吃饭就不要强迫，但要保证孩子摄入足够的蛋白质。

强迫孩子吃饭，不吃到妈妈心中的理想饭量就不准孩子离开饭桌，这样最容易导致孩子讨厌吃饭，久而久之就真的不爱吃饭了。因此，强制孩子多吃一些的思想是错误的。

也有一些孩子，过了 1 周岁还只吃奶、粥和婴儿食品。妈妈不要担心，随着月龄的增长，渐渐地固体食物也能吃了。

头上出现白发

幼儿头上偶然出现一两根白发不算异常，但若白发很明显，数量较多，则是异常。建议看皮肤科，排除头发本身疾病。

缺锌可以使头发变黄、缺乏光泽、食欲差、生长发育缓慢等，宝宝是否缺锌需要经过化验，并由医生根据化验结果和宝宝的具体情况综合分析，做出诊断。

幼儿长白发		
原因	针对措施	注意事项
遗传因素	尽量多吃一些乌发的食物	避免因为是遗传，就听之任之，放弃治疗
缺铜	多吃一些大虾、牡蛎、肝脏、果仁、燕麦等含铜量高的食物。避免食用含糖量高的食物和生肉，影响铜的吸收	避免直接服用"含铜冲剂"，如果服用"含铜冲剂"超过身体的需要量，会引起人体中毒
缺锌	多食一些核桃、小米、猪肝、羊肉以及各种绿叶蔬菜。有必要的话，也可以直接补一些含锌的冲剂	如果婴儿吃母乳期间就出现白发，母亲可以多补充一些含锌的物质

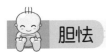

胆怯

有些幼儿对新环境或陌生人会产生本能的恐惧。在和其他的孩子玩时，他们总是后退、观看和等待。如果妈妈强迫他尝试一些不同的事情，他会反抗，而且看到新面孔时，会粘紧妈妈不放。对于一直试图鼓励孩子大胆和独立的爸爸妈妈而言，这种行为令人失望。

最好的解决方法是让孩子以自己的方法去应对，给他时间适应新环境，当他觉得不是十分保险的时候，可以让他握住妈妈的手。如果妈妈对他的行为能从容地接受，被旁观者嘲笑的可能性就非常小，他的自信心也会很快形成。如果这种胆怯的行为一直持续，应该咨询儿科医生。

腹泻

1岁多的婴儿患腹泻是非常常见的。与婴儿期不同的是，过了周岁的孩子腹泻的时间会更长。妈妈一定要给孩子补好水，在孩子腹泻期间，只要孩子想吃就给他吃东西，这是加快病愈的窍门。给孩子禁食时间太长，会造成大便不易成形，并且对其他一些疾病的抵抗力也会减弱。

幼儿腹泻食疗小偏方

● 方法一：烤大蒜

大蒜烤熟，蘸白糖让宝宝食用，每次1瓣，1日3次。

● 方法 ：蒸苹果

将苹果放入碗中，在锅中蒸软后给宝宝食用，每日3~5次。

● 方法三：鲜姜贴

将鲜姜切碎，放在药布上，贴在宝宝的肚脐处。

● 方法四：马齿苋汤

将马齿苋洗净，加入红糖煮汤，给宝宝饮用。

深夜起来玩

孩子深夜醒来后要起来玩的情况很多。对这种情况，第一次的处理很关键。哪怕一次，如果母亲也半夜里起来陪孩子玩，孩子就会成癖。

深夜起来玩和宝宝进行户外活动的时间有很大的关系。如果宝宝白天户外活动时间不足，就不会感到疲劳，晚上就不会睡得很香，半夜起来玩一两个小时就很正常。这样的孩子由于晚上起来玩，往往早上会起得很晚，爸爸妈妈应该渐渐地提前来叫醒孩子，同时尽量带孩子到户外去玩。

耍脾气

谁都有耍脾气的时候，为什么要求孩子不要脾气呢？过了1岁的宝宝可能会耍脾气了，如果爸爸妈妈不按他的意愿行事，他可能会嗷嗷叫，或跺着小脚抗议，或干脆就坐在地上，甚至躺在地上要赖。

对待宝宝发脾气没有灵丹妙药，但可以采取方法减轻宝宝发脾气的强度。如何做呢？爸爸妈妈要注意以下几点：

（1）可以不给予理睬，还是做自己的事，孩子看没有指望控制父母了，会安静下来。

（2）千万保持冷静。发火的父母会使孩子更加耍脾气。

（3）分散注意力，忽然提出一个新的事情，要孩子和自己一块儿干，孩子就会忘记发脾气的事。

（4）讲话要平静、温和，表示父母能控制自己，这对孩子安静下来有好处。

（5）不要在孩子发脾气的时候和他理论，他一定听不进去。等事情过去了，他有一个好心情时，可以和他谈谈，这样效果会好。

不要放任宝宝的坏脾气

1岁多的宝宝，如果自己的要求不能得到满足，很容易躺在地上打闹。父母切不可放任这种做法，否则很容易养成宝宝的坏脾气。

不老实、不听话

1岁多的孩子不老老实实地听妈妈的话，很常见。比如，孩子正高高兴兴地玩耍，妈妈却叫他吃饭，他可能像没听见一样，继续干他自己的事情。如果被妈妈走过来强行抱到吃饭的椅子上，孩子就会扭来扭去、打挺，总想从椅子上下去继续玩。还有洗脸、洗澡、穿衣、把尿、把屎时，孩子可能都会出现反抗情绪。

面对宝宝的不老实，妈妈可借助宝宝的兴趣点，把宝宝不感兴趣的事情"包装"一下。比如，孩子正在看电视，妈妈催他洗脸，孩子可能会不乐意，表现出听而不闻，若强行拉去洗脸的话，孩子就会反抗。此时，妈妈不妨把孩子和电视中的孩子进行比较，让宝宝心甘情愿地接受洗脸。

当然，不管妈妈怎么"包装"，和孩子发生冲突是不可避免的。一旦发生冲突，妈妈不要轻易妥协，让宝宝知道该做的事就是要做。

如何让宝宝更听话

☆多和宝宝交流合作，建立良好的关系。

☆即使再忙，也要抽出时间陪宝宝。

☆宝宝的合理要求一定要满足。

☆宝宝表现好的时候，要多表扬。

☆宝宝不听话时，避免大声斥责、大骂。

☆通过讲故事的方式，让宝宝做不喜欢的事情。

☆宝宝做得不对的话，让他知道你不高兴他的做法。

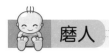

磨人

常听有些妈妈说，孩子大了还没有小的时候好带，一点儿都不乖。其实妈妈没有必要抱怨这些，相反应该感到高兴，因为这预示着宝宝的想法越来越多，思维开始活跃起来，是孩子进步的表现。

那么妈妈应该怎样"对付"磨人的孩子呢？最好的方法就

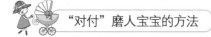

"对付"磨人宝宝的方法

◎多开发一些宝宝爱玩的游戏，占据孩子空闲的时间。

◎给宝宝一些关爱，让宝宝有安全感。

◎多带宝宝接触外人和外面陌生的世界。

◎做事情前先和宝宝商量。

是让孩子没有时间磨人。爸爸妈妈可以多开发一些宝宝爱玩的游戏，占据孩子空闲的时间。如果宝宝喜欢玩某种东西，只要没有危险，让他玩好了。贵重的、怕破坏的东西一开始就不要拿来哄宝宝。如果宝宝在玩了一次之后，爸爸妈妈怕摔坏了而不给他玩，这往往是引起宝宝更加闹人的原因。所以，父母一定要认真对待这个问题，不能为了一时哄孩子开心或做某件事情就放弃原则。

咬嘴唇

1～2岁是宝宝乳牙发育的关键时期，有的孩子可能会出现咬嘴唇的现象。如果不及时纠正，将会对宝宝的乳牙、口腔及面部的发育和形态造成不可挽回的坏影响，甚至还会影响恒牙的发育。所以，必须及时纠正这种不好的习惯。如何纠正？可以采用以下方法。

不要让宝宝经常咬嘴唇

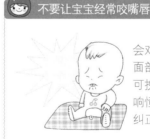

宝宝经常咬嘴唇，会对宝宝的乳牙、口腔及面部的发育和形态造成不可挽回的坏影响，还会影响恒牙的发育。必须及时纠正这种不好的习惯。

（1）给宝宝安全感。宝宝咬自己的嘴唇，实质上是宝宝缺乏安全感的表现。所以，父母需要给宝宝足够的安全感。充满爱意地抚摸宝宝，紧握宝宝的小手，用力亲亲宝宝的小脸，拥抱宝宝，告诉他"宝贝，我爱你"等，都能增加宝宝的安全感。

（2）转移注意力。宝宝在咬嘴唇时，父母要尽可能用积极的方法转移宝宝的注意力，淡化处理。这个年龄段的宝宝注意力很容易随外界的事物转移，父母可以积极地利用宝宝的特点来帮助宝宝。

（3）增加宝宝咬食物的机会。父母可以给宝宝咬一些偏硬的食物，如馒头、包子、水果、蔬菜、饼干等，以满足宝宝用牙齿的愿望。同时，父母也要积极地给宝宝做正确的示范，让宝宝从小就懂得牙齿的作用和正确的使用方法，让宝宝明白牙齿不是用来咬嘴唇的。

出牙问题

一般来说，宝宝在 1 岁半时，多数都会长出 10 颗乳牙。但这只是一般情况，出牙和身高、前囟门闭合一样，萌出时间和数目也存在个体差异。对在 1 岁时才出牙的幼儿来说，1 岁半乳牙数在 10 颗以下也属正常。对那些出牙早的幼儿（4 个月就出牙），到 1 岁半乳牙数在 10 颗以上（12 ~ 16 颗）也没有什么奇怪。但情况也不都是这样，出牙数和萌出速度也有关系。有

> **不要擅自给宝宝加服钙剂或鱼肝油**
>
> 牙萌出速度很慢的宝宝，父母会比较着急，可能会认为孩子营养不良或缺钙。这里要提醒妈妈的是，不要擅自给宝宝加钙剂或鱼肝油，如果担心可以去咨询医生，让医生帮助做出正确的判断。要知道，现在的孩子不比以前的孩子，吃的都是高质量的配方奶，真正缺钙的实属不多。

的婴儿尽管出牙较晚，但萌出速度比较快，到 1 岁半时，也可能萌出 10 颗牙。有的宝宝第一颗牙萌出比较早，但萌出速度比较慢，甚至连续几个月都没有出牙。

 乳磨牙

宝宝的乳牙分为切牙、尖牙、磨牙 3 类，最先长出的磨牙咬合面多呈长方形、有 4 个尖，医学上称为第一乳磨牙，上下、左右共有 4 颗。第一乳磨牙，一般在宝宝 1 ~ 1 岁半之间长出。

出这 4 颗磨牙比出前面的门牙麻烦，时间也拖得比较长。有的宝宝出乳磨牙的时候，会一连几天不想吃、不想喝，烦躁不安，特别是到了晚上，

> **正确看待宝宝的乳磨牙**
>
>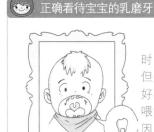
>
> 宝宝出现乳磨牙时，夜间睡眠会不安。但是，还是建议妈妈最好不要养成给宝宝夜间喂奶或抱起来的习惯，因为一旦形成这个习惯，再改掉就困难了。

一连要醒来好几次，而且醒了以后迟迟不肯再睡。所以，有人认为，宝宝出乳磨牙时有失眠的现象。

其实宝宝出这 4 颗乳磨牙时，白天和黑夜的感觉应该是差不多的，只不过是白天宝宝只顾着玩，对身体的不适察觉不出来，而夜晚，夜深人静，没有其他事情的干扰，宝宝对轻微的不适就会敏感些，就会因为牙床胀痛而久久不能入睡，这种情况要持续到牙齿顶出牙床后。有的爸爸妈妈看到宝宝夜间醒来，因疼痛而哭闹不止，就采取喂点奶或抱起来的方式安抚宝宝。这样一来，宝宝就更不想睡了。建议爸爸和妈妈在宝宝因出牙而夜间醒来时，最好不要养成给宝宝夜间喂奶或抱起来的习惯，因为一旦形成这个习惯，再改掉就困难了，而且妈妈和爸爸的精力也会受到一定的影响。如果非喂不可时，应让宝宝躺在床上喂，不要抱起来，等宝宝乳磨牙长出后就好了。

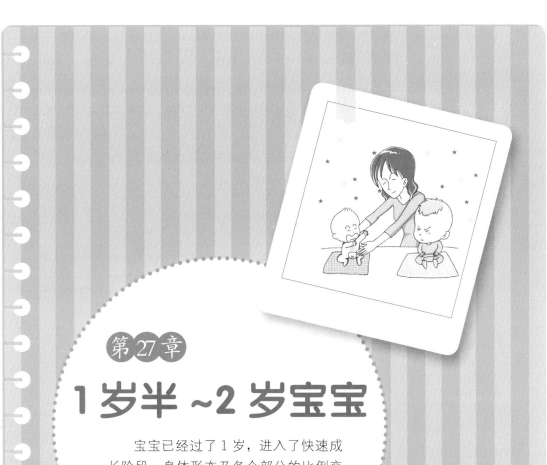

第27章

1岁半~2岁宝宝

宝宝已经过了1岁，进入了快速成长阶段，身体形态及各个部分的比例变化都比较大。随着宝宝的成长，父母对孩子的身体发育要继续关注。但是，在具体方面，要做适当调整。

1岁半～2岁宝宝发育特征

婴儿期是孩子的快速成长阶段，身体形态及各个部分的比例变化比较大。所以，父母很容易就能观察出孩子体重、身高、头围、囟门的变化，但对脱离了婴儿特点、生长发育速度缓慢的1岁半后的幼儿来说，父母观察这四项指标时，就有一定的困难。

 ## 1岁半～2岁宝宝发育特征

随着宝宝长大，父母不必像以前那样一个月对宝宝的身高、体重、头围测量好几次。

（1）对体重而言，可以一个月测量一次，如果父母在测量时，孩子的体重比上个月下降了，要向医生咨询，是否在喂养方面存在着问题，或是有其他方面的问题。

（2）对身高而言，可一季度测量一次，尽管是这样，父母在测量身高时，也可能会发现宝宝的身高没有明显的增加，此时父母应该想到测量上的误差。另外，父母也千万不要忘记遗传对身高的影响。

（3）对头围而言，幼儿期的孩子一年平均增长1～2厘米，具体到每个月就微乎其微了，所以最好每个月找专业人士测量。

判断宝宝体重正常与否的标准

如何判断1岁以上的宝宝体重是否标准呢？专家给出了相应的计算公式，具体为：宝宝的标准体重（千克）＝8+年龄×2。

另外，还可以用公式"（实测体重／标准体重－1）×100%"来计算判断宝宝体重的超标情况，如果超过10%，则可判定为超重；超过20%，则应认定为肥胖。

（4）对囟门而言，绝大多数孩子在满1岁半后就闭合了，但到1岁8个月时，前囟门不闭合的宝宝仍然有。如果你的宝宝前囟门在1岁半以后还没有闭合，千万不要轻易认为宝宝是缺钙和维生素AD，特别是对平时晒太阳多、膳食结构也比较合理、正规地补充维生素AD的宝宝更是如此。孩子究竟缺不缺维生素AD和钙，需要医生下结论，并且要多咨询几个医生。

如果宝宝的体重、身高、头围生长正常，并且囟门已经闭合，那么父母在关注孩子的生长发育时，重点就应该有所转移，要开始关注孩子的腿力、手力、肌肉发育以及孩子的外观、指甲、头发、鼻子、眼睛等细节，如是否有牙槽骨发育异常、地包天、天包地等。

在正常情况下，当上下牙齿咬合时，应该是上前牙咬在下前牙的外面。若相反，即下前牙咬在上前牙的外面，这在医学上称"前牙反牙合"、"反牙合"，俗称"地包天"，也叫"兜齿"。

饮食健康

进入这个时期的宝宝已经进入了离乳期，离开了母乳与奶源，断奶不意味着不再喝奶，孩子的饭量要如何把握？怎样培养孩子良好的进餐习惯？具体的，我们一起去看看吧！

 ## 断奶不意味着不再喝奶　

一般来说，1岁半以后的宝宝进入离乳期，一天吃三顿正餐，但这并不意味着宝宝再也不需要喝奶了。只是不再以奶为主要食物来源，奶成为食物中的一个种类，就像我们吃粮食、蔬菜和肉蛋一样。

对那些不怎么爱吃米饭的孩子来说，每天要喝500毫升的牛奶。父母千万不要为了让孩子多吃点米

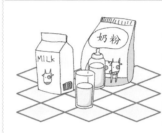

喝奶后注意宝宝的口腔清洁

1岁半~2岁的宝宝睡前喝牛奶不是什么问题，但要注意牙齿的卫生。可以在孩子睡着后，用干净的湿棉签清理口腔，以保证牙齿清洁。

饭，就一点都不给孩子喝牛奶。每顿能够吃1儿童碗米饭的孩子，牛奶量可以减少到300~400毫升。如果孩子不爱喝配方奶或鲜奶，可以用酸奶、奶酪以及其他奶制品替代，过一段时间再尝试着给宝宝喝配方奶或鲜奶。如果宝宝什么样的牛奶及制品都不喜欢吃的话，可以试一试羊奶。

 ## 孩子的饭量　

在喂养孩子时，妈妈可能会存在这样的问题：孩子1岁时能吃1儿童碗米饭，为什么快满两周岁了，还是吃1儿童碗米饭，有时还会吃得更少？

存在这个疑问的妈妈，是没有明白孩子的饭量不是和月龄成正比的。也就是说，孩子的饭量和所需营养不可能随着月龄的增长而无止境地增加下去。对饭量小的瘦孩子，正餐之间吃点儿东西是有好处的。但是，不停地吃零食没有好处，它只能给孩子养成不好好吃饭的习惯。建议在早餐和午餐后以及睡觉前让孩子吃点儿有营养的食物。但是千万不要因为孩子瘦就给他吃高热量、低营养的劣质食物。

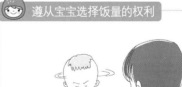

遵从宝宝选择饭量的权利

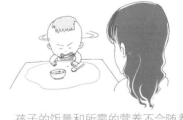

孩子的饭量和所需的营养不会随着月龄的增长而无限地增加下去。因此，19个月的孩子不如12个月的孩子吃得多是常有的事，只要宝宝健康开心，父母就要遵从宝宝选择饭量的权利。

给零食的原则

一点零食都不让孩子吃是很难做到，也不现实。妈妈需要掌握给宝宝吃零食的基本原则：

（1）零食中不应该含有太多的脂肪或者蛋白质，所以零食最好选择水果或者蔬菜。

（2）对大多数孩子来说，给他们吃零食的最佳时间是在两顿饭的中间，而且要离下一顿饭一个半小时以上。

（3）不能因为吃零食而影响正常饮食摄入。

什么样的食品不适合给宝宝吃	
过甜食品	这两种食品中含有过多的脂肪以及热量，缺乏营养价值，对牙齿不利
油炸食品	
食品添加剂过多的食品	危险，吃多影响孩子的身体发育
过期食品	对身体不利

（4）蛋糕、饼干、点心、咸味油炸小吃不要给宝宝吃。

（5）瓜子、花生、豆子等有危险的零食最好不要给孩子吃。

（6）不吃含色素、调味料、添加剂过多的零食。

（7）注意零食是否变质，即使是在保质期内的零食，开封后也要注意检查。

避免暴饮暴食

暴饮暴食是孩子在发育过程中产生的一种生理性现象，但是不规律的饮食及点心的给予方式，也常是原因之一。

为了避免宝宝暴饮暴食，必须让他养成规律的饮食习惯，但因为这个时期容易受到精神上的影响，所以父母应该充分理解此时期的孩子情绪通常不稳定，绝对不要强迫孩子吃饭。孩子不想吃饭的时候，父母就把焦点从吃饭这件事上转移开，借散步或出游等来增加热量的消耗，让孩子产生饥饿感。

 不要强迫宝宝进餐

这个时期的孩子情绪通常不稳定，因此当孩子不想吃饭的时候父母就要通过转移注意力的方法转移孩子的注意力，等孩子情绪稳定、饥饿的时候再去吃饭。

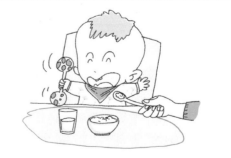

不要让孩子边吃边玩

　　孩子高高兴兴地吃饭是最重要的，如何做到？妈妈需要注意以下几点。

　　为孩子精心准备能令人胃口大开的食物，这点需要妈妈在烹调上下点功夫，食物烹制一定要适合宝宝的特点。睡眠充足，精

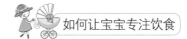
如何让宝宝专注饮食

▶ 尽量让食物种类丰富　▶ 让宝宝养成良好的用餐习惯

▶ 吃饭的时候关掉电视　·坐在固定的位置上用餐
　　　　　　　　　　　·宝宝不坐好不给吃饭

力旺盛，宝宝的食欲就好；睡眠不足，无精打采，宝宝就不会有食欲，日久还会消瘦。活动可促进新陈代谢，加速能量消耗。按时大便，使消化道通畅，可促进宝宝食欲。让孩子坐在高处吃饭，会使孩子感到不安全。试想，带着恐惧感吃饭，孩子怎么会高兴呢？所以，不要为了方便孩子夹菜，而故意把餐椅加高，相反应该适当降低点。

　　不合理的膳食结构会直接或间接影响孩子的食欲而让孩子不能高兴地吃饭，所以，父母要注意合理的膳食结构。

让孩子高高兴兴吃饭的方法

　　养成边吃边玩的坏习惯，是因为孩子明明不饿父母却想尽办法让他吃东西。为了不让孩子离开餐桌，把孩子喜欢的玩具或洋娃娃等放在餐桌上，是有些母亲经常使用的方法，这反而使孩子无法区别吃饭与游戏，助长了边吃边玩的现象。人们经常看到母亲手里拿着餐具追在孩子后面喂饭的情景。这也会促使孩子边吃边玩。所以，当孩子在用餐的时候站起来走动，或在用餐中玩耍，都有必要加以禁止。为了让孩子专注于饮食，应该限定用餐的地方，并让孩子坐在固定的位置上，要让他养成除了乖乖坐在自己的座位外就不给孩子饮食的习惯。

　　此外，也不能忽略边吃边看电视的习惯。常常看到母亲趁着孩子看电视时，用汤匙把食物放进孩子口中的情景。所以，必须在用餐时间关掉电视，让孩子专注地吃饭。

怎样让宝宝高高兴兴吃饭

·精心准备食物	宝宝爱吃的、容易消化的，注重菜品的色、香、味
·不要勉强宝宝吃饭	父母可以帮助宝宝养成良好的用餐习惯，但是不能强迫孩子
·保证宝宝充足的睡眠和运动	促进新陈代谢，促进食欲
·不要让宝宝坐在高处吃饭	增加进餐时的恐惧，无法让宝宝安心用餐
·教会孩子用筷子	锻炼宝宝手部精细动作
·膳食搭配合理	预防肥胖

适合孩子的几种食谱

以下是在遵循品种齐全、营养丰富、色、香、味俱全的原则的基础上提出的几种食谱，希望对爸爸妈妈们有所帮助。

食谱一

早餐（7：00~7：30），1瓶牛奶，半块面包，1小勺奶油，2小勺果酱。

午餐（11：00~11：30），1小碗稀饭，1块肉末土豆泥煎饼，1小碟炒小白菜；下午点心（15：00 ~ 15：30），1块蛋糕，苹果半个。

晚餐（18：00 ~ 18：30），1碗牛肉面条，1根香蕉；晚上点心（20：30 ~ 21：00），1瓶牛奶，3片饼干。

食谱二

早餐（7：00 ~ 7：30），1瓶牛奶，半块面包；上午点心（10：00），2块饼干，半个苹果。

午餐（11：00 ~ 11：30），1碗米饭，鱼，鸭血，豆腐；下午点心（15：00 ~ 15：30），鸡蛋羹，1根香蕉。

晚餐（18：00 ~ 18：30），10 ~ 12只菜肉小馄饨；晚上点心（20：30 ~ 21：00），1瓶牛奶，2块馒头片。

食谱三

早餐（7：00 ~ 7：30），1碗牛奶肉末粥，2块饼干。

午餐（11：00 ~ 11：30），1碗碎菜粥，1个馒头，1小碟肝泥碎土豆；下午点心（15：00 ~ 15：30），1个肉包子，3颗草莓。

晚餐（18：00 ~ 18：30），半碗米饭，鸡蛋羹，海带菠菜汤；晚上点心（20：30 ~ 21：00），1瓶牛奶，半个苹果。

怎样让你的孩子乖乖吃饭

▶ 选择在宝宝饥饿的时候吃饭　　▶ 孩子吃完后要多多表扬

▶ 为宝宝准备一套专用餐具　　　▶ 提早十分钟通知宝宝吃饭

▶ 让宝宝少吃零食　　　　　　　▶ 精心烹调
　　　　　　　　　　　　　　　　·经常改变烹调方式
　　　　　　　　　　　　　　　　·烧的菜颜色要鲜艳
　　　　　　　　　　　　　　　　·选择孩子爱吃的食物

▶ 教会宝宝用筷子　　　　　　　▶ 不在吃饭的时候责怪孩子

给宝宝吃饭的搭配原则

粗细搭配	粗粮和细粮搭配
果蔬搭配	要多吃水果和蔬菜
荤素搭配	每顿食物中既要有荤菜，又要有素菜
干稀搭配	三餐中既要有干粮也要有汤和稀饭

起居护理

这个时期的宝宝睡眠是需要注意的问题，但是，因为宝宝的心理发育还未成熟，容易受环境影响，情绪波动也较大。因此，睡眠会出现各种各样的问题。怎样给宝宝一个良好的睡眠环境是我们这章讲解的重点。

常见的睡眠问题

幼儿的睡眠问题确实不少，常见的有以下几种。

（1）睡觉前离不开奶瓶。如果对孩子来说这是个最简单的入睡方法的话，可以继续让他抱着奶瓶入睡。

（2）困着不睡。依靠自己的意志力努力保持清醒，从而困着不睡的孩子不少。但1岁半～2岁的孩子，不会像大人一样，能够靠意志力坚持一个晚上不睡觉，他们通常都是坚持一会儿就睡着了。

（3）睡到半夜哭闹。这是让父母最为烦恼的问题之一，不仅影响宝宝自己的睡眠，还会影响邻居和父母的睡眠。遇到这种情况，父母可以采用这个方法纠正：当孩子半夜开始哭闹时，不要立即去哄，也许宝宝只是哼哼几下就睡着了。如果一段时间后，宝宝越哭越厉害，父母可以去哄一下，逐渐延长哄孩子的间隔时间，孩子哭闹时间就会慢慢缩短。

（4）半夜醒来要喝奶。在婴儿期，宝宝半夜醒来要喝奶，父母不会感到奇怪，但进入离乳期的孩子，半夜里还要喝两三次奶，父母可能会不理解，也可能会为此烦恼。其实父母大可不必这样。这可能是孩子延续婴儿期的习惯，短时间是无法改变的，需要时间，也许宝宝在某一天就突然不要喝奶了。

（5）白天不睡觉。每个孩子都有自己的睡眠习惯，白天不睡觉的孩子，可能晚上会睡得很香，睡眠质量高。只要孩子精神好，能吃能喝，发育正常，父母就不要担心。当然，让孩子养成午睡的习惯就更好。

（6）翘着屁股，趴着睡。这可能是孩子觉得这样睡很舒服。只要孩子睡得香，不哭也不闹，父母就没有必要频繁地纠正宝宝的睡姿。

怎样让宝宝顺利入睡

保持睡前的轻松氛围	·不要强迫孩子睡觉。 ·睡前为宝宝讲故事。 ·放一些轻柔的音乐。 ·唱儿歌。
避免睡前的剧烈运动	·跑、跳。
不要在睡前训斥孩子	·如果宝宝做错了事情可以进行启发式教育，避免孩子带着情绪入睡。
尊重孩子的睡眠意愿	·尊重孩子的睡觉习惯。 ·让宝宝选择自己喜欢的睡眠姿势。

让宝宝安然午睡的方法

午睡不管是对大人还是对孩子，都是有好处的。但是，很多妈妈都会遇到宝宝拒绝午睡的情况。这个时候，妈妈应该怎么办呢？不妨试试以下方法。

（1）避免兴奋。午睡之前，不要让宝宝进行有趣的活动，以免他过于兴奋不能入睡。

（2）睡前故事。也许是个小小的忽略，很多妈妈都没有发现，自己的宝宝白天不愿意午睡的原因，居然是缺少了睡前故事。如果每天晚上宝宝要听一两个故事后才能睡着，白天宝宝缺少了睡前故事一样会难以入眠。妈妈可以陪伴他，遵循着夜晚的睡觉规律，为宝宝讲一个温暖的睡前故事，很快宝宝就会甜甜入睡。

（3）陪他入睡。在黑暗的房间里跟宝宝躺在一起，播放恬静的音乐或有声图书，放松，然后闭上眼睛。这是让宝宝接受午睡的最好方法。

（4）遮蔽光线。如果宝宝习惯在光线暗的环境里入睡，午睡时，妈妈应该确保他的房间里保持黑暗，为宝宝拉上窗帘。如果窗帘的透光性能太好，也许你可以考虑更换成厚窗帘。要知道，有些宝宝对光线十分敏感，亮光会使他们无法入睡或者刚刚入睡又醒来。

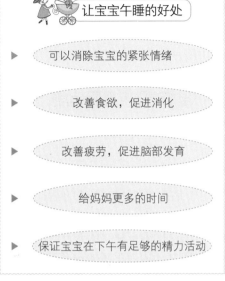

让宝宝午睡的好处

- ▶ 可以消除宝宝的紧张情绪
- ▶ 改善食欲，促进消化
- ▶ 改善疲劳，促进脑部发育
- ▶ 给妈妈更多的时间
- ▶ 保证宝宝在下午有足够的精力活动

摇着宝宝睡觉

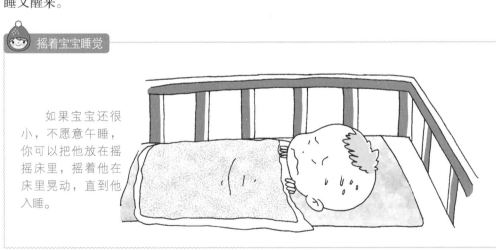

如果宝宝还很小，不愿意午睡，你可以把他放在摇摇床里，摇着他在床里晃动，直到他入睡。

陪着孩子入睡

在1岁半～2岁之间，几乎没有一个孩子在换上睡衣、盖上被子后就能静静地躺下入睡，父母多少都要陪他一会儿他才肯睡。这是因为此时的孩子正处在一个独立与依恋的十字路口上。

宝宝能自己拿勺子吃饭，能告诉父母要大小便，是宝宝独立的表现。对父母的割舍不断是依恋的表现，这会使孩子想把父母拉到自己的身边，尤其是睡觉的时候，怕一闭上眼父母就不见了。如果父母拒绝宝宝的这种依恋，申斥宝宝，让他自己去睡，这样做能促进孩子的自立吗？当然不能，相反会影响宝宝与父母的合作，推迟其他方面的独立。所以，入睡前，孩子想让爸爸或妈妈在身边的话，就应该高兴地满足孩子，让孩子安心、快速地进入梦乡。对曾经由于醒来后，爸爸妈妈外出不在身边而受到过惊吓的孩子，更应如此。

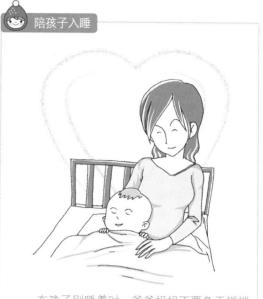

陪孩子入睡

在孩子刚睡着时，爸爸妈妈不要急于悄悄离开，孩子很可能是假装睡着。如果爸爸妈妈离开了，孩子会更害怕睡觉。

 ## 两岁左右的孩子需要睡多长时间

两岁左右的孩子平均每天需要睡10～12个小时，还不包括白天的小睡。但这只是平均的数据，而且其中存在着很大的差异，有些幼儿需要的睡眠时间多些，而另一些需要的相对少一些。尽管有的孩子睡得时间不够多，但是父母也不必担心他的睡眠满足不了自己的需要。

随着孩子的成长，他们的睡眠会越来越少。刚开始的时候，父母可能在晚上注意到这种现象。以后，他们在白天的其他时间也会表现得一点睡意没有。父母要懂得每个幼儿都有自己的睡眠规律。

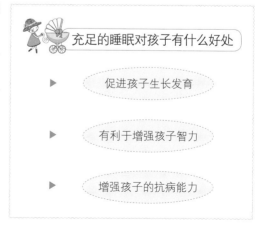

充足的睡眠对孩子有什么好处

▶ 促进孩子生长发育

▶ 有利于增强孩子智力

▶ 增强孩子的抗病能力

怎样叫醒宝宝才正确

午睡需要睡多长时间呢？对大人来说，睡半小时就能变得精神抖擞。但对不满两岁的幼儿来说，可能需要睡上一两个小时，甚至两三个小时，这都是正常的。只要孩子不会因此而影响晚上的睡眠，就没有什么要紧。

如果孩子因为午睡睡了三四个小时，而晚上要父母陪着玩到半夜三更才肯睡觉，那就需要加以调整了。可以在孩子白天睡到一个多小时的时候，主动叫醒他。如何叫醒宝宝才能不让他哭呢？可以试试以下方法。

（1）音乐呼唤。放些音乐，每隔几分钟加大一些音量。然后拉开窗帘，打开窗户，诱导宝宝从睡梦中自然醒来。

（2）爱的呼唤。如果宝宝睡得太沉，妈妈可以先推推宝宝的身体，或轻抚宝宝的面颊，轻声呼唤。在轻柔的刺激下，宝宝会慢慢地由深睡状态进入浅睡状态，再从浅睡中慢慢醒来。

（3）温毛巾擦脸。宝宝如果坚决不肯醒来，妈妈可以试着用一条温毛巾给宝宝擦擦脸，软软的毛巾擦在脸上，暖暖的、痒痒的感觉一定会把宝宝从梦中唤醒过来的。

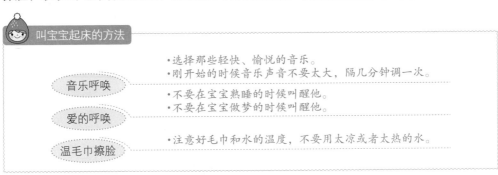

叫宝宝起床的方法

音乐呼唤
- 选择那些轻快、愉悦的音乐。
- 刚开始的时候音乐声音不要太大，隔几分钟调一次。

爱的呼唤
- 不要在宝宝熟睡的时候叫醒他。
- 不要在宝宝做梦的时候叫醒他。

温毛巾擦脸
- 注意好毛巾和水的温度，不要用太凉或者太热的水。

孩子适合独居一室吗

家里若有两个孩子，是需要每个孩子独睡一室呢，还是应该让他们住在一起？这个问题很实际。如果条件允许，最好还是为他们每人准备一间卧室，当孩子比较大了以后就更应该这么做了。孩子有了自己的房间以后，就可以自己整理东西，还可以在需要的时候保护自己的隐私。让两个孩子在一个房间睡觉，容易彼此干扰对方。但是让他们睡一个房间，也有好处：可以学会协调利用两人的空间，学会如何保持安静让对方睡觉，而不是醉心于彻夜长谈。

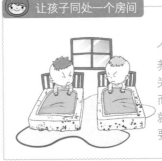

让孩子同处一个房间

让孩子同处一个房间，还有利于培养兄弟姐妹间的亲密关系，但是也会因此而经常吵闹不休，这就需要爸爸妈妈一定要做好调解工作。

最好不要让宝宝在傍晚小睡

如果宝宝傍晚小睡一觉，晚上通常会睡得比较晚。如果宝宝因为傍晚的一觉而没有起来吃饭，那么就会在半夜醒来要吃奶，而且吃完奶后可能要玩好一阵。所以，最好不要让宝宝在傍晚小睡一觉。

如果宝宝每天白天都要睡上两觉，那父母就要争取让宝宝在上午或午后各睡上一觉，傍晚就不要让孩子睡了，孩子要睡，父母可以和他做游戏。早睡早起是一种很好的睡眠习惯，如果孩子不愿意早睡觉，

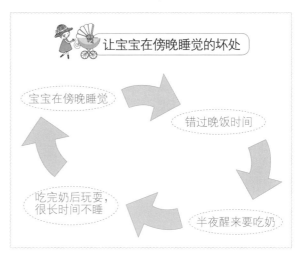

在可能的情况下，妈妈应尽量满足孩子。如果父母没有办法让孩子早睡，那就顺其自然，不要因此而训斥孩子。

给孩子穿合适的衣服

1 岁半以后的孩子，身体比例有了根本改变，不再像个大头娃娃，胸廓、头、腹部三围变得差不多，腿也长长了。脖子也比原来长了，可以穿带领的衣服了。

不管是给孩子穿带领的衣服，还是穿无领的圆口衣服，合适的件数都是很重要的。可以通过宝宝的反应来判断：如果宝宝手脚是温暖的，但不出汗，脸色正常，说明穿得合适；如果宝宝的脸色发红，而且身上、手、脚出汗，就说明穿多了；如果宝宝的手脚发凉，就说明可能穿得不够。

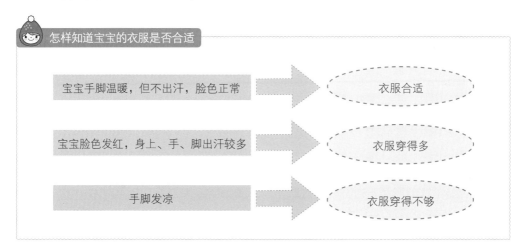

为孩子准备好牙刷、牙膏

刷牙是清洁护理的一个重要方面。刚开始的时候，孩子还不会自己刷牙。爸爸妈妈可以在每次刷牙的时候带着孩子，让其模仿。几次之后，就可以让孩子自己拿着牙刷刷牙。

在教孩子刷牙的时候，父母要注意孩子的安全，发现孩子拿着牙刷在嘴里乱刷时，要告诉他这样做不对，否则孩子可能会因此而戳伤自己的嘴。

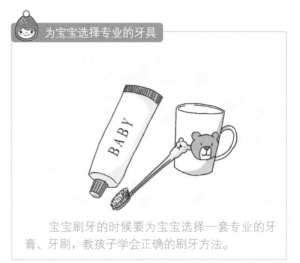

为宝宝选择专业的牙具

宝宝刷牙的时候要为宝宝选择一套专业的牙膏、牙刷，教孩子学会正确的刷牙方法。

给孩子准备质量好的护肤品

给孩子购买护肤品时，要注意以下几点。

（1）看成分。越简单越好，不加特殊香料、酒精，不加过多颜色，只具备基本的润肤成分（凡士林、羊毛脂等）即可。

（2）闻气味。有淡淡香味就可以，香气浓郁的最好别买。

（3）看颜色。白色或乳白色的最好，颜色鲜艳的最好别买。

不要给宝宝随意换护肤品

新产品不要买，最好选一些成熟的老产品；不要经常换品牌，这样宝宝的皮肤便不用对不同的护肤品反复做调整；要确认产品的生产许可证、卫生许可证、执行标准，并看准保质期。

（4）论功能。护肤品的功能要简单，如护臀霜就是专门保护小屁屁的，润肤霜就是滋润皮肤的。如果护肤霜还宣传有其他的功效，家长就要小心了。尤其是不要选择有杀菌等作用的，免得刺激孩子娇嫩的皮肤，引起过敏。

（5）液体稀。婴幼儿护肤品一般含水量很高，涂在皮肤上的感觉应比成人的稀得多，很容易抹开，不能有黏稠感，否则会堵塞宝宝的皮肤毛孔。儿童的浴液、香波等也都比成人的稀。

（6）渗透强。如果给宝宝使用清洁类护肤品后，抚摸时感觉皮肤上有东西附着，就说明可能是这种产品不适合宝宝皮肤使用，或是产品本身就有问题。

（7）泡沫少。泡沫多的产品可能会有一定的刺激作用，所以家长要格外注意，一般看上去有细细的泡沫出来就可以了。

教宝宝擤鼻涕

流鼻涕是一种正常的生理现象。在孩子还不会自己擤鼻涕之前，如果爸爸妈妈没有及时给他擤掉，他们就会用衣服袖子随意一抹，或是使劲一吸又咽回肚子里。这不仅影响孩子的形象，还会因吸入的鼻涕中含有的病菌而影响孩子的身体健康。所以，教会孩子自己擤鼻涕十分必要。

> **教宝宝用卫生纸擤鼻涕**
>
> 孩子在擤出鼻涕后，还要教他用卫生纸擦掉，给孩子的卫生纸要多折几下，以免宝宝把纸弄破，搞得满手都是鼻涕之后再随手擦到身上。

教宝宝擤鼻涕，可以先让宝宝用一只手的食指按住一侧鼻翼，擤另一侧鼻腔里的鼻涕，然后换一只手，擤这一侧鼻腔里的鼻涕。不要让孩子的食指和拇指同时抓住鼻翼，很可能因为孩子还不能熟练擤鼻涕，而同时捏住两个鼻孔用力擤，这样非常容易把带有细菌的鼻涕通过连通鼻子和耳朵的咽鼓管，擤到中耳腔内引起中耳炎。中耳炎轻者可能导致宝宝听力减退，严重时引起脑脓肿，将会危及生命。

 ## 对大小便训练的认识

有的孩子在满1周岁时就开始了大小便训练，也有的孩子在1～1岁半之间的某个月开始大小便训练，还有的孩子在满1岁半时才开始大小便训练，甚至有的孩子在两周岁以前还没有开始大小便训练。不管在两周岁以前有没有对孩子进行大小便训练，父母都要明白以下两点：

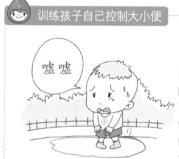

一般来说，1岁半以后是训练孩子大小便的大好时机。多数情况下，孩子1岁半左右能控制大便；两岁左右能控制小便；3岁前基本上解决了控制大小便问题。

1. 大小便训练的基础是生理成熟

在训练宝宝大小便之前，妈妈认识到生理成熟是基础，非常重要。因为如果孩子没有到生理成熟阶段，大小便训练可能没有一点成效。对生理成熟期，妈妈还要认识到，每个宝宝都不是一样的，进入的时间有早有晚，但不能因邻居家的宝宝能够控制大小便，乐于接受大小便训练，就怀疑自己的孩子不聪明。生理成熟期的早晚和宝宝聪不聪明没有关系。

2. 什么时候训练大小便不重要，重要的是要让宝宝知道大小便是需要控制的

在纸尿裤没有普遍使用之前，孩子都是使用尿布，妈妈为了不让孩子总是兜着湿漉漉的尿布，在婴儿期就经常给孩子把尿把便。尽管这不能让孩子早早地就能控制大小便，但确实能够减少尿布的使用。

训练大小便包含哪些内容

一般来说，训练大小便包含以下几个方面的内容。

（1）要撒尿或大便时，孩子能告诉父母。有些孩子在满1周岁后就能够做到这点，也有些孩子在1岁半后才能够告诉父母。这与宝宝能不能感受到便意、说话早不早有关。

（2）夜里能控制撒尿。这个能力通常要等孩子到1岁半以后。过早地为了孩子能控制夜里不尿床，而夜里频繁地起来给孩子把尿，不是明智的做法，因为宝宝并不会因此而提前控制夜尿，反而会影响宝宝和妈妈的睡眠。

（3）要排大小便时，能够自己脱裤子。这是教孩子迈向自立的又一步骤。在孩子能熟练地解裤子之前，不要给他穿封裆裤。这类裤子对不会解裤子的孩子不仅没有任何好处，而且还会打消他们的学习积极性。另外，妈妈也要懂得放手，如果妈妈一直不放心，总是代劳，宝宝的动手能力就差，能够自己脱裤子排大小便的时间也就比较晚。

（4）自己学着大小便。妈妈可以让孩子光着屁股玩一段时间。与此同时，不管他在室内还是在室外，妈妈都可以每隔一个小时左右提醒孩子自己大小便。如果他感到厌烦，或者产生抵触情绪，或者在他往坐便椅上坐的时候出现意外，就需要等待一段时间以后再说。

（5）到卫生间大小便。这与父母的示范有关，如果父母在上厕所时也带着孩子，宝宝就会模仿着这么做。

（6）便后洗手。这是一种卫生习惯。如果父母从来没这么告诉过宝宝，也不要求宝宝这么做，宝宝多大也不会主动便后洗手。如果父母缺乏这样的习惯，孩子就很难养成便后洗手的习惯。

以上这些只是训练孩子大小便的一部分内容，还有很多方面，比如训练孩子用成人马桶、自己擦屁股等，这里就不一一列举了。妈妈要多加注意。

为宝宝精心准备便器

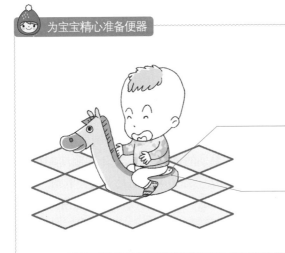

孩子是否安心地坐在便器上，与为宝宝准备的便器有关。如果便器的前部呈鸟头、马脸状的话，孩子就会认为它是个玩具，会只顾玩而不能专心坐着排便。

便器最好是屁股恰好能与便器大小吻合，太大或太小，孩子坐着都不会舒服。

注意便器的温度，气温低时，皮肤接触到便器会感到凉，孩子就会讨厌坐到便器上，可以用旧毛毯或者布做个空心套套在便器上。

大小便训练期间的常见问题

（1）男孩子不会站着撒尿。有些父母可能会很担心这一点，实际上这是多余的。孩子的模仿能力很强，只要爸爸在小便的时候带上孩子，宝宝就会模仿爸爸的样子，萌发站着撒尿的念头。

（2）让尿不尿，不让尿却尿裤子。孩子能够控制小便了，很多妈妈可能会在固定的时间点让孩子尿

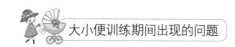

◎男孩子不会站着撒尿。
◎让尿不尿，不让尿却尿裤子。
◎在家里能控制小便，但到了户外就不能控制了。
◎大便干燥，让宝宝出现肛裂。
◎孩子憋尿。

尿，可往往是让尿不尿，不让尿却尿裤子。妈妈没有必要为此发火，要理解孩子。因为孩子现在并不完全能够控制小便。比如，孩子正玩得高兴，如果妈妈在孩子的膀胱没有充满尿液时让他尿尿，他可能不会配合，但一段时间后，尿液充满了膀胱，产生了便意，但孩子兴致正浓，无暇顾及要排尿的生理信号，自然就尿裤子了。

（3）在家里能控制小便，但到了户外就不能控制了。这是一种可能发生的情况，遇到这种情况时，父母不应该去催促或者斥责宝宝。他最终可能还是把裤子尿湿了，但是这也不应该受到责备。带孩子外出时，可以带上孩子的小坐便椅，这对孩子及早习惯在室外的各种地方小便很有好处。

（4）大便干燥，容易让宝宝出现肛裂。这种情况不仅很痛，而且伤口在好几个星期之内都难以愈合，会使宝宝拒绝解大便。如果宝宝憋着不拉，就会形成恶性循环，大便会变得更硬。所以，见到孩子大便变硬时，要及时调整孩子的饮食，可以在每天的饮食中加入梅脯或者梅脯汁，这种办法是很有效的。食用含全谷小麦和全谷麦粉较多的麦片、面包和饼干，也有一定的通便效果。当饮食不能缓解时，要通知医生，医生可以通过使用药物使大便变软。

（5）孩子憋尿。宝宝能够控制大小便是一件好事，但妈妈也许会遇到宝宝憋尿不排的情况。孩子憋尿很可能是受到情绪的影响，比如焦虑、生气、感到害怕的时候。遇到孩子憋尿时，妈妈不要着急，孩子憋不住了自然会尿裤子。如果不想孩子尿裤子，可以对孩子进行安抚，放松紧张的神经，让宝宝顺利排出大小便。

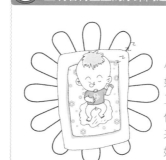

正确看待宝宝的尿床问题

即使宝宝学会了控制小便，却还是尿床，爸爸妈妈也不要担心，这种情况太正常了。宝宝睡得很深，即使感受到尿意，也醒不过来。所以，对待这个问题，妈妈不要责备孩子。

1岁半～2岁宝宝常见问题

1岁半～2岁的宝宝虽然没有1岁前的娇弱，但是，因为这个时期的宝宝会走、会动，活泼了许多，还是有很多问题需要爸爸妈妈注意的。下面就让我们一起去看看吧！

发脾气

没有哪个两岁以内的孩子不发脾气。这是孩子早期发育阶段的正常现象。下面就来看一看两岁孩子经常发脾气的原因是什么。

一般来说，容易导致孩子发脾气的原因有以下三点：

第一，受挫。幼儿的生活就是一种经常遭受挫折的经历，因为他们想要的总是超出能力范围之外，自己的愿望和抱负也总是实现不了。当然，他们取得成功的时候也是兴奋无比的。

第二，语言匮乏。幼儿懂得的要比他实际能用语言表达出来的多。他或许有一些解决两难境地的见解，但就是不能在和别人交流的时候用语言很好地表达出来，然而语言在对付情绪方面发挥着十分重要的作用。因此，他的情绪就会越来越激动，他的挫折感也会越来越强烈。

第三，不能自控。大人能够抑制自己的情绪，避免感情冲动，但幼儿却不能。当他受挫的强烈情绪达到极点，需要发泄的时候，他既不能找别人诉苦，也不能憋在心里不说，怎么办呢？只有发脾气了。他可能会猛地躺在地上，尖嚎不已。

另外，性格、压抑、疾病等因素也容易造成孩子发脾气。

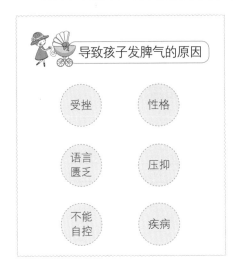

导致孩子发脾气的原因

受挫　性格

语言匮乏　压抑

不能自控　疾病

孩子发脾气怎么办

第一，父母要尽量减少孩子的挫败感，帮助和鼓励孩子，让其取得成功。

第　，孩子在向父母表达什么时，父母要尽量猜测其意图，可以结合孩子的肢体语言加深理解。

第三，趁孩子的脾气还没有爆发的时候，要分散孩子的注意力。

第四，学会忍受。宝宝不会一直都是一个爱发脾气的孩子，4岁之后就会很乖了，父母要学会包容，学会理解，经常斥责只会适得其反。

要这要那

　　或许在 1 岁半 ~ 2 岁之间的某个月，或许更早些，你会发现孩子会向你要这要那。他们可能会见到苹果的时候要吃苹果，但吃了两口就不吃了，改为要喝奶。

　　外出活动前，你给他穿上一件外衣，但孩子就是不肯穿，明确告诉你要穿哪件。总之，他们的要求会越来越多，父母没有必要因此而生气，说孩子"磨人"。因为这个阶段的孩子就是这样的。处理这种情况的最好的方法就是让孩子自己作决定。要带孩子外出了，让孩子自己拿衣服，他拿了哪件，就穿哪件好了。如果孩子的选择不正确，比如冬季要穿夏天的衣服，那你就应该事先只给孩子冬天的衣服，把夏天的衣服藏好，孩子通常不会想起来看不到的东西的。

> **孩子喜欢要这要那**
>
> 　　如果孩子在日常生活中喜欢要这要那，那么，就让孩子自己去选择。父母可以事先将不希望宝宝选择的东西藏好。

 咬人

　　咬人似乎是孩子比较喜欢做的事情。在婴儿期，吃母乳的时候，妈妈可能都被孩子咬过，起初可能是孩子出牙导致牙龈不舒服，需要磨牙。孩子比较大了后，也可能是要断奶的信号。

　　现在孩子快两岁了，乳牙变得坚硬起来，咀嚼能力也提高了，可是，孩子又开始咬小朋友、父母或其他人的手指、玩具。为什么会这样？原因可能有以下三种。

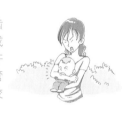

> **宝宝为什么要咬人**
>
> 　　宝宝咬人可能是牙齿不舒服，或心烦意乱，或可能是在练习说话，也许是一种情绪反应，但不管怎样，这个年龄的宝宝咬人并无恶意。

　　第一，牙床不舒服而咬人。给宝宝一个可以满足咬的欲望的替代品，比如毛巾之类的软物，还可以采用让宝宝吃核桃仁、锅巴和青苹果等方式，来缓解宝宝这一特殊时期的特殊需要。

　　第二，表达不出意思而咬人。爸爸和妈妈应帮助宝宝，先学会生活中的一些交往语言，同时还应当教宝宝怎样正确地使用这些语言。当宝宝因为心里不满而咬人时，妈妈要告诉宝宝，有比咬人更好的表达方式。

　　第三，把咬人当作一种发泄。让宝宝多玩安静的游戏，保证宝宝有充分的睡眠。研究结果显示：强度刺激是引起宝宝咬人的最常见的因素之一，拥有安静的睡眠并且睡眠充足的宝宝一般较少用牙齿咬人。

对父母不亲

一直都是由保姆或家里的其他人照顾的孩子，可能会与父母表现得不是那么亲密。父母不要为此而伤心，随着宝宝慢慢长大，有了情感表达能力，即使父母不常陪伴，也会知道亲父母了，也会表现出亲昵。

 引起宝宝对父母生疏的原因有哪些

①父母工作忙，孩子交给别人带，孩子与父母见面的机会少。

②父母教育方式不当，对孩子耐心不够。

③父母与宝宝之间缺乏感情交流。

O型腿

婴幼儿在发育过程中，伴随着年龄的增长，会历经从膝内翻到正常，再转变为膝外翻再到正常的过程。一般来说，新生儿是膝内翻，至两岁时接近正常；两岁后逐渐成轻微的外翻，至 10 岁再恢复正常。10 岁以后，绝大多数人会保持正常或略呈 5 ~ 10 度的膝内翻，这都在正常生理范围之内，无需治疗。

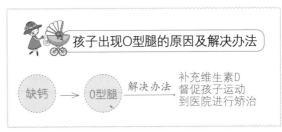

所以，家长在孩子两岁前发现他是 O 型腿，不必着急，更不能用绷带把孩子的双腿缠起来，希望借助外力强行把他的腿矫正变直。正确的办法是适当补充维生素 D，同时督促他积极进行运动，改善肌肉张力，让腿在生长发育过程中慢慢纠正过来。

若 10 岁以后，孩子仍有较严重的 O 型腿或 X 型腿，则往往是由于佝偻病、骨骺损伤、小儿麻痹后遗症、关节炎或者发育障碍所引起的，应该尽早去医院矫治。

牙列间隙

如果牙齿长得小，颌骨可容纳的间隙相对较大，则牙齿之间就会产生缝隙。缝隙还可以由于牙齿突出牙弓、牙齿缺失或异常的牙龈组织附件造成。

间隙需要矫正是因为：缺少了牙齿的保护，牙龈容易出问题；阻碍了牙齿发挥正常功能；影响美观，尤其是微笑的时候。

间隙如何进行矫正？通过将牙齿移动，整齐地排列在牙弓上，可以关闭间隙。

但对于幼儿来说，乳牙时期，牙齿间有缝隙是正常的，不需要医治。

发音不清楚

宝宝会说一些完整的话了，但爸爸妈妈有时候却发现，宝宝出现了发音不清楚的现象，如把"狮子"说成"私自"，把"吃饭"说成"七饭"，把"舅舅"说成"豆豆"，把"苹果"说成"平朵"等。

一般来说，这个年龄的宝宝发音不清楚是常有的事情，随着宝宝发音器官功能的逐步完善，尤其是爸爸妈妈能及时准确地进行发音指导和反复的发音练习，宝宝的发音会逐渐正确的。

不过父母也要注意宝宝是不是患有"胖舌"（即舌系带过短）症，这种疾

宝宝发音不清楚怎么办

1 带孩子进行全面检查，确保无异常情况。
　└ 请医生检查发音器官。
　└ 检查孩子的听觉器官。
　└ 检查孩子的脑部发育。

2 帮助宝宝进行语言治疗。
　└ 不要重复宝宝错误的发音。
　└ 和宝宝说话要有耐心、说话要心平气和。
　└ 多鼓励宝宝讲经常错误的音节。

3 生活中教宝宝积累词汇。

病的症状就是，说话不清楚，尤其是卷舌音更发不清楚，如果宝宝的确有这种症状，应及早进行治疗。

 不吃蔬菜

一些孩子天生就不喜欢吃蔬菜，不光不喜欢吃那些有特殊气味的蔬菜，如韭菜、芹菜、胡萝卜之类，也不喜欢吃那些没有气味的蔬菜。怎么让孩子快乐地吃蔬菜呢？试试下面的方法。

（1）改变烹饪方法。试试在白米里加入甜玉米、甜豌豆、胡萝卜小粒、蘑菇小粒，再点上几滴香油，美丽的"五彩米饭"一定会使孩子兴趣大增。又如，家里不再做纯肉菜，而

宝宝不吃蔬菜怎么办

　需要注意的，如果孩子暂时无法接受某一两种蔬菜，哪怕是营养很好的蔬菜，也不必过分紧张，可以找到与它营养价值类似的一些蔬菜来满足孩子的营养需要。

是在炒肉的时候配些芹菜、青椒等，炖肉时配上土豆、胡萝卜、蘑菇、海带等，也会增加孩子吃蔬菜的机会。另外，吃面条的时候不要只放炸酱，可配上黄瓜、豆芽、焯白菜丝、烫菠菜叶等。

（2）把蔬菜做得漂亮可爱。幼儿对食物的外观要求比较高，如果食物不能吸引他们，他们就会将吃饭当成一种负担。因此，为幼儿准备食物时应尽量把色彩搭配得五彩斑斓，形状做得美观可爱。这样，幼儿感到吃饭这件事本身就充满乐趣，自然会集中精力。

（3）隐藏蔬菜。很多孩子爱吃带馅儿食品，因此，父母们可以经常在肉丸、饺子、包子、馅饼馅里添加少量孩子平时不喜欢吃的蔬菜，久而久之，孩子就会习惯并接受它们了。

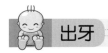

出牙

一般来说，两岁左右的孩子可能会萌出 16 ~ 18 颗乳牙，如果宝宝乳牙出得慢，妈妈就会很着急。但乳牙生长存在很大个体差异性，妈妈不必着急。

牙齿生长发育经历四个阶段：发生、发育、钙化、萌出。牙齿的生长发育，是长期、连续性的，同时又有阶段性。

宝宝的乳牙胚，早在胚胎 7 周就开始形成，到胚胎 10 周，所有的乳牙胚都已经形成了。

两岁半左右基本完成乳牙的生长。

乳牙从 6 岁开始逐渐脱落，直到 12 岁，所有乳牙全部脱落，代之以恒牙。

恒牙胚早在婴儿 3 ~ 4 个月的时候就开始形成了，直到幼儿 3 ~ 4 岁时完成。

恒牙从 6 岁开始生长，到 12 岁左右基本替换掉所有的乳牙。

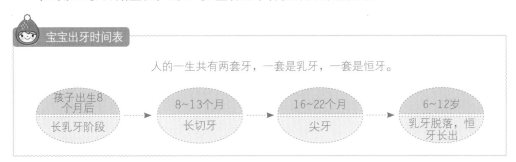

宝宝出牙时间表

人的一生共有两套牙，一套是乳牙，一套是恒牙。

| 孩子出生8个月后
长乳牙阶段 | 8~13个月
长切牙 | 16~22个月
尖牙 | 6~12岁
乳牙脱落，恒牙长出 |

正确看待孩子的反抗期

当宝宝开始有自己的主张，看起来已经不那么听话时，母亲是否因此就要整日愁眉苦脸呢？答案是否定的。对一个成长中的孩子而言，有反抗期是很自然的事。这表示孩子已经从过去只站在接受的一方，变成开始有自己的

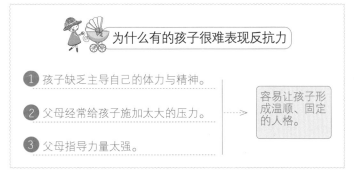

为什么有的孩子很难表现反抗力

1 孩子缺乏主导自己的体力与精神。

2 父母经常给孩子施加太大的压力。

3 父母指导力量太强。

→ 容易让孩子形成温顺、固定的人格。

想法，将自己的意愿加以改变、扩大，不仅只是接受而已。

德国学者海札，曾经将孩子分成有反抗期现象与没有反抗期现象两组，做了约 20 年的追踪调查，调查这些孩子们的成长情形。结果发现，显示有反抗期现象的孩子后来多成为自主性较强的人格特质者，而未显示有反抗期现象的孩子，长大后多成为缺乏自主性及自发性的人。

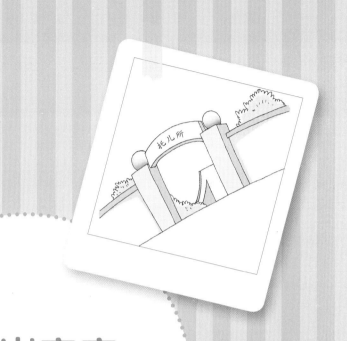

第 28 章

2~3 岁宝宝

2~3 岁的宝宝，身体的各个部分已经开始协调发育，不再是当初的婴儿状态，并且这时期的宝宝已经有了明显的自我意识，会说出自己的要求，甚至发脾气。

2～3岁宝宝发育特征

两岁时，宝宝由于身体各器官机能的成长与运动功能在生活中逐渐自主，为了与此相适应，体态的成长也会进一步充实。孩子到了两岁以后，脑细胞、脑神经成熟，智力明显发展，可以说是向成人阶段迈进的时期。下面我们就看看2～3岁宝宝的体格会发生怎样的变化。

 ## 体重和身高

两岁以后的孩子成长速度与1～2岁时相比，速度有些减慢。即使如此，在2～3岁这一年里，男宝宝平均身高可增长5～10厘米，平均体重增长1500～2500克；女宝宝平均身高可增长5～9厘米，平均体重增长1500～2200克。满3周岁时，宝宝平均体重为14千克，平均身高为90厘米。这是根据体重计算公式：体重（千克）

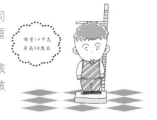

孩子身高体重之间的差异性

两岁之后，同龄孩子身高和体重的差异会非常大，父母不必将自己孩子的身高与别的孩子相比较。

体重14千克身高90厘米

＝年龄×2+8和身高计算公式：身高（厘米）＝年龄×5+75，计算出来的结果。

2～3岁宝宝的身高在急剧增加，主要是因为腿部和躯干的生长速度加快。随着身体各部分生长速度的变化，宝宝的身体和腿看起来有了整体的平衡感。通过测量宝宝的坐高，就可以体会到这些变化的意义。

 ## 头围和囟门

两岁以后的宝宝头围没有太大变化，无论从外观上看，还是测量，都没有明显的改变，宝宝头围已经进入缓慢生长期。

通过测量的方法来检测宝宝的头围增长幅度，也不是一件容易的事情。因为增长总量每个月不超过1厘米，只有零点几厘米，这和几十厘米的头围相比，几乎可以忽略不计，再加上测量部位不准确、

两岁的宝宝囟门已经闭合

如果你的宝宝在2岁半时囟门还没有闭合，建议看一下医生。如果医生没有发现异常情况，父母就可以放心了。

手法不同等因素，所以测量的结果往往不会有很大的变化。

2～3岁宝宝的囟门大部分都已闭合，有少数宝宝，前囟门可能还有小指尖大小的面积，但摸起来已经没有柔软的感觉，基本上接近颅骨的硬度。也就是说，宝宝囟门已经基本闭合了，只是骨缝还没有完全合拢。

牙齿的发育

一般来说，在 2 ～ 2 岁半这段时间内，宝宝会出齐 20 颗乳牙，迟一些的到了 3 岁才会出齐。妈妈不要因宝宝出牙少而着急，出牙数和其他方面一样也存在个体差异。更不要轻易因为宝宝乳牙数"落后"，就认为宝宝缺钙。宝宝缺钙，

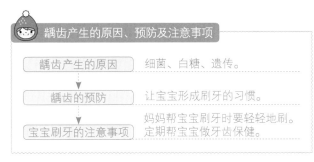

龋齿产生的原因、预防及注意事项

龋齿产生的原因	细菌、白糖、遗传。
龋齿的预防	让宝宝形成刷牙的习惯。
宝宝刷牙的注意事项	妈妈帮宝宝刷牙时要轻轻地刷。定期帮宝宝做牙齿保健。

多影响宝宝乳牙生长的质量，很少影响乳牙生长的进度。相反，父母应该相对更加注意对宝宝牙齿的护理。

两岁以后，宝宝的口腔内长出被称作"第二乳白齿"的牙齿，牙齿能咬合的范围扩大许多。这些牙齿上下咬合，将位于上下牙之间的食物磨碎，几乎是与成人以同样的方式食用各种食物。这颗大牙，大多是在 2 岁半左右时长出，迟一些的到了 3 岁才会长出来，个人的差异非常大。因此，没有必要特别担心大牙长出的时间是否太晚。

家长们需要担心的是这颗大牙长出后会不会出现蛀牙。为了能咬合且有效地磨碎食物，这颗大牙的表面布满了许多复杂的凹槽，食物的碎渣常常嵌入这些凹槽内，而且这颗大牙又是位于口腔最里面的部位，易生蛀牙。如果这颗大牙长出较早，则更需要注意保养。

 ## 体型特征

与 1 ～ 2 岁的宝宝相比，2 ～ 3 岁宝宝的体型多少显得修长起来。部分原因是由于可以开始步行，过去为了方便爬行的 O 形腿，有的可能已经变直。行走是宝宝在这个阶段的生活重心。由于行走的机会多了，下肢就逐渐变化为上述形态。除了上肢变长，手的运动机能也日渐充实。此时，宝宝的腹部容量变小，逐渐变得平坦。在这个阶段，宝宝的行动姿势也会发生很大的变化，矮胖、幼稚的外观部分是因行动姿势造成的。但随着肌肉张力的改善，孩子的姿势变得更加直立，将形成更高、更健壮的外表。另外，宝宝的脊椎骨也会弯曲起来。宝宝在婴儿时期的脊椎骨是笔直的。等到宝宝能站会走后，就开始变得稍稍弯曲起来，宝宝到了 3 岁左右，脊椎骨就弯曲得相当明显了。

此外宝宝进入 3 岁以后，那些连接小骨的韧带和肌肉等发达起来了，脚掌心就明显地内凹起来，这样一来，长时间走路，脚就不会感到累和疼了。

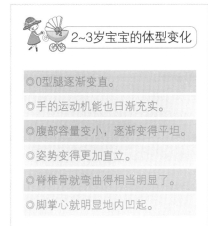

2~3岁宝宝的体型变化

◎O型腿逐渐变直。

◎手的运动机能也日渐充实。

◎腹部容量变小，逐渐变得平坦。

◎姿势变得更加直立。

◎脊椎骨就弯曲得相当明显了。

◎脚掌心就明显地内凹起。

饮食健康

这个时期的孩子已经会走、会说，在喂养上要给孩子及时补充营养，这样才能保证孩子健康成长。具体细节，我们一起去看看吧！

宝宝必需的营养与饮食

幼儿期内，每天摄取的营养中有1/3用于生长发育。但是，这个营养标准，只是以宝宝的平均体重为前提所制定的。在实际生活中，每个宝宝所需的营养不尽相同，即使是同一年龄的宝宝，其体重与活动量也各有差异。因此，营养标准对每一个宝宝来讲，并不是绝对的。父母可根据宝宝的饮食情况，采取灵活的搭配方式。但是，如果以一套营养标准量作为安排宝宝的饮食计划与制定食谱的标准，就十分便捷了。

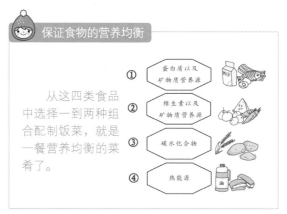

保证食物的营养均衡

从这四类食品中选择一到两种组合配制饭菜，就是一餐营养均衡的菜肴了。

① 蛋白质以及矿物质营养源
② 维生素以及矿物质营养源
③ 碳水化合物
④ 热能源

保证营养的均衡

营养来自食物，食物所供应的营养物质基本能满足孩子对各种营养的需要，可以达到平衡饮食或均衡营养，这样才能保证孩子的正常发育。

在宝宝成长的过程中，每时每刻都要注意营养的均衡与全面。宝宝到了两岁之后，活动量日益增多，对各类营养的需求量也明显加大。

除了补充足够的蛋白质以外，宝宝应该每天多吃蔬菜、水果和主食，以保证生长发育所必需的维生素、无机盐。另外，还要注意饮食上最好能够粗细搭配、咸甜搭配、干稀搭配。

另外，还需注意微量元素的摄入。除了让宝宝补充充足的钙质外，这里需要特别提到的是碘元素的摄入。

营养学上幼儿食品的分类	
第一类	蛋白质以及无机盐营养源——牛奶、鸡蛋、鱼类、肉类、豆类及其制品
第二类	维生素以及无机盐营养源——蔬菜、水果、海草
第三类	碳水化合物——以淀粉为主要成分的谷类与薯类
第四类	热量源——油脂类以及富含脂肪的食品

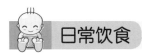

日常饮食

宝宝的日常饮食有以下几个方面需要注意。

（1）饮食要注意酸碱平衡。食物分酸性和碱性两类，鱼、肉、禽、蛋、米、面为酸性，蔬菜、水果、豆类及制品为碱性。人体内存在自动调节酸碱平衡系统，只要饮食多样化，吃五谷杂粮，就能保持酸碱平衡。

（2）饭前喝汤。宝宝饭前喝少量的汤，好比运动前做活动，使消化器官活动起来，使消化腺分泌足量的消化液，能使宝宝很好地进食，饭后也会感到舒服。

（3）吃好早餐。一日之计在于晨，早餐的好坏关系到宝宝生长发育。如不注意，宝宝的发育就会出现迟钝、精力不足等保护性抑制现象，导致低血糖的发生。全日总量摄入中，早餐占 30%，午餐占 40%，晚餐占 30%。

（4）午餐前不要饮纯果汁。果汁易于吸收，营养丰富。但午餐前 40 分钟不要让宝宝饮果汁，否则，宝宝在午餐时就会少吃一些主食，而一日之内摄入量并无增加，失去的却是应在正常午餐中所获取的营养。

（5）多吃馒头。面包的色香味都比较好，但由于是用烘炉烤出来，会使面粉中赖氨酸在高温中发生分解。而用蒸气蒸的馒头则无此弊，蛋白质含量高。从营养价值来看，吃馒头比吃烤面包好。

（6）鲜鱼与豆腐一起吃。鱼最好和豆腐一起炖着吃，因为鱼体内含丰富维生素 D，豆腐则含有较多的钙，若单吃豆腐，人体对钙就不能充分吸收，若将其与鱼一起食用，借助鱼体内丰富的维生素 D，可使人体对钙的吸收提高 20 倍。

（7）不宜喝过多饮料。如可乐里的咖啡因对中枢神经系统有较强兴奋作用，这也是宝宝多动症的病因之一，而汽水会降低宝宝胃液的消化力、杀菌力，影响正常食欲。

（8）不吃汤泡饭。汤和饭混在一起吃，舌头上的神经没受到充分刺激，未分泌足够的唾液，食物不能被很好地消化吸收，日子长了，宝宝会变瘦，甚至引起胃病。

喝豆浆的注意事项

豆浆不能与鸡蛋同吃，鸡蛋中的黏液性蛋白容易和豆浆中的胰蛋白酶结合，产生不被体内吸收物，使豆浆失去营养价值。另外豆浆内不能放红糖，红糖的有机酸能够和豆浆中的蛋白质结合，产生变性沉淀物。

吃鸡蛋的禁忌

鸡蛋不能生吃，蛋清中的一种蛋白质同蛋黄中的铁结合阻止铁的吸收，煮熟后就不存在这一情况了。鸡蛋不能多吃，蛋吃多了，消化不掉的蛋白质会和肠道细菌作用，生成有毒害的物质。

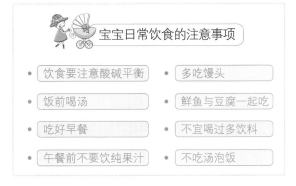

宝宝日常饮食的注意事项

- 饮食要注意酸碱平衡
- 多吃馒头
- 饭前喝汤
- 鲜鱼与豆腐一起吃
- 吃好早餐
- 不宜喝过多饮料
- 午餐前不要饮纯果汁
- 不吃汤泡饭

午后点心

2～3岁的宝宝活动频繁，食量也增加了，但食欲却时好时坏，很不稳定，同时宝宝外出的机会增多，见闻也多起来，对食物种类的需求也日益增多。因此宝宝会主动地要求增加饮食，如点心或果汁类。

合理安排正餐之外进食的数量和时间，不仅可以补充营养与水分，对于宝宝的情绪发展也有十分重要的作用。实验表明，午后点心可以给幼儿带来精神上的安慰，能使宝宝精神振奋，达到稳定情绪的作用。

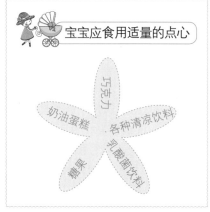

宝宝应食用适量的点心

巧克力 奶油蛋糕 各种清凉饮料 乳酸菌饮料 糖果

但食用过多的零食，会使宝宝在正餐时食欲降低。另外，过量摄取糖分，还容易使宝宝出现蛀牙等口腔疾病。午后点心的次数增多，口腔内残留含糖食物残渣，使口腔保持清洁的时间变短，是引起蛀牙的直接原因。

为了长久保护宝宝像珍珠般光洁闪亮的牙齿，要特别注意宝宝午后点心的摄取方法，吃点心后，要用牙刷刷牙，这一点必须在给孩子点心之前就跟他讲好。

 ## 零食

关于是否要给宝宝吃零食的问题，很多的儿童营养专家和家长都持有不同的意见，争论至今，还是莫衷一是。其实对于零食的取舍，应该根据每个宝宝不同的身体和饮食状况而定，只要遵循宝宝的饮食原则，适量补充也未尝不可，不必因为某些固有的说法去死板地限制宝宝的零食摄入量。

有的宝宝消化功能很好，但是胃的容量有限，对这样的宝宝来说，适量补充零食就可以避免宝宝老是饿肚子，还可以增加宝宝的营养来源，让宝宝更健康地发育。而对于胃口不好的宝宝来说，则要控制零食的摄入，以免影响宝宝正常进食时的食欲。若在正餐之外给这样的宝宝零食吃，宝宝就会在正餐的时间无法正常进食。

给宝宝食用零食的注意事项

●为宝宝选择零食时，要注意选择有助于宝宝生长发育而且比较容易消化和吸收的食物。

●尽量不要养成领孩子去逛超市、在琳琅满目的食品面前让孩子自己选的习惯。

●给孩子吃零食的时间，最好选择在上午10点和下午3点左右为宜。

给宝宝合理安排零食

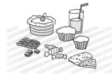

家长应根据每个宝宝不同的身体和饮食状况，给宝宝合理地安排零食。

限制孩子吃糖是防止龋齿的必要措施吗

爱吃糖是孩子的天性，家长没有必要去强行扼杀。关键是要让孩子少吃，而且吃起糖来要讲点技巧：

少吃油腻的甜食，少吃饼干，这些食物易滞留于牙面，增加糖分侵蚀的机会。

研究发现，餐间食糖比就餐时食糖更易引起蛀牙，因此两餐之间应少吃甜的零食。

吃完糖或甜食后，要漱口、刷牙。

让孩子多吃蔬菜和水果。因为蔬菜、水果中的纤维成分能帮助清洁牙面、减少蛀牙，同时又能增强孩子的咀嚼功能，有利于孩子颌骨的发育。

预防宝宝龋齿的方法

● 睡前不要吃东西。睡觉之前可以喝水，但是不能吃东西，吃过东西之后要马上刷牙，否则会让食物残留在口腔中损坏乳牙。

● 养成正确刷牙的习惯。宝宝每天要刷牙两次，每次3分钟，这样可以帮助清洁口腔。

● 饭后要　口，多喝白开水。宝宝要尽量少喝含有糖分的饮料，这样会损坏牙齿，同时还要控制宝宝少吃甜食，多吃蔬菜。

● 坚持每半年检查一次牙齿，定期进行口腔检查。认真听取牙科医生的建议。发现有龋齿时，应该积极治疗。

补充维生素和钙

这个时期是宝宝的骨骼和牙齿急速发育的时期，对维生素和钙质的需求量也急速增长，所以要适量补充维生素和钙质，来弥补宝宝自身体内合成的不足。补充的方式要以牛奶为主。如果直接补充钙质，则要在医生的指导下进行。

在温暖、舒适的季节，要尽量带宝宝到户外活动，晒晒太阳。阳光可以促进人体自身合成维生素D，同时促进钙的吸收，只要注意日常饮食营养的均衡，一般无须额外地补充。

还有一点要注意的，烹调食物时，维生素很容易损失，所以在炒菜时应该急火快炒。对蔬菜尽量避免用煮、炖、熬、烩等烹调方法。可以尝试用铁锅炒菜，以增加铁的摄入。

每个父母都要树立正确的健康观念。在为宝宝补充营养时，尽量避免药物对宝宝造成的负面影响，这一点要切记。

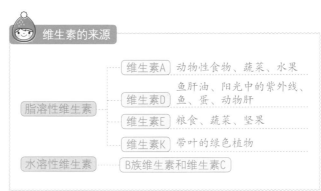

维生素的来源

脂溶性维生素	维生素A	动物性食物、蔬菜、水果
	维生素D	鱼肝油、阳光中的紫外线、鱼、蛋、动物肝
	维生素E	粮食、蔬菜、坚果
	维生素K	带叶的绿色植物
水溶性维生素	B族维生素和维生素C	

水果要去皮吃

水果对于宝宝的身体健康来说是非常重要的，一般情况下，这一时期的宝宝，每天至少要吃一两种水果。但给宝宝吃水果也要讲究科学合理的吃法。

水果肉质的营养成分越靠近果核周围，其含量越高，虽然水果皮中会有一定量的维生素，但与果肉相比，是微不足道的。

在水果的生长过程中，种植者为了不让病虫侵蚀，常常要喷洒农药，就会有一些农药渗透并残留在果品表皮起保护作用的蜡质

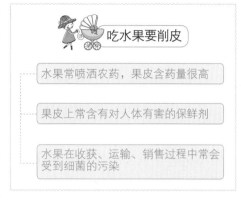

吃水果要削皮

水果常喷洒农药，果皮含药量很高

果皮上常含有对人体有害的保鲜剂

水果在收获、运输、销售过程中常会受到细菌的污染

内，即使吃时用水洗也洗不掉。另外，水果在保存中会使用保鲜剂，这对人体也有害处。

水果在收获、运输、销售过程中常会受到细菌的污染，尤其是表皮破损的水果。这些污染的细菌不易被水冲洗掉，多多少少总会有些残留，如果不削掉水果皮，洗洗就吃，难免会把细菌吃进肚子里。

因此，综合上述分析，吃水果时最好要削皮。

食欲不振怎么办

有些宝宝到了 2～3 岁时，常常会出现吃得很少、食欲不振的现象。

那么食欲不振究竟是在什么情况下出现的呢？什么样的状况才是食欲不振呢？

只有极少部分的孩子会因内分泌异常、感冒等疾病引起食欲不振。一般情况下，食欲不振是由疾病以外的因素所引起的。

首先，吃饭时的态度与育儿方法有问题。父母应反省吃饭时有没有强迫幼儿进食的情况，是否创造了一个愉快的进餐气氛，在育儿方法上，是否有溺爱与骄纵的倾向。

幼儿食欲不振的原因

▶ 吃饭时的态度与育儿方法有问题

▶ 午后点心的分量过大

▶ 果汁、牛奶类饮料喝得太多

▶ 生活不规律，运动量不够

▶ 食物种类少、缺乏美味

其次，确认幼儿在吃饭时肚子是否已经饿了，检视午后点心的分量是否适当，进食时间是否规律以及果汁、牛奶类饮料是否喝得太多。

第三，还需要考虑到幼儿的生活是否有规律，运动量够不够，并在烹调食物和装盘时多下一些功夫。比如，幼儿喜欢色彩鲜艳、形状可爱的物品，妈妈们可尝试变换食物的色彩，创造新的切割刀法，来引发小宝宝的食欲。偶尔让孩子与朋友一起吃饭，改变一下用餐气氛，或许会对宝宝食欲的增加有所帮助。

如何控制宝宝的吃饭时间

2 ~ 3岁的宝宝基本上都可以采取一日三次正餐再加餐两次的喂养方法。采用这种喂养方法时，很多妈妈可能会面临"一天都在给宝宝喂饭，没时间带宝宝进行户外活动"的问题。解决这个问题的方法，就是要控制宝宝的用餐时间。整天追着宝宝喂饭，一顿饭要吃两个小时，当然会减少户外活动时间。对2 ~ 3岁的宝宝来说，为了保证户外活动时间，吃每顿饭一定不要超过半个小时。

控制宝宝吃饭时间的方法	
方法	具体做法
让宝宝专心吃饭，不做其他事	避免边吃饭边看电视；避免边吃饭边教育孩子；避免边吃饭边对孩子进行营养指导
让宝宝坐在饭桌旁吃饭	如果宝宝还没吃完饭就离开饭桌，妈妈不要追着喂宝宝，而要把宝宝抱回饭桌再喂。宝宝坐不住，可以让他围着饭桌转悠两圈，但不要让宝宝离开饭桌
坚决只让宝宝吃半小时	如果宝宝在半小时内没有吃完饭，那就不要总是怕宝宝没有吃饱而跟着他喂饭
父母要身体力行	孩子的很多行为都是模仿父母的，所以，不希望宝宝做的，父母首先不要做，如边看电视边吃饭，在饭桌上看书、看报等

怎样对待偏食的宝宝

偏食是指儿童对饮食挑剔或仅吃几种自己喜欢或习惯的食物。偏食是一种不好的饮食习惯，既不利营养的摄入，也不利健康发育。偏食会造成体重下降、面黄肌瘦、皮肤干燥，甚至出现贫血、低血糖、体温下降、脉搏缓慢、血压下降、营养不良等情况。

偏食的原因很复杂，研究发现，孩子偏食、厌食常出现在以下家庭：独生子女家庭；过分关注孩子饮食的家庭；家长与孩子关系过于依赖的家庭；家长对孩子的期望值过高的家庭。家庭气氛，特别是进食时的气氛也会影响孩子的饮食习惯。愉快轻松的气氛可促进孩子的食欲，反之则会造成食欲不佳。

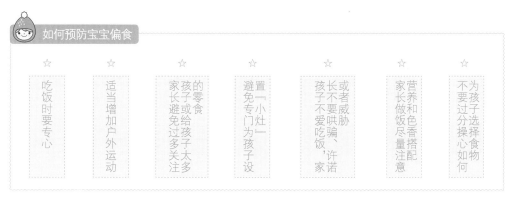

如何预防宝宝偏食

☆ 吃饭时要专心
☆ 适当增加户外运动
☆ 家长的零食或给孩子避免过多太多关注
☆ 避免置"小灶"为孩子专门设
☆ 孩子或者不爱吃饭不要哄骗、威胁、许诺家长
☆ 家长和饭色尽量注意营养搭配
☆ 不要过分操心为孩子选择食物如何

起居护理

2~3岁的宝宝，睡眠和大小便等很多问题已经有了一定的规律。那么，这时期的宝宝该如何护理呢？下面我们关于这个问题将作进一步的分析。

宝宝的睡眠时间

宝宝一天睡多长时间才合适，每个孩子都不一样。大多数情况下，2～3岁之间的孩子可能一天睡9～13个小时。在午饭后要睡1～2个小时甚至2～3个小时的宝宝，晚上睡眠时间会相对短一些，整个白天都不合眼或者白天只是小睡半个小时的宝宝，晚上可能会一觉睡十几个小时。这里还要再次提醒父母，孩子一天究竟需要睡多长时间，孩子自己会知道，这是孩子的自我保护，父母没有必要为孩子一天的睡眠时间比其他孩子的时间少而担心。

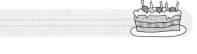
孩子睡眠时间的差异性

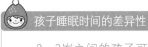
2～3岁之间的孩子可能一天睡眠9～13个小时，但各个宝宝的情况又有所不同，家长不要为自己孩子比别的孩子睡得少而担心。

让宝宝上床睡觉

2～3岁之间的孩子睡眠情况有很大的差异。有的孩子上床后，父母几乎想尽了所有的办法，就是不能让其自然地入睡。可有的孩子让父母省心多了，到了睡觉的时间，倒在床上很快就睡着了。还有一些孩子，刚刚还和父母高兴地玩耍着，父母发现他在眼睛眯了几下后，一会儿就趴在玩具上睡着了。

可能有些妈妈会担心，宝宝困了也不睡，怎么办？其实，这个担心是多余的。因为这么大的孩子不可能像大人一样，能够靠意志力坚持着不睡觉，累了、困了，也许他们会坚持一下，但通常都是一会儿就睡着了。相反，当爸爸妈妈不让宝宝尽兴玩时，宝宝非但不睡，还会闹人、发脾气。

孩子上床后不能入睡的原因	
原因	针对措施
违拗症	放开不管
延迟性分离焦虑	让他在睡觉前进行尽可能多的选择：例如穿哪件睡衣、喜欢听哪些故事、在床上放哪件玩具，是否开着灯，并让他抱着能使他感到安全的物品睡觉（过渡物品）以减轻他的分离焦虑

需不需要独睡

满两岁以后的孩子，是否一定要让其独睡呢？这没有明确规定。父母需要根据具体情况灵活掌握。

如果你的孩子一出生就在自己的房间睡小床，他可能到现在已经习惯一个人睡小床了，长大了只需要换成儿童床就可以。

也有些父母会为了喂养方便，而把孩子的小床放在大人床的旁边，这样的孩子两岁后独睡是没有什么问题的。但这种情况会出现一些问题：

孩子乐于在另外的房间睡觉，但晚上醒来后会起来找妈妈。对此，父母可以立即让他重新回去睡觉，并告诉他"这是睡觉时间"，不要责备他或和他说话。

> **培养宝宝独睡**
>
> 这个年龄的宝宝已经能够听懂很多话，妈妈或爸爸可以给宝宝讲明道理，让宝宝明白分房独睡不是妈妈或爸爸不爱他了，而是宝宝"长大"的标志。同时可以把宝宝的房间布置成一个快乐的儿童天地，比如在墙上挂上五颜六色的图案，或者把宝宝最喜欢的玩具挂在床边等，让宝宝对自己的房间充满新鲜感。

孩子要求继续把自己的床放在爸爸妈妈的床旁边。如果因为把宝宝放到另一个房间而影响宝宝安稳睡眠，建议父母暂时仍把宝宝的床放在父母房间，这是不会影响宝宝独立的。

另外，一直以来都是和父母睡在一张床上的孩子，到两岁后让其独睡就有点困难了。对这种情况，父母可以采取先分床再分房的方式，让宝宝慢慢适应。

噩梦惊醒

有时宝宝可能因为噩梦而醒来。噩梦常见于仍然不能分辨幻想与现实的幼儿，如果他们经常听恐怖故事或观看暴力电视节目，图像会停留在他们的脑海中，并以噩梦的形式重现。如果他们能够记住梦中出现的怪物，就会认为怪物是真实存在的。

当梦魇惊醒宝宝时，最好的办法是抱着他给他安慰。让他告诉你，他能够记住的梦境，在宝宝平静入睡之前一直陪伴他。

当宝宝感到焦虑或有压力时，梦魇会出现得更加频繁。如果宝宝经常做噩梦，为缓解他焦虑的情绪，父母需要仔细观察，判断他担心什么。例如，如果宝宝在接受卫生间技能培训期间出现梦魇现象，就可利用尿盆减轻他的压力，并给他更多的机会进行手指涂鸦或玩耍食物。也要尝试与他交谈引出使他烦恼的问题（当然在他可以理解的范围内）。有时宝宝的焦虑与和父母分开、在看护中心度过的时间和居室变化有关，交谈有助于防止这种压力逐渐积累，形成问题。

夜惊

夜惊现象不像做噩梦那样频繁，但是也常见。孩子的夜惊现象不同于做噩梦，它们似乎是由于沉睡过程中神经系统的暂时扰动而引起的。有夜惊现象的孩子一般都有家族病史，但是这些孩子最多在几年内就能克服。孩子出现夜惊现象的时候就会惊叫。即使他的双眼圆睁，目光发呆地盯着你，你同他讲话的时候，他也不会有任何反应。事实上，他好像没有意识到你的存在。

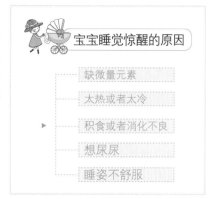

宝宝睡觉惊醒的原因

缺微量元素
太热或者太冷
积食或者消化不良
想尿尿
睡姿不舒服

因为夜惊发生的时候孩子正在睡眠中，你当然不可能安慰好他。但是你可以紧紧抓住他（他可能会挣扎），摇晃他，向他保证他很好，他只是在做一个不好的梦，并且让他放心你会留下来陪他，直到他再次进入梦乡。

也有个别的孩子会频繁出现夜惊。在这种情形下，医生可以开一些药，让孩子在睡前吃下去。这种药可以连续吃几天或者几个星期，直到孩子的夜惊现象消失为止。

喜欢吮着拇指睡觉

2～3岁的孩子中，很多是一边吮吸自己的拇指一边入睡的。这种情况是因为婴儿时期吃母乳入睡，到了1岁后母亲不再给孩子母乳了，孩子只好吮吸手指，渐渐成了习惯。

另外，用奶瓶喝奶的孩子在撤掉奶瓶后，也吮吸手指。有的母亲因经历了第一个孩子的这些情况，因此对家中的小孩子采取到了两岁还让孩子吃母乳的方法。两岁吃母乳或衔着奶瓶的孩子，到了3岁，大部分就可以不吸任何东西入睡了。

吮吸手指的孩子到了3岁也就改掉了这种习惯，那是因为只要母亲能在身边，孩子就可以充分满足于依恋感而健康成长。但是，没有任何原因而开始吮吸手指的情况也很多。如果是母亲陪在孩子身边，漫不经心地摁着孩子的手，一边讲些有趣的故事给孩子听，则不失为一个好的方法。不去在意这些也能自然地好起来。

 为什么孩子要吮着拇指睡觉

孩子喜欢吮吸自己的拇指睡觉，一般是因为婴儿时期吃奶的原因造成的。到了3岁即会改变这种习惯，父母要注意孩子手指的清洁卫生。

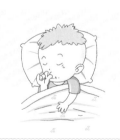

拥有睡前仪式

　　要想让孩子安睡，恰当的睡眠时间和美妙的睡前仪式不可或缺。每晚睡前有一套固定的程序会帮助孩子养成良好的作息规律。在让孩子上床睡觉前，妈妈或爸爸可以用十几分钟的时间和孩子一起，让他在亲情温暖的氛围中安然入睡。睡前仪式可以是一个小游戏、一个晚安故事、一首童谣或是一次祷告。充满爱意的关怀能减轻孩子对夜晚和父母分开的恐惧，反之则会加剧孩子的恐惧。晚安吻别后，整个睡前仪式就结束了，此时父母应该离开孩子的房间。如果孩子能在他的床上自己睡着，那么在夜间也可以再次自行入睡。

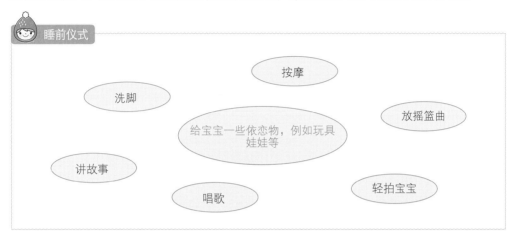

睡前仪式

按摩

洗脚

放摇篮曲

给宝宝一些依恋物，例如玩具娃娃等

讲故事

轻拍宝宝

唱歌

打扮宝宝

　　2～3岁的孩子虽然不懂得美丽、漂亮的真正含义，但他们知道打扮得漂亮点会得到大人们的夸奖，因此他们会对着镜子欣赏自己的穿着，还会主动选择自己最喜欢穿的衣服。现在父母再也不能给孩子穿什么他就穿什么了。

　　妈妈和爸爸在打扮孩子的时候，保持服装的整洁卫生是最基本的。整洁与卫生是美育的重要内容，它本身就给人以美感、快乐。

　　孩子天性活泼、好动，给孩子的衣着要裁剪得体，美观大方，不要讲究质地高档、式样奇异。衣服的装饰品也不能太多。

　　这个年龄的孩子正处于生长发育迅速的时期，妈妈和爸爸在打扮宝宝时，衣服不要太鲜艳。另外，孩子的穿着打扮应符合孩子的身份，切不可把男孩打扮成女孩，或者女孩打扮成男孩。这些打扮不仅有害无益，而且还会影响孩子的身心健康。

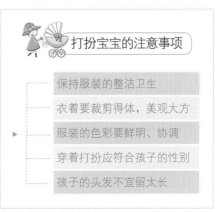

打扮宝宝的注意事项

保持服装的整洁卫生

衣着要裁剪得体，美观大方

服装的色彩要鲜明、协调

穿着打扮应符合孩子的性别

孩子的头发不宜留太长

对大小便训练的几点认识

在控制大小便方面，父母要有下面几点认识：

（1）能够控制大小便的时间，每个孩子之间的差异很大，与大小便训练的早晚没有关系。

（2）在孩子发出排便信号时使之坐便盆，比较容易让孩子把大小便排在便盆中。

（3）天气冷时，不容易训练孩子大小便，天气暖时，训练大小便往往能够成功。

（4）训练大小便不能强迫。孩子不愿意，就不要勉强孩子坐便盆。

（5）当宝宝发出大小便信号时，父母要做到语言和行动同时进行，要告诉孩子：宝宝要尿尿了，或宝宝要便便了，与此同时帮助宝宝脱下裤子，打开纸尿裤或尿布，让孩子坐在便盆上。

（6）每天定时排便的习惯是需要培养的。宝宝长大后开始贪玩，不到万不得已时，宝宝是不愿意拿出时间坐在便盆上的。

（7）模仿是训练孩子大小便的最好方法，也是让孩子把大便排在便盆中最简便的方法。但孩子还不能使用大人用的马桶，父母可以把便盆放在卫生间，带着宝宝一起上卫生间，让宝宝有感性认识，宝宝坐在便盆上，妈妈坐在马桶上。

（8）让宝宝坐便盆要按部就班。可以先让宝宝熟悉便盆、坐便椅等排便物品，之后再让宝宝穿着纸尿裤坐在上面，最后让宝宝脱去纸尿裤坐在上面大小便。

（9）孩子控制大小便存在"倒退"现象。也许你的孩子已经能够告诉你要大小便，或者晚上能够在熟睡中醒来，告诉你要尿尿，但或许在某些天，会因为白天玩得太激烈了、累了、睡得太实而尿床。对此，父母不能抱怨孩子，更不能训斥孩子。对大小便训练来说，鼓励和赞许是有效的，抱怨和训斥只会让情况越来越糟。

（10）白天能够控制大小便，但晚上总是尿床的孩子很正常。因为对于这个年龄段的孩子，充满尿液的膀胱有时不足以刺激他醒来，而是刺激孩子做梦，在梦中孩子会看到自己正欢快地把尿尿到便盆中，于是就尿床了。

注意孩子异常的大小便

在训练孩子大小便时，还要注意孩子的一些异常情况。比如女孩子尿道和阴道同时排尿，这需要带孩子看泌尿外科和妇科，以排除先天尿道下裂和阴道尿道瘘。对于孩子排尿异常现象，要及早咨询医生。

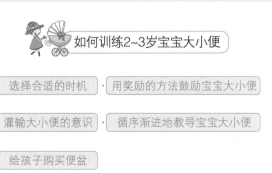

如何训练2~3岁宝宝大小便

· 选择合适的时机　· 用奖励的方法鼓励宝宝大小便

· 灌输大小便的意识　· 循序渐进地教导宝宝大小便

· 给孩子购买便盆

孩子看电视须知

如何让孩子看电视？父母需要掌握以下几点。

（1）避免时间过长。幼儿每天看电视的时间最好控制在 40 分钟之内为好。

（2）避免距离过近。一般来说，看电视时，把孩子的座位安放在距离电视机 2.5 ~ 4 米处为宜。

（3）避免音量过高。长时间在较高音量的刺激下，不仅容易使孩子的听觉感受性降低，而且容易导致视觉等感受性的下降。

（4）避免光线过暗。晚上和孩子一起看电视时，不要把照明灯都关闭，在电视机后方安上一盏小红灯，可起到保护视力的作用。

（5）避免坐姿不正。看电视时坐姿不正容易养成不良的坐姿习惯，使孩子未定型的脊柱发生变形与弯曲等。

> **避免小儿患电视孤独症**
>
> 幼儿如果迷恋上看电视，只对电视节目感兴趣，对周围事物漠不关心，性格容易变得孤独，严重的可出现反常的心理状态。为了预防小儿患上电视孤独症，需要做到以下几点。
>
> ◎ 严格控制小儿看电视的时间。每次看电视的时间不能超过40分钟。
>
> ◎ 家长做好榜样，自己不要看电视时间过长。
>
> ◎ 选择适合儿童看的电视节目。
>
> ◎ 家长带着孩子看，控制孩子看电视的时间。

（6）避免饭后即看。饭后，让孩子轻微活动一会儿后再看电视为宜。

（7）避免边吃边看。边看电视边吃东西，容易加重孩子的消化负担，影响消化功能。长期如此，还易养成吃零食的不良习惯。

（8）避免看武打凶杀内容的电视节目。常常看武打凶杀片，不仅容易使孩子长时间处于紧张、恐惧状态，影响身心健康发育，而且容易使孩子产生好奇心，进行模仿。

（9）不要让孩子躺着看电视。躺着看电视易引起视觉模糊和视力下降，造成眼睛散光等疾病，还会引起失眠、神经衰弱和腰背酸痛等不良后果。

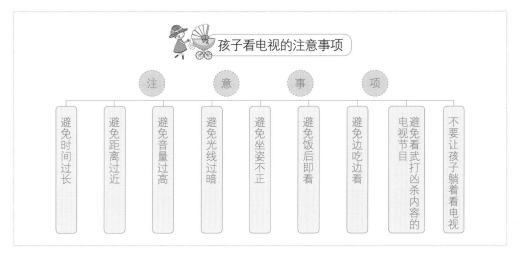

孩子看电视的注意事项

注　意　事　项

避免时间过长　避免距离过近　避免音量过高　避免光线过暗　避免坐姿不正　避免饭后即看　避免边吃边看　避免看武打凶杀内容的电视节目　不要让孩子躺着看电视

易发事故与安全对策

培养每一个孩子内在的、健康的生命力，营造健康、安全、愉快的生活环境，是育儿者最首要的工作。

1 岁宝宝易发生的事故绝大部分是身体失去平衡导致摔倒或摔伤，这是因为他们的身体运动机能还未成熟。而 2～3 岁宝宝则常常是因为不能预见危险而招致事故发生。其次，情绪不稳、依赖感强、动作过快或动作过于迟钝的幼儿也容易发生事故。另外，与朋友、玩具等对象物之间的接触，也有可能出现事故。据调查，在 2～3 岁宝宝的日常学习和生活中，以下事故屡见不鲜。

2~3岁宝宝日常生活中容易出现的意外
●被坐垫绊倒而撞到桌角。
●踩到塑胶桌布，脚下打滑，撞到桌角，碰掉牙齿。
●从滑梯下面往上爬，与向下滑的幼儿冲撞。
●想要攀登阳台上的铁栅栏，松手后铁棒倒下，打中头或下半身。
●两岁宝宝想要登上三轮车时，大孩子伸手帮助，结果未能掌握平衡，小宝宝额头撞到三轮车边。
●小宝宝坐滑车，大孩子在后面推，由于手突然放开，滑车翻倒，小宝宝后脑勺撞了一个大包。
●想要从平衡木上跳下，后脑勺撞到平衡木边角。
●在与朋友争抢过家家游戏的平底锅时，平底锅击中头部。
●拿着纸与笔寻找书写场所，撞到别人的背部而摔倒，被铅笔刺中。
●拿着折断的筷子奔跑，戳中脸部。
●在户外活动时，从公园的滑梯上摔下。
●在小孩争抢图画书时，由于一方将手松开，另一方因惯性而向后倒，撞到玩具架。
●小孩乱扔积木，击中头部而起了个大包。
●从攀登架上向下撒沙子，沙子迷住了其他宝宝的眼睛。
●模仿坐电车游戏中，进入"电车"的人过多，"电车"翻车，小孩一个个都摔倒。
●用食指插入宠物笼的金属网中而被卡住。
●想要拿取壁橱上的玩具，碰倒旁边茶具中的热茶而被烫。

家长要重视宝宝的哭声

虽然很多小意外不是造成死亡的重大事故，但却常常会发生在小朋友身上，造成不同程度的身心伤害。父母必须不间断地看护幼儿，防止事故发生或将其控制在最低限度。因此不论在哪里，如果听到哭声，都应马上询问原因。

2~3岁小儿易发事故原因

◆不能预见危险而招致事故发生。

◆情绪不稳。

◆依赖感强。

◆动作过快。

◆动作过于迟钝。

◆与朋友、玩具等接触发生意外。

2～3岁宝宝常见问题

2~3岁的宝宝，随着自我意识的完全觉醒，会出现任性、发脾气、爱扔东西、撒娇等很多问题。下面我们会对于这些问题及其应对措施，进行详细的讲解。

 ## 乱扔东西

有的孩子总是爱乱扔东西，把东西弄得满屋都是，大人总要跟在后面收拾；也有的孩子会将自己的东西放得整整齐齐，不用家长操心。无论哪种行为都不是天生的，而是从小培养的。孩子在两岁左右时总喜欢把玩具和东西捡起来交给家长，这是想证明自己能干，以博得家长的夸奖。一般来讲，孩子从小没有自己收拾东西的习惯，如家长不注意对孩子从小培养，而是包办代替，就会影响孩子日后的独立生活能力。

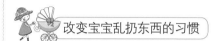

改变宝宝乱扔东西的习惯

☆ 从小培养孩子收拾东西的兴趣

☆ 培养他的独立自理的能力

☆ 宝宝做得好时，要及时表扬

☆ 父母做好榜样

要想自己的宝宝做一个收拾个人事务的"能手"，培养他独立自理的能力，就要从日常生活着手，不能"临阵磨枪"和一味指责。

要从小培养孩子收拾东西的兴趣。在孩子小的时候，不仅要让他对玩具感兴趣，而且要让他对收拾东西、叠衣服、码好玩具箱等感兴趣。

 ## 无法清楚地说话

宝宝到了3岁左右，一般都能流利地说话。如果到了3岁还不会说话，确实令人担心是否智商较低。但是，智商较低的宝宝，不仅只在语言方面，就连运动方面以及生活的独立等各方面的发育都比较迟缓。语言之外的其他所有方面都正常发展，只有语言发展迟缓，就不是智力发育迟缓，只是语言发展迟缓。

许多父母都不懂这方面的区别，认为语言发展迟缓就是智力较低。有些人对宝宝其他方面的发展迟缓完全不加以重视，认为只要会说话就是正常，过分看重语言的作用。因此，有

如何判断宝宝是否智力发展迟缓

一般宝宝到了两岁左右，就能够自如地说话，还能在某种程度上独立进食，自行穿脱衣、大小便等。如果能够做到这些事情，就绝对不是智力发展迟缓。因为智力指的是社会生活的适应能力。也有一些人，虽然说话不太清，但智商很高，其社会生活也相当丰富。

必要改正宝宝发育方面的错误观点，不能只凭借语言来判定宝宝是否发育正常。

高热

2～3岁的孩子突然高热，最多见的是感冒或睡觉着凉了。

初夏时出现高热的话，要让孩子张大嘴仔细检查嗓子。上腭最深处有水肿并见周围发红，就可诊断为"口腔炎"，最好是早些治疗。如是溶血性链球菌引起的，抗生素特别有效。

如果是中耳炎，到了3岁左右，孩子就会告诉母亲耳朵痛。若是肺炎的话，孩子呼吸会特别急促，每次呼吸，胸部肋间肌肉就随之凹陷。

有的孩子，发热的同时发生抽搐，大都是"热性抽搐"。

引起孩子高热的原因有哪些

- 感冒
- 口腔炎
- 肺结核
- 小儿麻痹
- 麻疹
- 白喉

- 扁桃体炎
- 中耳炎
- 肺炎
- 脑膜炎
- 热性抽搐

 ## 夜里流鼻血

早晨起床时，发现床单上有血，才知道是孩子夜里流了鼻血。好像并没有什么痛苦，孩子自己也不知道鼻子出血了，出血一侧的鼻孔里还粘着血痂（有时是一个鼻孔，有时是两个鼻孔）。这种夜里流鼻血的孩子多是男孩子。产生的主要原因是由于宝宝鼻黏膜的某个地方的血管网过于发达，碰上某种原因就会流鼻血。

一旦鼻子出血就会反复发生，去耳鼻喉科请医生给孩子洗也没有效（通常孩子会使劲抵抗，以致继续不下去），但不知什么时候，鼻血会自愈，因此家长用不着太在意。但有些流鼻血的情况一定要引起父母的重视，千万不可掉以轻心。

哪些流鼻血的情况要引起父母的重视	
流鼻血的宝宝早晨起来不精神	可怀疑为白喉
无论白天、晚上总是一侧鼻子出淡淡的血丝	可以考虑是有异物堵在鼻子里，要请耳鼻喉科医生检查
宝宝不仅流鼻血，还伴随着贫血、皮下出血、牙床出血等	可能为白血病，应及早确诊
皮下如有紫色似被殴打后留下的斑痕（皮下出血）	孩子得了紫癜，必须去医院检查确诊

不爱洗脸刷牙

如果你的两岁宝宝不喜欢刷牙洗脸，你可以做些适当的引导和矫正，具体的方法有很多种，父母可以根据自己宝宝的具体情况酌情处理。

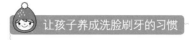

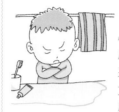

让孩子养成洗脸刷牙的习惯

很多孩子因为逆反心理，会出现不爱洗脸刷牙的状况，父母可以采取奖励或者做游戏的方法，让孩子养成洗脸刷牙的习惯。

（1）要从小培养孩子每天洗脸、刷牙的好习惯。当孩子第一次看到大人刷牙时先不让他刷，一定等他特别盼望时再给他一条小毛巾、一个小牙刷让他试着玩。这样从小培养爱清洁的习惯，长大后就不费心了。

（2）大人和孩子一起洗脸、刷牙。孩子观察大人的行为后，不仅增加了兴趣，而且能学会正确洗脸、刷牙的方法。

（3）当孩子已学会独立洗漱之后，可以在墙上贴一张图表，每次洗漱完后，在表上画一个小红星，积累一定数量后，要给予奖励。

（4）对不肯认真洗脸、刷牙的孩子，要每天监督其完成。如果仍不见效果，可以带他去拜访医生，参加防治牙病的展览，使他对不洗脸、不刷牙的危害性有感性认识。

撒娇

到了两岁左右，宝宝纠缠着父母撒娇的情况突然增多。不知什么时候就会爬上父母的膝盖和背上，依偎在父母身旁；甚至一刻也离不开母亲，在母亲身后边哭边追。或许有些父母会觉得宝宝都已经长大了，还这么爱撒娇，因此产生一些烦躁的情绪。

几乎人类所有的感情，都会在两岁阶段萌芽。这段时期是感情发展最显著的时期，感情变得更复杂且细腻，想象力也变得更丰富。见不到妈妈就会想"妈妈去哪里了？要是不回来该怎么办"，因此而变得非常不安。这种不安的情绪，与婴儿时期喜欢跟母亲的身体接触的情绪相同。

还有，宝宝喜欢自我主张，且变得具有反抗意识，经由这种形式来表达自己强烈的感情。在反抗与撒娇、独立与依赖之间大幅波动，这是两岁宝宝的性格特征。

母亲如何应对宝宝的撒娇

宝宝撒娇的时候，母亲应该特别对宝宝强调："你对我也非常重要，我也很喜欢你。"最好的方法是，让他帮自己拿东西，和他一起玩耍，让他感觉成了小助手，心理得以平衡。这不也是一种应付宝宝的撒娇的好方法吗？当然，还是需要母亲亲自照料宝宝以传递母爱，重要的是要在接触的过程中，让宝宝体会到被重视的快乐。

不买就大哭

在玩具商店，很多时候，孩子非要买家中已经有的玩具。父母强拉他走，他干脆坐在地上，抱着娃娃大哭起来。父母没办法只好买了那个玩具。

这幕剧以孩子的胜利宣告结束。孩子取胜的武器就是坐在地上大哭。如果类似上述的情形在父母与孩子之间一再发生，孩子就学会了一种要挟成人以满足自己需要的手段，任性的孩子就是这样"培养"出来的。

对于这样的情况，我们一开始就应该向孩子表达这样的意思：在某些事情上，父母认为对的，就

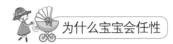

为什么宝宝会任性

家长的教育问题
⋯⋯家长的宠爱和溺爱

孩子缺少和同龄
孩子交往的经历
⋯⋯孩子不懂互助、合作的意识

要坚持，无论孩子采取什么方法，都不可能使父母妥协；并不是所有的需要都必须得到满足，最好不要用相互胁迫的方式求得目的的达到，而应相互协商和尊重。

当然，小孩子不会一下就懂得这些，但是如果父母坚持己见，不屈服于孩子的各种手段，这样的态度至少会逐渐淡化孩子不择手段地满足自己需要的做法。

左右不分

正常的宝宝到了两三岁一般都能分清楚左右手和左右脚了，如果宝宝到了3岁仍然不能分清楚左右，家长首先要检查一下自己是否有意识地教会宝宝辨别左右手，还是从来没有让他接触过关于左右的知识。如果经过较长时间的反复教育仍然起不到作用，那宝宝很有可能患了感统失调综合征。

感统失调的八大表现为：左右不分、读书跳行及漏字、写字偏旁颠倒、语言表达能力差、听不进别人说的话、不让别人碰自己、不会扣扣子、不会系鞋带。如果宝宝有上述表现，就很可能患了感统失调症。

造成感统失调的原因，主要有先天因素和后天因素两个方面。先天因素为孕妇孕期情绪不稳、胎位不正、用过药物、有过感染、早产、剖宫产等。后天因素为老人或保姆带孩子，孩子和母亲接触时间少等。

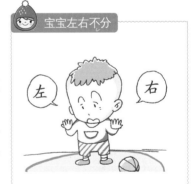

宝宝出现左右不分的状况，有可能是患了感统失调症。对于宝宝的这种状况，应该进行专门的针对性训练，帮助宝宝好转。

从根本上说，对于分不清左右、方向感差、协调能力差的孩子，都应该进行专门的针对性训练，帮助宝宝好转。

偷拿东西

孩子在成长过程中，总会有这样那样的过失行为，这些过失行为往往带有很大的盲目性、偶然性、试探性和好奇性。偷拿东西也是一种过失行为，但是学龄前的儿童还不具有"偷"的概念。例如，有时孩子看见别的小朋友有一种玩具，自己没有，就会把它藏起来占为己有。家长应理智地去分析，找出其原因，不可粗暴地把这种行为一概叫作"偷"，不要用成人的是非标准来衡量宝宝。

当第一次发现孩子有偷拿东西的行为时，家长应及时向孩子讲道理、摆事实，避免打骂。孩子分辨是非的能力和行为规则，必须通过生动形象的事情来获得，家长应通过讲故事、做游戏的方法把抽象的道理渗透到生活中去，使孩子明白应该怎样做，为什么要这样做。

当孩子经过批评仍有偷拿东西的行为时，应引起家长的警惕，加强启发教育的作用。要循循善诱、因势利导，告诉孩子做了错事没关系，要敢于承认，改了仍然是好孩子。

> **帮孩子树立"所有权"的意识**
>
> 孩子拿别人的东西在幼儿时期多属于无意识行为，家长应尽可能在早期帮助孩子形成"所有权"的概念：借别人的东西一定要先向人家打招呼，并得到允许；孩子拿家长的东西也要向家长打招呼。当孩子不这样做时，要严肃地告诉他"这是不好的行为"，并带着他把东西还给主人，并向主人道歉。

口中异味

健康的宝宝口腔中没有任何异常的气味，即使把鼻子贴近宝宝的口腔，也不会闻出成人口腔中令人不舒服的气味，更多的情况是闻到奶香味。但如果幼儿身体不适或有一些其他的情况，也会表现出口腔异味。

引起宝宝口腔异味的原因有很多种，像早晚不刷牙、牙周炎、口腔糜烂、龋齿、化脓性扁桃炎、鼻炎、鼻窦炎、鼻腔异物以及消化不良等疾病，都会引起口腔异味。

> **治疗口腔异味的方法**
>
> 用中药芦根、薄荷、藿香煎液、1%的过氧化氢、2%的苏打水、2%的硼酸水等，选择其中一种含漱，可减轻或消除口腔异味。

根据造成小儿口腔异味的原因，应有针对性地采取以下防治措施：

培养孩子从小重视口腔卫生的习惯，做到饭后漱口，早晚刷牙。

饮食要有规律，多吃蔬菜水果，粗细搭配，不挑食、不偏食、不暴饮暴食。

防止消化不良，当出现消化不良时，可适当服用一些助消化和胃肠动力药。

注意预防并及时治疗龋齿及排列不齐，少吃甜食，特别是睡前不吃甜食。